अच्छे इलाज के 51 नुस्खे

डॉ. संदीप कुमार
अजय कुमार अग्रवाल

STARDOM BOOKS

www.StardomBooks.com

STARDOM BOOKS
A Division of Stardom Publishing
and infoYOGIS Technologies.
105-501 Silverside Road
Wilmington, DE 19809

FIRST EDITION JUNE 2023

STARDOM BOOKS

A Division of Stardom Alliance
105-501 Silverside Road Wilmington, DE 19809, USA

www.stardombooks.com
Stardom Books, United States
Stardom Books, India

अच्छे इलाज के 51 नुस्खे

डॉ. संदीप कुमार
अजय कुमार अग्रवाल

p. 570
15.24 X 22.86 cm

Category:
HEA039000 - Health & Fitness : Diseases – General
HEA028000 - Health & Fitness : Health Care Issues

ISBN: 978-1-957456-24-9

समाज और देश को रोगमुक्त रखें
राश्ट्र को सुदृढ़ बनायें

आज विश्व में मोटापा, डायबिटीज, बीपी जैसे गैर संचारी रोग भी संचारी रोग की तरह जानपदिक रोग (epidemic) होते जा रहे हैं, जिससे किसी भी देश की आर्थिक व्यवस्था का ढांचा कमजोर हो जाता है एवं सामाजिक मूल्य छिन्न भिन्न हो जाते हैं।

विषय सूची
CONTENTS

रोग–मुक्त समाज के निर्माण की एक पहल

समाज में संक्रमणों को फैलने से रोकना, लोक स्वास्थ्य का संरक्षण और संवर्धन करना तथा स्वस्थ एवं संपुश्ट पीढ़ी का निर्माण करना सरकार का नैतिक दायित्व है।

प्राक्कथन

Preface

"जीवो जीवस्य जीवनम्" को भारतीय मनीशियों ने अलग–अलग तरह से अभिव्यक्त किया है – "जीवो जीवस्य भोजनम्", "परस्परोपग्रहो जीवानाम्" आदि। प्रकृति में उत्पन्न हुए चर–अचर, स्थावर–जंगम आदि समस्त अस्तित्व एक दूसरे से पारस्परिकता के समर्थन से बंधे हुए अन्योन्याश्रित हैं। आदिमानव चर–अचर जीवधारी जैसे कि पशु–पक्षी, पेड़–पौधे कच्चा ही खा लेता था, जो सजीव (*live*) खाद्य था और इससे उसे आघात (*injuries*) पहुंचता था और संक्रमण (*infections*) हो जाता था। बाद में वह सजीव खाद्य को भूनकर खाने लगा। सभ्यता के विकास के साथ ही मनुश्य ने जाड़ा, गर्मी, बरसात जैसे मौसम की दुसाध्यता से बचने का उपाय, शस्त्र बनाने और युद्ध करने की कला के विकास के साथ ही आदि मानव सभ्य और सुसंस्कृत हुआ। ज्ञान विज्ञान के विभिन्न आयामों के खोज के साथ रोगों की भी जानकारी होने लगी। शरीर में रोग होने के बुनियादी कारणों एवं रोगों के उपचार के संबंध में सृजित यह पुस्तक समाधान प्रस्तुत करती है रोगों से बचने और रोग होने पर उनसे छुटकारा पाने का।

दिन प्रतिदिन के जीवन में शरीर में होने वाले विकारों को परखने, विकारों एवं रोगों से व्यक्ति को सचेत करने के साथ–साथ इनसे मुक्त रहने का मार्ग, सुझाती है यह पुस्तक। खान–पान और व्यवहार में संयम और परहेज का विशेश महत्व है हम सबके जीवन में। फिर भी इलाज की प्रणाली को लेकर कहीं भी किसी भी पूर्वाग्रह के संकुचित दृश्टिकोण से यह पुस्तक पूर्णतया मुक्त है। दिन प्रतिदिन के जीवन में दुर्घटनाएं आम बात हैं। दुर्घटना से कैसे बचें, दुर्घटना हो गयी हो तो तुरंत प्रमाणिक उपचार कैसे प्राप्त करें, ऐसे समस्त उपाय पढ़ने को मिल जायेंगे इसी पुस्तक के बहुत से अध्यायों में।

संयुक्त राश्ट्र संघ, संयुक्त राश्ट्र विकास कार्यक्रम (*UNDP*), सहस्राब्दि विकास लक्ष्य (*MDG*), सतत विकास लक्ष्य (*SDG*), मानव विकास निर्देशांक (*HDI*) के विभिन्न अंतर्राश्ट्रीय मानकों के आधार पर ''रोगी के अधिकार'', ''चिकित्सक के वैयक्तिक सामाजिक कर्तव्य'' और ''चिकित्सा नीति के दृश्टिगत यह पुस्तक सार्वभौमिक आयामों पर सफलतम कृति है। पुस्तक में दुसाध्य रोगों की जगह–जगह पर चर्चा है। विभिन्न प्रकार के कैंसर, स्वप्रतिरक्षी रोग (*autoimmune diseases*) एवं अनुवांशिक व्याधियों (*genetic diseases*) को लेकर पुस्तक ऐसे रोगों के कारणों पर विश्लेशण प्रस्तुत करने के साथ इन रोगों को प्रकृति की विडंबना अथवा व्यक्ति के प्रारब्ध की ओर संकेत देते हुए पुस्तक मौन नहीं है अपितु ऐसे रोगों के उपचार में संघर्श को विशेश महत्व देती है। आत्महत्या जैसे संघर्श से मुक्ति का उपाय सुझाते हुए मृत्यु को प्राकृतिक चयन का महत्वपूर्ण पहलू बताती है यह पुस्तक।

डॉ संदीप कुमार ने जो किंग जॉर्ज मेडिकल विश्वविद्यालय में सर्जरी के प्रोफेसर रहे हैं और फिर ऑल इण्डिया इन्स्टीटयूट ऑफ मेडिकल साइंसेज, भोपाल, मध्य प्रदेश के निदेशक रहे हैं और अब 'आस्था हॉसपिस' महानगर में शल्य चिकित्सा का कार्य कर रहे हैं यह संहिता लिखी है जिसमें स्वास्थ्य–सम्बंधी सम्पूर्ण समस्याओं – छोटी तथा बड़ी के समाधान पर प्रकाश डाला है, बोल–चाल की भाषा में – समस्या का स्वरूप क्या है, इसका इलाज क्या है और ये कहां मिलेगी। मेरे संज्ञान में अभी तक ऐसी कोई पुस्तक उपलब्ध नहीं है। कला एवं साहित्य की सेवा में समर्पित श्री **अजय कुमार अग्रवाल** द्वारा मेडिकल साइंस के अध्यन, उसे आत्मसात एवं अभिव्यक्त करने की क्षमता की भूरि–भूरि प्रशंसा करता हूं। मैं कामना करता हूं कि वे भविश्य में और अधिक सृजन कार्य करते रहें।

मैं इनके इस सुकृत्य के लिए इनको बधाई देता हूँ और इस पुस्तक के सफल होने की कामना करता हूँ। पुस्तक कैसी है यह तो इसके पाठक ही निर्धारित करेंगे। मुझे तो पुस्तक अच्छी लगी।

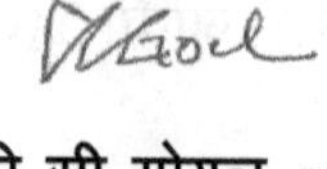

टी सी गोयल *एमएस (सर्जरी), सीडा फैलो (स्वीडन), एफएलसीएस, डीएससी (आनर्स)*
एमरीटस प्रोफेसर *ऑफ जनरल सर्जरी,* किंग जॉर्ज मेडिकल विश्वविद्यालय, लखनऊ

प्रिवेंटिव मेडिसिन की जानकारी
सामाजिक बौद्धिकता का अविराम प्रवाह

जीवाणुओं एवं विशाणुओं के संक्रमण की रोकथाम, स्वच्छता, टीकाकरण एवं मोटापा, डयाबिटीज, बढ़ा बीपी एवं चोटों से बचने के लिए जीवन शैली का बदलाव ही निवारक चिकित्सा *preventive medicine* है

आंतों के मित्र जीवाणु वनस्पति युक्त आहार ही पसंद करते हैं। गट फ्लोरा के संवर्धन से हमारे शरीर की रोग प्रतिरोध क्षमता बढ़ जाती है। यह उदाहरण है दिन प्रतिदिन की घरेलू प्रिवेंटिव मेडिसिन का .... ।

प्रस्तावनाः अच्छा इलाज कैसे कराएं 51 नुस्खे

Introduction: 51 Secrets of Quality Medical Treatment

पुस्तक की प्रस्तावना छपती तो शुरूआत में है, लेकिन लेखक इसे सबसे बाद में ही लिखते हैं। हमने भी यही किया, पुस्तक के 51 अध्याय जब पूरे हो गये तो जिस प्रस्तावना से इस पुस्तक को लिखने की मंशा थी उसे आज कलमबद्ध कर रहा हूँ। हमारे सह–लेखक श्री अजय कुमार अग्रवाल की मेडिकल पृश्ठ भूमि नहीं है परंतु वे हिंदी अंग्रेजी भाशाओं के साहित्य ज्ञान से ओत–प्रोत हैं और दर्शन शास्त्र (*Philosophy*) को गहराई से समझते और जानते हैं। रिटायर होने के बाद वे खाली थे और क्लीनिक की व्यस्तता के कारण मुझे यह पुस्तक लिखने का समय नहीं मिलता था, अपने पुराने परिचय का हवाला देते हुए मैने कहा – एक दिन क्लीनिक आईये तो कुछ पठन–पाठन की बातें करते हैं। मैंने उनसे पुस्तक लिखे जाने की बात छेड़ते हुए उनको 51 विशयों की सूची दिखायी जो मैंने पहले ही तैयार कर ली थी। उन्होंने हांथ–पैर ढीले कर दिये..... मेरा बायोलॉजी और मेडिकल साइंस में कोई दखल नहीं है कहकर.....। मैं उनकी प्रतिभा को समझता था और उनको राजी कर ले गया। पुस्तक लिखने का काम शुरू हुआ.......

जिस मंशा से इस पुस्तक को लिखने का विचार आया था, उसी को यहां लिख रहा हूँ ......। मैने उन्हें अपने कुछ लेख, कुछ किताबें दीं और हर अध्याय पर चर्चाओं का सिलसिला जारी रहा। **यह पुस्तक मेरे 40 वर्श के मेडिकल साइंस की समझ को जनसामान्य तक उतारने का प्रयत्न है।** हर अध्याय की मैं मौखिक चर्चा करता था और वे भी अपनी मेहनत से लगातार इंटरनेट और अन्य सामग्री पढ़ते गये। पुस्तक को लिखने में 1 वर्श का समय लगा। हमारी पैदाइश इलाहाबाद अर्थात् प्रयागराज की है, जो गंगा, यमुना, सरस्वती की त्रिवेणी के साथ–साथ भोजपुरी, अवधी,

बुंदेली की भी त्रिवेणी है। हालांकि इस पुस्तक में हमने हिंदी हिंदुस्तानी का ही प्रयोग किया है।

मरीज मुझे हर समय घेरे रहते हैं...... अक्सर कहते हैं, *"डॉक्टर साहब अच्छा इलाज करियेगा"* शायद ही कभी किसी डॉक्टर ने मन में सोचा हो कि वो अच्छा इलाज न करे। अच्छा इलाज करना तो एक अनायास प्रवृत्ति है और इसी प्रवृत्ति से ही डॉक्टर में करूणा और सद्भावना उपजती है, अपने मरीज के लिये। ऐसे में जब मरीज कहता है कि अच्छा इलाज करियेगा तो डॉक्टर प्रायः *इरीटेट* भी हो जाते हैं। मैं कहता हूँ भई मैं भी तो इंसान हूँ, अच्छा डॉक्टर हूँ पर गल्तियां तो मुझसे भी होती होंगी। जरूरी नहीं कि सारे मरीज खुश हो जायें। मैं सच्चे मन से अच्छा इलाज करने की पूरी कोशिश करूंगा, पर आपको भी तो अच्छा इलाज कराना आना चाहिये। प्रायः एक असहज स्थिति पैदा होती है; जब मरीज और तीमारदार बहुत अधिक उम्मीद लगाये बैठे हों, गंभीर हालत और परिस्थिति से अवगत होते हुए भी सच्चाई को अस्वीकार करते हों और सोच बैठें कि डॉक्टर सब कुछ ठीक कर देंगे और मरीज स्वस्थ हो जायेगा। स्वाभाविक है कि गंभीर रोगी और उसके तीमारदार व्यथित हो जाते हैं; भटकते भी हैं कि कैसे... ठीक हो जाएं.... डॉक्टर भी तो यही चाहते हैं...........

बीमारी! और मृत्यु! का सामना करना सिखाती है यह पुस्तक। मृत्यु पर लिखे गए **अध्याय 48** में **कुबलर रॉस** के सिद्धांत को यदि आप समझ लेंगे तो विशम परिस्थितियों में भी आपका यह ज्ञान और आत्मविश्वास आपकी सहायता करेगा। रोगी ठीक हो जाता है तो सभी को अच्छा लगता है। रोगी और तीमारदारों में इलाज कराने की सुधि को सुदृढ़ बनाने के लिये ही लिखी गयी है यह पुस्तक। इलाज कराने की जानकारी, लगन और विश्वास को केंद्र बिन्दु में रखकर एक पुस्तक लिखने की मंशा थी हमारी और पुस्तक कैसी लिखी है – इसका तो मूल्यांकन आप लोग ही करेंगे।

अच्छा इलाज कैसे करायें के नुस्खे जिसमें 51वां अध्याय 50 नुस्खों का सार–संक्षेप है। ये 50 अध्याय हैं क्या? मेडिकल साइंस के हर टॉपिक पर एक–एक पुस्तक भी कम पड़ेगी। मैं जनरल सर्जन के साथ–साथ कैंसर सर्जरी का विशेशज्ञ हूँ, कैंसर का इलाज लंबे अर्से तक चलता है, ऐसे में मरीज और तीमारदार इलाज कराते–कराते सहज ही बोल उठते हैं डॉक्टर साहब हम तो आधे डॉक्टर बन गये। जब कोई ऐसी बीमारी का शिकार हो

और लंबे अर्से तक इलाज कराता है तो वह बहुत सा ज्ञान प्राप्त कर लेता है। फोन पर ही अपनी बहुत सी समस्याओं का निवारण कर लेता है और यही जुमला कि ''***मैं तो आधा डॉक्टर बन गया!***'' इस पुस्तक को लिखने का मुख्य उद्देश्य है कि पुस्तक पढ़कर आप.... *आधे–वाले डॉक्टर* ! बन जायें। **ऐसा हमारा विश्वास है कि ये पुस्तक जो भी पढ़ेगा वह अच्छा इलाज कराने में ही नहीं अपितु अपने स्वास्थ्य के प्रति जागरूक भी हो जायेगा और अपने सेल्फ हीलिंग प्रोसेस अर्थात् शरीर की रक्षा–सुरक्षा कम से कम दवाओं पर आश्रित रहके स्वस्थ जीवन यापन कर सकने में सक्षम हो जायेगा।**

सह–लेखक अजय अग्रवाल जी तो कहते हैं कि इस पुस्तक के लिखने के क्रम में उनको अनेक लाभ हुए और उन्होंने अपनी उम्र बढ़ा ली। कहते हैं कि अज्ञानी मित्र से ज्ञानी शत्रु भला और यही चरितार्थ होता है मरीज और उसके तीमारदारों के साथ। तीव्र डायबिटीज और बीपी के मरीज जब दवा छोड़ देते हैं तो प्रायः गुर्दा फेलियर, लकवा और हार्ट अटैक के शिकार हो जाते हैं। थोड़े ही मरीज यह समझ पाते हैं........ कि हल्की डायबिटीज, बीपी आदि तो जीवन शैली (*life style*) बदलने से कंट्रोल में रखी जा सकती है लेकिन, जब ये बीमारियां तेज हों तब दवा खाने में कोताही नहीं करनी चाहिये। बीपी और ब्लड शुगर नापने की मशीनें सस्ती बनायी जा रही हैं ताकि लोग खुद घर में इनको माप लें। यह सत्य है कि जो लोग डायबिटीज, बीपी, कैंसर इत्यादि मर्ज के बारे में पढ़ लेते हैं वे बहुत हद तक अपने इस मर्ज को समझने व ठीक रखने में सक्षम रहते हैं और इन मर्जों के दूरगामी दुश्परिणाम से अवगत होकर अपने को बचाने का मार्ग खोज लेते हैं। इस मार्ग का अनुसरण ही इस पुस्तक के हर अध्याय का मूल उद्देश्य है। जिन माता–पिता के विक्षिप्त बच्चे हैं जो *ऑटिजम* (autism), *सेरेब्रिल पालसी* (cerebral palsy), मूक–बधिरपन आदि के शिकार हैं वे प्रायः स्वयं ही इन बीमारियों के एक एक्सपर्ट बन जाते हैं और अन्य लोग जो, इन्हीं परिस्थितियों में हों उनकी मदद करते हैं।

ज्ञान के बिना जीवन अंधकारमय है...... और स्वास्थ्य ज्ञान के बिना सेहत सही नहीं रह सकती। ये जो 51 नुस्खे हैं! हमारा विश्वास है कि, आपकी और आपके मित्र और परिवार की सेहत में बहुत बड़ा योगदान

देंगे। अगर कभी तीमारदारी की जरूरत पड़ी और आप ये किताब पढ़ चुके हैं तो अच्छा इलाज कराने में आप सक्षम होंगे। इस पुस्तक में बायोलॉजी एवं चिकित्सा विज्ञान की गूढ़ जानकारियां सरल शब्दों में लिखी गयी हैं। यह पुस्तक एक साइंस है! एक कोर्स बुक है!! जो सभी को पढ़नी चाहिये। शरीर और शारीरिक क्रियाओं तथा अधिकांश होने वाली बीमारियों को मॉडर्न साइंस में समझाती है, यह पुस्तक। मेरी 3 पुश्तों के डॉक्टरी अनुभव का यह निचोड़ है। लोग तो अपनी डॉक्टरी करवाने के तजुर्बों को डिस्कस करते हैं। बैठकियों में डॉक्टरों और अस्पतालों पर चर्चा आम है – उनके गुण और दोशों का आंकलन भी।

जब कभी अस्पताल या डॉक्टर के पास जाना पड़े तो पुस्तक में जो सामग्री है और यदि उसे आपने आत्मसात कर लिया तो आप डॉक्टर को अपना दोस्त बना लेंगे। आप भी संतुश्ट होंगे और डॉक्टर भी संतुश्ट होंगे – *"औरन को शीतल करे, आपहूं शीतल होये"*।

मेरे बाबा **श्री पूरन चंद्र गुप्ता** फिजिक्स और साइंस पढ़ाने के महारथी थे। उनके पढ़ाये 3 पीढ़ी के छात्र बड़े डॉक्टर और साइंटिस्ट बने, उनके बेटे मेरे पिताजी सर्जन एवं चाचा फिजिशियन थे। दोनों ही सफल डॉक्टर रहे और मेरे व्यक्तित्व तथा मेरी इस पुस्तक की विशयवस्तु को सजाया और संवारा है उनके ही आशीर्वाद ने। मेरी माताजी ने दोनों को काम करते देखा। कहती थीं कि फिजिशियन ने मरीज देखा, आला रखा (जांच करी), नुस्खा लिखा और फिजिशियन का काम खतम। अपितु सर्जन ने मरीज देखा, आला रखा और काम शुरू यानि अब तो ऑपरेशन करना है। डॉक्टरी नुस्खे तो हमेशा से लिख रहा हूँ। **इस पुस्तक में अच्छा नुस्खा लिखवाने के 51 नुस्खे हैं। यह *नुस्खों से पहले के नुस्खे हैं* !** यह एक ऐसा ज्ञान–विज्ञान है जो बीमारी के समय सही इलाज और *डॉक्टर से* सही नुस्खा लिखवाने में आपको सशक्त करेंगे, आपको सक्षम बनायेंगे *–It will empower and capacity build the reader in procuring the best medical treatment* .

पुस्तक लिखने की प्रेरणा मुझे **डॉ. मनमोहन वर्मा** सर्जन से मिली जो उनके समीप आये मरीजों से हुयी वार्तालाप नाटकीय रूप से बखान करते रहे हैं। मेरे पिता **डॉ. सी.के. गुप्ता**, माता माधुरी, चाचा–चाची **डॉ. ए.के. गुप्ता** एवं **डॉ. उर्मिला गुप्ता** मेडिकल कॉलेज में अपनी कहानियों

और उद्गार का जो भंडार उड़ेलते रहे वही सामग्री यहां मैने परोसी है। उनका मैं सदैव कृतज्ञ हूँ। इस पुस्तक को लिखने में उन्हीं का आशीर्वाद मेरे साथ जुड़ा हुआ है। **वर्शा** इस पुस्तक के विचारों को सहेजने एवं एडिटिंग में सहायक रही हैं, और **इन्दु** ने इसे कंप्यूटर पर पूरी तत्परता से उतारा है। उनका सहयोग अद्वितीय है। मेरी पत्नी **डॉ रश्मि** समय–समय पर नया सृजन करने की प्रेरणा देती रही हैं। श्री राम आनन्द स्टारडम प्रकाशकों को कोटिशः धन्यवाद।

डॉ. संदीप कुमार *MS FRCS (Edinburgh) PhD (Wales) MMSc (Newcastle)*
कन्सलटेंट सर्जन एवं एपिडिमियोलॉजिस्ट
प्रोफेसर सर्जरी किंग जॉर्ज मेडिकल विश्वविद्यालय, लखनऊ
फॉउन्डर डायरेक्टर, एम्स भोपाल
profsandeepsurgeon@gmail.com
दिनाँक 30.05.2023

दुर्दम और असाध्य रोगों का नियंत्रण
रोग सामायोजित जीवन—वर्श के उत्कृश्ट आयाम

रयूमैटिजम यानि गठिया की दुर्दमता में व्यक्ति की गतिशीलता निश्क्रियता में बदलने लगती है, शिथिलता बढ़ जाती है — मानसिक रूग्णता का आभास घनीभूत होकर सताता और रूलाता है।

अब तो आधुनिक चिकित्सा विज्ञान में कैंसर जैसे दुसाध्य रोगों का प्रभावी उपचार क्रमबद्ध और सुनियोजित विधियों द्वारा किया जा रहा है।

विहंगम अवलोकन

A Bird's Eye View

16–17 वर्श की उम्र रही होगी मेरी जब मैने राहुल सांस्कृत्यायन द्वारा लिखा लेख *"अथातो घुमक्कड़ जिज्ञासा "* अपनी पाठ्य पुस्तक में पढ़ा था। यही लेख प्रेरणा स्रोत है मेरी अभिव्यक्ति और सृजन का। यह पुस्तक डॉक्टर संदीप कुमार जैसे वरिश्ठ डॉक्टर के परामर्श और निर्देशन में मिलकर लिखी गयी है। भवसागर में पनपने वाले रोगों के कारण, उनके निवारण तथा निवारण के मार्ग को सुगम बनाने की तलाश में आगे बढ़ती है यह पुस्तक........., इस क्षेत्र में भारतवर्श के मनीशियों ने भी अद्वितीय योगदान किया है।

ज्ञान के अथाह भंडार मेरे पिताश्री गोपाल कृश्ण अग्रवाल अंग्रेजी भाशा के मर्मज्ञ और हिंदी भाशा के कवि थे। अर्थशास्त्र के मोनोपली (*monopoly*) एवं इंफ्लेशन (*inflation*) विशयों पर उनके द्वारा करायी हुयी पीएचडी की छाप मुझ पर भी पड़ी थी। माँ श्रीमती लक्ष्मीदेवी अग्रवाल रामचरित मानस और दुर्गा सप्तशती पढ़ाकर मुझे हिंदी और संस्कृत का ज्ञान कराती थीं। माता–पिता के आर्शीवाद की छत्रछाया ने मुझे सृजनात्मक लेखन की कला में कुशल बनाया है जिनके प्रति मैं कृतार्थ हूँ। विज्ञान और बायोलॉजी का ज्ञान मेरे परिवार में नहीं था।

वर्श 1987 की बात है जब मैं अपने बायें हांथ के कंधे की पीड़ा से पिछले कई दिनों से परेशान था, 15 दिनों तक डायथर्मी की सिकाई से भी मुझे आराम न मिलने पर, एक्स–रे से पता चला कि मेरे पीठ के ऊपर के बायें भाग पर एक औंधा फोड़ा है, जिसकी सर्जरी डॉ. संदीप कुमार द्वारा की गयी, और इसकी गॉजिंग और ड्रेसिंग भी डॉक्टर साहब द्वारा 3 माह तक की गयी। तभी एक दिन मैं डॉ. संदीप के साथ ऑपरेशन थियेटर में चला गया, जहां पर उन्होंने स्तन कैंसर से ग्रसित (**अध्याय 35**) 45 वर्शीय

महिला का स्तन निकाल दिया तथा तुरंत ही कॉस्मेटिक सर्जरी द्वारा उसके नये स्तन का निर्माण कर दिया गया। मुझे एहसास हुआ कि सर्जन मिलेट्री सैनिक से कहीं अधिक मजबूत दिल का होता है। कॉस्मेटिक सर्जरी का उल्लेख इस पुस्तक के **अध्याय 46** में किया गया है। इस शल्य क्रिया के संबन्ध में डॉ. संदीप कुमार का इंटरव्यू तथा छायाचित्र सहित मैंने अंग्रेजी में एक आर्टिकिल *"The milestone in surgery"* लिखा जो पायनियर, लखनऊ में छपा।

ऐसे ही कई अन्य वाकिये भी आये जब मैने अपने कुछ रिश्तेदारों, माँ के ब्रेन स्ट्रोक तथा पिता के *कार्सीनोमा स्टमक* (पेट का कैंसर – कार्सीनोमा का उल्लेख–**अध्याय 33**) के इलाज में डॉ. संदीप कुमार का परामर्श लिया, जरूरत पर उनसे इलाज भी कराया। इस दौरान डॉक्टर साहब से चर्चा कर मैंने चिकित्सीय नीति के बहुत से सिद्धांतों को जाना और सीखा जो पुस्तक के **अध्याय 6** में उल्लिखित है। इसी क्रम में मैंने उनसे विभिन्न रोगों और विकारों के लक्षण तथा इलाज के क्रम में रोगी के अधिकारों और तीमारदारों की भूमिका के बारे में भी सीखा, जो पुस्तक के **अध्याय 4** में वर्णित है। सामान्य चर्चा परिचर्चा के क्रम में मैंने उनसे औशधियों के सही इस्तेमाल, नकली औशधियों की पहचान करना (**अध्याय 16**), दिनचर्या में थोड़े बहुत विकारों को समझना एवं स्वयं अपना इलाज करने की विधि (**अध्याय 7 व 44**) तथा OTC औशधि (*over the counter medicine*) का महत्व और प्रयोग विधि भी सीखता रहा। समय बीतता रहा.... डॉक्टर साहब प्रोफेसर के पद पर आसीन हो गये....। मुझको केजीएमयू (पूर्व नाम केजीएमसी) की 250 पेज की अंग्रेजी वेब साइट को हिंदी भाशा में रूपांतरित करने का अवसर मिला जिसे मैंने 5 माह में पूर्ण कर दिया। वर्श 2011 में *एम्स* भोपाल से मुझे हिंदी अंग्रेजी वेब साइट की विशयवस्तु (*content*) लिखने का अवसर मिला जिसे मैंने 3 माह में पूर्ण कर दिया। इन कार्यों को करने के क्रम में मैंने मेडिकल साइंस को पढ़ा, खूब गुना और खूब सीखा। इस पुस्तक के लेखन में डॉ. संदीप कुमार से समय–समय पर की गयी चर्चा परिचर्चा एवं ये समस्त कार्य मेरी विचारों को झकझोरते रहे हैं, कि मैं मेडिकल साइंस पर कुछ लिखूं, लेकिन कभी साहस नहीं जुटा पाया, लंबे–ऊंचे वृक्ष पर लगे फल को मुझ जैसा बौना कैसे तोड़ पायेगा बस यही संकट सताता था, मुझे.........

विहंगम अवलोकन

मन्दः कवि–यशः प्राथी गमिश्यामुपहास्याताम ।
प्रांशुलभ्ये फले लोभादुद्बाहरिव वामनः ।।

(कालिदास–रघुवंशम्–1/3)

मेरे सेवानिवृत्त होने के बाद डॉ. संदीप कुमार का प्रस्ताव कि मैं मेडिकल साइंस के अध्यायों को हिंदुस्तानी हिंदी में लिखूं, ने मुझे गहराई से सोचने पर मजबूर कर दिया कि दर्जा 8 तक जीव विज्ञान को पढ़ने वाला मैं, कैसे लिख सकूंगा! इतने कठिन विशय पर पुस्तक, वह भी हिंदी में, जबकि मेडिकल साइंस का सारा ज्ञान तो अंग्रेजी में ही संचित है। यूनिवर्सिटी में अंग्रेजी माध्यम से ही संस्कृत साहित्य, दर्शन शास्त्र और राजनीति विज्ञान पढ़ा था, मेरा अंग्रेजी भाशा पर अधिकार है, फिर भी यह कार्य दुरूह लगा। मैने तो मना कर दिया। डॉक्टर साहब ने मुझे मेरे पूर्व के कार्यों, जिनपर मैंने उनसे राय मशविरा किया था, की सुधि दिलाई, और राजी कर लिया। उन्होंने मुझे संबन्धित विशयों पर मूल साहित्य के लगभग 4 हजार पृश्ठों की 8–10 पुस्तकें पढ़ने का काम दे दिया, वे पुस्तकें देते रहे, मैं उन्हें पढ़ता रहा, मैं इंटरनेट पर भी खोज–खोज कर पढ़ता रहा, साथ–साथ एक के बाद दूसरा अध्याय लिखता चला गया, लगभग 1 वर्श में पुस्तक लिख उठी, रह–रह कर डॉक्टर साहब पुस्तक के कई अध्याय पढ़ते रहे, मैं उनसे चर्चा करता रहा, वे संशोधन करते रहे और संशोधन के क्रम में मुझे सरल हिंदुस्तानी हिंदी लिखने का सुझाव देते रहे। यह पुस्तक लगभग 7 हजार पृश्ठों का सूक्ष्म अभिलेखीकरण (*documentation*) है। मैं अपनी पत्नी शिखा को साधुवाद देता हूँ कि इस पुस्तक के लिखने में उन्होंने मुझे सहयोग दिया। हिंदी वर्ड प्रोसेसिंग में इन्दु की दक्षता सराहनीय रही।

पुस्तक में प्रमाण आधारित चिकित्सा (**अध्याय 17**), चिकित्सीय नीति, भारत सरकार की हेल्थ पॉलिसी (**अध्याय 6**), दीर्घायु होकर रोग समायोजित जीवन कैसे जियें (**अध्याय 49**), तथा स्वस्थ वृद्धावस्था (**अध्याय 47**) जैसे व्यवहारिक विशयों को संजोया और संवारा गया है। पुस्तक में हृदय रक्त वाहिका रोग (**अध्याय 29**), श्वसन रोग (**अध्याय 30**), रयूमैटिज्म (**अध्याय 32**) जैसे रोगों एवं योग, प्राणायाम (**अध्याय 10**), स्वास्थ्यप्रद आचरण (**अध्याय 19**), आदि विशयों को यदि आप आत्मसात कर सकेंगे तो आप रोग एवं मृत्यु का सामना करने में सक्षम हो जायेंगे। हर अध्याय की

शुरूआत में "*सीखने की कुछ बातें*" आपको सरलता देंगी पुस्तक को समझने में। किसी भी परिस्थिति में स्वस्थ आचरण से विचलित न होना हमेशा आपके साथ सुरक्षा कवच का काम करेगा। इन अध्यायों की जानकारी आपको स्वयं की स्वास्थ्य रक्षा एवं अपना इलाज कराने में लाभप्रद होंगे, ऐसा मेरा विश्वास है।

अजय कुमार अग्रवाल MA Political Science
सेवा निवृत्त संयुक्त निदेशक
संस्कृति विभाग, उ.प्र. शासन
दिनाँक 30.05.2023

समाज के सर्वांगीण विकास के आयाम

रोगों और दुर्घटनाओं से सजगता और इनसे स्वयं की रक्षा ही एकमात्र उपाय है जिससे जीवन वर्श (life years) की वृद्धि के साथ–साथ समाज का बहुमुखी विकास होता है।

एकाएक अपने किसी प्रियजन को कैंसर हो जाने की सूचना पाते ही हम स्तब्ध और निःशब्द हो जाते हैं कि कैसे उबर पायेगा हमारा प्रियजन इस दुसाध्य रोग से...............

1

विभिन्न चिकित्सा सेवायें एवं संस्थान

Types of Medical Care - Hospitals, Clinics...

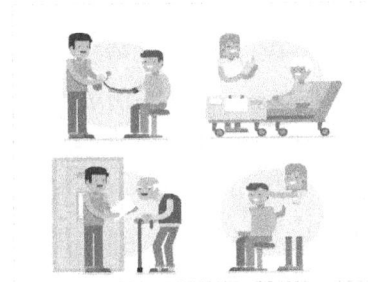

इस अध्याय में हम सीखेंगे कुछ बातें – ***Learning Objectives***

- प्राथमिक, द्वितीय एवं तृतीय स्तर की मेडिकल केयर
- विभिन्न प्रकार की चिकित्सा सेवायें जैसे द्वार पर सेवा, डिस्पेंसरी, अस्पताल, हॉसपिस, एम्बुलेटरी केयर, नर्सिंग होम, क्लीनिक इत्यादि
- गुणवत्तापूर्ण इलाज के लिये कहां जायें...
- विशिश्ट थिरैपी क्लीनिक्स जैसे रिहैबिलीटेशन एवं पैलिएटिव केयर

चिकित्सीय सेवाओं के प्रकार *Types of medical care*– सामान्य रूप से मेडिकल सेवायें 3 स्तर पर दी जाती हैं

प्राथमिक चिकित्सा *Primary Care*– जैसे टीकाकरण, गर्भवती महिला की देखभाल, देश में चलने वाले स्वास्थ्य कार्यक्रम जैसे मलेरिया, फाइलेरिया की दवायें, बच्चों और महिलाओं में कैल्शियम, आयरन, पेट के कीड़े की दवा आदि अस्पतालों द्वारा वितरण, प्रसव–जच्चा–बच्चा का संपूर्ण बंदोबस्त, महिलाओं की गर्भनिरोधक आवश्यकतायें, शिशुओं में बीमारी के

लक्षण जल्दी पहचानना, गांव की आशा जो प्रसव संबन्धी काम करती हैं आदि सभी प्राथमिक चिकित्सा के अंग हैं। इसके अतिरिक्ति रोजमर्रा के संक्रमण जैसे उल्टी, दस्त, खांसी, जुकाम, बुखार एवं आवश्यक दवाओं का वितरण प्राथमिक स्तर की चिकित्सा है। सोवियत रूस के ***आल्मा–आटा*** (***Alma-Ata***) ***कॉन्फ्रेंस–1978*** के बाद मरीजों की प्राथमिक चिकित्सा सेवा में क्रांति की लहर आ गयी। **प्राथमिक चिकित्सा** में स्थानीय, जानपदिक एवं संक्रामक रोगों (*endemic, epidemic & infectious diseases*) का निवारण, नियंत्रण एवं रोगप्रतिरोध क्षमता वृद्धि (*prevention, control & immunisation*), पोशाहार (*nutrients*), सुरक्षित पेय जल एवं स्वच्छता आपूर्ति (*sanitation supply*), परिवार नियोजन, प्रसूति के पूर्व एवं पश्चात मातृ एवं शिशु देखभाल, तंबाकू, शराब एवं ड्रग अब्यूज नियंत्रण (*drug control*) (**ड्रग**–*कैनबिस, कोकीन, अफीम, ब्राउन शुगर, स्मैक*) आदि सम्मिलित हैं। ग्रामीण इलाकों में सरकार द्वारा चलाये जा रहे प्राइमरी हेल्थ सेन्टर (*PHC*) एवं सामुदायिक स्वास्थ्य केन्द्रों (*CHC*) में प्राथमिक चिकित्सा में मरीज की देखरेख और केयर करना अनिवार्य माना गया है।

द्वितीय स्तर *Secondary Care*– इसमें सभी रोगों की डायग्नोसिस एवं गंभीर संक्रमण और क्रॉनिक बीमारियां जैसे डायबिटीज, बीपी, गठिया, अवसाद आदि के इलाज की सुविधा रहती है। महिलाओं का छोटा–मोटा ऑपरेशन, सिजेरियन, अन्य शल्य चिकित्सा जैसे हर्निया, गाल ब्लैडर, हड्डी टूटने का इलाज आदि। इस प्रकार की सुविधा सीएचसी, जिला अस्पताल, कस्बे और शहर के नर्सिंग होमों में और बड़े अस्पतालों में भी उपलब्ध होती है। अब भारतवर्श के कस्बों और सरकारी सीएचसी में पैथोलॉजी, एक्स–रे के अलावा सीटी स्कैन भी लग रहे हैं। द्वितीय स्तर की चिकित्सा सेवा में इलाज के साथ–साथ फिजियोथिरैपी (*physiotherapy*), प्रसव एवं प्रसूति (*labour & delivery*), तथा रिहैबलीटेशन आदि प्रकार की सेवायें भी उपलब्ध होती हैं। जैसे–जैसे देशों का विकास होता जाता है द्वितीय स्तर के चिकित्सा के आयाम बढ़ रहे हैं।

तृतीय स्तर *Tertiary care*– इस श्रेणी की मेडिकल केयर आईसीयू, क्रिटिकल केयर, स्पेशलिस्ट विभागों के माध्यम से जटिल एवं गैर संचारी

रोगों, गुर्दा फेलियर, डायलिसिस, हार्ट, लिवर और गुर्दे के बड़े ऑपरेशन आदि में दी जाती है। मेडिकल कॉलेज, एम्स आदि अस्पतालों में **अंतर्राश्ट्रीय मानकों वाले *स्टेट ऑफ आर्ट*** (***state of art***) आघात केंद्र एवं इमरजेंसी (*TEM or Trauma centre level-5 & Emergency Department*), अग्निदाह उपचार केंद्र (*burn treatment centre*), नवजात केयर इकाई (*neonatology*), अंग प्रत्यारोपण इकाई (*organ transplant unit*), रक्ताधान केंद्र (*blood transfusion*), प्रसूति एवं स्त्री विभाग (*Obstetrics & Gynaecology*), कैंसर–रेडियोथिरैपी (*radiation oncology*) आदि द्वारा गुणवत्तापूर्ण उपचार संचालित रहते हैं। इनके अतिरिक्त अनेक थिरैपी सेंटर जैसे ***फिजिकल मेडिसिन एंड रिहैबिलीटेशन*** (**नोट**–वर्णन नीचे दिया जा रहा है) का संपूर्ण बंदोबस्त एवं गुणवत्तापूर्ण इलाज तृतीय श्रेणी की सफल चिकित्सा मानी जाती है।

चिकित्सा संस्थायें एवं कार्य प्रणाली– अब जानते हैं, अलग–अलग प्रकार के चिकित्सा संस्थानों का संचालन

1. **द्वार पर चिकित्सा *Outreach Medical Care***– प्राथमिक चिकित्सा में विशेशतः मातृ–शिशु, वृद्धजन की निवारक चिकित्सा की जाती है। इसमें टीकाकरण, पोशाहार एवं दवायें दिया जाना ही मुख्य है। मरीज द्वारा बतायी हुयी तकलीफ और लक्षण अनुसार रोग की पहचान कर, रोगी द्वार पर उसे उचित चिकित्सा उपलब्ध कराना......... आदि विभिन्न प्रकार की चिकित्सा सेवायें द्वार पर ही मुहैया करायी जाती हैं....। समाज में जब कभी जानपदिक रोग (*epidemic*) फैल रहा हो तो उसे पहचाना और उचित प्रबंध कर देना ही कुशलता है, द्वार सेवा की। सरकार और प्राइवेट संस्थायें उपकरण लगी बड़ी गाड़ियों के माध्यम से अथवा कैंप लगाकर भी द्वार पर विशेश चिकित्सा देती हैं।
2. **एंबुलेंस *Ambulance***– पिछले 5 सालों में राज्य सरकार द्वारा एंबुलेंस सेवा बड़े रूप में शुरू हुयी है जैसे 108, 112 इत्यादि। विकसित देशों में एंबुलेंस के साथ ड्राइवर के अतिरिक्त एक या दो पैरामेडिकल स्टाफ (*ambulance crew*) भी जाते हैं, वे फर्स्ट एड एवं ***बेसिक लाइफ सपोर्ट*** में प्रशिक्षित होते हैं। मरीज की मौके पर हालत समझकर वहीं पर प्रोटोकॉल अनुसार जीवन बचाने के समस्त

प्रयास (*life support*) जैसे कि मरीज की सांस का रास्ता खुला रखना, बहते हुए खून को रोकना, टूटे अंग पर पट्टी या स्पिलंट (*splint*) सपोर्ट देकर तुरंत उठाना, उसे उचित अस्पताल में पहुंचाना, एंबुलेंस सेवा का मुख्य ध्येय है।

3. **प्राइमरी हेल्थ सेंटर/डिस्पेंसरी/डॉक्टर क्लीनिक आदि**– ग्रामीण क्षेत्रों, कस्बों एवं शहरों में आसानी से मिल जाते हैं। **प्राथमिक चिकित्सा** देने में ये संस्थायें महत्वपूर्ण भूमिका निभाती हैं। कुछ बड़े क्लीनिक द्वितीय स्तर की चिकित्सा भी करते हैं।

4. **हॉस्पिटल *Hospital***– हॉस्पिटल एक ऐसी महत्वपूर्ण संस्था है जहां पर विशेशज्ञ चिकित्सक, रेजीडेन्ट डॉक्टर, नर्स, सिक (*sick*) अटेंडेंट जैसे कुशल स्टाफ के सहयोग से मरीजों का परीक्षण और उनका इलाज किया जाता है। **सामान्य अस्पताल** (***general hospital***) – भारतवर्श के बड़े शहरों में **एम्स** (*AIIMS*), विभिन्न प्रदेशों के बड़े नगरों के **मेडिकल कॉलेज**, ***पीजीआई*** (***PGI***), विभिन्न शहरों में सरकारी जिला, सिविल एवं डफरिन (जच्चा–बच्चा) अस्पताल, ग्रामीण स्तर पर **प्राइमरी हेल्थ सेन्टर** (*PHC or Primary Health Centre*) एवं **सामुदायिक स्वास्थ्य केन्द्र** (*CHC or Community Health Centre*) आदि जनरल अस्पताल हैं। एम्स, पीजीआई, मेडिकल कॉलेज जैसे बड़े जनरल अस्पतालों में इलाज के लिये विभिन्न स्पेशलिटी, सुपर स्पेशलिटी और जनरल विभाग होते हैं। एक हिस्सा ओपीडी, डे–केयर, डायग्नॉस्टिक और 24X7 इमरजेंसी विभाग कार्यरत रहते हैं। अस्पताल प्राथमिक, द्वितीय और तृतीय श्रेणी की चिकित्सा सेवा अपने–अपने तरीके से देते हैं और अब इनके ऊपर सरकारी मापदंड भी निर्धारित किये जा रहे हैं। छोटे–बड़े कस्बों और जिलों में जो जनरल अस्पताल होते हैं, भारतवर्श में उन्हें प्रायः **नर्सिंग होम** कहा गया है। जबकि अलग–अलग देशों में नर्सिंग होम के अलग–अलग नाम हैं जैसे कि कुशल नर्सिंग सुविधा (*skilled nursing facility-SNF*); लंबी अवधि देखभाल सुविधा (*long term care facility*); केयर होम (*care home*); वृद्धजन गृह (*old people home*) आदि। नर्सिंग होम रोगी देखभाल की **आवासीय संस्था** (*residential*

institution) है जहां पर वृद्धजनों, शारीरिक एवं बौद्धिक रूप से असक्षम व्यक्तियों को सामान्य एवं इमरजेंसी मेडिकल केयर में विशेश सुविधा एवं सहयोग प्रदान किया जाता है। नर्सिंग होम की सुविधा उन मरीजों को मानसिक शांति देती है जिनकी घरों में देखभाल नहीं हो पाती है और जो अस्पताल में भर्ती नहीं होना चाहते हैं।

5. **आपात चिकित्सा प्रबंधन *Trauma & Emergency Management*–** मेडिकल इमरजेंसी जैसे तेज पेट दर्द, सीने में दर्द (*chest pain*), सांस फूलना, बेहोशी, लकवा, मुख–नाक आदि से खून आना, तीव्र ज्वर (*hyper pyrexia*), दस्त एवं उल्टी, विशाक्तीकरण एवं विशीकरण (*poisoning & envenomation*), सर्जिकल

इमरजेंसी – जलना या बर्न, ट्रैफिक दुर्घटना, चोट, हेड इंजरी, आंतों का फटना या उलझना, डूबना, प्रसव की इमरजेंसी, कैंसर रोगी की इमरजेंसी, मानसिक रोग इमरजेंसी एवं *आत्महत्या–प्रयास* जैसी आपातकालीन घटनाओं के होने पर रोगियों को भर्ती कर **लाइफ सपोर्ट** देकर डॉक्टर्स रोगी का उपचार करते हैं। आजकल लाइफ सपोर्ट की विधायें पूरे देश में जोरशोर से सिखाई जा रही हैं। बेसिक लाइफ सपोर्ट तो डॉक्टर के अतिरिक्त नर्स, एंबुलेंस ड्राइवर, पुलिस तथा जनसामान्य को भी सीख लेना चाहिये और सभी अस्पतालों में दी जानी चाहिये। इसके अतिरिक्त ट्रॉमा में **एडवांस ट्रॉमा लाइफ सपोर्ट** (*ATLS or advance trauma life support*) – हार्ट में एडवांस कार्डियक लाइफ सपोर्ट और तमाम आपातकालीन परिस्थितियों के लिये प्रोटोकॉल द्वारा निर्धारित इलाज के कुशल मानक सुनिश्चित किये जाते हैं। ट्रॉमा एवं इमरजेंसी प्रबंधन बृहद रूप में विकसित हो रहे हैं। कुछ वर्शों पूर्व भारतवर्श में बड़े–बड़े ऑपरेशन तो हो जाते थे पर ट्रॉमा और इमरजेंसी के समय सही इलाज नहीं मिल पाता था। ट्रॉमा और इमरजेंसी में सर्वप्रथम जीवन बचाने के उपाय किये जाते हैं (*life saving measures*) और इसकी अब अलग से ट्रेनिंग भी होने लगी है। अब

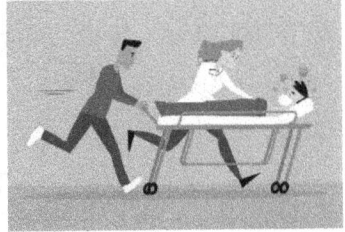

सभी मेडिकल कॉलेजों में ट्रॉमा एवं इमरजेंसी (*TEM*) के विभाग खोलने का नियम बना दिया गया है। प्रायः सभी बड़े अस्पतालों में **टेम विभाग** खुलते जा रहे हैं।

6. **सघन चिकत्सा** ***CCU/ICU or Critical Care in Intensive Care Unit***– इमेरजेंसी में गंभीर रोगियों के तात्कालिक उपचार के बाद जिन मरीजों को कृत्रिम रूप से श्वसन (वेंटीलेटर), हार्ट की मॉनीटरिंग एवं सपोर्ट, गुर्दे की डायलिसिस, नसों में ग्लूकोज एवं नसों में भोजन आदि देना पड़ता है..... उनको आईसीयू में भर्ती किया जाता है। जब सघन चिकित्सा एवं मॉनीटरिंग की आवश्यकता समाप्त हो जाती है तो ऐसे रोगियों को **आईसीयू** से आंतरिक विभाग में भर्ती कर दिया जाता है। तृतीय श्रेणी (*tertiary level*) के सभी अस्पतालों में आईसीयू की सुविधा होती है। आईसीयू में क्रिटिकल केयर के स्पेशलिस्ट डॉक्टर, एनेस्थेटिस्ट, क्रिटिकल केयर नर्स एवं सिक अटेंडेंट रहते हैं। खास प्रकार के मोटर से ऊपर नीचे करने वाली रोगी पलंग, अनेकों प्रकार के उपकरण जैसे कार्डियक मॉनीटर, वेंटीलेटर, इंजेक्टर आदि हर पलंग पर होते हैं। प्राइवेट अस्पतालों में क्रिटिकल केयर पर प्रतिदिन का व्यय अधिक होता है।

7. **बाह्य रोगी विभाग** ***OPD or Out Door Patient***– ओपीडी किसी भी बड़े अस्पताल का मुख्य हिस्सा है। जनरल अस्पताल में *ओपीडी* एक बड़ा संचालन है। भारतवर्श के बड़े अस्पतालों में प्रतिदिन 10000 तक मरीज (*foot fall*) आते हैं। ओपीडी में की गयी चिकित्सा जिसमें मरीज चलता हुआ आया और चलता हुआ वापस जाये... को **एंबुलेट्री केयर** (*ambulatory care*) का नाम दिया गया है।

अस्पतालों में जनरल ओपीडी के साथ–साथ स्पेशलिस्ट ओपीडी भी चलती हैं। डॉक्टर अपने निर्धारित दिन पर मरीजों को बुलाते हैं। जिनकी लंबी जांच–पड़ताल, भर्ती करके इलाज या ऑपरेशन करना होता है उन्हें इनडोर (*indoor*) भेज दिया जाता है। ओपीडी में आंख, नाक, कान, गला, रक्तचाप, मधुमेह, थायरॉयड के फिजिशियन, बहुत सारे स्पेशलिस्ट जैसे जठरान्त्र–रोग (*gastroenterology*), लिवर (*liver*), किडनी (*kidney*), हृदय (*heart*), श्वसन एवं वक्ष (*chest*), दांत, स्त्री–रोग,

मातृ–शिशु–रोग, प्रसूति (*gynaecology*), कैंसर, टीबी, कुश्ठ रोग आदि सभी रोगों का परीक्षण और उपचार होता है। हर अस्पताल में अलग–अलग प्रकार से विभागों का वितरण होता है।

आजकल एम्स, पीजीआई, मेडिकल कॉलेज जैसे बड़े जनरल अस्पतालों के ओपीडी में भी रोग परीक्षण लैब जिन्हें **प्वाइंट ऑफ केयर टेस्ट** (***point of care test***) कहते हैं संचालित रहते हैं।

8. **दिवस चिकित्सा *Day Care*–** सुबह से शाम तक मरीजों का निरीक्षण (*monitoring*), उनकी जांच (*diagnostic work-up*) तथा कैंसर कीमोथिरैपी जैसी दवाओं को चढ़ाने का कार्य दिवस चिकित्सा में होता है। बाह्य विभाग में ऑपरेशन थियेटर (*operation theatre–OT*) भी होते हैं, जहां पर 12 से 24 घंटे में छोटी–मोटी शल्य क्रिया (*surgery*) निबटाकर मरीज को डिस्चार्ज (*discharge*) कर दिया जाता है – जैसे मोतियाबिंद (*cataract*), एंडोस्कोपिक चिकित्सा, पाइल्स, फिशर, फिश्चुला की सर्जरी आदि।

9. **आन्तरिक विभाग *In-patient Department or Indoor Patients*–** मरीजों की भर्ती सामान्य वार्ड, आंशिक भुगतान वार्ड अथवा पूर्णकालिक भुगतान वार्ड में होती है, जहां पर डॉक्टर्स एवं नर्सिंग स्टाफ शिफ्ट अनुसार ड्यूटी करते हैं। अटेंडिंग या विशेशज्ञ चिकित्सक प्रतिदिन राउण्ड में मरीजों का निरीक्षण–परीक्षण करके इलाज की प्रक्रिया को चलाते हैं। आन्तरिक विभाग में ही सीनियर डॉक्टर मरीज की चिकित्सा में लगे हुए स्टाफ को निर्देश तथा तीमारदारों से बातचीत करते हैं। इसी दिनचर्या में सीनियर डॉक्टर हाउस कीपिंग, रोगी बिस्तर, टॉयलेट सामग्री, तौलिया, गाउन एवं सैनीटाईजेशन सहित रख–रखाव पर ध्यान भी देते हैं। गाँव एवं ब्लॉक स्तर पर छोटे जनरल अस्पताल जैसे कि प्राथमिक एवं सामुदायिक स्वास्थ्य केंद्र (*PHC & CHC*) 2–3 मेडिकल ऑफिसर ऑफिसर एवं एक प्रसूति विशेशज्ञ के साथ कार्यरत होते हैं। सुदूर गांव के मरीजों को प्रायः गंभीर रोगों के परीक्षण, ऑपरेशन हेतु नगरों के बड़े जनरल अस्पतालों में आना पड़ता है। किसी भी समाज अथवा देश की मेडिकल सर्विसेज का मानक, वहां के अस्पतालों में इनडोर बेड की उपलब्धता

तथा भर्ती रोगियों की कुशल चिकित्सा से ही आंकी जाती है। यह किसी देश के विकास का माप है जिसे normative parameter कहते हैं। यह किसी क्षेत्र की जनसंख्या एवं उपलब्ध अस्पताल, डॉक्टरों की संख्या एवं पलंग की संख्या के अनुपात को मानव विकास द्योतक HDI – Human development index (**अध्याय 49**) माना गया है।

10. **विशेशज्ञ अस्पताल *Speciality Hospital*–** समाज में विशेश आयु वर्ग के लोगों की अधिक जनसंख्या या किसी रोग की खास चिकित्सा की आवश्यकता को देखते हुए विशेशज्ञ अस्पताल विकसित होते हैं। इसी प्रकार कुछ खास रोग या शरीर के विशेश अंगों के इलाज के लिये एकाकी विशेशज्ञ अस्पताल (*stand alone single speciality*) होते हैं। जैसे **बच्चों का अस्पताल, वृद्धजन अस्पताल** (*geriatric hospital*), **मनोरोग अस्पताल, आँख का अस्पताल**, **कैंसर अस्पताल** तथा **पुनर्वासन केंद्र** (*rehabilitation centre*)।

11. **हॉसपिस – प्राण प्रयाण आश्रय *Hospice*–** जीवन के वे अंतिम दिन जब रोगी ऐसे दुसाध्य रोग से ग्रसित हो जाये जिसके उपचार के समस्त उपाय चिकित्सक द्वारा निरर्थक बता दिये जायें तो *रोगी के प्रयाण अवधि में* दर्द के एहसास एवं मृत्यु की कठिनाई का शमन *हॉसपिस* की अनूठी कार्यप्रणाली कही जा सकती है। जिन गम्भीर–जीर्ण रोगों (*acute and chronic diseases*) से रोगी की आयु सीमित हो जाये को ***टर्मिनल डिजीज*** (*terminal disease*) कहते हैं। जब सामान्य तौर पर चिकित्सक द्वारा उपचार की समस्त विधियां असफल एवं असंभव सूचित कर दी जायें और मृत्यु कभी भी आ सकती हो, मरीज की इस **चिकित्सा कोजीवन के अंतिम क्षणों की सेवा** (***end of life care***) कहते हैं। ऐसे मरीजों को ***हॉसपिस*** में भर्ती कर दिया जाता है, जहां पर उन्हें दर्द निवारक अथवा प्रशामक औशधियां (*pain killer or palliative medicine*) दी जाती हैं। मरीज के रोग परीक्षण रिपोर्ट के आधार पर डॉक्टर मरीज के **मृत्यु की निकटता** (***proximity of death***) बता देते हैं। ***टर्मिनल डिजीज*** से पीड़ित रोगियों का **जीवनके प्रति लगाव और मोह** (*fascination for life*)

समाप्त हो जाता है। ***हॉसपिस*** में रोगी को भावनात्मक एवं आध्यात्मिक प्रवृत्ति (*emotional and spiritual instincts*) से आत्म–विभोर कर (*self ecstasy*), उसे मुग्ध एवं आनन्दित (*spell bound*) करने का वातावरण सृजित करते हैं जिससे दुसाध्य बीमारियों के मरीज अपनी पीड़ा को भूल जाते हैं। मानवता के मूल्यों की रक्षा करना और रोगी को गुणवत्तापूर्ण जीवन जीने हेतु प्रोत्साहित करना ही हॉसपिस का एकमात्र मुख्य लक्ष्य है।

12. **टेलीमेडिसिन *Telemedicine*–** तेजी से फैलते *इंटरनेट, फाइबर ऑप्टिक, सेटेलाइट,* 4G, 5G, 6G और *artificial intelligence* से दूरस्थ चिकित्सा एवं डायग्नोसिस वास्तव में उड़ान भर रही है। इसका विवरण **अध्याय 9** में है। **टेलीमेडिसनि *की क्रांति*** ने एंबुलेटरी उपचार प्रक्रिया को **बहुउद्देशीय** (***multipurpose***) बना दिया है। जैसे कि एंबुलेटरी चिकित्सक मरीज के द्वार पर पहुंचकर उसका आपातकालीन एवं अन्य उपचार करते हैं। वीडियो कांफ्रेसिंग द्वारा एंबुलेटरी प्रैक्टिशनर (*practitioner*) क्लीनिक सीमाओं से बाहर निकलकर विद्यालयों, कारखानों, सामुदायिक केन्द्रों में पहुंचकर रोगियों को उपरोक्त चिकित्सा सेवायें वितरित करते हैं तथा रोग–गंभीरता में **फॉलोअप** (*follow up*) भी करते हैं।

13. **विशेश थिरैपी *Therapy clinics*–** बच्चों में आंख की पुतली का तिरछापन, हकलाना, कम सुनना, बोल न पाना, हांथ पैरों में लकवा (*paralysis*), वाणी विकार अथवा डिस्लेक्सिया (*dyslexia*), स्पेशल लर्निंग नीड्स, ऑपरेशन के बाद घुटने और जोड़ों की एक्सरसाइज आदि ऐसी अनेक शारीरिक और मानसिक आवश्यकतायें हैं जिनकी थिरैपी का प्रबंधन बड़े अस्पतालों में होता है जहां पर प्रशिक्षित विशेशज्ञ एवं पैरामेडिक्स प्रायः लंबे अर्से तक मरीज को शिक्षा और ट्रेनिंग देते हैं। कुछ उदाहरण निम्नवत हैं –

i. **पीएमआर *Physical Medicine and Rehabilitation – PMR and Physiotherapy*–** इस विभाग को अब सभी मेडिकल कॉलेजों में अनिवार्य कर दिया गया है। दिव्यांग जनों को कृत्रिम अंग लगाना अथवा देना तथा कृत्रिम अंग को फिट करने हेतु सर्जरी करना और

उन्हें आवश्यकता अनुसार सक्षम बनाना ही इस चिकित्सा का मुख्य उद्देश्य है।एक उम्र के बाद जब प्रौढ़ावस्था शुरू होती है तो गले कंधे में दर्द, कमर का दर्द, घुटने एवं अन्य जोड़ो का दर्द आम है। प्रौढ़ावस्था में इस प्रकार का अस्थि–मांसपेशी अथवा मस्कुलोस्कैलेटल (*musculoskeletal*) दर्द बना रहना आम बात है। बहुत से जोड़ो के ऑपरेशन, ***नी–ज्वाइंट*** प्रतिस्थापन (*knee joint replacement*) एवं हड्डी टूटने के बाद ऑपरेशन या प्लास्टर के बाद फिजियोथिरैपी की आवश्यकता पड़ती है। यह विधा अब खूब विकसित हो गयी है जैसे कि जोड़ों के तरह–तरह के व्यायाम और अल्ट्रासाउंड, डायथर्मी जैसे उपकरणों द्वारा यह थिरैपी की जाती है। विभिन्न प्रकार की **विशेश थिरैपी** (***Therapy clinics***) में किसी अंग की थिरैपी के द्वारा उस अंग को सक्षम बना दिया जाता है। किंतु जब लकवा अथवा दुर्घटना के कारण व्यक्ति को भारी और गंभीर मनोदैहिक हानि हो जाये तो रोगी अथवा दिव्यांग जनों के विभिन्न प्रभावित अंगों को सक्षम बनाकर उसका **पुनर्वासन** (***rehabilitation***) किया जाता है।

ii. **मनोदैहिक उपचार *Psycho-somatic Therapy*–** किसी दुर्घटना, रोग, सर्जरी के कारण गंभीर चोट आने अथवा खोये हुए शारीरिक–मानसिक लचीलेपन (*flexibility*) अथवा खोये हुए शारीरिक–मानसिक संतुलन, खोयी हुयी सहन शक्ति (*loss of endurance*) अथवा खोयी हुयी शारीरिक गति–लय–ताल से उत्पन्न विभिन्न शारीरिक–मानसिक रोगों जैसे कि अस्थि अथवा स्मरण संबन्धी रोग अथवा डिप्रेशन, साइकोसिस, न्यूरोसिस आदि की कुशल देखभाल करते हुए रोगी का पुनर्वासन (*rehabilitation*) किया जाना।

iii. **व्यवसायिक उपचार *Occupational Therapy*–** इस उपचार प्रक्रिया में रोगी का रिहैबलीटेशन करने हेतु उसे दिन प्रतिदिन की गतिविधियां सिखाते हुए, शारीरिक–बौद्धिक रूप से विकसित किया जाता है (*grooming*)। जैसे कि धनराशि गिनना–संभालना, शिक्षित करना, सामाजिक कार्यों में भाग लेना तथा स्वावलंबी बनाना (*independent*) ही इस उपचार का एकमात्र लक्ष्य है।

iv. **उच्चारण उपचार *Speech Therapy*–** हकलाना, तुतलाना, उच्चारण

न कर पाना, शब्दों के बोलने में परेशानी स्पीच थिरैपी द्वारा ठीक की जाती है। स्पीच थिरैपी प्रतिदिन 2–4 घंटा डे–केयर में की जाती है।

14.आपदा चिकित्सा ***Disaster Management and Medicine***– अग्निकांड, बाढ़, पहाड़ टूटने, पहाड़ सरकने, भूकंप, सुनामी, बादल फटने, उद्योग कारखानों मे विशैली गैस लीक करने, निर्माण कार्य, खदानों आदि में एकसाथ कई लोग चोटिल और घायल होकर दुर्घटना स्थल से स्वतः चलने में असमर्थ हो जाते हैं। कुछ लोगों की मौके पर ही मृत्यु हो जाती है। अब ऐसी आपदाओं का प्रबंधन बृहद स्तर पर किया जा रहा है। जैसे कि एंबुलेंस और डॉक्टरों के साथ ही साथ अग्नि शमन, मलबा उठाने वाली मशीन और कर्मी सूचना मिलने पर आपदा स्थल पर तेजी से पहुंचते हैं। मेडिकल टीम डिसास्टर मैनेजमेंट ट्रीएज (*triage*) करती है। इसका वर्णन **अध्याय 45** में है। कुछ को वहीं पर प्राथमिक चिकित्सा देकर या बेसिक लाइफ सपोर्ट देकर उचित अस्पतालों में एंबुलेंस से भेज दिया जाता है। इनमें हेलीकॉप्टर भी होते हैं। भोपाल गैस कांड, केदारनाथ एवं अमरनाथ में बादल फटना, अनेक अग्नि कांड एवं लैंड स्लाईड आदि, इसके उदाहरण हैं।

15.अरण्य चिकित्सा ***Wilderness Medicine***– हिमालय के एवरेस्ट जैसी दुर्गम पर्वत शृखंलाओं की ट्रेकिंग (*trekking*) अथवा वन्य स्थलों, रेगिस्तान, सुदूर झीलों की जोखिम भरी एकाकी अथवा समूह यात्रा में आने वाली आपदाओं की चिकित्सा सेवा अलग तरह से दी जाती है। इसी तरह से समुद्र के मध्य में, रेगिस्तान में, बर्फीले स्थान पर, पैट्रोलियम, तेल या अन्य खनिज निकालने के लिये इंजीनियर और मजदूर भेजे जाते हैं। यहां भोजन न मिलना, मौसम की विशमताएं, सांप बिच्छू, जंगली जानवरों द्वारा काटा जाना, खाई में गिरना, बर्फ में दबना, रेगिस्तान में तीव्र गर्मी, पानी की कमी और रेत की आंधी की मार जैसी विशम परिस्थितियों में जिन चिकित्सीय सुविधाओं का विकास किया गया है उसे ***विल्डरनेस मेडिसिन*** अथवा **अरण्य चिकित्सा** के नाम से जाना जाता है। अरण्य चिकित्सा ऐसी चिकित्सा कही जा सकती है जिसमें दुर्घटनाग्रस्त लोगों की संख्या सीमित हो अथवा प्राकृतिक विशमताओं के कारण दूर–दूर तक सामाजिक जीवन का अस्तित्व न होने के कारण आसपास में किसी प्रकार का प्राथमिक अथवा बेस

अस्पताल भी नहीं होता है। भारतीय सेना विश्व के बहुत ऊंची–ऊंची पर्वत मालाओं और लंबी–गहरी पर्वत कंदराओं पर लगातार तैनात रहकर देश की सेवा प्रहरी की तरह कर रही है। जैसे कि $(-60)^0C$ में खून जमने वाली सियाचिन की दुर्गम ऊंचाई पर हमारे सिपाही सालों साल बसर कर देश की सीमा की रक्षा करते हैं। इनको गर्म खाना और शीत में होने वाले शारीरिक और मानसिक रोगों से दूर रखना और उनका इलाज करना इसी प्रकार की मेडिसिन है। जो लोग उत्तरी और दक्षिणी ध्रुव की यात्रा करते हैं या अंतरिक्ष और रॉकेट की यात्रा करते हैं उनके लिये भी शरीर को स्वस्थ और पोशित रखने और रोग या परेशानी होने पर चिकित्सीय व्यवस्था करने के लिये तेजी से बढ़ रहे अनुसंधान के अनुसार अनेक चिकित्सा व्यवस्थायें की गयी हैं। जो लोग ऐसे दुर्गम स्थानों पर शौकिया या किसी काम के लिये भेजे जाते हैं उनको प्रायः जीपीआरएस ट्रैकिंग सिस्टम जो सेटेलाइट से जुड़े होते हैं सुसज्जित कर दिया जाता है और वॉकी–टॉकी या सेटेलाइट फोन द्वारा उनको ढूंढ कर बेस अस्पताल या कैंप से उड़नदस्ता डॉक्टर टीम (*flying doctors*), उन तक पहुंचकर मौके पर संभव चिकित्सा और बेस अस्पताल तक लाने का कार्य करते हैं।

16. **युद्ध स्थल चिकित्सा *Warfare Medicine*–** विश्व के सभी देशों की सेना में **आर्मी मेडिकल कोर** गठित होती हैं। इसमें नर्सिंग स्टाफ एवं पैरामेडिक्स (*paramedics*) भी होते हैं। आर्मी मेडिकल कोर एक विकसित चिकित्सीय सुविधा है जिसमें निरंतर शोध प्रक्रिया चलती रहती है। सेना अपने मेडिकल कोर में उपचार के नये–नये मानकों का विकास करती हैं। उपचार के नये मानकों के क्रमिक विकास का मॉडल होता है, जैसे जहां युद्ध हो रहा हो वहां स्ट्रेचर बस (*stretcher bus*) पर बहते खून पर कसकर पट्टी बांध या किसी प्रकार की प्राथमिक चिकित्सा कर स्कूप–एंड–रन (*scoop & run*) अर्थात् चोटिल फौजी को उठाया........ चाहे कंधे पर कभी दो लोगों ने मिलकर या स्ट्रेचर पर और कैंप अस्पताल, कैंप से बेस अस्पताल और बेस से बड़े इलाज के लिये कमांड अस्पताल ले जाया जाता है। प्रतिदिन युद्ध के मैदान में आर्मी मेडिकल ऑफीसर द्वारा फौजियों की मेडिकल जांच के अलावा छोटी–मोटी दवायें भी वितरित की जाती हैं।

2

रोजमर्रा होने वाली स्वास्थ्य समस्याओं का इलाज

How to treat Your day-to-day Medical Problems

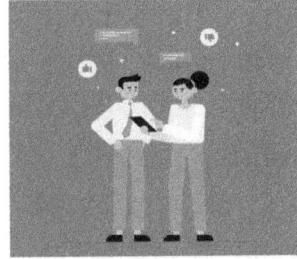

इस अध्याय में हम सीखेंगे कुछ बातें – ***Learning Objectives***

- खांसी, जुकाम, बुखार, दस्त, पेचिश, एसिडिटी, डकार, हिचकी, लगातार छींकों का उपचार
- फुड़िया, फुंसी, चोट आदि की सफाई एवं ड्रेसिंग सामग्री घर में रखना
- विटामिन एवं मिनरल की कमी से होने वाली छोटी–छोटी बीमारियों का इलाज
- सिर, कमर, गले और कंधे के सामान्य दर्द का उपचार
- पैरों की खाल या एड़ियों की फटन–दरार, बालों के झड़ने, मुहांसे आदि की धुलाई सफाई

रोग मुक्त रखने की क्षमता प्रकृति ने सभी जीवधारियों को दी है।

खांसी–जुकाम अक्सर हो ही जाता है। रोजमर्रा के इस खांसी–जुकाम, बुखार को कॉमन कोल्ड कहा जाता है। कॉमन शब्द का अर्थ होता है जो सभी को हो। खांसी–जुकाम, हल्का बुखार, सिर दर्द, हांथ–पैर व कमर में दर्द, थोड़ा–बहुत दस्त, अपच, एसिडिटी, कुछ देर की घबराहट, कभी–कभी कमजोरी का महसूस होना, गले में खिचखिच, कब्ज इत्यादि सामान्य

समस्यायें किसी को भी हो सकती हैं। कभी नाक से खून आना या कभी मल में गुदा द्वार से खून आ जाना भी एक सामान्य सी समस्या है। 1–2 छींक आ जाना सामान्य सी बात है, इससे हमारे फेफड़ों के दूशित पदार्थ एवं कीटाणु बाहर निकल जाते हैं – यह बात अलग है कि हमारी छींक से पर्यावरण के अन्य लोग भी संक्रमित हो जायें। इसलिये मास्क पहनना एवं थोड़ी दूरी बनाकर बात करना (जो कोविड काल में प्रचलित हो गया है), सामान्य खांसी–जुकाम (कफ–कोल्ड एंड फ्लू) को कम करने के साथ ही विभिन्न संक्रामक रोगों के फैलाव को भी रोकता है। प्रायः इनके इलाज की जरूरत नहीं होती है और ये स्वतः ही ठीक हो जाती हैं। बुखार में शरीर का बढ़ा तापमान कीटाणु को पनपने से रोकता है यह शरीर की अपनी प्रतिरोधक क्षमता है। कॉमन कोल्ड के बारे में कहा गया है कि *"Treating the cold takes one week, not treating it takes 7 days."* अर्थात् इलाज करने से विशेश फर्क नहीं पड़ता है। समस्त सृश्टि में शायद ही कोई व्यक्ति हो जो कहे मुझे कभी खांसी या जुकाम नहीं हुआ। इसीलिये यह कॉमन कोल्ड कहलाता है। किंतु खांसी और बलगम के लक्षण अगर लंबे अर्से तक चलें तो किसी बड़े रोग की चेतावनी भी हो सकती है। रोजमर्रा के संक्रमणों (*self limiting low grade infections*) के इलाज में घरेलू नुस्खों और अनेक अप्रासंगिक दवाओं की कामयाबी के दावे किये जाते हैं, इनका इस्तेमाल फायदेमंद भी बताया जाता है, लेकिन इनका कोई प्रमाण नहीं है। कुछ करें या न करें, चूरन–चटनी, घर पर आराम, काढ़ा–जोशांदा, दही–खिचड़ी आदि के सेवन से रोजमर्रा के रोग ठीक हो ही जाते हैं। गौरतलब बात यह है कि रोजमर्रे की छोटी–छोटी समस्यायें रोग नहीं हैं। ये समस्यायें गंभीर रोग बन सकती हैं – जैसे कि खांसी–जुकाम–बुखार आदि बहुत दिनों तक रहे तो निमोनिया, टीबी, फेफड़े के कैंसर आदि कुछ भी हो सकता है। रोजमर्रा की बहुत सी शारीरिक एवं मानसिक परेशानियां जीवन की आपाधापी और असंयम से होती हैं।

हम चर्चा कर रहें हैं रोजमर्रा की बीमारियों की– हर उम्र में रोजमर्रा में स्वास्थ्य संबधी समस्या होना सामान्य है। किंतु स्थान, देश और काल के परिवर्तन के साथ रोजमर्रे की बीमारियां अलग–अलग तरह की हो सकती हैं। जैसे नवजात शिशु कुछ मां के दूध से नहीं लगते, कुछ दूध पीते बच्चे

सभी सावधानियों के बावजूद भी बार—बार उल्टी कर देते हैं। शिशुओं में दस्त, कब्ज, उल्टी अक्सर हो जाती है जो किसी बड़े रोग की दस्तक नहीं है। ऐसी समस्यायें समय से सही उपचार करने पर 2—3 दिन में ठीक हो जाती हैं और उपचार न करने पर 10—15 दिन भी लग सकते हैं। शिशुओं की त्वचा कोमल होती है— त्वचा में भी कुछ लाली इत्यादि हो जाती है। ऐसा ही आंखों में लाली हो जाना है। किसी समय अधिक आंसू निकलना हो सकता है जो आंखों में अधिक जोर पड़ने से, आंख में कुछ चला गया हो अथवा कोई छोटी—मोटी एलर्जी हो। बाल्यावस्था में बच्चे अक्सर गिर जाते हैं और छोटी—मोटी चोट लग जाती है। बच्चों की अक्सर खाल फट जाती है। बच्चे वाले घरों में लोग पैरासीटामॉल, एंटीबायोटिक आदि सिरप रखते हैं या फिर आस—पास के डॉक्टर का इलाज करा लेते हैं। कुछ लोग तो छोटी—मोटी चोट के लिए ड्रेसिंग इत्यादि का पूरा साज—ओ—सामान घरों में ***किट*** (*kit*) बनाकर रखते हैं (**अध्याय 44**)। बढ़ते बच्चे अक्सर शाम को पैरों में दर्द बताते हैं। खासतौर से जब वे खेलकर घर आते हैं। यह कैल्शियम की कमी भी हो सकती है। इसको *growing leg pain* अर्थात् बढ़ती हुयी लंबाई में हड्डियों में होने वाला हल्का दर्द कहते हैं (**अध्याय 39**)। इसकी कोई विशेश दवा नहीं है। थपक के बच्चे को सुला दीजिये और सुबह वह फिर खेलने लगता है। कुछ बच्चे मिट्टी या चॉक खाते हैं। गर्भधात्रियां भी मिट्टी या चॉक खाती हैं। इस लालसा (*craving*) को ***पायिका*** (*pica*) कहते हैं। यह कैल्शियम की कमी को दर्शाता है। फटी—सूखी खाल, विटामिन 'ए' एवं 'सी' की कमी से हो सकती है। खून की कमी अर्थात् एनीमिया विटामिन *B6* (*pyridoxine*), विटामिन *B7* (*biotin*), विटामिन *B9* (*folic acid*), विटामिन *B12* (*cobalamin*) एवं आयरन की कमी से होता है। बच्चों में झटके या मिर्गी, उठने—बैठने, चलने में अंगों में कमजोरी या मानसिक विकास में कमी (*neuro developmental disorders*) 1000 में से 10—15 बच्चों में हो सकता है। बच्चों के डॉक्टर (*child specialist*) से परामर्श लेना उचित रहता है। माताएं प्रायः बच्चों के कम खाना खाने, कभी—कभी मोटापा, ध्यान न देना, कहना न मानना, लंबाई कम बढ़ने की शिकायत करती हैं।

किशोरावस्था ***Adolescent Age***– 10 से 18 वर्श की उम्र में शरीर में कुछ बदलाव प्राकृतिक रूप से आते हैं। लड़कों मे पुरूश और लड़कियों में महिला हार्मोन एवं मासिक की प्रक्रिया आरंभ होती है। किशोर–आयु (*teenage*) में पढ़ाई का बोझ, असफलता की आशंका, जबरदस्त प्रतियोगिता, प्रतिस्पर्धा, मोबाइल फोन का बहुत देर तक इस्तेमाल और स्वयं की छवि आसक्ति (*self image consciousness*) से युवाओं में डिप्रेशन एवं सुसाइड की घटनायें देखने में आ ही जाती हैं।

सिरदर्द– कुछ लोगों में सिरदर्द बहुत अधिक होता है और कुछ को तो कभी भी नहीं होता। कुछ में इसका भीशण रूप माईग्रेन होता है। प्रायः इसका कोई कारण नहीं मिलता है, किंतु यह मांसपेशियों के तनाव (*muscle tension*) से होता है। पानी कम पीने (*dehydration*), भूख एवं खून में ग्लूकोज की कमी से भी सिर दर्द शुरू हो जाता है। यह सब सामान्य सिरदर्द के कारण हैं। लगातार सिर में दर्द हो तो बढ़े रक्तचाप (*hypertension*) या ब्रेन ट्यूमर जैसी बीमारियों का खतरा भी हो सकता है।

कमर या गले और कंधे का दर्द ***low backache, neck & shoulder pain***– इसके 4 कारण हैं। पहला कारण है गले और कमर की मांसपेशियों का तनाव (*muscle stiffness & spasm*) एवं मानसिक तनाव। गहरी नींद में टेढ़ा–मेढ़ा सो जाना और तंबाकू व सिगरेट पीने से मांसपेशियों में तनाव। दूसरा कारण है गलत तरीके से

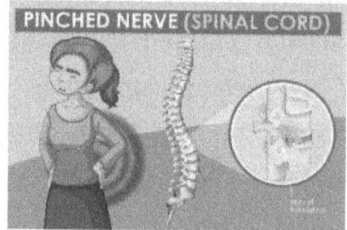

बैठना। जैसे रसोई में पटरे पर गलत मुद्रा में बैठना, कभी–कभी परिश्रम का अभ्यास न होने पर भी देर तक काम करने वाली महिलाओं को कमर में दर्द हो जाता है। कम्प्यूटर, मेज–कुर्सी पर जो लोग आगे झुककर काम करते हैं, गर्दन झुकाकर घंटों मोबाइल देखते रहते हैं तथा अत्याधिक ड्राइविंग करने से भी गले व कंधे में दर्द हो जाता है। सही तरीके से उठना–बैठना, गर्दन को झुकाने का तरीका, मेज–कुर्सी, किताब व आंखों की दूरी का ज्ञान, कुर्सी के डिजाइन आदि के विज्ञान को एर्गोनॉमिक्स (*ergonomics*) कहते हैं और इस विज्ञान को न समझने के कारण ही

गले, कंधे में दर्द आदि की समस्यायें होती हैं। घुटने, कंधे, अंगुलियों, एड़ी के जोड़ों एवं रीढ़ की हड्डियों को कुशलता से चलाने के लिये हड्डियों के गुटकों के बीच में जैलीनुमा डिस्क होती है, जो एक रबर के वॉशर की तरह काम करती है। इनके आड़े–तिरछे इस्तेमाल से मांसपेशियोंका लचीलापन (*elasticity*) क्षीण हो जाता है, शरीर के जोड़ों की जैलीनुमा डिस्क खराब हो जाती है। हिंदी में एक कहावत है *''अतरे कतरे दंड मारे, दौड़ जो मारै खुदै मरै......''*, जैसे कि कोई पंजा लड़ाना न जाने फिर भी पंजा लड़ाये, बिना कुश्ती जाने कुश्ती लड़ना, अधिक बोझ उठाने की शान दिखाना, बिना साधे झुककर एकदम से पीठ पर कुछ उठा लेना, कंधे और सिर पर बोझ लाद लेना....... आदि करतब शरीर की मांसपेशी–अस्थि संचालन को धीरे–धीरे दुश्वार बना देती हैं। जैसे ये जोड़ कभी–कभी भंग (*disrupt*) हो जाते हैं जिसे *स्पोंडिलोलिस्थीसिस* (*spondylolisthesis*) कहते हैं और यह गले और ऊपरी कमर (*neck & shoulder*) या निचली कमर के दर्द (*low backache*) का चौथा कारण है। डिस्क प्रोलेप्स में डिस्क अपनी जगह से सरक कर मेरूदण्ड (*spinal cord*) को दबाती है। लेट कर विश्राम (*bed rest*), दर्द हरने वाले मरहम लेप, सही पोश्चर लेना, सिगरेट एवं तंबाकू छोड़ना, खासतौर पर बताये गये व्यायाम (*physiotherapy*) और योग एवं कुछ दवाओं से अधिकांश लोग अपनी समस्या का निदान कर ही लेते हैं। कभी–कभी डिस्क प्रॉब्लम में सर्जरी भी करनी पड़ती है।

पैरों की खाल या एड़ियों की दरारें एवं फटना– लगभग सभी कामकाजी व्यक्तियों के पैर नीचे से देखें तो एड़ियों का फटना और उनमें कम या अधिक दर्द एक आम बात है। देर तक पानी में काम करने और **फंगस** संक्रमण से एड़ियां फटती हैं (*tenia pedis, ungum, sporotrichosis*)। गुनगुने पानी में झावें (*scrubber*) से साफ करने के साथ–साथ रात को सोते समय क्रीम व तेल लगाने तथा फंगस की दवाओं से राहत मिल जाती है।

खर्राटे– खर्राटों को प्रायः नॉर्मल मान लेते हैं पर इसे रोग समझना ही उचित होगा। जिनकी गर्दन छोटी और जबान मोटी हो नींद में उनकी जीभ पीछे चली जाती है और तालू से चिपक जाती है जिससे सांस का

द्वार संकरा हो जाता है। यही वजह बनती है — सोते समय गड़गड़ाहट और खर्राटों की। खर्राटे लेने वालों को प्रायः बगल सोये साथी से ही पता चलता है कि वे खर्राटे लेते हैं। खर्राटे के कारण 20 प्रतिशत लोगों के रक्त में ऑक्सीजन की कमी हो जाती है। इसे *हाईपॉक्सीमिया* (hypoxaemia) कहते हैं, जिससे ब्लड प्रेशर भी बढ़ जाता है। आजकल साउंड स्लीप या स्लीप हाईजीन की बहुत बातें हो रही हैं। सुबह उठने पर सिर में दर्द और मिजाज में चिड़चिड़ाहट हो सकती है (**अध्याय 31**)।

एसिडिटी, डकार, हिचकी, लगातार छींकें— बहुत अधिक डकार या हिचकी मानसिक तनाव से भी हो सकती है। अक्सर अपच और बदहजमी — अधिक भोजन अथवा मिर्च—मसालेदार भोजन करने, शराब, सिगरेट, पान मसाला, जल्दी—जल्दी बिना चबाये खाने अथवा कुछ प्रकार के खानों को मिलाकर खाने से होती है। ऐसे में **एंटी एसिड** (antacid) सिरप, पिपरमिंट—ऑयल वाली दवायें जैसे पुदीनहरा, अमृतधारा, कुछ पहर के लिये भोजन बंद कर देना, यदि पेट का संक्रमण हो तो एंटीबायोटिक लेने से ये ठीक हो जाते हैं। कुछ लोगों को छींक की लड़ी लग जाती है। यह प्रायः एलर्जी से होता है। शुद्ध वातावरण में पहुंच जाना, एंटी एलर्जिक दवाएं, जीभ के पीछे के हिस्से को तालू से कुछ समय तक कस के चिपका लेने से बार—बार आने वाली हिचकी व छींक से छुटकारा दिला सकती है। गुनगुना पानी दोनों से राहत दिलाता है।

पेट में संक्रमण *Gastritis, Gastro-enteritis*— पेट के संक्रमण में एसिडिटी, नाभी के ऊपर पेट में दर्द, मरोड़, अत्यधिक गैस, पतले दस्त, डकार आदि इसके लक्षण हैं। ऐसे में बाजार का तामसिक भोजन छोड़कर सादे नींबू पानी, ताजा दही—खिचड़ी का सेवन करें। ऐसी समस्यायें प्रायः पाचक—तत्वों एवं पाचन सुधारने वाली एंटीएसिड दवाओं एवं एंटीबायोटिक सेवन से ठीक हो जाती हैं। आंतों के तीव्र संक्रमण अथवा दस्त होते रहने पर सोडियम, पोटेशियम आदि की कमी हो सकती है। यदि नमक, नींबू चीनी के पानी या *ORS* से राहत न मिले तो अस्पताल में भर्ती होकर शिराओं में इंट्रावीनस इलेक्ट्रोलाइट ग्लूकोज एवं एंटीबायोटिक लगवाना पड़ सकता है।

गले एवं ऊपरी श्वसन द्वार में संक्रमण *Upper Respiratory Tract Infection*— आम जुकाम का वर्णन ऊपर किया गया है। श्वसन रोगों

का वर्णन **अध्याय 30** में है। लेकिन रोजमर्रा में गले में खिचखिच, खराश, गला बैठ जाना, गले में दर्द, बुखार ऊपरी श्वसन तंत्र का संक्रमण है। सार्स, कोविड, इन्फलूएंजा (*SARS, Covid & Influenza*) इसी प्रकार के संक्रमण हैं। प्रदूशित वातावरण से बचना, सिगरेट छोड़ना, गुनगुना पानी पीना एवं गुनगुने पानी से गरारे, नेति क्रिया, देशी उपाय में अजवायन, लौंग, नाना प्रकार के काढ़े आदि के सेवन से ये प्रायः ठीक हो जाते हैं। परन्तु यदि टॉन्सिल में और गले के पीछे संक्रमण गहरा गया है तो एंटीबायोटिक लेनी पड़ सकती है। यही *upper respiratory tract* संक्रमण जब नीचे उतर जाय तो फेफड़े का संक्रमण या नीमोनिया (*pneumonia*) का रूप धारण कर लेती है।

फोड़े, फुंसी, मुंहासे, बाल झड़ना, हल्के सफेद धब्बे– बच्चों और बड़ों में भी बगल में, सिर पर बालों में, जांघों पर और गुदा द्वार के निकट फोड़े–फुंसियां (*furunculosis*) प्रायः हो जाती हैं। कभी–कभी त्वचा में पसीने की ग्रंथि (*sweat gland*) और तेल की ग्रंथि (*sebacious gland*) में जीवाणुओं (*bacterial*) का संक्रमण हो जाता है। कुपोशण एवं शरीर और कपड़ों की सफाई पर ध्यान न देने से ऐसा संक्रमण अधिक होता है। यह संक्रमण प्रायः स्वयं ठीक भी हो जाते हैं। प्रायः छोटी फुड़ियों से एक–आध बूंद पस निकलकर ये सूख जाती हैं। इनमें शारीरिक सफाई पर ध्यान दें। फोड़े–फुंसी पर एंटीसेप्टिक या एंटीबायोटिक मलहम लगा लें। ज्यादा कश्ट हो तो डॉक्टर की सलाह से एंटीबायोटिक दवा लेनी पड़ती है। यदि गुदा द्वार के आस–पास फुड़िया हो तो उसका जल्द इलाज करा लें अन्यथा वो नासूर (*fistula*) में बदल सकती है। डायबिटीज वाले व्यक्ति को त्वचा के संक्रमण में तुरंत डॉक्टरी सलाह लेनी चाहिये। इसी प्रकार जगह–जगह पर हल्के सफेद दाग, जांघ इत्यादि में खुजली, फंगस का संक्रमण होता है। बाजार में दाद–खाज–खुजली के दावेदार इलाज के मलहम मिलते हैं यदि इनसे फायदा न हो रहा हो तो डॉक्टर की सलाह लें। यह प्रायः टीनिया (*taenia*), रिंग वर्म आदि फंगसों के संक्रमण से होता हैं जिसमें पेट, जांघ, पीठ आदि पर गोलाकार दाद एवं खुजली होती है। रिंग वर्म से ही दाढ़ी (*alopecia areata*) या सिर के कुछ स्थानों के बाल गायब (*taenia capitis*) हो जाते हैं।

बाल झड़ना– एक आम समस्या है। कुछ पुरूशों में युवावस्था से ही बाल झड़ने लगते हैं। इसको रोकने के लिये दावेदार विज्ञापन, तेल और दवाओं का एक बड़ा बाजार है। *चिरकाल से न ये बाजार और विज्ञापन कभी रूके... और ना ही इनके इस्तेमाल से बाल झड़ना...*। कहते हैं बड़े–बड़े गंजे हो गये। पुरूश में गंजापन ढकने के लिए तरह–तरह के पैच, विग एवं बालों का प्रत्यारोपण उपलब्ध है। अंग्रेजी दवाएं *Medoxil* एवं *dutasteride* गंजेपन के इलाज में कुछ हद तक ही कामयाब हैं। वैसे कहते हैं बाल हमारे शरीर के पोशण का प्रदर्शित रूप हैं। यदि कहा जाये कि किसी लड़की के लंबे, काले, घने बाल हैं तो इससे उसके स्वस्थ होने का भी अनुमान किया जाता है। महिलाओं में बाल झड़ना आम शिकायत है और इसमें सबसे पहला ध्यान शारीरिक पोशण जैसे प्रोटीन, विटामिन, खनिज की कमी, मानसिक स्वास्थ्य एवं निद्रा पर जाना चाहिये जिसकी चर्चा इस पुस्तक के विभिन्न अध्यायों में की गयी है। *B–complex* समूह का हार्मोन बायोटीन बालों के लिए विशेशकर आवश्यक है। कुछ माह तक इस सस्ती सी दवा के प्रयोग से केश झड़ना कम किया जा सकता है। एक अन्य कारण है बालों में रूसी। अनेक शैंपू रूसी से छुटकारे का दावा करते हैं। सिर के ऊपरी त्वचा पर छोटे–छोटे अनेक कण जैसी सफेद रूसी पैदा करती है वो झड़ती रहती है। यदि काले और गहरे रंग के कपड़े पहने जायें तो उसपर दिखायी पड़ती है। यह सिर का फंगल (एक प्रकार की फफूंदी) संक्रमण है। बाजारू शैंपू में बहुत कम मात्रा में एंटीफंगल दवा मिलाने का प्रावधान है। यदि रूसी का कश्ट अधिक है तो डॉक्टर की सलाह से दवा लें। कुछ युवा लड़कियों और कभी–कभी लड़कों को **मुंहासे** (*pimples*) बहुत परेशान करते हैं। इसके लिये भी तरह–तरह के दावेदार फेसवाश प्रचलित हैं। मुंहासे एक प्रकार से हार्मोन उत्तेजना से होने वाली फुड़िया ही है जिसमें जीवाणु बैक्टीरिया का संक्रमण भी होता है। यदि घरेलू और बाजारू उपाय से मुंहासे न ठीक हों तो डॉक्टर की सलाह लें। यहां अक्सर होने वाले कुछ रोगों एवं विकारों की चर्चा की गई है। आम घरेलू उपचार एवं ऐसी दवायें जिन्हें ओटीसी (*over the counter medicine*) जैसे पैरासीटामॉल आदि से यदि रोजमर्रे के रोग ठीक नहीं हो पा रहे हैं तो संबंधित कुशल चिकित्सक का पता लगाकर इलाज करने में ही आपका हित है।

3

अच्छे चिकित्सक की पहचान

Select Your Doctor

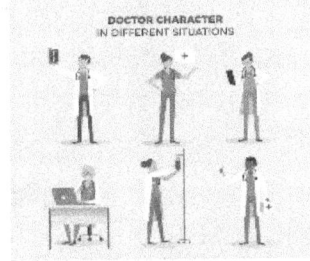

इस अध्याय में हम सीखेंगे कुछ बातें – *Learning Objectives*

- अच्छे चिकित्सक की पहचान करना
- चिकित्सक को शुभचिंतक बनाना
- चिकित्सक से अच्छा इलाज कराना

कभी अपने लिये, कभी परिवारजन या मित्र के लिये चिकित्सक और अस्पताल की खोज करनी पड़ती है। फैमिली फिजीशियन या परिचित संवेदनशील चिकित्सक, आस–पड़ोस के जानकार लोग, शुभचिंतक और अच्छे लोग, जरूरत होने पर अच्छे चिकित्सक या स्पेशलिस्ट का पता बता देते हैं और वहां तक पहुंचाने में मदद भी करते हैं। अच्छा डॉक्टर ढूंढने के लिये आजकल लोग वेबसाइट, गूगल और कई ऐसे सॉफ्टवेयर हैं जिनकी मदद भी लेते हैं।

कुछ लोग वेब साइट पर डॉक्टरों के बारे में अपना कमेंट भी छोड़ते हैं। वेबसाइट पढ़ने वाले समझदार लोग जानते हैं कि कुछ खराब कमेंट भी हो सकते हैं। इसलिये आवश्यक है कि वेबसाइट पर लिखे रिव्यूज को विवेक से पूरी तरह से पढ़कर आंकें। आसपास पूछताछ करके, कभी–कभी अन्य मरीजों से चर्चा में जानकार लोगों के पास जाकर अच्छे और विशेशज्ञ

चिकित्सक को खोजना आवश्यक और हितकर है। समाचार पत्रों एवं विज्ञापनों को पढ़कर आपको स्वयं आंकलन करना होगा कि आप किस चिकित्सक के पास जायें। यदि आप चिकित्सक तक पहुंच ही गये तो निम्नलिखित बातें आपको चिकित्सक के बारे में जानकारी देंगी।

अच्छा चिकित्सक कौन है ? मेरे रोगों के उपचार तथा मेरे परिवेश में ***सबसे सटीक चिकित्सक कौन होगा*** ? ***अच्छे चिकित्सक*** की आवश्यकता को नकारा नहीं जा सकता है, भले ही उपचार प्रणाली कुछ भी हो। **अच्छे चिकित्सक के कुछ गुण निम्नवत् हैं** –

अच्छा चिकित्सक एक **अच्छा श्रोता** होता है। अस्पताल अथवा क्लीनिक में आये हुये मरीज के कश्ट को सुनने वाला चिकित्सक ही अपने मरीज का सीधी सरल भाशा में सूझबूझ के साथ इलाज करता है – जिसका अंदाजा रोगी और उसके तीमारदार को हो जाता है।

1. अच्छे चिकित्सक **सुनियोजित** (*well organised*) होकर काम करते हैं। ये कर्तव्य परायण, विवेकशील और ईमानदार होते हैं। इससे प्रायः मरीज को यह भरोसा हो जाता है कि डॉक्टर साहब उसके कश्ट को ठीक से सुन रहे हैं और उसका इलाज सही प्रकार से करेंगे तथा नाजायज खर्चा भी नहीं करायेंगे।

   अच्छे चिकित्सक की पहचान उसके चाल–ढाल (*body language*) से ही हो जाती है। अच्छा चिकित्सक **अच्छा तीमारदार** भी होता है। समझदार मरीज और तीमारदार अच्छे चिकित्सक की पहचान कर ही लेते हैं।

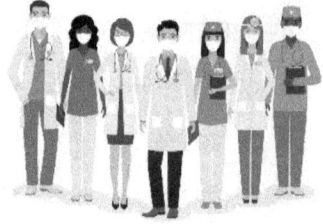

2. अच्छे चिकित्सक **जिज्ञासु** (*curious*) होते हैं और सदैव रोग के बारे में नई–नई खोजें जानने की इच्छा शक्ति रखते हैं। कभी–कभी कुछ रोगों के लक्षण एक दूसरे से मिलते जुलते हैं, जैसे कि बुखार के साथ हल्की फुल्की ठंड, गले की खराश है तो मरीज को फ्लू, मलेरिया, टायफॉयड, डेंगू अथवा करोना कुछ भी हो सकता है। समय एवं मौसम से अवगत अच्छा चिकित्सक मरीज से वार्ता कर उसकी समस्या जान लेता है। आले आदि से श्वसन प्रक्रिया की जानकारी लेकर तथा विभिन्न

प्राथमिक एवं आवश्यक लैब परीक्षण के अनुसार डायग्नोसिस कर इलाज करता है। अच्छे चिकित्सक अपने टीम के सहयोगी डॉक्टर, नर्स, सहायक से चर्चा और राय मशविरा करते हुऐ कुशलता पूर्वक डायग्नोसिस और इलाज करते हैं।

3. अच्छे चिकित्सक अपने रोगी की **अगुवाई** (*leadership*) कुशलता के साथ करते हुए, रोग गंभीरता के अनुसार विशेशज्ञ से राय दिलवाने एवं परीक्षण करवाने में मदद करते हैं। वह रोगी के स्वास्थ्य का बीड़ा उठाता है और उसके स्वस्थ होने की आंतरिक कामना रखते हुये अगुवाई करता है।

4. अच्छे चिकित्सक क्लीनिक आये हुए रोगी के तीमारदार से **घुलमिल कर** ही वार्ता करते हैं। अच्छा चिकित्सक मरीज के परीक्षण के समय, **रोग—भय** के कारण उसकी हिचकिचाहट एवं **व्याकुलता** को दूर कर उसको सामान्य जीवन जीने का सुझाव और प्रशिक्षण देते हैं। उससे छोटे—छोटे प्रश्न आदि पूछकर उसकी **सामाजिक—सांस्कृतिक मर्यादाओं एवं मूल्यों** के अनुसार ही उसका इलाज करते हैं, क्लीनिक में आये हुए रोगी को विश्वास के साथ सजगता से इलाज कराने की प्रेरणा देते हैं।

5. अच्छे चिकित्सक अपने मरीजों को **रोगों की सूची** (*list of diseases*) बताकर मरीज को भयभीत नहीं करते हैं। अच्छे चिकित्सक मरीज एवं उसके तीमारदार के साथ **घुलमिल कर दयालु और मैत्रीपूर्ण आचरण** के साथ रोगी का परीक्षण कर कुशल उपचार करते हैं।

6. अच्छे चिकित्सक क्लीनिक आये हुए **रोगी के जीवन मूल्यों** (*values of the life*) तथा **तीमारदारों** के **नजरिये** तथा छोटे—छोटे **मतभेदों** को समझकर, रोगी के हित को ध्यान में रखकर मितव्ययता से उसका उपचार करते हैं।

इलाज करने में चिकित्सक के दिखावे और बनावटीपन की पहचान धीरे—धीरे हो जाती है। कुछ लोगों को यह पहचान जल्दी हो जाती है। पर कुछ मायाजाल एवं ऊपरी आडंबर में फंस भी सकते हैं। अच्छे चिकित्सक की बातचीत का ढंग जिसे बॉडी लैंग्वेज भी कहते हैं और काम करने के ढंग से यह आंकलन हो जाता है कि आप सही जगह पर हैं या नहीं।

स्वस्थ और दीर्घायु होकर जीवन जीने के उपाय

खान–पान परहेज, आचार–विचार संयम, रूचि के अनुसार पठन–पाठन, थोड़ा बहुत व्यायाम एवं सामाजिक जीवन में सामंजस्य बनाकर रहने से हम दुर्बलता और असक्षमता पर विजय पा लेते हैं तथा स्वयं ही स्वस्थ एवं सक्षम रहकर दीर्घायु होकर जीवन जीने का मार्ग खोज लेते हैं।

4

रोगी अधिकार

Patients' Rights

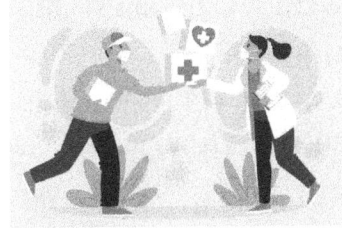

इस अध्याय में हम सीखेंगे – ***Learning Objectives***

- रोगी अधिकार के बारे में जानकारी
- चिकित्सक को अपना हितैशी मित्र बनाना
- भारतीय अस्पतालों में रोगियों को दिये जाने वाले सुरक्षा नियमों के बारे में

रोगी को उपचार में हानि न पहुंचे, जाति, धर्म, संप्रदाय, वर्ण, लिंग आदि में उसके साथ भेदभाव न हो तथा हर हाल में उसकी गरिमा की रक्षा हो, (**अध्याय 6**), यही उद्देश्य है इस अध्याय का। रोगी किसी भी देश या प्रदेश का हो, किसी भी अस्पताल में इलाज कराना उसका हक है।

रोगी अधिकार का विकास इतिहास

आज सभी राष्ट्रों में **रोटी, कपड़ा और मकान** को **मूल अधिकार** का दर्जा मिल चुका है। अब इन मूल अधिकारों में शिक्षा एवं स्वास्थ्य पाने का अधिकार भी जोड़ दिया गया है। अस्पताल में उपचार कराना **रोगी का अधिकार** है। यद्यपि द्वितीय विश्व युद्ध में हिंसा और आतंकवाद के कारण मानव अधिकारों का दमन हुआ, किंतु अब सभी देशों में **शिक्षा और चिकित्सा** को मानव

कल्याण के लिये महत्वपूर्ण माना जाता है। संयुक्त राश्ट्र संघ द्वारा मुनश्य की प्राकृतिक गरिमा को सर्वोच्च मानते हुए वर्श 1948 में **सार्वभौमिक मानव**

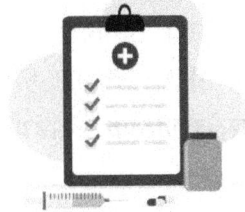

अधिकार की घोशणा (*declaration of universal human rights*) की गयी। इस घोशणा पत्र (*charter*) में विभिन्न देशों के सामाजिक, सांस्कृतिक, आर्थिक मूल्यों के अनुसार रोगी को स्वास्थ्य संवर्धन के अधिकार (*rights of health promotion*) भी दिये गये हैं। सभी देशों में संचारी एवं गैर संचारी रोग, दुर्घटना के कारण चोट–आघात इत्यादि तीन व्याधि–बोझ हैं। धर्म, रंग, जाति, लिंग भेदभाव, आन्तरिक हिंसा तथा प्रदूशण द्वारा होने वाली क्षतियां पूरे विश्व में व्याप्त हैं। यूएनओ (*UNO*), डब्लूएचओ (*WHO*) के सहस्राब्दि विकास लक्ष्य (*Millenium Development Goal*) एवं निरंतर विकास लक्ष्य (*Sustainable Development Goal*) में मानव स्वास्थ्य संवर्धन के लक्ष्य को प्राथमिकता मिली है। **मानव स्वास्थ्य संरक्षण अधिकारों** के अंतर्गत – स्वच्छ पेय जल, मातृ स्वास्थ्य संवर्धन (*maternal health improvement*), एचआईवी, एड्स, मलेरिया, फाईलेरिया, कुश्ठ, टीबी, पोलियो जैसे रोगों की रोकथाम (*prevention*), गुणवत्तापूर्ण जीवन–वर्श (*QOL based-life expectancy*) आदि खासतौर पर माने गये हैं।

रोगी के क्या–क्या अधिकार हैं के संबन्ध में विभिन्न अंतर्राश्ट्रीय चिकित्सा संस्थाओं एवं विश्व स्वास्थ्य संगठन (*WHO*) द्वारा रोगी एवं चिकित्सक के मध्य कुछ व्यवहारिक संबन्ध बताये गये हैं जिनकी चर्चा निम्नवत है: –

i. **पैत्रिक मॉडल *Paternal model*–** जब रोगी और उसके तीमारदार रोग की भयावह स्थिति अथवा लंबे दौर के चलते रहने के कारण चिकित्सक पर मानसिक रूप से पूर्णतया आश्रित हो जायें तो चिकित्सक **पिता तुल्य भूमिका** निभाते हुए उपचार करते हैं।

ii. **सूचना प्रधान मॉडल *Information based model*–** चिकित्सक रोगी एवं तीमारदारों द्वारा **उपचार विकल्प** (***alternative***) पर **लिये गये निर्णय** अनुसार इलाज करते हैं।

iii. **विश्लेशणात्मक सहयोगी मॉडल *Analytical participatory model*–** रोगी एवं उसके तीमारदार **उपचार विकल्प** (***आल्टरनेटिव***) में चिकित्सक के सहयोग से लिये हुए निर्णय के अनुसार चिकित्सक एवं उनकी टीम इलाज करती है।

iv. **विचार प्रधान मॉडल** ***Deliberative model–*** रोगी एवं उसके तीमारदारों के सामाजिक, आर्थिक, नैतिक जीवन मूल्यों के अनुसार चिकित्सक द्वारा सहयोगी डॉक्टर से विचार–विमर्श कर रोगी को **सहयोग प्रदान करते हुए** इलाज किया जाता है।

v. इलाज का उद्‌देश्य **रोगी की गरिमा (*dignity*) और अधिकारों की रक्षा** है। रोग की गंभीरता अथवा जीर्णता (*serious, acute or chronic illnesss*) से रोगी को तनावग्रस्त होने से बचाना एवं **साधारण, मध्यम अथवा सघन देखभाल** (*general, high dependency or intensive care*) करना चिकित्सक की नैतिक जिम्मेदारी है। समय–समय पर रोगी और उसके तीमारदारों को रोग और इलाज के बारे में सही जानकारी देना चिकित्सक का नैतिक दायित्व है। रोग का विवरण और इलाज की जानकारी प्राप्त करना रोगी का अधिकार है।

भारत में रोगी के अधिकार

भारतीय संविधान में मूल अधिकार की धारा–21 में प्रत्येक नागरिक को अपनी व्यक्तिगत स्वतंत्रता से चुने गये अस्पताल अथवा चिकित्सक से इलाज कराने का अधिकार है। जैसे कि लिंग, जाति, वर्ण, धर्म, रंग आदि में चिकित्सक अथवा अस्पताल द्वारा भेदभाव का व्यवहार किये जाने अथवा रोगी की गरिमा को हानि पहुंचने पर कानूनी कार्यवाही हो सकती है। भारतीय चिकित्सा परिशद के व्यवसायिक आचरण, शिश्टाचार और नीतिशास्त्र नियम 2002, उपभोक्ता संरक्षण अधिनियम 1986, ड्रग्स एवं प्रसाधन सामग्री अधिनियम 1940, क्लीनिक प्रतिश्ठान अधिनियम 2010, सुप्रीम कोर्ट एवं राश्ट्रीय उपभोक्ता विवाद निवारण आयोग द्वारा दिये गये फैसलों के तहत मरीज के अधिकार संबन्धी नियमों का अनुपालन न करना दण्डनीय है। उदाहरण के लिये विश्व स्वास्थ्य संगठन (*WHO*) द्वारा जारी किये गये स्वास्थ्य संरक्षण अधिनियमों, समझौतों एवं दिशा निर्देशों के अनुसार केन्द्र अथवा राज्य सरकार द्वारा जारी किये गये अध्यादेशों (*Ordinances*), अधिनियमों (*Acts*) एवं हाई कोर्ट अथवा सुप्रीम कोर्ट द्वारा समय–समय पर दिये गये आदेशों के अनुपालन में संचारी, गैर संचारी, गंभीर चोट–आघात जैसी तीन व्याधि–बोझों, एकाएक फैलने वाली महामारियों आदि के रोकथाम एवं नियंत्रण में सतर्कता न करने वाले

अस्पतालों एवं चिकित्सकों के विरूद्ध भारतीय संविधान में कड़ी दण्डात्मक कार्यवाही का प्राविधान है।

रोगी अधिकार और भारत में अस्पतालों की मान्यता

भारत के गुणवत्ता परिशद (*QCI*– क्वॉलिटी काउंसिल ऑफ इन्डिया) द्वारा वर्श 2005 में अस्पतालों एवं स्वास्थ्य प्रदाता (*health provider*) संस्थाओं को मान्यता (*accreditation*) प्रदान करने हेतु ***राश्ट्रीय परिशद*** (***National Council***) गठित की गयी जो ***नेशनल एक्रेडिटेशन बोर्ड फॉर हॉस्पिटल एण्ड हेल्थ केयर प्रोवाईडर्स*** (***NABH*–नाभ**) के नाम से जानी जाती है। भारत के विभिन्न सरकारी, गैरसरकारी अस्पतालों की प्रशासनिक प्रक्रिया (*administrative process*) एवं अस्पतालों द्वारा मरीजों के इलाज व देखभाल में परिशद द्वारा निर्धारित 600 प्रकार के मानकों के अनुसार गूढ़ निरीक्षण (*inspection*) करके मान्यता दी जाती है। जैसे कि अस्पतालों में रोगी पंजीयन, रोगी प्रवेश, रोगी की सर्जरी, रोगी की अस्पताल से मुक्ति (*discharge*) आदि क्षेत्रों में संतोशजनक कार्य न होने पर अथवा रोगी के अधिकारों एवं गरिमा की रक्षा में ढील करने वाले अस्पतालों की मान्यता रद्‌द की जा सकेगी। **भारतीय चिकित्सा परिशद** *द्वारा जारी की गयी* **आचार संहिता–2002** में रोगी अधिकार एवं चिकित्सक कर्तव्य का उल्लेख है जिसके अनुसार अस्पतालों के खराब प्रबन्धन के कारण रोगियों के अधिकार की रक्षा न होने पर वे उपभोक्ता अदालत (*consumer court*) जा सकेंगे किन्तु यह संज्ञेय अपराध (*cognizable offence*) नहीं माना जायेगा।

राश्ट्रीय स्वास्थ्य नीति–2017 में भारतवर्श में रोगी अधिकार

i. स्वास्थ्य को रोगी केंद्रित बनाने हेतु सार्वजनिक स्वास्थ्य व्यय में जीडीपी *2.5%* तक बढ़ाया जायेगा
ii. रोगी देखभाल एवं सेवाओं के वितरण में लापरवाही, मूल्यों में हेराफेरी, अनुचित व्यवहार किये जाने पर किसी प्रकार के विवाद का समाधान चिकित्सा अधिकरण द्वारा किया जायेगा
iii. प्रयोगशालाओं, इमेजिंग सेंटरों, विशेशज्ञ–सेवाओं के क्षेत्र में मानक ढांचा (*standard infrastructure*) स्थापित किया जायेगा
iv. अस्पतालों की स्वास्थ्य सुविधाओं के मूल्याकंन–रिपोर्ट (*assessment*

report) के अनुसार ही इन्हें गुणवत्ता–सेवा प्रमाण–पत्र (*quality service report*) दिया जायेगा,

v. अस्पतालों द्वारा हितधारकों (*stake holders*) की आवश्यकता पूरी करने वाली कार्य दक्षता, पारदर्शिता और सुधार करने वाली एकीकृत सूचना प्रणाली (*integrated information system*) को स्वीकार किया जायेगा।

भारत जैसे विकासशील देशों में 50% लोगों की गरीबी और आर्थिक तंगी, अस्पताल संसाधानों से चिकित्सा कर्मियों में असंतोश एवं इलाज तथा मरीज देखभाल गुणवत्ता प्रभावित होते रहने से रोगी उपचार और गरिमा को ठेस पहुंचती है। राजघाट, नई दिल्ली में '**मरीज सत्याग्रह**' प्रदर्शन के कारण भारतीय चिकित्सा परिशद (नया नाम– राश्ट्रीय चिकित्सा आयोग) की सिफारिशों के अनुसार केंद्र सरकार द्वारा राश्ट्रीय मानवाधिकार आयोग के प्रस्ताव अनुसार **'रोगी अधिकार चार्टर'** अधिनियम बनाया जा रहा है।

भारत के रोगी अधिकार चार्टर में रोगी अधिकार –

i. **सूचना का अधिकार–** रोगी और उसके तीमारदार को रोगी की बीमारी, डायग्नोसिस, जांच रिपोर्ट, विशेशज्ञ डॉक्टर, जूनियर डॉक्टरों की पहचान, उनकी पेशेवर स्थिति तथा इलाज के व्यय भार को सरलतम स्थानीय एवं अंग्रेजी भाशा में लिखित रूप से जानने का अधिकार है

ii. **रिकॉर्ड एवं रिपोर्ट प्राप्त करने का अधिकार–** आउटडोर तथा भर्ती हेतु आने वाले रोगियों को 24 घंटों में अथवा अस्पताल भर्ती से ***मुक्ति*** (***discharge***) के समय 72 घंटों में समस्त कागजात अथवा जांच रिपोर्ट मूलप्रति अथवा फोटो कॉपी में प्राप्त करने का अधिकार है

iii. **आपातकालीन चिकित्सा देखभाल का अधिकार–** भारतीय संविधान की धारा 21 के अनुसार प्रत्येक मरीज को हार्ट अटैक, ब्रेन अटैक, गंभीर चोट आदि की आपातकालीन (*emergency*) स्थिति में गुणवत्ता, सुरक्षा, पूर्ण भुगतान एवं अग्रिम भुगतान की शर्तों से समझौता किये बिना इलाज कराने का अधिकार है

iv. **सहमति का अधिकार *Right of consent*–** प्रत्येक मरीज एवं उसके तीमारदार को सर्जरी, कीमोथिरैपी आदि के पूर्व एवं पश्चात् आवश्यक सूचना प्राप्त करने का अधिकार होगा। साथ ही मरीज को

अपने शरीर में मेडिकल प्रोसीजर द्वारा हस्तक्षेप के लिए सहमति देने का अधिकार होगा (*right to deny medical procedure or intervention*)

v. **गोपनीयता एवं गरिमा का अधिकार *Confidentiality and Dignity*–** मरीज के रोग एवं उपचार की गोपनीयता बनाये रखना चिकित्सक का कर्तव्य है। पुरूश चिकित्सक द्वारा महिला रोगी के परीक्षण के समय किसी अन्य महिला की उपस्थिति की मांग को पूरा करना उसकी जिम्मेदारी है

vi. **गैर–भेदभाव का अधिकार *Indiscrimination*–** प्रत्येक रोगी को एड्स, एचआईवी, धर्म, जाति, लिंग, आयु, यौन अनुकूलन (*sexual adaptation*), सामाजिक–भौगोलिक भेदभाव के बिना उपचार पाने का अधिकार है

vii. **मानकों के अनुसार सुरक्षा एवं गुणवत्ता देखभाल का अधिकार–** रोगी को समस्त अस्पतालों में संक्रमण नियंत्रण एवं सुरक्षा उपायों, स्वच्छ–सुरक्षित पेय जल, पर्यावरण आदि विभिन्न स्वच्छता सुविधाओं, व्यवसायिक सिद्धांतों, ***नाभ*** (***NABH***) एवं चिकित्सा–नीतिशास्त्र मानकों एवं दिशा निर्देशों के अनुसार उपचार पाने का अधिकार होगा

viii. **उपलब्ध विकल्पों के आधार पर स्वयं द्वारा चुने हुए विकल्प के अनुसार उपचार का अधिकार–** रोगी एवं उसके तीमारदारों को अस्पताल अथवा चिकित्सक द्वारा सूचित किये गये उपचार विकल्पों (*alternatives*) में से किसी एक को चुनने का अधिकार है, उपचार विकल्पों की सूचना देना अस्पताल अथवा चिकित्सक का उत्तरदायित्व है तथा चुने गये विकल्प अनुसार मरीज अपने उत्तरदायित्व पर इलाज पा सकेगा

ix. **दूसरे चिकित्सक से दूसरा परामर्श पाने का अधिकार–** रोगी अथवा उसके तीमारदार को दूसरे अथवा अन्य विशेशज्ञ चिकित्सक से परामर्श अथवा उपचार कराने का अधिकार होगा, इस संबन्ध में प्रथम अस्पताल द्वारा उसे प्रतिबंधित नहीं किया जा सकेगा, रोगी की मांग के अनुसार अस्पताल अथवा चिकित्सक को समस्त अभिलेख अथवा रिकॉर्ड उपलब्ध कराना अनिवार्य होगा, इस संबन्ध में प्रथम अस्पताल अथवा चिकित्सक

द्वारा रोगी के प्रकरण को दूसरे अस्पताल अथवा चिकित्सक को संदर्भित (*refer*) करना अनिवार्य होगा, रोगी के स्थानांतरण प्रकरण में प्रथम अस्ताल द्वारा अतिरिक्त व्यय भार नहीं लिया जायेगा, साथ ही संदर्भित (*referred*) दूसरे विशेशज्ञ चिकित्सक एवं अस्पताल द्वारा रोगी के इलाज को मना नहीं किया जा सकेगा

x. **दरों एवं देखभाल में पारदर्शिता का अधिकार–** रोगी एवं उसके तीमारदार को अस्पताल द्वारा प्रयोग की गयी औशधि, वेंटीलेटर, ईसीजी आदि उपकरण एवं विभिन्न सेवाओं हेतु लगायी गयी दरों को प्रदर्शन बोर्ड (*display board*), ब्रोशर अथवा राश्ट्रीय फार्मास्यूटिकल मूल्य निर्धारण अधिकरण (*NPPA*) अथवा अन्य प्राधिकरणों द्वारा निर्धारित मूल्य अनुसार प्राप्त करने का अधिकार होगा

xi. **औशधियों या परीक्षण प्राप्त करने के लिये स्रोत चुनने का अधिकार–** रोगी तथा उसके तीमारदार को अस्पताल अथवा चिकित्सक द्वारा लिखी गयी औशधि किसी भी पंजीकृत फार्मेसी से खरीदने का अधिकार होगा तथा चिकित्सक अथवा अस्पताल द्वारा लिखी गयी प्रयोगशाला जांच; राश्ट्रीय मान्यता बोर्ड (*NABL - नेशनल एक्रेडिशन बोर्ड फॉर लैबोरॉट्रीज*) में पंजीकृत किसी भी प्रयोगशाला में कराने का अधिकार होगा

xii. **क्लीनिक ट्रायल, लैब परीक्षण में सुरक्षा का अधिकार–** ड्रग एवं प्रसाधन सामग्री अधिनियम 1940, केंद्रीय ड्रग मानक नियंत्रण संगठन द्वारा अच्छे क्लीनिक अभ्यास हेतु जारी प्रोटोकॉल एवं दिशा–निर्देश अनुसार, रोगी को क्लीनिक अथवा लैब परीक्षण में सुरक्षा प्राप्त करने का अधिकार होगा

xiii. **बायोमेडिकल एवं स्वास्थ्य अनुसंधान में शामिल प्रतिभागी रोगी को सुरक्षा का अधिकार–** जैव चिकित्सा अनुसंधान में प्रतिभागी रोगी को मानव गरिमा, गोपनीयता तथा लिखित सहमति देने एवं सुरक्षा प्राप्त करने का अधिकार होगा, रोगी अपने शारीरिक, मानसिक, मनोवैज्ञानिक, सामाजिक, कानूनी अथवा आर्थिक क्षति की दशा में क्षतिपूर्ति पाने का अधिकार होगा

xiv. रोगी तथा उसके तीमारदार को अस्पताल से ***डिस्चार्ज*** होने तथा मरीज के मृत शरीर (*dead body*) को प्राप्त करने का अधिकार होगा,

जिसमें भुगतान अथवा अन्य विवाद के आधार पर उसे रोका नहीं जा सकेगा।

xv. **मरीज को शिक्षा का अधिकार–** रोगी को अपने स्वास्थ्य की जानकारी, स्वस्थ जीवन शैली, अपने अधिकार और कर्तव्य, स्वास्थ्य बीमा योजना, अपनी शिकायतों के निवारण आदि का अधिकार प्राप्त होगा।

xvi. रोगी को पेशेन्ट *राईट ट्रिब्यूनल फोरम, क्लीनिकल इस्टैबलिशमेंट रेगुलेट्री अथॉरिटी* आदि न्यायिक संस्थाओं में शिकायत दर्ज करने, सुने जाने एवं निवारण का अधिकार होगा।

उपरोक्त अधिकारों में अधिकांश भारतीय आयुर्विज्ञान अनुसंधान परिशद एवं भारतीय चिकित्सा आयोग (*ICMR and NMC*) द्वारा भारत के विभिन्न अस्पतालों में लागू हो चुके हैं। रोगी की गरिमा सुरक्षा में रोगी अधिकार एक महत्वपूर्ण कड़ी है।

हमारे रोगी का उपचार उत्कृश्ट हो यह संवेदना हमें डॉक्टर में बनाये रखने के लिए डॉक्टर से जब–तब उनकी व्यस्तता का ख्याल करके विनम्रतापूर्वक पूछते रहना चाहिये। डॉक्टर आपकी परेशानी को अच्छी तरह से समझते हैं आप जब उनके पास जायेंगे वे जरूर आपको समय देंगे। रोगी के तीमारदार की बहुत बड़ी जिम्मेदारी है कि उसके रोगी का अच्छे से अच्छे इलाज भी हो जाये और डॉक्टर इलाज के अनुरूप समय–समय पर परामर्श भी देता रहे। डॉक्टर को यह विश्वास दिलायें कि उसके परामर्श का आप सत्यता और अनुशासन से पालन करते हैं।

5

अच्छे अस्पताल को कैसे पहचानें

Selection of the Hospital, Clinic...

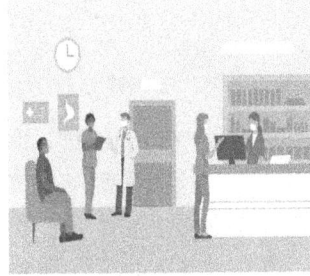

इस अध्याय में हम सीखेंगे कुछ बातें – *Learning Objectives*

- अच्छे अस्पताल (क्लीनिक) की कार्यप्रणाली को समझना
- उत्तम इलाज करने वाले कम खर्चीले, किफायती अस्पताल एवं क्लीनिक

आदि काल से मानव सभ्यता और संस्कृति के विकास के साथ–साथ अनेक रोग भी देखने में आते रहे हैं। रोगों के निवारण (*prevention*) और उपचार (*cure*) को मानव संस्कृति के विकास में हमेशा से जरूरी समझा गया। घर के उपचार से लेकर अस्पतालों में उपचार तक की लंबी यात्रा में मानव–सेवा, मानव–सुख और भाईचारे का विकास लगातार होता रहा है। अच्छी चिकित्सा के लिये अच्छा अस्पताल होना जरूरी है। परन्तु कोई भी अस्पताल केवल अपने भवन की विशालता से ही अच्छा नहीं हो सकता है। ऐसा अस्पताल जहां भेदभाव के बिना हमारी आर्थिक क्षमता के अनुसार इज्जत से इलाज मिल जाये तो सामाजिक दृश्टिकोण से अस्पताल अच्छा माना जायेगा। कोई भी अस्पताल अच्छा चिकित्सा संस्थान (*medical institution*) तभी माना जायेगा जहां प्यार और भाईचारे के साथ रोग–कश्ट से पीड़ित मानव की देखरेख और सेवा होती रहे। अच्छा अस्पताल वही है जहां पर इलाज का अच्छा बंदोबस्त हो और वहां के

चिकित्सक और चिकित्सा कर्मी अपने कार्यों में कुशल और समर्पित हों। सच्चे मायनों में वहां के चिकित्सा कर्मियों में सेवा–भाव, कुशल उपचार एवं सद्व्यवहार की झांकी हो।

अच्छे अस्पताल की पहचान निम्नांकित विशेशताओं से करें –

1. **कुशल नेतृत्व–** अच्छे अस्पताल का मुखिया आगन्तुक रोगियों के उपचार एवं सेवा में समर्पित होते हैं। सभी रोगियों को समान रूप से महत्व देते हुए उनका रजिस्ट्रेशन इत्यादि करवाते हैं और उपचार को प्राथमिकता (*priority*) देते हैं।

2. **प्रशासनिक दक्षता *Administrative skill*–** अस्पताल में स्वागत काउन्टर (*reception*) का विशेश महत्व होता है, वहां पर बैठने वाले व्यक्ति के बातचीत के तरीके से ही रोगी के परिवारजन अस्पताल के बारे में अपनी राय बनाते हैं। स्वागत काउंटर पर बैठने वाला व्यक्ति रोगी क्रमांक और चिकित्सक व्यस्तता में सामन्जस्य बनाकर ही रोगी को चिकित्सक कक्ष में प्रवेश की अनुमति देता है। रोगी के रोग की गंभीरता अथवा तीव्रता के अनुसार उसके क्रमांक को ऊपर और नीचे करने में व्यवहार कुशलता का परिचय देता है। कभी–कभी हमें लगता है कि डॉक्टर क्रम के अनुसार मरीजों को नहीं देख रहे हैं, और हम असंतोश के साथ चिड़चिड़ाने और झुंझलाने लगते हैं। रोगी के परिवारजनों को समझाते हुए उन्हें संतुश्ट करने की कला ही अस्पताल के अनुशासन को बेहतर बनाती है। अस्पताल की चिकित्सा–सेवा टीम समय–समय पर रोगी के परिवाजनों को चिकित्सक की व्यस्तता और डॉक्टर द्वारा एकसाथ कई काम करने (*multi tasking*) को लगातार समझाती रहती है। डॉक्टर कभी दूसरे कक्षों में मरीज की ड्रेसिंग, ओपीडी (*OPD*) में मरीज के परीक्षण, सहयोगी डॉक्टर को निर्देश देना तथा शैक्षिक कार्यों में व्यस्त रहते हैं और अच्छे अस्पताल का मुखिया रोगी को चिकित्सक की व्यस्तता पर लगातार समझाते रहते हैं। इमरजेंसी मरीज को पहचानकर प्राथमिकता अथवा प्रीयॉरिटी करवा देते हैं।

3. **समन्वय एवं तालमेल *Co–ordination*–** अस्पताल में मरीजों की डॉक्टरी जांच, लैब टेस्ट, ड्रेसिंग, इन्जेक्शन, एक्स–रे आदि का कार्य

निरंतर चलता रहता है जिनका आपसी तालमेल बिगड़ जाने पर अस्पताल की कार्यकुशलता बिगड़ जाती है और मरीज को समय पर उपचार नहीं मिल पाता है।

4. **स्पेशलिस्ट अस्पताल/लैब**– आमतौर पर एक ही अस्पताल में विभिन्न रोगों का उपचार और रोगों की जांच नहीं हो पाती है। कभी–कभी अस्पताल परिसर (*campus*) के बाहर जाकर विशिश्ट जांचें करानी पड़ती हैं, जिसके लिये विशिश्ट लैब और डायग्नोस्टिक सेंटर बने हुए हैं। आजकल ऐसे समर्पित (*dedicated*) अस्पताल बन रहे हैं जहां पर रोग–विशेश का ही उपचार होता है। इस प्रकार से अच्छे अस्पताल में एक सिस्टम बनाकर ही रोगी परीक्षण और लैब परीक्षण, उपचार आदि किया जाता है। आँख, दांत, मानसिक रोग आदि के अस्पताल ही प्रायः एकाकी अथवा स्टैंड एलोन (*stand alone*) अस्पताल होते हैं जहां पर परीक्षण और उपचार एक ही स्थान पर हो जाता है।

5. **त्वरित परीक्षण तकनीकी *Fast test technology***– अच्छे अस्पतालों में ऐसे उपकरण या किट उपलब्ध होते हैं जो तुरंत परिणाम (*result*) देते हैं। इन्हें कार्ड टेस्ट या ड्राई टेस्ट (*card test or dry test*) कहते हैं। जो टेस्ट स्पेशलिस्ट डॉक्टर के पास ही हो जाये जैसे हृदय रोग के मरीज का ईसीजी, ट्रेड मिल (*tread mill*) इत्यादि उसी स्थान पर हो जायें तो ऐसी सुविधा को प्वाइंट ऑफ केयर टेस्ट (*point of care test*) कहते हैं। रोगी के लक्षण एवं शीघ्र उपलब्ध टेस्ट की जानकारी से डॉक्टर शीघ्र इलाज शुरू करने में सक्षम होते हैं।

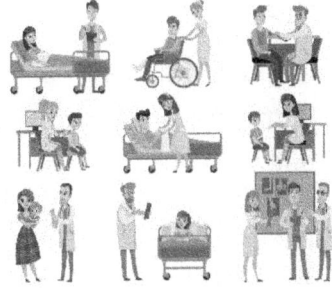

6. **कम खर्च में इलाज *Economic treatment***– आमतौर पर लोगों की यह धारणा होती है कि घर में कोई बीमार पड़ा तो मोटा खर्चा सर पर आ पड़ा। अच्छे अस्पताल अपने आधारभूत (*infrastructure*) खर्चों, कार्मिकों के वेतन और मेडिकल टेस्ट के प्रबंधन तथा अस्पताल

की सुरक्षा से समझौता किये बिना फिजूल खर्ची नहीं करते हैं जिसका फायदा मरीज को मिलता है (*cost benefit and cost utility concept*)।

7. **मूल्य सूची की पारदर्शिता *Rate list transparency***– अक्सर रोगी के परिवारजनों को शिकायत होती है कि बहुत से अस्पताल बढ़ाचढ़ा बिल बनाकर रोगी से अधिक खर्चा कराते हैं। आमतौर पर डॉक्टर और अस्पताल जानबूझकर गलत तरीके से खर्च कराके इलाज नहीं करते हैं। अपने अधिकारों को समझने वाले रोगी अस्पताल से इकोनॉमिक उपचार का अनुरोध कर सकते हैं।

8. **अस्पताल अथवा नर्सिंग होम के बिल को निम्नलिखित प्रकार से पांच मदों में समझा जा सकता है–**

i. **होटल**– अस्पताल होटल की तरह कमरा या सराय देता है। जैसे प्राइवेट वार्ड, दो या तीन पलंग वाले सेमी प्राईवेट वार्ड और जेनरल वार्ड – सभी में पलंग, गद्दा, साफ चादर, कंबल एवं आवश्यकतानुसार ऑक्सीजन का प्रंबध होना चाहिये। बजट के अनुसार कमरा या वार्ड लिया जा सकता है

ii. **औशधि**– प्रयोग होने वाली दवायें, ग्लूकोज, डिस्टिल वाटर, कैथेटर, विभिन्न प्रकार के ट्यूब आदि पर वास्तविक खर्च। **जन औशधि केंद्र**, जेनरिक दवायें एवं कुछ अस्पतालों में इन पर अच्छी छूट भी मिल जाती है

iii. रोग परीक्षण और शल्य क्रिया में प्रयोग किये जाने वाले **महंगे उपकरणों का किराया**; शरीर में लगने वाले कृत्रिम उपकरण या *प्रॉस्थोसिस* जैसे आंख का लेंस, सिरामिक का घुटना, हृदय की धमनी में स्टेंट आदि। इनमें एक बड़ा खर्चा हो सकता है और इनमें देशी–विदेशी, सस्ते–महंगे विकल्प होते हैं

iv. **चिकित्सक अथवा सर्जन और एनेस्थीसिया डॉक्टर की फीस**– कुछ अस्पतालों में जनरल और प्राईवेट वार्ड के मरीजों में डॉक्टरों की फीस में अंतर होता है

v. **अन्य खर्च** जैसे ऑक्सीजन, अस्पताल नर्सिंग, रूम हीटर, एयर कंडीशनर एवं उपकरणों के भी चार्जेज लगा देते हैं। GST भी लग सकती है। आप इनसे अवगत रहें।

9. **जोखिम (*risk*) वाले चिकित्सीय जिम्मेदारी का वहन**– यदि रोगी के परिवारजन क्रमांक 7 एवं 8 को अच्छी तरह समझ लें तो बड़े जोखिम (रिस्क) वाले रोगों के इलाज में भी जो बिल अस्पताल से बनते हैं उनको समझ सकेंगे – शिकायत का मौका नहीं मिलेगा।

10. **उपचार में टीम वर्क**– अच्छे टीम वर्क वाले अस्पताल की तारीफ हर जगह होती है। अच्छे अस्पतालों में विशेशज्ञ और मेडिकल स्टाफ काम में लगे रहते हैं। मेडिकल स्टाफ द्वारा ही रोगी का वजन, टेंपरेचर लिया जाता है। स्टाफ द्वारा ही सुई लगाने, ड्रेसिंग करने, रोगी को परीक्षण बिस्तर पर लेटाने, रक्तचाप, रैन्डम मधुमेह परीक्षण आदि बहुत से कार्य किये जाते हैं। अच्छे अस्पताल में विशेशज्ञ चिकित्सक टीम से विचार विमर्श कर डायग्नोसिस एवं उपचार करते हैं। विभिन्न विशेशज्ञ आपस में राय करते हैं।

11. **रोगी प्राथमिकता**– प्रायः रजिस्ट्रेशन नंबर के अनुसार न देखे जाने पर मरीज के तीमारदारों को अस्पताल और डॉक्टर से शिकायत हो जाती है, लेकिन डॉक्टर तो अपना सभी काम फुर्ती से करते रहते हैं। ऊपर **क्रमांक 2** में डॉक्टर की ***मल्टीटास्किंग*** बतायी जा चुकी है साथ ही **रोग गंभीरता** के अनुसार चिकित्सक को **प्राथमिकता** तय करके ही उपचार करना पड़ता है (**अध्याय 45**)।

12. **चिकित्सा कर्मियों का फुर्तीलापन *Agility of medical staff***– रोगी के पंजीकरण, रोग–परीक्षण और उपचार आदि में चिकित्सक एवं अस्पतला कर्मियों की फुर्ती की मौन प्रशंसा की जाती है, जो अच्छे अस्पताल का प्रमाण है।

13. **उपचार की आवश्यक सूचना एवं उसे सक्षम बनाना**– अच्छे अस्पताल एवं चिकित्सक रोगी के तीमारदारों को रोग की जानकारी, रोगी में प्रगति, ऊंच–नीच, उपचार के तरीकों और विकल्पों, खान–पान तथा देखभाल के बारे में समय–समय पर जानकारी देते रहते हैं। सामग्री

एवं खर्च जुटाने के लिए, रक्तदान आदि के लिए पूर्व जानकारी दी जाती है।

14. **भर्ती रोगी एवं ओपीडी सुविधायें–** अच्छे अस्पतालों में कुछ सुविधायें होना जरूरी है, जैसे कि कॉल बेल द्वारा फुर्तीला आन्तरिक चेतावनी सिस्टम, नर्स कॉल सिस्टम आदि – रोगी को ग्लूकोज, नसों में औशधि (*इन्ट्रावीनस इंजेक्शन*), रक्त, ऑक्सीजन आदि देना, ईसीजी, वेंटीलेटर लगाना, आवश्यकतानुसार रोगी के पलंग पर ही मल–मूत्र त्यागने की व्यवस्था चुस्त होनी चाहिए। अच्छे स्ट्रेचर, व्हील चेयर आदि से एक वार्ड से डायग्नोसिस या ऑपरेशन में ले जाने की त्वरित व्यवस्था होनी चाहिये।

15. **भ्रमण प्रणाली–** डॉक्टरों द्वारा वार्डों में भ्रमण प्रणाली (*राउण्ड लेना*) सुचारू रूप से होना ही चाहिए। रोगी की कुशल देखरेख के लिए डॉक्टरों द्वारा हर एक पलंग पर रूक–रूक कर रोगी अभिलेख की जांच कर, रोगी एवं तीमारदारों से बात करना एक अच्छी चिकित्सा सुनिश्चित करती है। सीनियर डॉक्टर इसी भ्रमण के दौरान सफाई एवं हाईजीन का भी निरीक्षण–परीक्षण एवं निर्देशन करते रहते हैं।

16. **स्वच्छता (*hygiene*), *सैनिटेशन* (*sanitation*) एवं अपशिश्ट निस्तारण (*bio medical waste disposal*)–** कभी–कभी मरीज अस्पताल में ही नया संक्रमण पकड़ लेते हैं। अच्छे अस्पतालों में हाउस कीपींग की संपूर्ण व्यवस्था और उसके प्रति सजगता एवं पूरा जोर होता है। प्रशासकीय कर्मी एवं नर्सिंग इंचार्ज का कर्तव्य है कि वे सफाई एवं सैनिटेशन पर विशेश ध्यान दें – जैसे कि कक्षों, दरवाजे–खिड़कियों की दरारों, दीवारों पर मकड़ी के जालों, कॉकरोच, चूहो आदि से बचाव, ट्व्यलेट की नित्य एवं निरंतर सफाई तथा ड्रेसिंग वाले कमरों और स्थानों का सैनिटेशन (*sanitation*), परिचरों के साफ–सुथरे वस्त्र, मरीजों के तौलिया, तकिया, बिस्तर इत्यादि पर उचित ध्यान देना। प्रतिदिन की सफाई के अतिरिक्त समय–समय पर गहन सफाई अभियान चलाया जाना आवश्यक है। टूटे–फूटे, अनुपयोगी उपकरण और फर्नीचर हट जाने चाहिए। चिकित्सीय अपशिश्टों का शीघ्र निश्कासन मानकों के अनुसार होना चाहिए।

17. **अस्पतालों की सामग्री सूची *Inventory***– अच्छे अस्पतालों एवं संस्थानों में लगभग सभी उपकरण सुचारू रूप से चलते रहते हैं, जैसे कि परीक्षण एवं शल्य उपकरण, औशधियां, कपड़े, स्टेशनरी, मेज–कुर्सी, पंखे आदि विभागवार सूची में दर्ज होने के साथ–साथ मुख्य सूची में भी दर्शाये जाते हैं और खराब हो रहे उपकरणों की निरंतर देखभाल और मरम्मत होती रहती है। जरूरत पड़ने पर पुराने उपकरण नये उपकरणों से प्रतिस्थापित कर दिये जाते हैं।

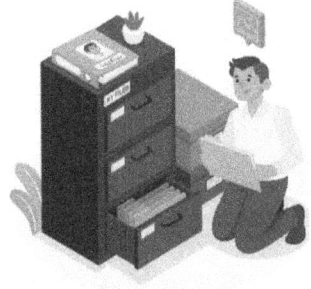

18. **मरीज के डाटाबेस का रखरखाव**– अच्छे अस्पताल के बाह्य रोग विभाग (*OPD*) तथा आंतरिक रोग विभाग (*IPD*) में मरीजों के पर्चों में डाटाबेस के कुछ विवरण जरूर लिखे जाते हैं जैसे कि मरीज का नाम, आयु, लिंग, धर्म, पहले की बीमारी के इतिहास में पुराने प्रिस्क्रिप्शन की औशधि, लैब की जांच रिपोर्ट तथा वर्तमान की बीमारी की डायग्नोसिस, रोग एवं उपचार सारांश (***केस समरी***) आदि जो सहयोगी डॉक्टरों द्वारा बनाया जाता है, विशेशज्ञ चिकित्सकों द्वारा भी पढ़ा और समझा जाता है तथा तद्नुसार उस पर सहमति दी जाती है। अब इलेक्ट्रॉनिक मेडिकल रिकार्ड अर्थात् इएमआर (*EMR*) का प्रचलन है – जिसे ऑनलाईन भी देख सकते हैं। यह सुविधा धीरे–धीरे फैल रही है।

निर्विकार और स्वच्छंद रहें

वृद्धावस्था *समरसता की पूर्ण अवस्था कही और मानी जाती है। भारतवर्श के विद्वानों और मनीशियों ने समरसतापूर्ण वृद्धावस्था की उपलब्धि हेतु योग और प्राणायाम को एकमात्र उपाय बताया है। इसका अभ्यास दिन प्रतिदिन के जीवन में ढाल लिया जाये तो हम स्वयं द्वारा संपोशित प्रतिद्वंद्विता और महत्वाकांक्षाओं को नवीन आयाम दे सकने में सक्षम होने लगते हैं......., जीवन में आनंद का आभास मिलने लगता है........ वृद्धावस्था आने पर हम पूर्ण आनंद की अवस्था में निमग्न होने लगते हैं – आध्यात्मिकता की इस अवस्था को प्राप्त कर धीरे–धीरे हम मृत्यु भय से स्वच्छंद होने लगते हैं..........*

6

चिकित्सा नीति एवं नैतिकता "स्वास्थ्य देखभाल नीति"

(चिकित्सा नीति संबन्धी 5 उदाहरण)

Medical Ethics and Morality "Health Care Policy"

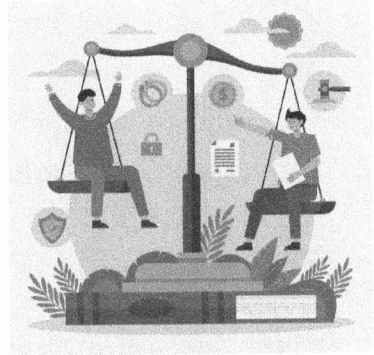

इस अध्याय में हम सीखेंगे कुछ बातें – *Learning Objectives*

- चिकित्सा नीति के विकास में ग्रीस के 2500 वर्श प्राचीन चिकित्सक हेपोक्रेटीज–संकल्प का योगदान
- रोगी की उपचार स्वतंत्रता तथा उसके हित का महत्व
- चिकित्सा अनुसंधान में शरीर को हानि न पहुंचने देना
- भारतवर्श के सामाजिक, आर्थिक, सांस्कृतिक परिवेश में स्वास्थ्य नीति का महत्व

उपचार में रोगी को कोई हानि न पहुंचे, यही है **चिकित्सा नीति**। उपचार में रोगी के मानव–गरिमा की रक्षा करना ही चिकित्सक की जिम्मेदारी है। चिकित्सा नीति में चिकित्सक को रोगी के जाति, धर्म, संप्रदाय, वर्ण, लिंग के भेदभाव से ऊपर उठकर रोगी का इलाज करना होता है। चिकित्सा नीति के अनुसार ही चिकित्सा अनुसंधान (*medical research*) किया जाना संकल्प है। जैसे कि चिकित्सा शिक्षा में यदि मानव शवों के परीक्षण की आवश्यकता होती है तो ऐसे अनुसंधान में भी मानव गरिमा एवं मूल्यों की रक्षा करना ही चिकित्सा नीति है। चिकित्सा नीति का विकास निम्नवत स्रोतों से माना जा सकता है, यथा –

i. **हेपोक्रेटिक संकल्प–** ग्रीक चिकित्सक *हेपोक्रेटीज* (460–370 ई.पू.) ने ग्रीक चिकित्सा व्यवसायियों के कार्य करने के कुछ तरीके बनाये थे। **हेपोक्रेटिक संकल्प** आज भी चिकित्सा नीति का स्तंभ है

ii. **नूरेमबर्ग कोड–1947–** दूसरे विश्व युद्ध में *नाजी पार्टी* के चिकित्सकों द्वारा *यहूदी सैनिकों* के शरीर पर किये गये मेडिकल परीक्षण को अनैतिक माना गया और नाजी चिकित्सक नरसंहार के आरोप में ***नूरेमबर्ग ट्रायल*** में दंडित हुए। नूरेमबर्ग कोड में ही चिकित्सा अनुसंधान के नैतिक नियमों की व्याख्या है। वर्श 1964 के ***हिलसेन्की घोशणा*** में मानव शरीर पर चिकित्सा अनुसंधान की नैतिक प्रणाली बनायी गयी

iii. **मानव–अधिकार–सार्वभौमिक घोशणापत्र–10 दिसंबर, 1948 *Universal Declaration of Human Rights*–** इतिहास की जुबानी सबने सुनी है कि द्वितीय विश्व युद्ध में मानव अधिकारों एवं गरिमा को बुरी तरह से रौंदा गया। **संयुक्त राश्ट्र संघ** द्वारा मानव–अधिकार घोशणा पत्र जारी हुआ। घोशणा पत्र में व्यक्ति के मौलिक अधिकारों के साथ ही, मानव मात्र को शारीरिक–मानसिक स्वास्थ्य के साथ जीवन जीने का अधिकार प्राप्त हुआ। रोग तथा विकलांगता में भी मनुश्य को अच्छा जीवन जीने की सुरक्षा मिली। घोशणा पत्र में मां एवं शिशु को संपोशण (*nutrition*) के अधिकार दिये गये

iv. **संयुक्त राज्य अमेरिका का *रो–बनाम–वेड* मुकदमा–1973 *Roe Vs Wade 1973*–** यूएसए के उच्चतम न्यायालय द्वारा किसी भी महिला द्वारा गर्भपात कराना उसकी स्वतंत्रता मानी गयी और तभी से यूएसए में गर्भपात पर प्रतिबंध अवैधानिक माना गया। **मानव अधिकार घोशणा पत्र** के विपरीत यह निर्णय बहुत सारे राश्ट्रों द्वारा स्वीकार नहीं किया गया। किंतु वर्तमान में यूएसए की रिपब्लिकन पार्टी द्वारा उच्चतम न्यायालय में दाखिल की गयी याचिका में '*रो बनाम वेड*' में गर्भस्थ महिला द्वारा गर्भपात कराये जाने के अधिकार पर हुए पूर्व निर्णय के विपरीत अवधारित (***overturned***) किया गया है। हाल की नई व्यवस्था में अमेरिका के विभिन्न राज्यों में **गर्भपात** पर अपने–अपने राज्यों की स्थिति के अनुसार अपने उत्प्रेरक कानून (***trigger law***) बनाये जायें और तद्नुसार ही राज्यों के उच्च न्यायालयों द्वारा निर्णय

लिया जाने का प्रावधान किया गया है। *'रो–बनाम–वेड '* के इस वर्तमान निर्णय में यूएसए के उच्चतम न्यायालय द्वारा गर्भपात को संवैधानिक अधिकार करार नहीं दिया गया है। गर्भपात रोकने की यह पहल आज के गर्भ–निरोध एवं गर्भ धारण निवारण, संतान उत्पत्ति नियंत्रण (***prevention of pregnancy*** *and* ***birth control***) एवं परिवार नियोजन (**अध्याय 21**) के उत्कृश्ट उपाय सुलभ होने की वजह से हैं। अब लगभग सभी को इनकी जानकारी भी है। अमेरिका के अतिरिक्त कुछ अन्य देशों में भी गर्भपात के कठिन प्राविधान हो गये हैं।

चिकित्सा नीति– वर्श 1979 में *टाम बीचम एवं जेम्स चाइल्डरेस* (*Tom Beauchamp and James Childress*) द्वारा लिखी गयी पुस्तक *प्रिंसिपिल्स ऑफ बायोमेडिकल एथिक्स* (*Principles of Biomedical Ethics*) में **हेपोक्रेटिक संकल्प** को दोहराते हुए चिकित्सा नीति के निम्नांकित **चार सिद्धांत** बताये गये हैं –

i. **स्वायत्ता का सम्मान** ***Respect for Autonomy*–** मरीज अपने हित एवं अहित को भली भांति समझता है। उसे अपने उपचार को मना करने या चुनने की स्वतंत्रता एवं अधिकार है

ii. **हितकारिता का सिद्धांत** ***Beneficence*–** चिकित्सक को मरीज एवं उसके परिवारजनों के अधिकतम हित वाला उपचार करना चाहिये। जीवन की अंतिम सांस ले रहे मरीज को यदि मृत्यु प्रदान करना (*euthenesia*) आवश्यक भी हो तो चिकित्सक को **उपयोगितावाद** (***utilitarianism***) के अनुसार निर्णय लेना चाहिये। मरीज को लक्ष्य (*end*) मानकर ही उसका इलाज करना चाहिये। मरीज को चिकित्सीय प्रयोगों का साधन (*means for experiment*) मानकर इलाज करना मानवता के विपरीत है

iii. **हित प्रबंधन एवं अहित निश्कासन का सिद्धांत** ***Non-maleficence* – *'primum non noncere – first do not harm*–प्रथमतः कोई हानि न करें– *हेपोक्रेटीज संकल्प*** *''रोगी की कोई हानि न करें, भले ही उसका हित न किया जा सके ''*, का संकल्प आधुनिक चिकित्सकों द्वारा अपने अध्ययन की समाप्ति के पश्चात् लिया जाता है। अतः चिकित्सक को अपने मरीज पर दुश्परिणाम उत्पन्न करने वाले

उपचार और औशधि से बचना चाहिये

iv. **न्याय का सिद्धांत *Justice*–** अस्पताल में बहुत सारे मरीजों के एकाएक आ जाने पर गंभीर रोगियों के इलाज में चिकित्सक को न्याय के आधार पर ही औशधि एवं सेवा वितरित करनी चाहिये (*distributive justice*)। जैसे कि महामारी नियंत्रण, निवारण एवं **उपचार–प्राथमिकता** में किसी भी रोगी को उपेक्षित करना चिकित्सा नीति के विपरीत है। प्रायः मरीज के उपचार में **नीति** (***ethics***) तथा **नैतिकता** (***morality***) के ऊहापोह (*baffling*) में चिकित्सक को कठिनाई आने लगती है। इस पर **कुछ मेडिकल केस** दिये जा रहे हैं, इन्हें पढ़कर चिकित्सक किंकर्तव्यविमूढ़ हो सकते हैं –

चिकित्सा नीति अथवा नैतिकता

केस* (1)**– चंडीगढ़ के निकट के गांव में एक किशोर बालिका का **लीवर फेल** हो गया, जिसके गरीब पिता गाँव के सरपंच से उधार लेकर किसी तरह बस द्वारा चंडीगढ़ अस्पताल पहुंचे। आपात विभाग में छटपटाते हुए गरीब बाप की पुत्री की गंभीर हालत देखते ही *रेजीडेंट* ***डॉक्टर आशीश को समझते देर न लगी कि लड़की जीवन की अंतिम सांस ले रही है। इस बालिका को नया लीवर लगाकर ही बचाना संभव था......., इलाज महंगा था........ गरीब पिता की जेब में फूटी कौड़ी भी न थी....... ***डॉ. आशीश*** लीवर बदलने के खर्च को लेकर दुविधा में थे..... फिर भी किसी तरह **डॉक्टर** ने पिता को लीवर ट्रांसप्लांट का खर्च बता ही दिया, यह सोचकर कि शायद कोई जुगाड़ निकल आये और अस्पताल भी तो मदद करता है... . व्यवस्था नहीं हो पायी, गरीब बाप दुःखी था... ''अपनी बिटिया को न बचा पाने का दोशी कोई और नहीं बल्कि मै हूँ......।'' चिकित्सक ने लिखा है ''गरीब बाप अपनी शेश उम्र बिटिया का इलाज न करा पाने की अपराध भावना के साथ घुट–घुट कर...... जियेगा.......। ***निश्कर्शः*** *इलाज का हक छीज चुका था..... गरीबी आड़े हांथ थी......तो फिर क्या चिकित्सक जिम्मेदार है.....?*

***केस* (2)**– **भावना** के पिता **जगतनारायण**, कॉरपोरेट ऑफिस के 62 वर्शीय चीफ एक्जीक्यूटिव ऑफिसर, **अग्नाशय–कैंसर** (*pancreas-cancer*) से पीड़ित थे और उन्हें पीलिया भी हो गया... आँखें पीली, भूख न लगना

आदि दिक्कतें होने लगीं, लेकिन शरीर पर रोग का आभास नहीं था....., कैंसर विशेशज्ञ **डॉ भूमि** ने **जगतनारायण जी** को चौथे स्टेज का कैंसर डायग्नोज किया..... पित्त की परेशानी को कम करने के लिये स्टंट डलवाने एवं ***कीमोथिरैपी*** की सलाह के साथ पिता की जिंदगी एक वर्श से कम बताई..... **भावना** ने भी पिता के अच्छे इलाज की आशा में पिता के पैन्क्रियाज डक्ट में स्टंट डलवाने की सहमति तो दी..... किन्तु चार सप्ताह बाद पैन्क्रियाज में इंफेक्शन हो गया....., इंफेक्शन ठीक भी हो गया.....। पीलिया ठीक होने लगी.... हालत थोड़ी–थोड़ी सुधरी..... ***कीमोथिरैपी*** शुरू हुयी.... शुरू में फायदा फिर हर डोज के बाद हालत बिगड़ती गयी......। घर आने पर **भावना** के पिता किसी तरह से दो साल तो जीवित रहे.....। **डॉ भूमि** सुधरती हालत से तो खुश थीं....., दो ही साल में 17 बार भर्ती होने पर 34 लाख रूपये खर्च हुए......, अंत में **जगतनारायण जी** ने जीवन की अंतिम सांस ली..... **बेटी भावना** को एक ही परेशानी सता रही थी..... किसी भी डॉक्टर ने इलाज का ***साइड इफेक्ट*** नहीं बताया.....। **डॉ भूमि** अपने को ही इस घटना का जिम्मेदार नहीं मानती क्योंकि सभी जानकारी परिवार को उपलब्ध थी जो भी हो रहा था सामने था.....। आज के परिवेश में जानकारी तो इंटरनेट पर भी है। ***निश्कर्श:–*** *पिता के मृत्यु के बाद* ***बेटी भावना*** *की सोच असलियत से परे थी....,* ***डॉ भूमि*** *पर नैतिक बोझ बेवजह थोपा जा रहा था जिससे वे किंकर्तव्यविमूढ़ होकर दुविधा में थीं......*

केस **(3)**– मुख्य चिकित्सा अधिकारी, ***डॉ चंद्रवर्धन*** मुख्यालय जनपद में कुछ सालों से **जापानी इंसेफलाइटिस** के भयावह परिणाम से जूझते रहे....., जनपद के चीफ एक्जीक्यूटिव ऑफीसर ने सीएमओ साहब को अपने आफिस में तलब किया और कहा "*इंसेफलाइटिस* का डर फैल रहा है..... मुख्यालय का रूतबा भी दांव पर लगा है......., *इंसेफलाइटिस* संक्रमण की संख्या कम करें........ सूचना देने में सरकारी निर्देश का पालन करें........"। ***डॉ चंद्रवर्धन*** ने कागज के साथ छेड़खानी न करने की बात कही तो सीईओ ने ट्रांसफर एवं नौकरी से हांथ धोने की धमकी भी दे डाली। सीएमओ को सीईओ के गुस्से का तूफान झेलना पड़ा और वे निलम्बित हो गये..... , डिप्टी सीएमओ की पदोन्नति हो गयी। ***निश्कर्श :*** *चीफ एक्जीक्यूटिव ऑफीसर (सीईओ) का परामर्श अनैतिक.... , और सीएमओ की रोजी रोटी तो छिन गयी लेकिन वे सामाजिक आदर्श के उदाहरण बने,*

अपने मेडिकल ग्रुप में वे सम्मान के पात्र रहे।

केस (**4**)– आंध्र प्रदेश की रहने वाली 39 वर्षीय ***धर्मिश्ठा*** नामक महिला ***कोलनजाइटिस*** (*cholangitis*) से हताहत थी जो अपने ही छोटे–छोटे तीन बच्चों द्वारा रिक्शे पर लादकर पास के कॉरपोरेट अस्पताल में लायी गयी। पित्ताशय–पथरी एवं सेप्टिक सदमा (*septic shock*) से रक्त दाब एवं ऑक्सीजन की कमी के कारण ***धर्मिश्ठा*** के पूरे शरीर में सूजन तथा रक्त के थक्के जम रहे थे। पिता मजदूरी कमाने मुंबई में थे। ***धर्मिश्ठा*** को चार बॉटल तरल (*fluids*) एवं एंटीबायोटिक दिया जा चुका था। बिना ऑपरेशन बचने की कोई उम्मीद नहीं थी.....। बच्चे इलाज भी कराते तो कैसे.....? फूटी दमड़ी भी न थी..... तो इलाज सरकारी योजना से कैसे होता....? रोगी की परेशानी से दुःखी और व्यथित ***डॉ दीपक*** ने चिकित्सा निदेशक से निःशुल्क इलाज करने की प्रार्थना की... निदेशक ने एक न सुनी.... कहने लगे.... और अधिक इलाज अपने वेतन से खर्च करना होगा.... मानव सेवा की भावना दब गयी..... ***निश्कर्श : डॉ दीपक*** *की मजबूरी चिकित्सा नीति के आदर्शों के विपरीत नहीं मानी जा सकती है ?...*।

केस (**5**)– सेवा निवृत्त, पैथोलॉजी प्रोफेसर ***डॉ अरशद*** प्राइवेट अस्पताल, गुजरात में लैब इंचार्ज थे। यहां कोविड–19 का परीक्षण होता था। मॉलीक्यूलर बायोलॉजी विशेशज्ञ ***डॉ अरशद*** अपना कार्य मुस्तैदी से करते थे। सरकारी दौरे पर आये बड़े अधिकारी ने ***डॉ अरशद*** के मुस्तैदी की तारीफ की। बाद में *चीफ इक्जीक्यूटिव आफिसर (सीईओ)* ने ***डॉ अरशद*** से कहा *''दौरे पर आये अधिकारी ने कोविड–19 की पॉजिटिव रिपोर्ट 50% कम करके भेजने को कहा है, ताकि शहर में घबराहट और डर न फैले?.....*।'' ***डॉ अरशद*** का जमीर तो पॉजिटिव रिपोर्ट में किसी तरह की फेरबदल करने की गवाही नहीं दे रहा था, अंत में उन्हें नौकरी से हांथ धोना पड़ा। ***निश्कर्श :*** *अस्पताल के चीफ एक्जीक्यूटिव ऑफीसर (सीईओ) का निर्देश चिकित्सा नीति के विपरीत था।*

भारत सरकार की स्वास्थ्य देखभाल नीति *Health Care Policy–GoI*

भारतीय संविधान में केंद्र सरकार द्वारा ही *भारत की स्वास्थ्य देखभाल नीति एवं मॉडल* (*health policy & model*) बनाने का प्राविधान है। किंतु केंद्र द्वारा बनायी हुयी *हेल्थ पॉलिसी एवं मॉडल* को राज्य सरकार

चिकित्सा नीति

द्वारा स्थानीय जनता की मांग के मुताबिक लागू किया जाता है। भारतीय स्वास्थ्य नीति का लक्ष्य गरीब जनता के जीवन स्तर को ऊपर उठाकर पोशाहार मुहैय्या कराना है। भारतवर्श में स्वास्थ्य एवं पोशण पर सकल गृह उत्पाद (*GDP or gross domestic product*) का मात्र 1 से 2 प्रतिशत ही सरकारें खर्च करती हैं जो अन्य देशों की अपेक्षा बहुत कम है।

भारत की प्रथम राश्ट्रीय स्वास्थ्य नीति वर्श 1983 में लागू हुयी, द्वितीय संशोधन वर्श 2002 तथा तृतीय संशोधन वर्श 2017 से लागू किया गया। **वर्श 2017 की स्वास्थ्य नीति का पुनः अवलोकन कर 2017 में संशोधित स्वास्थ्य नीति लायी गयी जिसमें कुछ नये लक्ष्य जोड़ दिये गये, विवरण आगे है–**

i. गैर संचारी रोगों के बोझ को कम करना
ii. प्राइवेट अस्पताल, नर्सिंग होम, औशधि कंपनी एवं औशधि के फुटकर विक्रेताओं को जनहित में प्रोत्साहित करना
iii. इलाज में जनता के बढ़ते हुए खर्चों में कमी लाते हुए उनको स्वास्थ्य लाभ देना
iv. बच्चों का टीकाकरण, बाल विभाग संचालन, सुरक्षित प्रसूति, अस्पताल में भर्ती रोगियों की सेवा, औशधि एवं चिकित्सा सामग्री उचित मूल्य पर उपलब्ध कराना
v. सार्वजनिक चिकित्सा सेवा एवं वितरण प्रणाली को कुशल, प्रभावी, किफायती एवं रोगी केंद्रित बनाना। ट्रेडमार्क औशधियों के क्रय में जनता के बढ़ते हुए खर्च को कम करना तथा जेनरिक दवाइयों के जन औशधि केंद्रों को मजबूत करना।

विभिन्न राश्ट्रों के संविधानों एवं संयुक्त राश्ट्र संघ (*UNO*) के मानव अधिकार चार्टर–1948 के लक्ष्य अनुसार स्वास्थ्य सुरक्षा मनुश्य की मूलभूत आवश्यकता है। गरीब एवं विकासशील देशों के वार्शिक बजट में स्वास्थ्य क्षेत्र में पूंजी निवेश को प्राथमिकता नहीं मिलती है, जिससे समाज में रोग और संक्रमण बढ़ जाते हैं। यूएनओ (*UNO*) के संयुक्त राश्ट्र विकास कार्यक्रम (*UNDP or United Nations Development Programme*) की वर्श 2018 की मानव विकास सूची रिपोर्ट (*HDI or Human Development Index Report*) के अनुसार 189 देशों की सूची में भारत का स्थान 130वें क्रमांक पर है जिसके कारण से भारत में

मानव कार्य–क्षमता दिन प्रतिदिन कमजोर हो रही है। भारत में स्वास्थ्य देखभाल की स्थिति के संबन्ध में निम्नांकित कुछ आंकड़े जान लें –

vi. स्वास्थ्य के क्षेत्र में भारत अपने सकल घरेलू उत्पाद (ळक्च्) का मात्र 1.4ः निवेश कर रहा है

vii. स्वास्थ्य क्षेत्र में राश्ट्रीय खर्चे का 70ः व्यय केवल औशधि में हो रहा है

viii. विश्व स्वास्थ्य संगठन (ॅभ्व्) की रिपोर्ट के अनुसार आज भी भारत में लाखों लोगों को पर्याप्त औशधि नहीं मिल पा रही है

ix. प्राथमिक स्वास्थ्य केंद्रों के 63ः केन्द्रों में ऑपरेशन थियेटर नहीं हैं, 29ः केन्द्रों में प्रसूति व्यवस्था (लेबर–रूम) नहीं है तथा 81.5ः केन्द्रों में विशेशज्ञ सर्जन एवं स्त्री रोग विशेशज्ञ नहीं हैं

x. भारत के ग्रामीण क्षेत्र के 58ः एवं शहरी क्षेत्र के 68ः लोग प्राइवेट अस्पताल में भर्ती होते हैं

xi. प्रतिवर्श लगभग 4 करोड़ लोग गरीबी रेखा के नीचे आ जाते हैं जिसका मुख्य कारण परिवार का कमाऊ व्यक्ति गंभीर रोग की चपेट में आ जाये

xii. प्रत्येक 4 व्यक्ति में 1 व्यक्ति ह्रदय रोग से पीड़ित है तथा मस्तिश्क आघात (ब्रेन अटैक) जान लेवा बन चुका है।

यूनाईटेड नेशन्स डेवलप्मेंट प्रोग्राम की उपरोक्त रिपोर्ट के मद्देनजर भारत सरकार द्वारा वर्श 2017 में **नई एवं संशोधित राश्ट्रीय स्वास्थ्य नीति, 2017** जारी की गयी जिसके **मुख्य लक्ष्य** निम्नवत निर्धारित किये गये हैं, यथा –

i. स्वास्थ्य व्यय को वर्तमान जीडीपी 1.15ः से बढ़ाकर 2025 तक 2.5ः करना

ii. जन्म के समय जीवन प्रत्याशा को 67.5 वर्श से बढ़ाकर वर्श 2025 तक 70 वर्श करना

iii. भारत में प्रति महिला कुल प्रजनन दर (ज्थ्त् वत जवजंस मितजपसपजल तंजम) वर्श 2025 तक 2.1 तक लाना

iv. वर्श 2025 तक पांच वर्श से कम उम्र के बच्चों (नदकमत 5 उवतजंसपजल तंजम) में मृत्यु दर को घटाकर 1000 में 23 के लक्ष्य को प्राप्त करना है। मातृत्व मृत्यु दर (डडत् वत उंजमतदंस

उवतजंसपजल तंजम) 1 लाख प्रसव में 167 माताओं की मृत्यु दर को घटाकर 100 पर लाना

v. वर्श 2025 तक पांच वर्श से कम उम्र के बच्चों में नाटापन कम करने के प्रयोजन – पेट के कीड़ो की दवा, कैल्शियम एवं थायरॉयड की जांच

vi. शिशु मृत्यु दर (ब्डत् वत बीपसक उवतजंसपजल तंजम) को 2019 तक 28 तक लाना

vii. नवजात मृत्यु दर (छड्त् वत दमवदंजंस उवतजंसपजल तंजम) जो लगभग 25/1000 है को 2025 तक 10 से कम करना है

viii. वर्श 2025 तक दृश्टिहीनता (इसपदकदमे) को 0.25 प्रति हजार करना तथा रोगियों की संख्या को एक तिहाई तक लाना

ix. वर्श 2017 तक कालाजार (इसंबा मिअमत.समपीउंदपेपे) तथा वर्श 2017 तक लिम्फेटिक फाइलेरियासिस, वर्श 2018 तक कुश्ठ रोग को जड़ से समाप्त करना

x. वर्श 2025 तक मधुमेह, हृदय रोग, पुराने श्वसन रोगों और कैंसर जैसी बीमारियों के कारण आकस्मिक निधन दर को 25ः कम करना

xi. क्षयरोग (टीबी) को 85ः तक कम करना तथा 2025 तक क्षयरोग उन्मूलन

xii. 2025 तक सरकारी अस्पताल का उपयोग 50ः बढ़ाना

xiii. वर्श 2025 तक एक वर्श के 90ःबच्चों का टीकाकरण

xiv. वर्श 2025 तक 90ः बच्चों का जन्म प्रशिक्षित दाइयों अथवा नर्सों की निगरानी में कराना

xv. 2020 तक तंबाकू का इस्तेमाल15ः और 2025 तक 30ः तक कम करना

xvi. वर्श 2020 तक व्यवसाय से लगने वाली चोट की घटनाओं में 50ः कमी

xvii. वर्श 2020 तक राज्यों द्वारा बजट का 8ः स्वास्थ्य सेवाओं पर खर्च

xviii. वर्श 2025 तक परिवारों के निजी स्वास्थ्य व्यय को 25ः कम करना।

नई स्वास्थ्य नीति 2017 का क्रियान्वयन

1. **प्रजनन मातृ, नवजात शिशु, बाल एवं किशोर स्वास्थ्य (*RMNCH+A*–अध्याय 21)**– स्त्रियों एवं बच्चों के स्वास्थ्य को

मजबूत कर मृत्यु की घटनाओं को कम करना। सभी सरकारी अस्पतालों में ***स्कोर कार्ड*** (***score card***) द्वारा ही मरीज के स्वास्थ्य सुधार का निरीक्षण एवं ट्रैकिंग करना, जैसे कि नेशनल आयरन इनीशियेटिव (*national iron+initiative*) द्वारा माँ तथा नवजात में रक्त–कमी (*anaemia*) को ठीक करने हेतु आयरन (लौह पदार्थ) तथा फोलिक एसिड देना, नवजात में भंग ओंठ एवं भंग तालु (*cleft lips and cleft palate*), ह्रदय वॉल्व गुम होना अथवा बनावट दोश, पाद वक्रता (*club foot*–पैरों का टेढ़ापन), मेरूदण्ड एवं मस्तिश्क विकार (***spina bifida***–*शिशु विकास रूकना*), विटामिन, मिनरल कमी दूर करने हेतु छायांकन (स्क्रीनिंग) की जागरूकता लाना आदि।

2. **राश्ट्रीय बाल स्वास्थ्य कार्यक्रम (*RBSK*)–** प्रायः जन्म से लेकर 18 वर्श की आयु तक के बच्चों में 4 प्रकार के 'डी' (**4 '*D*'**) की समस्या होती है, यथा–

i. जन्म के समय दोश (*defect at birth*–ऊपर लिखा है)

ii. विटामिन–मिनरल कमी (*deficiencies*)

iii. जन्मजात रोग (*congenital diseases*)

iv. बच्चों के विकास में देरी एवं शारीरिक–मानसिक विकलांगता (*developmental delays and disability*)।

समय से **चार प्रकार के 'डी' की** पूर्ति की जानी चाहिये ताकि वयस्क होने पर असक्षमता न हो,

3. **राश्ट्रीय किशोर स्वास्थ्य कार्यक्रम–** किशोरों को लिंग समानता में जागरूक करना, उनमें नेतृत्व गुण का विकास तथा उन्हें सार्वजनिक स्वास्थ्य सेवाओं (अस्पताल आदि) के लाभ हेतु प्रशिक्षित करना।

4. **जननी शिशु सुरक्षा कार्यक्रम–** गर्भवती महिलाओं को अस्पतालों अथवा सार्वजनिक स्वास्थ्य केन्द्रों में सुरक्षित प्रजनन हेतु प्रेरणा देना।

5. **राश्ट्रीय एड्स नियंत्रण संगठन की स्थापना *NACO or National AIDS Control Organisation*–** नैको संगठन एवं एनजीओ की मदद से एड्स एवं एचआईवी (*AIDS & HIV*) जैसे जानपदिक रोगों (*epidemic*) के पीड़ितों का सम्मान के साथ इलाज होता है।

6. **संशोधित राष्ट्रीय क्षय रोग नियंत्रण कार्यक्रम *RNTCP or Revised National TB Control Programme*–** इस कार्यक्रम को **टीबी उन्मूलन** (*elimination*) कार्यक्रम अथवा एनटीईपी (*NTEP*) के नाम से भी जाना जाता है। विश्व स्वास्थ्य संगठन (*WHO*) द्वारा 1993 में **टीबी** विश्व–आपदा (*global emergency*) घोशित हुयी। विभिन्न देशों के समान भारत सरकार द्वारा भी टीबी उन्मूलन हेतु वर्श 1962 से ***बीसीजी टीका*** लगाया जा रहा है। वर्श 1978 से पूरे देश में टीकाकरण होने लगा। भारत में वर्श 1993 से आरएनटीसीपी (*RNTCP*) लागू होने पर ***डॉट्स*** (***DOTS*** *or Directly Observed Treatment Short Course*) जोड़ा गया। वर्श 2020 तक आरएनटीसीपी का लक्ष्य पूरा न होने पर अब आरएनटीसीपी के साथ राष्ट्रीय टीबी उन्मूलन कार्यक्रम (*NTEP or National TB Elimination Programme*) भी जोड़ दिया गया है। 2006–2011 के दौरान ***एचआईवी एवं एड्स*** **रोगियों** के मृत्यु का प्रमुख कारण **टीबी औशधि प्रतिरोध** (*drug resistant*) रही है। आरएनटीसीपी ने वर्श 2017–25 को '**क्षय रोग उन्मूलन**' वर्श घोशित किया जिसमें टीबी उन्मूलन में निम्नांकित गतिविधियां जारी की गयीं, यथा –

i. पता लगाना (*detect*)
ii. उपचार (*treat*)
iii. रोकथाम (*prevent*)
iv. निर्माण (*build*) अर्थात् ***डीटीपीबी*** (*DTPB or detect treat prevent & build*) आदि चार गतिविधियों के अच्छे परिणाम सामने आये हैं।

स्वास्थ्य संस्थाओं को **टीबी रोगी अधिसूचना** जारी करना आवश्यक हो गया। **टीबी अधिसूचना** के प्रचार–प्रसार हेतु आरएनटीसीपी के **'निक्षय'** (टीबी उन्मूलन) निगरानी प्रणाली (*monitoring system*) द्वारानिजी क्षेत्रों के अस्पतालों एवं संस्थाओं को भी टीबी देखभाल, उपचार, दवा संवेदनशीलता, ड्रग रेजिस्टेन्ट हेतु ₹ 250.00 प्रति केस से ₹ 6750.00 प्रति केस तक की प्रोत्साहन राशि (*incentive*) दी जाती है। भारत सरकार

'टीबी मुक्त भारत' के निर्माण हेतु सेवा एवं औशधि निःशुल्क वितरित कर रही है।

7. **राश्ट्रीय कुश्ठ उन्मूलन *National Leprosy Eradication*–1983**– सरकारी अस्पतालों द्वारा कुश्ठ उन्मूलन के अभियान द्वारा रोगी का प्रभावी उपचार किया जाता है। वर्तमान में कुश्ठ संक्रमण की रोक–थाम करते हुए रोगियों को विकलांग होने से सुरक्षित रखा जा रहा है। सरकार द्वारा रोगियों को समाज के लिये उपयोगी बनाने के कारगर उपाय किये जा रहे हैं ताकि वे समाज में अपनी भूमिका को सक्षमता के साथ सिद्ध कर सकें। अब इस रोग का इलाज सामान्य देखभाल प्रणाली के साथ जोड़ दिया गया है तथा सभी सरकारी अस्पतालों में मल्टी ड्रग थिरैपी (*MDT or multi drug therapy*) निःशुल्क प्रदान की जाती है। कुश्ठ कार्यक्रम **राश्ट्रीय ग्रामीण स्वास्थ्य मिशन** (***NRHM 2014***) का जरूरी हिस्सा है।
8. **मिशन इन्द्रधनुश–** इस योजना में अब देश के सभी बच्चों को 09 प्रकार के टीके लगाये जाते हैं (जबकि मिशन इंद्रधनुश में पहले 7 प्रकार के टीके लगाये जाते थे) जिसमें रोहिणी (*diphtheria*), काली खांसी (*whooping cough*), टिटनस, खसरा (*measles*), हेपिटाइटिस–बी, दिमागी बुखार (*meningitis*), निमोनिया, जैपनीज इंसेफलाइटिस, जर्मन खसरा (*rubella*) शामिल हैं।
9. **राश्ट्रीय मानसिक स्वास्थ्य कार्यक्रम (अध्याय 42)** में लिखा गया है।
10. **पल्स पोलियो प्रतिरक्षण कार्यक्रम *Pulse Polio Immunisation Programme*–** *पोलियो उन्मूलन* अभियान भारत का **मान्यता प्राप्त ब्रांड है** जिसमें फिल्म उद्योग के विख्यात सितारे जनता को संदेश देते हैं। भारत सरकार द्वारा वर्श 1995 में यह अभियान शुरू हुआ। इस टीकाकरण में 5 वर्श से कम आयु के बच्चों को हर वर्श दिसंबर एवं जनवरी में पोलियो टीके की 2 खुराक दी जाती है।
11. **प्रधानमंत्री स्वास्थ्य सुरक्षा योजना *PMSSY or Pradhan Mantri Swasthya Suraksha Yojana*–2006–** इस योजना का उद्देश्य सामाजिक असमानता को दूर कर जनसामान्य को सस्ती स्वास्थ्य सेवा उपलब्ध कराना तथा चिकित्सा शिक्षा का विस्तार करना है। इसी के

अंतर्गत अनेक एम्स (*All India Institute of Medical Sciences*) खोले गये हैं एवं राजकीय चिकित्सा संस्थानों का उच्चीकरण किया गया है।

12. **राश्ट्रीय आरोग्य निधि–** स्वास्थ्य एवं परिवार कल्याण मंत्रालय द्वारा इस निधि का गठन वर्श 1997 में हुआ। इस निधि का उद्देश्य गरीबी रेखा से नीचे स्तरके रोगियों के गंभीर बीमारियों में सुपर स्पेशिलिटी अस्पतालों के उपचार में वित्तीय सहायता प्रदान करना है जिसमें आवश्यक धनराशि चिकित्सा अधीक्षक, सरकारी अस्पताल को प्रेशित कर दी जाती है।

13. **राश्ट्रीय तंबाकू नियंत्रण प्रोग्राम 2003**– तंबाकू सेवन से होने वाले गंभीर एवं जीर्ण रोग (*acute & chronic disease*) के बारे में जनसामान्य को सचेत करना। तंबाकू प्रयोग नियंत्रण कानून 2004 में लाया गया।

14. **एकीकृत बाल विकास योजना *Integrated Child Development Scheme–ICDS 1975–*** इस योजना द्वारा 6 वर्श की उम्र तक के बच्चों, गर्भवती महिलाओं तथा स्तनपान कराने वाली महिलाओं को स्वास्थ्य, पोशाहार एवं शैक्षणिक सेवाओं का मिला–जुला पैकेज दिया जाता है। इस योजना में आईसीडीएस (*ICDS*) विभाग द्वारा आंगनबाड़ी भवनों एवं गोदामों को केंद्र एवं राज्य सरकार द्वारा ऋण दिया जाता है तथा किशोर बालिकाओं को जागरूक कर उन्हें स्वास्थ्य लाभ दिया जाता है।

15. **राश्ट्रीय स्वास्थ्य बीमा योजना (पुरानी योजना एवं नयी योजना – आयुश्मान भारत–2008)–** इस योजना में गरीबी रेखा के नीचे रहने वाले गैर–मान्यता प्राप्त श्रमिकों एवं कारीगरों को रू. 30000/– की सीमा तक प्रति परिवार (परिवार–5 सदस्य–पति–पत्नी एवं 3 बच्चे) स्वास्थ्य बीमा कवरेज दिया जाता था जिसमें परिवार के सदस्य लाभार्थी थे। वर्तमान सरकार द्वारा **आयुश्मान भारत योजना (*ABY* *or* *Ayushman Bharat Yojna*)/प्रधानमंत्री जन आरोग्य योजना** (***PMJAY*** *or* ***Pradhan Mantri Jan Aarogya Yojna***) में वर्श 2019 से 10 करोड़ परिवारों को 5 लाख रूपये प्रति परिवार स्वास्थ्य बीमा किया जाता है जिससे ये परिवार प्राईवेट अस्पतालों में भी इलाज करा सकते हैं।

7

अपने शरीर में हो रहे विकारों को पहचानें और इलाज करायें

Know the disorders in your body and get the treatment

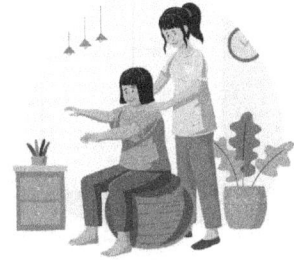

इस अध्याय में हम सीखेंगे कुछ बातें – *Learning Objectives*

- अपने शरीर में होने वाले विकारों एवं रोगों को शीघ्रता से पहचानना

- विभिन्न रोगों की समस्या एवं उनके उपचार के लिये सही एवं उचित चिकित्सक खोजना

- शरीर के विकारों एवं रोगों के लक्षणों के बारे में अपने चिकित्सक को ठीक–ठीक बताना भी सीखेंगे

प्रायः हम अपने शरीर में होने वाले छोटे–छोटे विकारों की या तो अनदेखी कर देते हैं या फिर **गूगल** अथवा ''*नीम–हकीम खतरा–ए–जान (quackery)*'' में भ्रमित होकर इलाज करने लगते हैं। **बीमारी में विकार होते हैं लेकिन हर विकार बीमारी नहीं है।** जैसे कि हल्का बुखार, थोड़ी बहुत खांसी–जुकाम, हाईट थोड़ी कम रह जाना, पेशाब के रास्ते में खुजली, शरीर में जगह–जगह चिलकन या चुभन, कमजोरी, बदन में दर्द, जाड़े में खुश्की–खुजली अथवा उमस भरी गर्मी में अंधौरी–खुजली (*itching*) अथवा किसी किशोर आयु की बालिका के चेहरे पर बाल,

मुहांसा इत्यादि जरूरी नहीं कि बीमारी के लक्षण ही हों। शरीर पर होने वाले विकारों से परेशानी होने पर इलाज कराना जरूरी है। वायुमंडल प्रदूशण, बदलती हुयी रोजमर्रा की जीवन शैली एवं असंतुलित आहार अथवा जंक फूड जैसे चाट, पिज्जा, नूडल्स, खस्ता, समोसा, कोल्ड ड्रिंक, चॉकलेट का अधिक सेवन, व्यायाम रहित बिना हिले–डुले दूसरों के सहारे जीवन जीना (*sedentary life style without exercise with junk food habit*) रोग का कारण है। रोजमर्रा में भोजन करने के कुछ नियम हैं जो प्रायः सभी चिकित्सक रोगियों को बताते और समझाते हैं, यथा –

i. **ऋत भुख–** विभिन्न मौसमी शाक–सब्जी, फल, अनाज आदि का सेवन ऋतुओं के अनुसार,

ii. **मित भुख–** जितनी भूख हो उसके 75% समतुल्य भोजन खाने से पाचन ठीक रहता है – कहावत है "**कम खायें और गम खायें**" यही राज बन सकता है सेहत को सुधारकर अच्छा बनाने का। *ओकीनावा, जापान* (***Okinawa, Japan***) एवं ***ब्लूजोन*** निवासी इसका पालन करते हैं (**अध्याय 47**),

iii. **हित भुख–** पेट में अपच, गैस, अम्लता (*acidity*), डकार (*burping*), नुकसानदायक भोजन से हो सकती है – इसका परहेज (*abstinence*) करें। पुरानी कहावत है – "**किसी को बैंगन बावले, किसी को बैंगन पथ्य** " अर्थात् ***"one man's meat is another man's poison"*** इनका अनुपालन न करना छोटा विकार पैदा कर सकता है जो बड़ी बीमारी का रूप भी ले सकता है। इन्हीं विकार के लक्षणों के आधार पर आदतों में बदलाव करना इस अध्याय का उद्देश्य है।

हमारा शरीर हर क्षण कोई न कोई काम कर रहा है। **शारीरिक क्रियायें ही जीवन है**। शरीर चार प्रकार के कर्म करता है –

i. **ऐच्छिक कर्म *Voluntary Action–*** मस्तिश्क द्वारा सोच–विचार कर इच्छा के अनुसार किया जाने वाला कर्म जैसे कि – अपना रोज का काम, व्यायाम, पठन–पाठन, संगीत अभ्यास आदि

ii. **अनैच्छिक कर्म *Unwilling Action–*** मस्तिश्क द्वारा सोच–विचार कर बिना इच्छा शक्ति के और मजबूरी में किये जाने वाला कर्म जैसे

कि – दैनिक भत्ते पर नौकरी, अदालत में गवाह बनना

iii. **स्वाभाविक कर्म *Involuntary Action*–** मस्तिश्क द्वारा बिना सोच–विचार के किया जाने वाला कर्म जैसे कि – सांस लेना, पलक झपकना, हृदय धड़कन

iv. **सहज प्रतिक्रिया *Reflex Action*–** जब कभी गाड़ी चलाते समय एकदम से कोई सामने आ जाये तो अनायास ही ब्रेक लग जाता है। कोई आंख के सामने उंगली दिखा दे तो चेहरा घूम जाता है। ऐसे कार्य सहज प्रतिक्रिया हैं।

शरीर के सामान्य कार्य प्रणाली में यदि कुछ बदलाव लगे और कश्ट का एहसास हो तब इसकी अनदेखी नही करनी चाहिये। शरीर की छोटी–छोटी तकलीफों को सहते हुए रोजमर्रा में उन्हें अनदेखा करना अनुचित और **रोगजनक व्यवहार** है। इस आदत से हमारे **शरीर रूपी घर में कोई रोग चोर की तरह प्रवेश कर सकता है** जिससे हमारा भविश्य कश्टप्रद हो सकता है। शरीर में हो रहे बदलावों को पहचानना और चिकित्सक से सलाह लेना **हमें चुस्त और दुरूस्त रखता है**। अब हम शरीर में हो रहे बदलावों और विकारों को पहचानने की कोशिश करते हैं, चर्चा निम्नवत है –

1. हांथ–पैर में कंपन, हथेलियों एवं तलवों पर अधिक पसीना।
2. हांथ–पैर, चेहरे और शरीर की त्वचा में लाल चकत्ते अथवा त्वचा के सामान्य रंग से अलग काले धब्बे, आँखों के नीचे के हिस्से में कालापन (*dark circle*), आँख की पुतली में सफेद दाग अथवा नाखून में पीलापन।
3. तेजी से वजन का बढ़ना या घटना। भूख मिट जाना या बहुत अधिक बढ़ जाना।
4. सांस लेने में बदबू, अत्याधिक डकार अथवा पाद (*gas or fart*) रोग संकेत है।
5. दिन भर कमजोरी एवं थकान रहना। कार्य में रूचि की कमी। छोटी–छोटी बात पर झुंझलाहट और काम न कर पाना आदि रोग के लक्षण हो सकते हैं।
6. शरीर में कोई गांठ या गिल्टी का निरंतर बढ़ना या उसका फट जाना।
7. अचानक बेहोशी सी आना।

8. कनपटी के आस–पास खालीपन का एहसास।

9. त्वचा पर पानी जैसे रिसाव वाले लाल रंग के चकत्ते अथवा दाने।

10. कभी–कभी चेहरे का लाल हो जाना।

11. आँखों में तनाव और सूजन तथा दिल की धड़कन स्वयं को सुनायी पड़ना रोग का संकेत है।

12. भोजन करते ही पाखाने जाने का एहसास। पेट में मरोड़ के साथ टट्टी होना।

13. हालांकि 13 वर्श से 25–30 वर्श की आयु तक चेहरे, माथे, ठुड्डी, नाक आदि पर मुहांसा निकलना सामान्य है, किन्तु सीने अथवा पीठ पर मुहांसा होना विकार का संकेत हैं।

14. पसीने की बदबू हर समय शरीर पर बना रहना।

15. पेशाब करने पर पेशाब के रास्ते पर खुजली या लाल चकत्ते अथवा दाने असामान्य हैं।

16. गुदा द्वार पर खुजली, फुड़िया एवं रक्त आना।

17. गले और पेट में जलन और कड़ुवाहट।

कुछ भी कश्ट अथवा असामान्य प्रक्रिया को लेकर अनावश्यक चिंता (*panic*) या घबराहट के बजाय चिकित्सक से सलाह आवश्यक है। संतुलित आहार का सेवन, घी–तेल, शक्कर, नमक मसाला–मिर्च के अधिक सेवन से परहेज और ''**अति सर्वत्र वर्जयेत**'' (***avoid excess of every thing***) अर्थात् अधिक भोजन से परहेज ही स्वस्थ जीवन की कुंजी है। तंबाकू, बीड़ी, सिगरेट, पान मसाला और शराब का सेवन कभी भी स्वस्थ नहीं माना गया है। उम्र के साथ नमक, चीनी, मिठाई एवं चिकनाई का प्रयोग कम करना स्वास्थ्यप्रद है।

रोग मुक्त रहकर स्वस्थ जीवन जीने का फार्मूला सभी को सीखना पड़ेगा। जब कभी आप या आपके परिवारजन रोग से परेशान हो रहे हों तो अच्छे इलाज कराने के सटीक नुस्खे मिलेंगे इस पुस्तक में।

8

अच्छे चिकित्सक से अच्छा इलाज कैसे करायें

Getting best Treatment from your Doctor

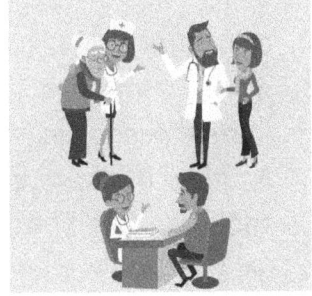

इस अध्याय में हम सीखेंगे कुछ बातें – ***Learning Objectives***

- चिकित्सक द्वारा पूछे गये प्रश्नों का सही उत्तर देना
- संतुलित आहार, परहेज एवं व्यायाम का महत्व समझना
- अपने रोग एवं इसके इलाज पर कैलेण्डर, डायरी तथा स्वास्थ्य अभिलेख (*रिकॉर्ड*) बनाना
- **तंबाकू** एवं **ड्रग्ज दुरूपयोग** से बचना

संक्रमण अथवा दुर्घटना हो जाने पर, अच्छे डॉक्टर के पास पहुंचकर उचित इलाज कराने हेतु चिकित्सक की व्यवस्तता को समझकर ही हमें उनसे वार्ता और परामर्श करना चाहिये। अच्छे डॉक्टर से अच्छा इलाज कराने के संबन्ध में कुछ छोटे–छोटे सुझावों की चर्चा निम्नवत है –

1. पूर्व निर्धारित समय पर एपॉइंटमेंट लेकर ही चिकित्सक या क्लीनिक पर पहुंचें। यह भी मान लें कि चिकित्सक अति व्यस्त हो सकते हैं, प्रायः समय अधिक लग जाता है। अतः अनुशासित व्यवहार करना ही उचित

है। ऐसा कोई कार्य न करें जिससे दूसरे मरीजों अथवा अन्य चिकित्सकों को दिक्कत का सामना करना पड़े। धीमी आवाज में वार्ता करना, कम बोलना, मोबाईल को साइलेंट पर रखना, अपने नम्बर पर ही चिकित्सक के कक्ष में प्रवेश करना चाहिये। जब एकाएक कोई दुर्घटना हुयी हो या स्थिति गंभीर हो तो धैर्य पूर्वक चिकित्सक तक अपनी बात पहुंचायें। आपके इस व्यवहार से चिकित्सक स्वतः ही आपको अधिक समय देकर गंभीरतापूर्वक देखेंगे।

2. डॉक्टर द्वारा पूछे जाने पर ही बिना किसी हिचकिचाहट के अपनी तकलीफ बताना तथा डॉक्टर की हर बात पर हामी न भरना ही आपके स्वास्थ्य के लिये उचित है, नहीं तो आप डॉक्टर के इलाज का पूरा फायदा नहीं उठा पायेंगे। बिना किसी हिचकिचाहट के अपने डॉक्टर से अपनी तीमारदारी और हिमायत कराना आपकी जिम्मेदारी है।
3. आपको अपनी डायरी में स्वास्थ्य की रिपोर्ट तथा इलाज संबन्धी हिदायत इत्यादि को नोट करके रखना चाहिये ताकि क्लीनिक अथवा अस्पताल में डॉक्टर के पूछे जाने पर आप उन्हें सटीक उत्तर देकर सही समय पर सही इलाज पा सकेंगे।
4. अपने मेडिकल चेकअप और रोग के लक्षणों के बारे में सजग रहते हुए (*remaining alert on symptoms*) डॉक्टर की सलाह के अनुसार औशधि, परहेज, व्यायाम, भोजन तथा जीवन शैली में बदलाव आदि करना आपके लिये लाभदायक है जिससे आप हमेशा निरोग रहकर सुखी जीवन व्यतीत करते हैं।
5. डॉक्टर के सामने खुलकर अपनी तकलीफ बताने, सही और सटीक उत्तर देने तथा अपनी लतों और आदतों के बारे में डॉक्टर को सूचित करने में ही आपकी भलाई है अन्यथा आप अपने डॉक्टर से सही इलाज नहीं पा सकेंगे।
6. हमेशा अपने डॉक्टर के पास अपने स्वास्थ्य के रिकॉर्ड और पूरी **केस फाईल के साथ ही जायें और जिन दवाओं का सेवन करते हों उनको भी साथ ले जायें** ताकि डॉक्टर को आपके *लास्ट प्रिस्क्रिप्शन* (*last prescription*) एवं वर्तमान परीक्षण की पूरी जानकारी सही–सही मिल जाये। परीक्षण की रिपोर्ट को समय–समय पर दिखाते रहने से डॉक्टर को आपके स्वास्थ्य–सुधार की दशा एवं दिशा तय करने में

मदद मिलती है जो आपके हित में है। डायबिटीज, बीपी और अन्य जीर्ण अथवा *क्रॉनिक* बीमारी के मरीज एक चार्ट बनाकर अपने शुगर, बीपी और दवाओं तथा आवश्यक मानकों को नोट कर लिया करें और डॉक्टर के सामने रख दें।

7. डॉक्टर एवं मनीशियों की सलाह अनुसार आहार–विचार–व्यवहार संतुलित न रखने पर कम उम्र में डायबिटीज, बीपी, मोटापा जैसे रोग हो सकते हैं। साथ ही गर्भवती स्त्री, नवजात शिशु, छोटे बच्चों के पोशण और विकास, टीकाकरण, पेट के रोग आदि की पूरी जानकारी डॉक्टर को बतायें ताकि आपका उपचार सही दिशा में हो सके। जलने, कीड़ा आदि काटने, गंदे में गिरने, कोई चोट होने पर डॉक्टर को दिखा लेना चाहिये।

8. **पदार्थ दुरूपयोग** तंबाकू, सिगरेट, बीड़ी, गुटका, खैनी, सादा पान मसाला, शराब या एल्कोहॉल, गांजा, भांग, चरस, कोकीन आदि का प्रयोग धीरे–धीरे स्वास्थ्य को गिरा देता है, उम्र घटा देता है और अनेक बीमारियां आमंत्रित करता है। ड्रग्ज नशे के आदी होने पर डॉक्टर के परामर्श और इलाज का वांछित प्रभाव नहीं होगा, आपका सही इलाज नहीं हो सकेगा।

लक्ष्य की खोज में

जिन खोजा तिन पाइया, गहरे पानी पैठ।
मै बपुरा बूड़न डरा, रहा किनारे बैठ।।

संत कबीर ने बड़े सहज भाव के साथ यह दोहा लिखा..... समझदार को इशारा काफी है कि मनोयोग से खोजा हुआ हर लक्ष्य सफलता के शीर्श तक पहुंच बना देता है। रोगी भी अपने जीवन वर्श को स्वास्थ्य समायोजित कर अधिकतम आयु का लाभ पा सकता है।

9

टेलीमेडिसिन

Telemedicine

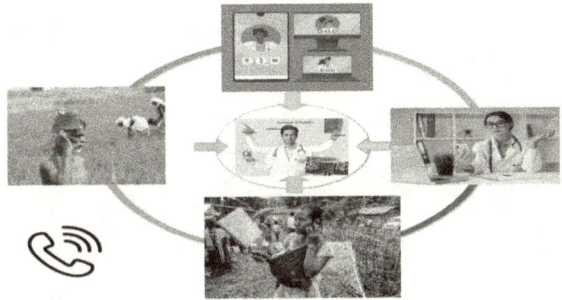

इस अध्याय में हम सीखेंगे कुछ बातें – *Learning Objectives*

- **टेलीमेडिसिन अथवा टेलीहेल्थ** – घर बैठे कम खर्च में दूरस्थ चिकित्सा पाना
- ***कम्प्यूटर–इन्फार्मेशन–तकनीकी*** का टेलीमेडिसिन उपचार में प्रयोग व योगदान

मोबाइल और कम्प्यूटर आज हमारे जीवन से अभिन्न रूप से जुड़ गये हैं। **टेलीमेडिसिन–** कम्प्यूटर, सॉफ्टवेयर, मोबाइल टेक्नॉलॉजी पर आधारित है। आजकल घर बैठे रोगी डॉक्टरों द्वारा वीडियो वार्तालाप, वीडियो परीक्षण, पैथोलॉजी या रेडियोलॉजी की रिपोर्ट एवं चिकित्सा प्राप्त कर रहे हैं। रोगी के पास यदि स्मार्ट फोन और कम्प्यूटर नहीं भी है तब घर के निकट किसी कॉल सेंटर अथवा टेलीमेडिसिन के लिए स्थापित सुविधा (*telemedicine kiosk*) से प्राप्त कर सकते हैं।

सूचना प्रौद्योगिकी (*information technology*) के माध्यम से **टेलीमेडिसिन, टेलीकेयर** अथवा **टेलीहेल्थ** में सलाह दी जा रही है।

आईये! समझते हैं **टेलीमेडिसिन की विभिन्न विधाओं** के नाम :

1. **टेलीहेल्थ–** दूर बैठे रोगी को स्वास्थ्य देखभाल सेवायें, स्वास्थ्य शिक्षा सेवायें, जीवन सूचक लक्षण (*vital signs*) जैसे कि नाड़ी गति दर (*pulse or heart rate*), बीपी, शरीर तापमान, श्वसन दर (*respiratory rate*), ईसीजी मापन तथा खान–पान, जीवन शैली बदलाव एवं औशधि सलाह ई–पर्चे द्वारा प्रदान करना।
2. **टेलीकेयर–** मोबाइल फोन, कैमरे, *वीडियो स्ट्रीमिंग* द्वारा जांच, वार्ता एवं मरीज की ***रियल टाइम मॉनिटरिंग***, निरंतर सतर्कता संदेश प्रेशण (*continuous vigilance messaging*) तथा उसका इमरजेन्सी प्रबंधन।

3. **टेलीमेडिसिन–** सुदूर रोगी और स्पेशलिस्ट डॉक्टर को डिजिटल इमेजिंग रिपोर्ट का तत्काल प्रेशण।

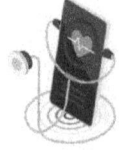

उपरोक्त विधायें अलग–अलग देशों में विभिन्न नामों से जानी जाती हैं किन्तु सभी का उद्‌देश्य एक ही है। जैसे कि **टेलीहेल्थ** सेवा प्रदाता कंपनियों द्वारा दो स्वास्थ्य देखभाल क्लीनिक विशेशज्ञों के माध्यम से वीडियो कांफ्रेन्स करके ***रियल टाईम*** में इमरजेन्सी वाले **सुदूर रोगी** के लैब परीक्षण रिपोर्ट को कम्प्यूटर तकनीकी से प्रेशित कर (*forward*) उसे द्वार पर (*door steps*) परामर्श देकर स्वास्थ्य निगरानी एवं उपचार। टेलीहेल्थ प्रणाली में रोग की रोक–थाम (*prevention*) और उपचार त्वरित (*speedy*) है। इस तकनीकी विधा में लोक स्वास्थ्य प्रशासन (*public health administration*) एवं शिक्षण को भी बढ़ावा मिल रहा है। विश्व स्वास्थ्य संगठन (*WHO*) ने स्वास्थ्य देखभाल एवं रोगों की रोक–थाम ***टेलीमेडिसिन*** में सम्मिलित माना है। अमेरिका के टेलीमेडिसिन एसोसियेशन द्वारा **टेलीमेडिसिन एवं टेलीहेल्थ को एक ही तरह की मान्यता दी जाती है**, किन्तु कम्प्यूटर द्वारा सुदूर रोगियों का स्वास्थ्य देखभाल ***टेलीहेल्थ*** के अंतर्गत माना जाता है। यूनाइटेड किंगडम (ब्रिटेन) एवं यूरोप के विभिन्न देशों में ***ई–हेल्थ*** प्रणाली को मान्यता प्राप्त हुयी है जिसके अंतर्गत टेलीहेल्थ, इलेक्ट्रॉनिक चिकित्सा अभिलेख (*electronic medical records*) का रखरखाव एवं स्वास्थ्य सूचना तकनीकी (*health*

information technology) सम्मिलित मानी गयी हैं। विश्व स्वास्थ्य संगठन (*WHO*) एवं विभिन्न देशों की चिकित्सा तकनीकी सेवा की अलग–अलग प्रणालियों को उस देश के सामाजिक, सांस्कृतिक, नैतिक एवं राजनैतिक मूल्यों के अनुसार मान्यता मिली है तथा अनैतिक कंपनियों के विरूद्ध कानूनी कार्यवाही की जाती है। वर्तमान में इस तकनीकी प्रणाली की संपूर्ण जागरूकता न होने के कारण साइबर क्राइम हो रहे हैं। इसी कारण से टेली मेडिसिन कंपनियों के चयन में उनकी शिक्षा, व्यवहार–कुशलता, कम्प्यूटर तथा सूचना प्रोद्यौगिकी संबन्धी तकनीकियों का मूल्यांकन जरूरी है। टेलीमेडिसिन, टेलीहेल्थ जैसी चिकित्सा तकनीकी सेवाओं के विकास का श्रेय अमेरिका को ही दिया जाता है। अमेरिका के ***नासा*** (*NASA or National Aeronautics & Space Administration*) द्वारा 1960 के दशक में अंतरिक्ष यात्रियों के ***फिजियोलॉजिकल पैरामीटर* (*physiological parameter*) में** हार्ट रेट, बीपी, शरीर तापमान, रोग प्रतिरोधक क्षमता, *कोर्टिसोल* जैसे ***स्ट्रेस हार्मोन*** आदि पृथ्वी से नापी गयीं। इस तकनीकी का प्रयोग *ऐरिजोन* (*Arizona*) के गांवों में सफल होने के बाद *अलास्का* के 26 स्थानों पर स्वास्थ्य सुविधायें पहुंचायी गयीं। वर्श 1989 में *NASA* द्वारा *अर्मेनियां* में टेलीमेडिसिन का विकास शुरू हुआ।

भारत में ***इसरो*** (***ISRO–Indian Space Research Organisation***) द्वारा **2001** में टेलीमेडिसिन सुविधा का पायलेट प्रोजेक्ट प्रारंभ हुआ जिसमें चेन्नई के अपोलो अस्पताल को चित्तूर जिले के अरगोंडा गांव के अपोलो अस्पताल से जोड़ा गया। इसी के साथ भारत सरकार के **सूचना प्रोद्यौगिकी विभाग द्वारा चिकित्सा के क्षेत्र में दिशा निर्देश जारी हुए।** स्वास्थ्य एवं परिवार कल्याण मंत्रालय, भारत सरकार द्वारा वर्श 2005 में ***राश्ट्रीय टेलीमेडिसिन टास्क फोर्स*** की स्थापना हुयी जिसमें 45 दूरस्थ ग्रामीण अस्पतालों एवं 15 सुपर स्पेशलिटी अस्पतालों को जोड़ा गया। भारत सरकार ने टेलीमेडिसिन में **महत्वपूर्ण कदम** उठाये हैं जो निम्नवत हैं –

i. **संजीवनी–** वर्श 2005 में केंद्र सरकार द्वारा जारी किये गये **संजीवनी** नामक ***हाईब्रिड*** साफ्टवेयर में ***'स्टोर और फॉरवर्ड*** तथा ***रियल टाइम*** का

उपयोग है

ii. **सेहत–** वर्श 2015 में केंद्र सरकार ने दूर–दूर के ग्रामीण क्षेत्रों में 60 हजार कॉमन सर्विस सेंटर (*telemedicine kiosks*) में टेलीमेडिसिन की शुरूआत की जिससे अपोलो अस्पताल के विशेशज्ञ डॉक्टर भी संबद्ध हैं

iii. **कॉन्टेक (कोविड–19 नेशनल टेली कंसल्टेशन सेंटर)–** अखिल भारतीय आयुर्विज्ञान संस्थान (*AIIMS*) नई दिल्ली द्वारा स्थापित इस सेंटर द्वारा देशभर के विशेशज्ञ चिकित्सकों की सेवायें लिखित अथवा मौखिक रूप से 24 घंटे प्राप्त होती रही हैं।

वर्श 2020 में कोरोना महामारी एवं लॉक डाउन के मद्देनजर स्वास्थ्य एवं परिवार कल्याण मंत्रालय, भारत सरकार द्वारा 25 मार्च, 2020 से टेलीमेडिसिन प्रैक्टिस हेतु **नीति आयोग** के सहयोग से निम्नवत दिशा–निर्देश जारी किये हैं –

i. **टेलीमेडिसिन–** यह प्रैक्टिस दूर–दराज के क्षेत्रों में सूचना एवं संचार तकनीकी के माध्यम से की जा सकेगी जिसमें रोग के मूल्याकंन एवं शोध के साथ चिकित्सा शिक्षा देना और व्यक्ति तथा समुदाय के स्वास्थ्य की रक्षा करना सम्मिलित होगा

ii. **टेलीहेल्थ–** स्वास्थ्य संबंधी सेवाओं, सेवा देने वाली संस्थाओं, रोगी शिक्षा तथा स्वास्थ्य सूचना सेवाओं की सहूलियत

iii. **चिकित्सा प्रैक्टिशनर–** चिकित्सक को पंजीकृत होना अनिवार्य होगा

iv. **अपवाद (*exception*)**– डाटा मैनेजमेंट विधि, सुदूर रोगी उपचार एवं सर्जरी, चिकित्सा–कर्मी शिक्षा एवं *जूरिडिक्शन* आदि में अधिनियम लागू नहीं होगा

v. पंजीकृत टेलीमेडिसिन प्रैक्टिशनर द्वारा की जाने वाली प्रैक्टिस भारत के किसी भी क्षेत्र से मान्य होगी

vi. ***बोर्ड ऑफ गर्वनर*** द्वारा ऑन लाइन पाठ्यक्रम–प्रोग्राम को टेलीमेडिसिन प्रैक्टिशनर द्वारा निर्धारित अवधि में अध्ययन करना अनिवार्य होगा

vii. टेलीमेडिसिन प्रैक्टिस में टेलीफोन, वीडियो, *LAN, WAN,* इन्टरनेट, मोबाइल, व्हाट्सऐप, फेसबुक, मैसेन्जर जैसे टूल का प्रयोग मान्य होगा

viii. **टेलीमेडिसिन एप्लीकेशन 4 श्रेणियों में विभाजित होगी यथा –**

(क) संचार का तरीका

(ख) सूचना प्रसारण की अवधि
(ग) परामर्श का उद्देश्य
(घ) टेलीमेडिसिन प्रैक्टिशनर द्वारा रोगी, तीमारदार तथा दूसरे प्रैक्टिशनर से वार्ता मान्य होगी

ix. **टेलीमेडिसिन प्रैक्टिशनर एवं रोगी परिचय विवरण–** (क) रोगी का नाम, आयु, पता, ई–मेल आईडी, (ख) टेलीमेडिसिन प्रैक्टिशनर द्वारा शैक्षिक विवरण, रजिस्ट्रेशन नम्बर सहित वेबसाइट, ई–मेल तथा अन्य सोशल मीडिया में परामर्श एवं औशधि तथा बिल व रसीद दिया जाना प्राविधानित है

x. टेलीमेडिसन परामर्श में रोगी की सहमति अनिवार्य होगी अर्थात् रोगी द्वारा टेलीमेडिसिन पर कॉलिंग करने पर उसकी सहमति मानी जायेगी

xi. **परामर्श पर्चे में औशधि विवरण प्राप्त करना प्राविधानित है।** औशधियां 4 प्रकार से सूचीकृत की गयी हैं – *List* (*O*) – सुरक्षित औशधि, *List* (*A*) – वे औशधियां जो पहले से मरीज खा रहा है, वीडियो कॉन्फ्रेंस पर उन्हीं औशधियों का **ई–परामर्श** दिया जा सकेगा, *List* (*B*) – प्रथम कंसलटेशन पर व्यक्तिगत परामर्श से डॉक्टर के विवेक से औशधियां टेलीमेडिसिन के माध्यम से भी लिखी जा सकेंगी। इसके अतिरिक्त **प्रतिबंधित सूची** (***restricted list***)– में सौन्दर्य प्रसाधन औशधियाँ, हाई पोटेंसी वाले नशीली दर्द निवारक दवाईयां टेलीमेडिसिन अथवा ई–पर्चे पर लिखना प्रतिबंधित होगा

xii. ***बोर्ड ऑफ गवर्नर्स–*** भारतीय चिकित्सा परिशद (*MCI–Medical Council of India*) का ***नया नाम–*** राश्ट्रीय चिकित्सा आयोग (*NMC–National Medical Commission*) होने के पश्चात् ***नया बोर्ड,*** पुराने बोर्ड के अधिकारों का अतिक्रमण (*supersede the authority*) कर सकेगा जो स्वास्थ्य एवं परिवार कल्याण मंत्रालय, भारत सरकार की सहमति से किसी भी दिशा–निर्देश का संशोधन कर सकेगा

xiii. व्यक्तिगत संपर्क की पुरानी चिकित्सा प्रैक्टिस के समान ***टेलीमेडिसिन प्रैक्टिस*** में भी पूर्व के नियम ही लागू होंगे।

टेलीमेडिसिन सेवा वितरण

i. सजीव वीडियो प्रदर्शन (***live streaming***)

ii. **स्टोर एवं फॉरवर्ड** द्वारा ई–देखभाल–परामर्श पर्चा लिखना, लैब जांच रिपोर्ट अर्थात् चिकित्सा डाटा (सूचना) को संग्रहीत कर कम्प्यूटर द्वारा विशेशज्ञ को डायग्नोसिस हेतु प्रेशित करना

iii. सुदूर रोगी निगरानी

iv. मोबाईल फोन द्वारा स्वास्थ्य जानकारी।

टेलीमेडिसिन/टेलीहेल्थ में नयी क्रांति– अमेरिका जैसे देशों के तर्ज पर अन्य देशों के विशेशज्ञों द्वारा टेलीमेडिसिन/टेलीहेल्थ का प्रयोग करके दूर–दराज के रोगियों को विभिन्न प्रकार से आराम पहुंचाया जा रहा है। जैसे कि टेली न्यूट्रीशन, टेली नर्सिंग, टेलीफॉर्मेसी (ई–पर्चे पर औशधि लिखना), टेली डेन्टेस्ट्री (दांत संबन्धी), टेली ऑडियोलॉजी (सुनाई पड़ने संबन्धी), टेलीन्यूरोलॉजी (मस्तिश्क एवं रीढ़ की हड्डी विशयक तंत्रिका),

टेली–रिहैबिलेटशन (रोगी पुनर्वासन), टेलीट्रॉमा केयर (आघात अथवा चोट देखभाल), टेली स्ट्रीमिंग द्वारा डिजास्टर मैनेजमेंट यानि आपदा प्रबंधन, टेलीकॉर्डियोलॉजी (हृदय रोग), टेली रोडियोलॉजी (एक्सरे, सीटी स्कैन, अल्ट्रसाउंड, एमआरआई), टेलीपैथोलॉजी (मल–मूत्र–खून जांच), टेलीसर्जरी (शल्य क्रिया), जल जाने पर टेलीमेडिसिन द्वारा त्वचा कोशिका निर्माण, टेलीअबॉर्शन (गर्भपात), दमा (एज्मा) में स्मार्ट इन्हेलर, रोबोटिक सर्जरी, वायरलेस ब्रेन सेन्सर्स, डायबिटीज, बीपी, हार्ट रोग में रक्त वाहिका निर्माण आदि चिकित्सा सुविधायें मेडिकल जगत की नयी क्रांति हैं।

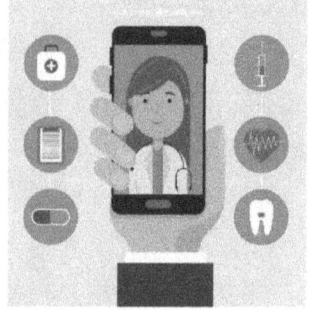

भारत में टेलीमेडिसिन की चुनौतियां और उपयोगिता– देश के बहुत से डॉक्टर एवं हेल्थ वर्कर इस नयी विधा को प्रयोग में नही ला रहे हैं – टेलीमेडिसिन उपचार में विश्वास की कमी है एवं उपकरणों का आभाव इनके कारण हो सकते हैं।

विकासशील एवं अविकसित देशों में आधारभूत संसाधन (*infrastructure*) एवं उनके समुचित रख–रखाव द्वारा टेलीमेडिसिन उपकरणों की स्थापना में उच्च स्तरीय जैविक सेंसर और अधिक बैंडविड्थ की कमी तथा वित्तीय भार टेली मेडिसिन के संपूर्ण विकास को बाधित कर

रहे हैं। गरीबी, तकनीकी दक्षता के आभाव के साथ–साथ टेलीमेडिसिन के दिशा निर्देशों को लागू करने वाली सरकारी एजेंसी की भी कमी मुख्य है। आश्चर्य नहीं होगा यदि दुराग्रही टेलीमेडिसिन *पोज* करके क्राइम के नये–नये रास्ते खोजते रहें। भारत में टेलीमेडिसिन की विधा दूर–दराज के क्षेत्रों में पहुंच रही है। गैर सरकारी संगठनों (*NGO*) द्वारा अंतर्राश्ट्रीय स्वास्थ्य सेवाओं को एकीकृत (*integrate*) करके टेलीमेडिसिन की लागत में कमी लायी जा रही है। पिछले 10 सालों से कंप्यूटर और मोबाइल पर 5G तकनीकी के प्रयोग की आजमाइश हो रही है। 5G तकनीकी के आते ही टेलीमेडिसिन विधा गतिशील एवं गुणवत्तापूर्ण हो जायेगी। **टेक्नालॉजी इन मॉर्डन मेडिसिन** (**अध्याय 14**) में फार्मेकोजिनॉमिक्स, स्मार्ट इन्हेलर, वायरलेस ब्रेन सेंसर, हेल्थ वियरेबिल्स, आर्टीफिशियल इंटेलीजेंस, जीन एडिटिंग एवं पर्सनलाइज्ड मेडिसिन के क्षेत्र की सफलता 5G तकनीकी पर आधारित है। अब तो कंप्यूटर और साफ्टवेयर में *6G*, *AI*, *ChatGPT* अर्थात् कृत्रिम बौद्धिकता तकनीकी के प्रयोग की बात भी चल रही है, यदि ऐसा हो जाता है तो टेलीमेडिसिन में भी नयी क्रांति आ जायेगी।

10

आयुश– आयुर्वेद, योग, नैचुरोपैथी, यूनानी, सिद्धा, होम्योपैथी एवं अन्य चिकित्सा प्रणालियां

AYUSH –Ayurveda, Yoga, Naturopathy, Unani, Siddha, Homoeopathy and other Medical Systems

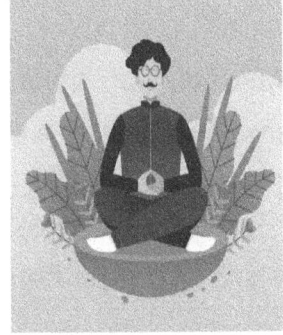

इस अध्याय में हम सीखेंगे कुछ बातें – *Learning Objectives*

- **आयुर्वेद** में 4 मूल तत्व, त्रिदोश संतुलन एवं 8 उपचार तंत्र, **योग** के 8 अंग, **सिद्धा** में रसायन प्रयोग द्वारा उपचार
- चीन में ***यांग*** एवं ***यिन*** समन्वय, हर्बल औशधि, एक्यूपंक्चर; मेसोपोटामिया की **जादू–टोने** तथा जड़ी–बूटी की औशधि; मिस्र में कृत्रिम अंग प्रत्यारोपण तथा मृत शरीर का ***ममीफिकेशन*** आदि
- **ग्रीक चिकित्सा में** 4 ह्यूमर संतुलन, हाईजीन, एन्डेमिक, एपिडेमिक, प्रोग्नॉसिस तथा आधुनिक चिकित्सा में **हेपोक्रेटिक संकल्प** तथा **रोमन चिकित्सा** में लोक स्वास्थ्य विकास तथा एनालिटिकल एवं सिंथेटिक डायग्नोसिस का महत्व
- **यूनानी (इस्लामिक) चिकित्सा** में शरीर के 7 भागों एवं अखलात के संतुलन द्वारा निरोगी रहना
- **प्राकृतिक चिकित्सा** द्वारा रोजमर्रे में होने वाले रोगों का उपचार
- **होम्योपैथी** में अल्प मात्रा तथा एक बार में केवल एक औशधि द्वारा उपचार विधि

सभ्यता के विकास के साथ मनुष्य ने शारीरिक–मानसिक रोग, उसके कारण, उससे स्वयं की रक्षा तथा निरोग रहने का मार्ग खोजा। शारीरिक–मानसिक रूप से स्वस्थ रहने के विज्ञान का विवरण विभिन्न देशों के **चिकित्सा शास्त्र** (*medical science*) में संकलित है। प्राचीन काल में अलग–अलग देशों के चिकित्सा शास्त्र में **स्थानिक रोगों** (*endemic*) को ही महत्व दिया गया जो प्रायः **साक्ष्य आधारित** (*evidence based*) नहीं थे। धीरे–धीरे **स्थानिक एवं संचारी रोगों** (एक स्थान से दूसरे स्थान पर फैलने वाले रोग) का सर्वेक्षण होने लगा जिससे **सार्वभौमिक एवं मानक उपचार** (***Universal and standardised treatment***) वाली **आधुनिक चिकित्सा (अध्याय 17)** विकसित हुयी जिसे ***एलोपैथी*** (*allopathy*) भी कहते हैं। अब हम पारंपरिक (*traditional*) और अगले अध्याय में आधुनिक चिकित्सा (*allopathy*) की चर्चा करेंगे।

प्राचीन भारतीय चिकित्सा प्रणालियां

1. **आयुर्वेद चिकित्सा**

भारतीय उपमहाद्वीप की लगभग 5000 वर्श प्राचीन ***आयुर्वेद*** संस्कृत भाशा के; ***आयुश+वेद्*** से बना है जिसे **जीवन का विज्ञान** कहते हैं। आयुर्वेद रोगों के निदान एवं दीर्घायु होकर जीने की विद्या है। आयुर्वेद में शारीरिक रचना, अंदरूनी अंगों के कार्य, प्राण अथवा श्वसन का ज्ञान लिखा है। लगभग 5000 वर्श पूर्व रचित ऋग्वेद में आयुर्वेद का ज्ञान संकलित है। **आयुर्वेद अथर्ववेद का उपवेद है**, जिसमें देवताओं की चिकित्सा प्रणाली है। अश्विनीकुमार इस शास्त्र के आदि आचार्य हैं जिनसे इन्द्र, धन्वन्तरि, नकुल, सहदेव, च्यवन, सुश्रुत एवं चरक ने सीखा।

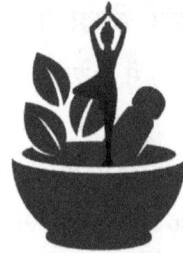

आयुर्वेद के **चार मूल तत्व**– मानव–शरीर दोश, धातु, मल और अग्नि से निर्मित है –

i. **त्रिदोश (वात, पित्त, कफ)** का **असंतुलन** रोग है, **समदोश** अथवा **संतुलन** आरोग्य है। ये **दोश देह–द्रव** हैं, जिनसे ऊतक (*tissue*) निर्मित होते हैं

ii. **सातधातु–** शरीर की **सात ऊतक प्रणालियों** में **रस** (***plasma***), **रक्त**, **मांस**, **मेद** (वसा), **अस्थि**, **अस्थि–मज्जा** (*bone marrow*) और **वीर्य** शरीर को बुनियादी पोशण प्रदान करती हैं

iii. **मल– मल**, **मूत्र**, **पसीना** आदि शरीर के मल हैं। मल के **दो पहलू** हैं – **मल** एवं **कित्त**। मल शरीर के अपशिश्ट उत्पाद हैं, कित्त (कीट) सात धातुओं के अपशिश्ट उत्पाद हैं

iv. **अग्नि–** शरीर की **जैविक अग्नि** द्वारा शरीर में **ऊर्जा संचयन** एवं **ऊर्जा विघटन** (*metabolism*) होता है। यह अग्नि आहार नली, यकृत (*liver*) तथा ऊतक कोशिकाओं (*tissue–cell*) में मौजूद *एंजाइम* (*enzyme*) हैं। इस प्रकार से शारीरिक ढांचे में दोश, धातु, मल एवं अग्नि का **संतुलन** स्वास्थ्य तथा **असंतुलन** रोग है।

आयुर्वेद में दोश सिद्धांत –

i. **वात दोश (शरीर का खाली स्थान अर्थात् आकाश)–** वात के कारण रक्त संचार तथा शरीर के दो अंगों में संबन्ध बनता है, जिसके आधार पर धातुयें अपना–अपना कार्य करती हैं। वात से ही कोई दोश एक स्थान से दूसरे स्थान पर पहुंच जाता है। वात से ही मल उत्सर्जन होता है। **वात दोश** की **अधिकता, वात प्रकृति** है। पेट, नाभि, कमर, जांघ, टांग, हड्डी, आंत अथवा कोलन आदि में वात संचरित रहती है

ii. **पित्त दोश (अग्नि + जल)**– पित्त हार्मोन एवं एंजाइम के नियंत्रण के साथ ही खून, हड्डी, मज्जा, मल आदि के निर्माण में सहायक होता है। पित्त से बुद्धि, साहस, खुशी का संचालन होता है। **पित्त दोश** की **अधिकता, पित्त प्रकृति** है। पित्त की कमी का अर्थ पाचक अग्नि की कमी। पेट, छोटी आंत, छाती व नाभि के मध्य भाग, पसीना, लिम्फ, खून, पाचन तंत्र व मूत्र संस्थान (*urinary bladder*) में पित्त होता है

iii. **कफ दोश (पृथ्वी + जल)–** कफ दोश की कमी से बाकी दोनों दोशों की वृद्धि होने लगती है। **कफ दोश** की **अधिकता कफ प्रकृति** है। पेट, छाती, गले के ऊपरी हिस्से एवं वसा में कफ होता है। इस प्रकार से **पित्त** चयापचय (*metabolism*); **कफ** उपचय (*anabolism*); **वात** अपचय (*catabolism*) है। बाल्यावस्था से शरीर की वृद्धि तक **कफ की प्रबलता** से ***एनाबॉलिज्म*** ; युवा अवस्था से प्रौढ़ होने तक **पित्त की**

प्रबलता, से ***मेटाबॉलिज्म*** ; एवं वृद्ध अवस्था में क्षय के कारण **वात की प्रबलता**, से ***कैटाबॉलिज्म*** आदि का क्रम चलता है।

स्वास्थ्य और रोग– प्राकृतिक संतुलन बिगड़ने से प्रायः रोग होता है। आवांछनीय आहार एवं आदतें, स्वास्थ्य के नियमों का पालन न करना, मौसमी असामान्यतायें, अनुचित व्यायाम आदि रोग के जनक हैं।

अष्टांग वैद्यक– आयुर्वेद चिकित्सा निम्नलिखित **आठ अंगों** अथवा **अश्ट तंत्रों** में विभाजित है–

i. **काय चिकित्सा**– ज्वर, रक्त–पित्त (टांगों के रोम कूपों से रक्त बहना), मस्तिश्क संकुचन, उन्माद, अपस्मार (मिर्गी–मानसिक रोग), कुश्ठ, प्रमेह (पुरूशों में वीर्य पतन), अतिसार आदि रोगों की चिकित्सा औशधि द्वारा

ii. **शल्य तंत्र**– आयुर्वेद में शरीर के व्रणों (*ulcers*) की **शल्य चिकित्सा** अग्नि, क्षार, यंत्र एवं शस्त्र द्वारा करी और सिखायी गयी है

iii. **शालाक्य तंत्र**– गले के ऊपरी अंग यथा मुख, नासिका, नेत्र, कर्ण आदि के रोगों की शलाका द्वारा शल्य क्रिया

iv. **कौमारभृत्य**– बच्चों, स्त्रियों, गर्भवती स्त्रियों, स्त्री रोगों (गर्भ विज्ञान) का उपचार

v. **अगद तंत्र**– विभिन्न प्रकार के विशों की चिकित्सा

vi. **भूत विधा**– देवताओं तथा ग्रहों द्वारा उत्पन्न रोगों की चिकित्सा

vii. **रसायन तंत्र**– वृद्धावस्था के रोगों एवं दीर्घायु होने की चिकित्सा

viii. **वाजीकरण**– शुक्र धातु के क्षय एवं दोशों तथा स्वस्थ संतान के प्रजनन की चिकित्सा। **आयुर्वेद में निदान एवं उपचार**– रोगी के शरीर, नाड़ी, मूत्र, मल, जीभ, आंख, स्पर्श, श्रवण, त्वचा एवं कान आदि के परीक्षण उपरांत रोग निर्धारण एवं औशधि, परहेज, विशिश्ट–आहार, पथ्य सेवन आदि द्वारा उपचार। आयुर्वेद की **शोधन चिकित्सा** (आंतरिक और बाह्य शुद्धि) में **वमन** (उल्टी), **विरेचन एवं वस्ति में** गुदामार्ग, मूत्र मार्ग, अपत्य मार्ग (स्त्रियों का जननांग) एवं व्रण–मुख आदि स्थानों से **त्रिदोश** निकालकर शरीर में औशधि प्रवेश, **नस्य** में नासिका द्वारा औशधि प्रयोग, **शमन चिकित्सा** (***palliative care***) में भूख, पाचन आदि बढ़ाने, व्यायाम, धूप तथा ताजी हवा द्वारा चिकित्सा, **पथ्य भोजन** द्वारा रोग–नियंत्रण, **निदान** द्वारा रोग उपचार, **सत्वावजय में** स्मृति एवं एकाग्रता विकसित कर मनोचिकित्सा *(यदि किसी व्यक्ति में मनोरोगों के*

कारण सत्व की हानि हो गयी हो तो आहार–विचार संयम, प्राणायाम तथा मानसिक एकाग्रता द्वारा उसका उपचार), **रसायन चिकित्सा** में वृद्धावस्था के कारण स्मृति हानि होने पर स्मृति बढ़ाने, प्रतिरोधक क्षमता विकास द्वारा उपचार।

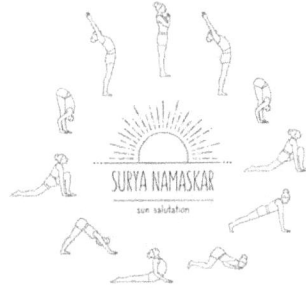

भारत में राश्ट्रीय आयुर्वेद विद्यापीठ, नई दिल्ली, राश्ट्रीय आयुर्वेद संस्थान, जयपुर, आयुर्वेद स्नातकोत्तर शिक्षण व अनुसंधान संस्थान, जामनगर, गुजरात, एवं अखिल भारतीय आयुर्विज्ञान संस्थान कार्यरत हैं। आयुर्वेदिक औशधियां जड़ी–बूटियों, पौधों, फल–फूलों से प्राप्त होती हैं जिनके दुश्प्रभाव (*side effect*) का परीक्षण **यादृच्छिक अथवा अक्रमिक नियत्रंण परीक्षण** (***randomized control trial***) द्वारा किया जा रहा है (**अध्याय 17**)।

ii. योग चिकित्सा

महर्शि पतंजलि **योग जीवन पद्धति** के आचार्य हैं। इसमें बर्हिमुखी **यम** है जिसमे : अहिंसा, सत्य, अस्तेय अर्थात् चोरी न करना, ब्रम्हचर्य, अपरिग्रह अर्थात् संचय न करना शामिल हैं। जो हमें स्वयं पालन करने हैं वे अंर्तमुखी हैं और उन्हें **नियम** कहा गया है जैसे शौच अर्थात् स्वच्छता, संतोश, तप, स्वाध्याय, ईश्वर भक्ति एवं एकाग्रता। इनके अतिरिक्त निम्नवत छः अंग हैं :

***आसन –** विभिन्न शारीरिक मुद्राओं में अभ्यास करना, **प्रणायाम –** श्वसन संतुलन, **प्रत्याहार–** इन्द्रियों का विशय मोह समाप्त करना, **धारण** अर्थात् मानसिक परिवर्तनों एवं विकारों को नियंत्रित करना योग में महत्वपूर्ण माना गया है। **ध्यान–** नित्य जीवन में चेतना के सृजनात्मक प्रवाह का अभ्यास करने पर शारीरिक–मानसिक उत्थान होता है। अंत में **समाधि** एक ऐसी विद्या है जिसको सीख लेने पर मनुश्य के आत्मा का विकास होने से उसके शरीर का क्षय भी रूक जाता है। समाधि शून्य में निमग्न होकर राग–द्वेश से मुक्ति की यात्रा है।

योग द्वारा ऑक्सीजन युक्त रक्त–प्रवाह, इंद्रिय– संयम एवं मानसिक

शांति से रोग प्रतिरोधक क्षमता की वृद्धि होती है तथा मानसिक तनाव नियंत्रित होता है। जीवन में सदाचार रहता है। (विभिन्न आसनों का वर्णन देना इस पुस्तक की विशय–वस्तु नहीं है)। योग में बताये गये **आसनों** को संयम और नियम से करने पर प्रणायाम, ध्यान, समाधि आदि क्रियायें सहज हो जाती हैं। जैसे कि सिद्धासन, पद्मासन, भद्रासन, स्वस्तिकासन, विश्रामकारक आसन आदि। कुछ आसनों के चित्र नीचे दिये जा रहे हैं।

इन आसनों से **शुचिता** के साथ–साथ **मानसिक संवेगों में नियंत्रण** होता है। **योग के समस्त 8 अंगों का अभ्यास** नित्य की दिनचर्या में ढालना है तथा अंतिम 3 अंगों (धारण, ध्यान, समाधि) का अभ्यास शांत वातावरण में शारीरिक–मानसिक शुद्धि (मल–मूत्र त्याग, खाली पेट अवस्था) के साथ करना चाहिये, जिसके लिये आचार्य से शिक्षा लेना एवं पुस्तकों का पढ़ना आवश्यक है। तनाव, जल्दबाजी, बीमारी, गर्भावस्था, मासिक धर्म में योग–अभ्यास नहीं करना चाहिये। नाक से ही सांस लेना–निकालना चाहिये, योग के 20–30 मिनट बाद ही स्नान एवं आहार करना चाहिये। योग स्नायुतंत्र (*nervous system*), कंकाल तंत्र, हृदय एवं नाड़ी को स्वस्थ रखने की क्रिया है। इससे बीपी, डायबिटीज, श्वसन, स्त्री रोग आदि सुनियंत्रित होते हैं। पतंजलि के अनुसार योग की परिभाषा –

योगः चित्तवृत्तिनिरोधः, योगः समाधिश्च।

योग चित्त की वृत्ति का निरोध एवं योग समाधि है, योग लय है सांसारिक व्यक्ति का परम सत्ता से जो पूर्ण चेतना है।

iii. **सिद्धा चिकित्सा–** ई.पू. 10वीं शताब्दी के आस–पास अगस्त्य मुनि द्वारा तमिलनाडु की तमिल भाशा में विकसित सिद्धा चिकित्सा **पारंपरिक** एवं **वैकल्पिक** चिकित्सा भी कही जाती है। यह चिकित्सा उत्तर भारत के 9 नाथों, 84 सिद्धों तथा दक्षिण भारत के 18 सिद्धों द्वारा शिव–पार्वती से प्राप्त ज्ञान द्वारा विकसित हुयी। सिद्ध मत में मानव शरीर ब्रह्मांड की प्रतिकृति है (**यथा पिंडे तथा ब्रह्मांडे**)। जैसे कि भोजन, औशधियां इत्यादि ब्रह्मांड के पंच तत्वों (पृथ्वी, जल, अग्नि, वायु और आकाश) से बने हैं। औशधियों में **तत्वों के अनुपात** के अनुसार ही रोग का उपचार है। **मानव शरीर की संरचना 7 अंगों द्वारा–सरम (प्लाज्मा)** से शरीर की उत्पत्ति; **चेन्नीर (रक्त)** से शारीरिक अंगों का पोशण; **ऊन (मांसपेशी)** से शारीरिक आकृति का निर्माण; **कोलजुप्पू (टीशू)** अस्थि–जोड़ों की

चिकनाई द्वारा सुरक्षा; **एम्बू (अस्थि)** से शारीरिक संरचनाओं की ढलान; **मुलई (नस)** से शारीरिक अंगों का आपसी संबन्ध; **सुकिला (वीर्य)** से प्रजनन।

सिद्धा में विस्तार से **रोगी परीक्षण** विधि का ज्ञान दिया गया है जैसे – **ना** (जिह्वा); **वर्णम** (रंग); **कुरल** (वार्ता–ध्वनि); **कण्** (आंख–रंग, दृश्टि बोध); **तोडल** (स्पर्श); **मलन** (मल); **नीर** (मूत्र–रंग, गंध, घनत्व, मात्रा); **नाडी** (नाड़ी) द्वारा किया जाता है।

औशधि विज्ञान *Pharmacology*– सिद्धा चिकित्सक ***एलकेमिस्ट*** (*alchemist*) एवं ***पॉली–फार्मेसिस्ट*** (*poly–pharmacist*) थे। जैसे कि वे औशधियों के निर्माण में ***कैल्सिनेशन*** (***calcination***–पकाना), ***सब्लीमेशन*** (***sublimation***–ठोस का गैस में परिवर्तन), **आसवन** (***distillation***), ***फ्यूजन*** (***fusion***–संलयन), ***फरमेंटेशन*** (***fermentation***–किण्वन), **धातु–दाह**, **धातु–द्रवीकरण** एवं **स्वर्ण–शुद्धि** के अतिरिक्त रासायनिक पदार्थों की ***बॉयलिंग*** (***boiling***), **घुलना** (***dissolving***), **बरसना** (***precipitation***) और **सांद्रीकरण** (***concentration or coagulation***) आदि प्रक्रियायें (***process***) करते थे। वे सल्फर, हरताल, सिंदूर, ऑर्सेनिक जैसे अस्थिर पदार्थों की फिक्सिंग द्वारा भी औशधियां बनाते थे। **विभिन्न रासायनिक औशधियां –** जैसे कि लवण एवं क्षार से भिन्न किन्तु **पानी में घुलनशील** अकार्बनिक **'उप्पु' नामक यौगिक औशधि** (25 किस्म), **अग्नि में वाश्प उत्सर्जन** करने वाली **खनिज औशधि** (64 किस्म), **गर्म करने पर वाश्प उत्सर्जन** करने वाली **औशधि** (7 किस्म), सोना, चांदी, तांबा, टिन, सीसा और लोहे (धातु अथवा मिश्र धातु) के **अग्नि–दाह से निर्मित औशधि, पारा निर्मित** *रेड सल्फाइड, मर्क्यूरिक क्लोराईड, रेड ऑक्साइड* **की *सब्लीमेशन औशधि,*** सल्फर पानी में **अघुलनशील औशधि एवं जंगामम** (जैव), **थाथू** (अजैव), **थावयारम** (हर्ब अथवा जड़ी–बूटी) आदि से निर्मित औशधियां।

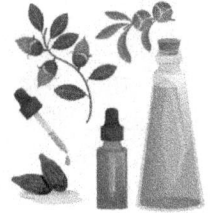

सिद्धा उपचार– पर्यावरण, जलवायु, आहार, शारीरिक गतिविधि में परिवर्तन तथा तनाव आदि से रोग होता है। जैसे कि **वातम : पितम : कफम** में

4:2:1 ही समानुपात और संतुलन है, इनका असंतुलन रोग है। **देव मारूथुवम** (दैवीय प्रणाली) में धातु और खनिज जैसे सल्फर अथवा मर्करी से प्राप्त औशधि, **मानिदा मारूथुवम** (तर्क संगत प्रणाली) में जड़ी–बूटी से तैयार औशधि, **असुर मारूथुवम** (शल्य–क्रिया) में चीरा लगाकर, गर्मी देकर, घाव में जोंक लगाकर अथवा रक्तपात द्वारा उपचार होता है। इसमें चर्म रोग (सोरायसिस), यौन रोग, यूरिनरी ट्रैक इंफेक्शन (*UTI*), मासिक धर्म रोग (*menstruation*), जठरांत्र संक्रमण (गैसट्रोइंटेस्टाइनल इंफेक्शन–*GTI*), लीवर, प्रसव काल अथवा प्रसवोत्तर रक्त अल्पता (*anemia*), डायरिया, अर्थराइटिस, एलर्जी आदि विभिन्न रोगों का उपचार है। सिद्धा में पथियम (पथ्य), अपथियम (अपथ्य) द्वारा उपचार होता है। सिद्धा चिकित्सा में प्राणायाम, आसन, योग आदि द्वारा शरीर को निरोग रखने की क्रियायें बतायी गयी हैं।

iv. **विश्व की अन्य चिकित्सा प्रणालियां**

i. **चायनीज चिकित्सा *Chinese Medicine*–** 2700 ई. पूर्व विकसित चायनीज चिकित्सा **दो सिद्धांतों** यथा **यांग** (*Yang*–**पुरूश सिद्धांत**) एवं **यिन** (*Yin*–**स्त्री सिद्धांत**) का **संतुलन** स्वास्थ्य तथा **असंतुलन** रोग है। **रोग प्रतिरोधक क्षमता** के विकास में चीन को अग्रणी कहा जाता है। जैसे कि चीन में चेचक–निवारण (***prevention***) ***वैरिओलेशन*** (***variolation***) द्वारा होता था, *चेचक–रोगी के शरीर* से थोड़ा सा फ्लूड (*fluid*) निकालकर स्वस्थ व्यक्ति की त्वचा पर खरोंचते हुए फ्लूड प्रवेश करा देते थे, जिससे स्वस्थ व्यक्ति में (चेचक लक्षण आने के बाद) रोग प्रतिरोधक क्षमता विकसित हो जाती थी। चीन की पारंपरिक चिकित्सा प्रणाली (*TCM–traditional Chinese medicine*) – *मैटिरिआ मेडिका* (*compendium of materia medica*) एवं *हुआंगदी नीजिंग* (*Huangdi Neijing*) में संग्रहित हैं। इन पुस्तकों में जड़ी–बूटियों, पेड़–पौधों, जानवरों, खनिजों, एक्यूपंक्चर (*acupuncture*), *कपिंग थिरैपी* (*cupping therapy*), गुआ–शा (*gua sha* – त्वचा खुरचकर खूनी दाने उभारकर इलाज), *एक्यूपंक्चर–माक्सीबुशन* (*acupuncuture–moxibustion* – त्वचा

पर सुई से छिद्र कर उसे जलाकर उपचार), टूना – एक प्रकार की मालिश (*tuina*), हड्डी बैठना (*die–da–डाई–डा*) तथा आहार चिकित्सा का उल्लेख है।

ii. **मेसोपोटामियां चिकित्सा–** यह चिकित्सा दजला–फरात नामक दो नदियों तथा फारस की खाड़ी (ईराक) के आसपास (*सुमेरिया, बेबीलोनिया, असीरिया* की सभ्यता) 6000 वर्श पूर्व विकसित हुयी। *मेसोपोटामियां* में जड़ी–बूटी, सर्जरी एवं मंत्र, जादू–टोना आदि द्वारा उपचार प्रचलित था। काले जादू द्वारा मृत शरीर से संपर्क करना (*necromancy*), मुट्ठी से मिट्टी उड़ाना (*geomancy*–भू शकुन), पशु–बलि को दैवीय शक्ति मानना, स्वपनों की व्याख्या तथा आत्माओं के प्रकार आदि से **अच्छा शकुन अथवा अपशकुन** (*ominous*) परखकर उपचार होता था। ***हम्मूराबी*** (***Hammurabi***) **कानून** में गलत उपचार हेतु कठोर दंड था। एल्कोहॉल, शहद एवं लोहबान (*myrrh*) मिलाकर बनायी हुयी **रोगाणुरोधक औशधियों** (*antiseptics*) से घाव को धोना एवं पट्टी–प्लास्टर बांधकर इलाज होता था। संक्रमण की रोक–थाम हेतु बियर एवं गर्म पानी से हांथ धोने की प्रथा थी। दांतों का इलाज जड़ी–बूटी अथवा दांत उखाड़कर होता था। पेट एवं आंत (*gastrointestinal*), मूत्राशय मार्ग–संक्रमण, त्वचा, हृदय, आंख, कान–नाक–गला तथा मस्तिश्क–रोग का इलाज होता था। प्रसूति काल में महिलायें अपने जननांग पर जड़ी–बूटी का प्रयोग करती थीं, जिससे वैवाहिक जीवन एवं संतान उत्पत्ति निरोग थी।

iii. **मिस्र की चिकित्सा *Egyptian Medicine*–** मिस्र–चिकित्सा ई.पू. 525 में विकसित हुयी। इजिप्ट **गैर आक्रामक शल्य क्रिया** (*non invasive surgery*), **टूटी हड्डियां जोड़ने**, **दंत चिकित्सा** एवं **औशधि–संग्रह** (*pharmacopeia*) के लिये प्रसिद्ध है। मिस्र के चिकित्सक **शरीर संरचना** के जानकार थे, **ममी बनाने** (***mumification***) एवं उसे संरक्षित करने में कु ाल थे। वे शरीर के अंदरूनी अंग की **गुहा** (*cavity*) के विशय में जानकार थे। वे मृत शरीर के नासिका–नथुने से कपाल (*brain case*) की पतली हड्डी तथा कमर के पास चीरा लगाकर अंदरूनी अंग निकालने में माहिर थे।

वे नाड़ी संरचना, ह्रदय कार्यप्रणाली (*cardiac system*) आदि के जानकार थे किन्तु रक्त संचार (*blood circulation*) के विशय में नहीं जानते थे। वे शरीर के ऐसे ***चैनल*** जानते थे जिनसे हवा, पानी एवं रक्त का संचार होता है। वे शरीर के **आंतरिक अवरोध को ही रोग** मानते थे, जुलाब जैसे विरेचक (*laxative*) से रोगी का उपचार करते थे। राजदरबार में वे ***कीपर ऑफ आई*** (*keepers of eye*–आंख के चिकित्सक), ***शेफर्ड ऑफ ऐनस*** (*shepherds of anus*–गुदा चिकित्सक) आदि उपाधियों से जाने जाते थे। **गुदा चिकित्सक** कब्जियत दूर करने के लिये ***एनिमा*** (*enema*) लगाते थे। चाकू, छेदनयंत्र, चिमटा, कैंची, आरी, जलते हुए इत्रदान आदि द्वारा पुरूशों का खतना (*circumcision of male*) और अन्य रोगों की सर्जरी की जाती थी। **कृत्रिम अंग प्रत्यारोपरण** (*prosthetics*) में कृत्रिम अंगूठों एवं नेत्र गोलकों का परिवर्तन किया जाता था। रेड़ी, तारपीन का तेल, टैनिक एसिड, खनिज पदार्थ, जड़ी–बूटी आदि द्वारा औशधियां बनती थीं, जिनसे आमाशय कीड़े, आंख रोग, मधुमेह, गठिया, पोलियो, ब्रेन स्ट्रोक, लकवा का इलाज होता था। रक्तपात (*blood letting*) द्वारा भी इलाज होता था।

iv. **ग्रीक चिकित्सा *Greece Medicine*– ग्रीक चिकित्सा** ग्रीस की पारंपरिक (*traditional*), स्थानीय (*local*), संपूर्ण एवं एकीकृत उपचार (*holistic & integrative*) प्रणाली है, ग्रीक चिकित्सा में शुचिता एवं पवित्रता को ध्यान में रखकर चिकित्सा की जाती थी। ग्रीक चिकित्सा ही आधुनिक चिकित्सा यानि एलोपैथी (*modern medicine or allopathy*) का प्रतिनिधित्व करती है। ईसा पूर्व 12वीं शताब्दी में अपोलो देवता के पुत्र एवं औशधि के देवता ***एस्क्यूलेपियस*** (*Aesculapius*) को ग्रीक चिकित्सा का जनक माना जाता है। इनकी चार बेटियां थीं–***हाइजिया*** (*Hygeia*) हाईजीन अर्थात् स्वच्छता की देवी, ***इयासो*** (*Iaso–Goddess of recuperation from illness*) अर्थात् आरोग्यलाभ की देवी, ***एकीसो*** (*Aceso–Goddess of healing process*) उपचार की देवी, ***एगली*** (*Aegle–Goddess of* *good health*) अच्छे स्वास्थ की देवी, ***पैनीशिया*** (*Panacea–Goddess of universal remedy*) सार्वभौमिक उपचार की देवी कही गयी हैं।

एस्क्यूलेपियस* के डंडे पर लिपटा हुआ सांप** ही आधुनिक चिकित्सा (एलोपैथी) का प्रतीक है। ई.पू. 460–ई.पू. 136 तक ग्रीक चिकित्सा के वैज्ञानिक विकास में ***हेपोक्रेटीज (*Hippocrates*) **का योगदान** है। ग्रीक चिकित्सा पर उनके लेख *"कॉरपस हेपोक्रेटिकम* (*Corpus Hippocraticum*) में संग्रहीत हैं। उस जमाने में रोग हो जाना ईश्वर द्वारा दिया हुआ दंड माना जाता था। हेपोक्रेटीज ने रोग को देवी–देवताओं का दण्ड मानने के स्थान पर इसे प्राकृतिक असंतुलन से उत्पन्न होना माना। हेपोक्रेटीज ने **स्थानिक एवं जानपदिक रोगों** (*endemic & epidemic*) के अंतर को भलीभांति समझाया है। उन्होंने ***किनिडियन मत*** की रोग **डायग्नोसिस** (*diagnosis*) के बजाय ***काओन मत*** की रोग **प्रोग्नॉसिस** (*prognosis*) पर विशेश बल दिया है। उन्होंने ***डायग्नोसिस*** को **रोग का प्राथमिक–मूल्यांकन** तथा ***प्रोग्नॉसिस*** को व्यक्ति अथवा समाज के चौतरफा रोग फैलाव के अनुसार **रोग के स्वरूप की भविश्यवाणी** माना है। उन्होंने **सुदृढ़ क्लीनिक प्रैक्टिस** को ही चिकित्सक की कुशलता मानी है। ग्रीक मान्यता के अनुसार पृथ्वी, जल, अग्नि, वायु तत्व ही मानव शरीर के ***4 ह्यूमर*** (*humor*)–**कफ** (*phlegm*), **पीला पित्त** (*yellow bile*), **रक्त** (*blood*) एवं **काला पित्त** (*black bile*) का अनुपात हैं। **ह्यूमर का संतुलन अथवा असंतुलन** ही **स्वास्थ्य** अथवा **रोग** है, (**आयुर्वेद त्रिदोश सिद्धान्त**)। उन्होंने रोगी का उपचार स्वच्छ एवं जीवाणु रहित वातावरण में करने पर विशेश बल दिया है, ईमानदारी एवं गंभीरता के साथ चिकित्सा करने में वे विश्वास रखते थे। रोगी की आपस में **बंधी हुयी अंगुलियों** के आधार पर वे फेफड़ों के रोगों, *फेफड़ा कैंसर, ह्रदय रोग* आदि की प्रोग्नॉसिस करते थे जिसे आज ***"हिपोक्रेटिक फिंगर"*** के नाम से जाना जाता है। रोगी की मृत्यु के समय उसका चेहरा लंबा हो जाने की प्रोग्नॉसिस उन्होंने ही की थी, जिसे आज ***"हिपोक्रेटिक फेस"*** के नाम से जाना जाता है। वे ***कैचिक्सिआ*** (*cachexia*–**शरीर का क्षय करने वाला रोग**) की प्रोग्नॉसिस में कुशल थे। बवासीर के उपचार हेतु वे गुदा द्वार से

प्रॉक्टोस्कोपी अथवा ***रेक्टल स्पेकुलम*** करने में निपुण थे जिससे एलोपैथी में **इन्डोस्कोपी** विकसित हुयी। वे सर्जरी द्वारा सीने के फोड़ों के मवाद आदि को पाइप से बाहर निकाल देते थे। "**रोगी की सहायता करना अथवा रोगी का नुकसान न करना**" के सिद्धांत को आधुनिक चिकित्सा में "***हेपोक्रेटिक संकल्प*** " के नाम से जाना जाता है।

v. **रोमन चिकित्सा प्रणाली–** ईसा पूर्व प्रथम शताब्दी में ग्रीस सभ्यता की समाप्ति के बाद, ग्रीक चिकित्सा से रोमन चिकित्सा विकसित हुयी। सड़कों, सीवर प्रणाली, जल वितरण प्रणाली के विकास में रोमन चिकित्सा का योगदान है। रोमन चिकित्सा में लोक स्वास्थ्य (*public health*) को विशेश प्रोत्साहन मिला। रोम में मलेरिया जैसे जानपदिक रोगों (*epidemic*) की रोकथाम (*prevention*) के साथ उत्कृश्ट अस्पतालों की स्थापना हुयी। हेपोक्रेटीज के शिश्य *गैलीन* (130–205 ई.) ने शारीरिक रचना (*anatomy*) एवं शारीरिक क्रिया (*physiology*) के अनुसार रोग–उपचार प्रणाली विकसित की। गैलीन ने पर्यावरण को ही **रोग–उत्पत्ति** का कारण माना है। वे रोगों की डायग्नोसिस **संश्लेशणात्मक** (*synthetical*) प्रणाली के स्थान पर, **विश्लेशणात्मक** (*analytical*) तरीके से करते थे।

vi. **इस्लामिक चिकित्सा *Islamic medicine*–** ग्रीक–रोमन मेडिसिन के बाद, मध्य एवं दक्षिण एशिया के इस्लाम देशों में अरबी–फारसी की पारंपरिक चिकित्सा प्रणाली ***यूनानी चिकित्सा*** कही जाती है जो ग्रीक चिकित्सा से भिन्न है। यह चिकित्सा प्रणाली भी साक्ष्य आधारित नहीं है। इस्लामिक चिकित्सा प्रणाली में शरीर निम्नांकित सात भागों में बंटा है, जैसे कि (i) ***अरकान* (तत्व)–** यह शरीर हवा, पृथ्वी, आग एवं पानी से बना है, (ii) ***मिजाज* (स्वभाव)** अर्थात् मानसिक स्थिति, (iii) ***अखलात* (देहद्रव – 4 ह्यूमर)**, (iv) ***आजा* (अंग)** – स्वास्थ्य–परीक्षण का आधार, (v) ***अर्वाह*** (***arvah***) **(रूह या आत्मा)** –शारीरिक अंगों की जीवनी–शक्ति, (vi) ***कुवा* (ताकत)** – ***कुवा तबियाह*** (कुदरती ताकत), ***कुवा नाफसानियाह*** (मानसिक ताकत), ***कुवा हयवानियाह*** (दिल की ताकत), (vii) ***अफाल* (कार्य)–** शारीरिक–अंगों की हरकत। उपरोक्त 7 भागों का संतुलन स्वास्थ्य एवं इनका असंतुलन रोग है।

इस्लामिक चिकित्सा में **4 अखलात** अर्थात् **ह्यूमर** हैं जैसे कि ***फ्लेम* (*phlegm*–बलगम), *दम* (*blood*), *सफरा* (*yellow bile*), एवं *सौदा* (*black bile*)** जिनका संतुलन स्वास्थ्य तथा असंतुलन रोग है। ***फ्लेम***–सुस्ती, **दम**–आशावादिता, ***सफरा***–चिड़चिड़ापन **एवं *सौदा***–उदासी **है। *कुवात–ए–मुदाबिरा–ए–बदन*** ही अच्छा स्वास्थ्य है। रोग की ***डायग्नोसिस के बाद इलाज*** होता है, जैसे कि ***इजालये सबब*** – रोग के कारण का निवारण, ***तदीले अखलात*** – ह्यूमर का मानकीकरण, ***तदीले अजा*** – ऊतकों एवं अंगों का मानकीकरण तथा ***इलाज बिल तदबीर*** – शीशे के गरम कप को शारीरिक अंगों पर चिपकाकर विशाक्त पदार्थ को बाहर करना (***कपिंग थिरैपी*** अथवा ***रेजीमेंटल थिरैपी***) आदि। पौधों की खुशबू द्वारा उपचार, रक्तपात, तुर्की स्नान एवं दलक (**मालिश**) द्वारा रोगों का इलाज होता है। **रोगी के लक्षण एवं मिजाज** के आधार पर रोग की डायग्नोसिस तथा उसके **रोग प्रतिरोधक क्षमता की वृद्धि** हेतु चार प्रकार के इलाज किये जाते हैं। जैसे कि ***इलाज–बिल–गिजा*** – आहार–संयम, परहेज, ***इलाज–बिल–दवा*** अर्थात् औशधि, ***इलाज–बिल–यद*** अर्थात् सर्जरी एवं ***इलाज–बिल–तदबीर*** अर्थात् रेजीमेंटल थिरैपी। रोग का उपचार ***तिब* (*tibb*)** है। ***असबाब–ए–सत्ता–जरूरिया*** – की **छः विधियों** द्वारा इलाज होता है, यथा – ***हवा–ए–मुहित*** अर्थात शुद्ध वायु सेवन, ***मकूल–वा–मशरूब*** अर्थात आहार एवं रस सेवन, ***हरकत–वा–सुकून–ए–जिस्मानी*** अर्थात शारीरिक हरकत एवं विश्राम, ***हरकत–वा–सुकून–ए–नफसानी*** अर्थात मनोवैज्ञानिक उपचार, ***नौम–वा–यकजाह*** अर्थात निद्रा एवं अनिद्रा एवं ***इस्तीफ्रगह–वा–इहितिबास*** अर्थात शरीर के दूशित पदार्थ को निकालना।

vii. प्राकृतिक चिकित्सा *Naturopathy*– प्राकृतिक चिकित्सा सदैव से लोकप्रिय रही है। आयुर्वेद एवं मॉर्डन मेडिसिन में प्राकृतिक चिकित्सा के लगभग सभी अवयव निहित हैं। यह चिकित्सा अनेक रोगों के शुरूआती दौर में सहायक होती है और लगभग ऊपर लिखित सभी चिकित्सा प्रणालियों में सम्मिलित हो जाती है। इसको वैकल्पिक रूप में भी कुछ लोग इस्तेमाल करते हैं। यह प्रणाली **साक्ष्य आधारित चिकित्सा** (*EBM*–एवीडेंस बेस्ड मेडिसिन) नहीं मानी जाती है। नैचुरोपैथ इसे **'स्व चिकित्सा' (सेल्फ हीलिंग) एवं 'अनाक्रामक चिकित्सा' (*non invasive treatment*)** कहते हैं। इसमें **प्राणतत्वाद (*vitalism*)** तथा **लोक**

चिकित्सा (*public health*) का समावेश है। प्राणतत्वाद के अनुसार अकार्बनिक तत्व (*inorganic element*) से जीव तत्व की उत्पत्ति नहीं हो सकती एवं लोक चिकित्सा के अनुसार सभी रोगों का उपचार **जड़ी–बूटियों** (*ethno medicine*–**एथनो मेडिसिन**) से होता है। नैचुरोपैथी में रोगों का **उपचार** ''रोगाणुओं से लड़ने की क्षमता शारीरिक क्षमता पर निर्भर है''। नैचुरोपैथी जल, सूर्य किरण, मृदा (मिट्टी), योग, एक्यूपंक्चर, एक्यूप्रेशर एवं होम्योपैथी का मिला–जुला इलाज है जिसमें रोगी के लक्षण के अनुसार इलाज होता है। इस उपचार प्रणाली में प्राकृतिक भोजन, ताजे फल, अधपकी सब्जी के सेवन पर विशेश बल दिया जाता है।

1880 ईस्वी में स्कॉटलैण्ड के थॉमस एलिन्सन ने नैचुरोपैथी में ***हाईजेनिक मेडिसिन*** (***hygienic medicine***) को महत्व दिया। अमेरिका के जॉन स्कील की ''***बेनेडिक्ट लस्ट नैचुरोपैथी***' से ही जर्मनी के **सेबिस्टियन नीप** (*Sebastian Kneipp*) ने 1885 ईस्वी में ***नीप थिरैपी*** (*kneipp therapy or kneippism*) विकसित किया। नीप थिरैपी में ***फाइटो मेडिसिन*** (*phyto medicine*-***हर्बल मेडिसिन***) को इलाज में महत्वपूर्ण माना गया है। *नीप* के अनुसार तंबाकू तथा ड्रग दुरूपयोग (गांजा, भांग, चरस, एल्कोहॉल, स्मैक आदि) से परहेज करके ही नैचुरोपैथी का लाभ मिल सकता है। **डॉ. श्री प्रकाश बरनवाल को भारत में योग, एक्यूप्रेशर, नैचुरोपैथी आदि के विकास का श्रेय दिया जाता है।**

उपचार प्रणाली–

i. **मृदा उपचार (मिट्टी द्वारा)**– चर्म रोगों एवं घावों के उपचार में मिट्टी शरीर के दूशित पदार्थों को अवशोशित कर, उसे बाहर निकाल देती है। मृदास्नान रोगों से मुक्ति का अच्छा उपाय है। मिट्टी से कब्ज, स्नायु दुर्बलता, तनावजन्य सिरदर्द, उच्च रक्तचाप, मोटापा आदि का इलाज होता है तथा इससे शरीर सुंदर बन जाता है,

ii. **वस्ति उपचार (एनीमा)**– इसमें शुद्ध जल, नीबू जल, तिक्त, निंब क्वाथ आदि औशधियां गुदा मार्ग, मूत्र मार्ग, अपत्य मार्ग, (स्त्रियों का जननांग) एवं व्रण मुख आदि से प्रवेश करा कर रोगों का इलाज होता है,

iii. **स्नान उपचार *Bath***– कटि स्नान (हिप बाथ), मेहन स्नान (सिज बाथ–जनेन्द्री स्नान), मेरूदण्ड स्नान, भाप स्नान, गीली चादर लपेटना,

सूर्य रश्मि चिकित्सा, उपवास आदि से दुसाध्य रोगों का उपचार होता है।

नैचुरोपैथी के मूल सिद्धांत– नैचुरोपैथी में औशधि को जीर्ण रोगों (*chronic disease*) के दमन का कारण माना गया है। इस चिकित्सा के कुछ सिद्धांत निम्नवत हैं – शरीर में अनपचे दूशित पदार्थों से पनपने वाले जीवाणु को बाहर निकालना (*detoxification*)। तीव्र रोग (*acute disease*) का परहेज द्वारा उपचार। नैचुरोपैथी में मान्यता है कि प्रकृति ही उत्कृश्ट चिकित्सक है, दबे रोग उभर कर ठीक हो जाते हैं, आहार–संयम ही औशधि है। इस प्रकार से नैचुरोपैथी व्यक्तिगत और सामाजिक चिकित्सा है। **आयुर्वेद, सिद्धा और योग में बतायी हुयी प्राकृतिक चिकित्सा; उपरोक्त प्राकृतिक चिकित्सा की विधियों से कहीं अधिक विशिश्ट एवं सक्षम हैं।** मॉडर्न मेडिसिन में बहुत से रोगों का इलाज जीवन शैली परिवर्तन (*लाईफ स्टाईल चेंजेज*) द्वारा बताया जाता है। आधुनिक मेडिसिन के चिकित्सक वातावरण में फैले प्रदूशण, भोजन की मिलावट, अशुद्ध पेय जल से भली भांति परिचित हैं और इन बातों का ध्यान रखकर ही वे मरीज के पर्चे में परहेज और औशधियां लिखते हैं। मॉडर्न मेडिसिन के अच्छे डॉक्टर दवाओं के *साइड इफेक्ट्स* खूब पढ़ते और समझते हैं जो उनके विशय ज्ञान के अंतर्गत है। आज की दवाओं को सटीक लंबे समय के ट्रायल के बाद ही बाजार में बिक्री की अनुमति मिलती है जबकि बहुत सी अन्य पैथियों की दवायें विशद क्लीनिक ट्रायल के बिना बाजार में दावेदारी के साथ आती और बिकती हैं। भली–भांति समझ लें कि आज के मॉडर्न डॉक्टर बहुत सारी बीमारियों में दवाओं के साथ–साथ खान–पान, व्यायाम एवं वातावरण से संबन्धित सलाह देते हैं जो औशधियों के साथ बहुत ही आवश्यक हैं।

हम्योपैथिक चिकित्सा– *जर्मनी* के *फ्राइडरिक सैमुएल हैनीमैन* (1755–1843 ई.–एमडी *MD* एलोपैथी) को होम्योपैथी के विकास का श्रेय दिया जाता है। हैनीमैन ने प्रयोगों में पाया कि मलेरिया–औशधि **कुनैन** की थोड़ी मात्रा में प्रयोग (*diluted*) मलेरिया का निवारण (*prevention*) है।

होम्योपैथी के सिद्धांत –

i. **समरूपता/सादृश्य नियम *Law of Similarity*–** 'सिमिलियन

सिमिलीबस क्यूरेंटर (*similian similibus curanter*–समः समम शमयति– समान गुण से उसी समान गुण नश्ट होता है) – जिस औशधि की अधिक मात्रा से स्वस्थ व्यक्ति को रोग होता है, उसी औशधि की अल्प मात्रा से रोगी का उपचार हो जाता है

ii. **एकमेव औशधि *Single Medicine*–** एक बार एक ही औशधि से विभिन्न रोग ठीक हो जाते हैं

iii. **औशधि की न्यून मात्रा *Minimum Dose*–** रोग उपचार में औशधि की अति न्यून मात्रा से रोगी की रोग प्रतिरोधक क्षमता एवं जीवनी शक्ति (***vital force***) में वृद्धि से उपचार हो जाता है। ठोस पदार्थ को ट्रिटुरेशन एवं तरल पदार्थ को **सक्शन** द्वारा तैयार कर '**औशधि शक्तिकरण**' किया जाता है

iv. **व्यक्तिपरक संपूर्ण चिकित्सा *Individualization and Complete Treatment*–** रोगी का उपचार उसके शारीरिक–मानसिक–भावात्मक पहलू पर होता है। जैसे कि अलग–अलग दमा (*asthma*) रोगियों का अलग–अलग औशधियों द्वारा उपचार

v. **मियाज्म** (***Miasm*–रोग–बीज**)– इस सिद्धांत अनुसार प्रदूशित वायु, प्रदूशित वाश्प, सड़े हुए जैव पदार्थों की दुर्गन्ध से **मियाज्म** होता है जिससे हैजा, काला ज्वर, मलेरिया, प्लेग आदि ***स्थानिक एवं जानपदिक रोग*** (*endemic & epidemic*) फैलते हैं। मियाज्म के कारण ही **सोरा** (*psora*) अर्थात **सोराइसिस** (*psoriasis*–त्वचा पर भूरे–चमकीले धब्बे, **स्कैबीज** (*scabies*–खुजली का छुतहा रोग), **साइकोसिस** (*sycosis or furunculosis* –बाल की निचली त्वचा पर जीवाणु संक्रमण), **सिफिलिस** (*syphilis*–असुरक्षित यौन से जीवाणु संक्रमण) होते हैं।

औशधि प्रमाणन *Drug Proving*– होम्योपैथी में औशधि सामर्थ्य का *स्केल डेसीमल स्केल, सेंटीसमल स्केल* एवं 50 *मिलीसीमल स्केल* में विभाजित है, होम्योपैथिक दवायें **अर्क** (*tincture*), **छोटे–छोटे टुकड़ों के चूर्ण** (*trituration*) एवं **तनुताओं** (*dilutions*) में

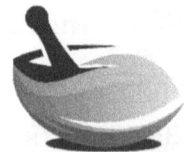

बनती हैं। अर्क मुख्यतः पशु (जैसे सर्प विश) तथा वनस्पतियों से निकाला जाता है जिसमें कुछ ईथर या ग्लिसरीन घुली होती है। जैसे कि होम्योपैथिक औशधि गंधक, पारा, संखिया, जस्ता, टिन, सोना, चांदी, लोहा आदि की तनुताओं से ही बनायी जाती है।

प्रायः होम्योपैथ डॉक्टर मरीज के प्रति अधिक संवेदनशील होते हैं– खूब समय देकर विस्तार में लक्षणों का विश्लेशण करते हैं तत्पश्चात पढ़ते और औशधि वितरण करते हैं। यह प्रतिक्रिया अपने में मरीज को आत्म–मुग्ध कर आकृश्ट कर लेती है। प्रायः स्वतः सीमित रोग (*self limiting disease*) जो प्रायः किसी औशधि के बिना भी ठीक हो जाते हैं किंतु होम्योपैथिक मेडिसिन खाकर जब किसी मरीज का इलाज हो जाता है तो उससे मरीजों को मानसिक बल मिल जाता है। कदाचित् इसीलिये होम्योपैथी औशधि प्लेसीबो (*placebo*) असरवाली कही जाती हैं।

11

ऐलोपैथी– आधुनिक चिकित्सा

Allopathy – Modern Medicine

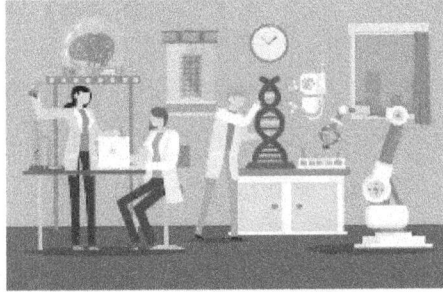

इस अध्याय में हम सीखेंगे कुछ बातें – *Learning Objectives*

- यूरोप में **हिरोइक मेडिसिन** के बाद मॉडर्न मेडिसिन का विकास
- ग्रीक–रोमन चिकित्सा का पतन, यूनानी (इस्लामिक) चिकित्सा एवं जादू–टोना वाली मिथ्या चिकित्सा के प्रचलन के बाद गहन परीक्षण एवं रैंडमाइज्ड कंट्रोल ट्रायल द्वारा प्रमाणित मॉडर्न मेडिसिन का विकास
- मध्ययुग में यूरोप में प्रदूशण, रोगाणु संक्रमण, जानपदिक रोग (*epidemic*) – कालरा, मलेरिया, चेचक, प्लेग, कुश्ठ रोग, टीबी आदि के वातावरण में स्वच्छता, लोक स्वास्थ्य, क्लीनिकल प्रैक्टिस, औशधि एवं शल्य क्रिया का विकास

यूरोप अमेरिका में विकसित हो रही मॉडर्न मेडिसिन का ***एलोपैथी*** (*allopathy*) नामकरण होम्योपैथ चिकित्सक *डॉ. सैम्यूल हनीमैन* द्वारा सन् 1810 ईस्वी में किया गया। एलोपैथी *ग्रीक* भाशा के दो शब्दों ***एलोस***

(*allos*) अर्थात् विपरीत (*opposite*) एवं ***पैथॉस*** (*pathos*) अर्थात् कश्ट (*suffer*) से बना है, जिसमें रोग–लक्षण के विपरीत औशधि द्वारा उपचार होता है। 19वीं शताब्दी के होम्योपैथ ऐलोपैथी को ***हिरोइक चिकित्सा*** (*Heroic Medicine*) मानते थे। **नोट**– हिरोइक चिकित्सा में मरीज का इलाज पीड़ा–देकर यातनापूर्ण तरीके से करते थे, मरीज का जबरन वमन, रक्तपात आदि कराते हुए इलाज किया जाता था। **ग्रीक चिकित्सा के विपरीत** हिरोइक चिकित्सा में **डायग्नोसिस** अथवा **प्रोग्नॉसिस** का महत्व नहीं था। हेपोक्रेटीज के शिश्य ***गैलीन*** ने अपने गुरू के ***सिंथैटिक*** उपचार के स्थान पर रोमन चिकित्सा में ***एनालिटिकल*** उपचार को महत्व दिया। किन्तु 500 ईस्वी के बाद रोमन सभ्यता एवं चिकित्सा का पतन हो गया। *यूरोपीय चिकित्सा* का **स्वर्णिम युग** समाप्त हो गया। यूरोप के चिकित्सा विद्यालय एवं अस्पताल आदि बंद होने लगे, प्लेग, बबूनप्लेग (काला ज्वर), चेचक, कुश्ठ रोग, टीबी (*TB*) जैसी महामारियों से यूरोप त्रस्त हो रहा था। यूरोपीय चिकित्सा में रूढ़ियों, अंधविश्वासों और पाखंडवाद का बोलबाला होने लगा, शरीर का तिरस्कार और आत्मा का महिमा गान होने लगा। सर्जरी करना पाप समझा जाने लगा। ***ग्रीक–रोमन*** **चिकित्सा** (**यूरोपीय चिकित्सा**) का अनुवाद ***अरबी–फारसी*** में होने लगा जिसका अपभ्रंश रूप यद्यपि ***यूनानी चिकित्सा*** कही गयी किंतु वह इस्लामिक चिकित्सा ही थी। **अरब की *इस्लामिक चिकित्सा*** प्रमाणिक नहीं थी। 14–15वीं ईस्वी के आते–आते **इस्लामिक चिकित्सा** "***नीम हकीम खतरा–ए–जान***" चिकित्सकों द्वारा नश्ट हो गयी। 18वीं शताब्दी के मध्य में एलोपैथिक चिकित्सा ***मॉडर्न मेडिसिन*** तथा 20–21वीं शताब्दी में यही चिकित्सा ***इवीडेंस बेस्ड मेडिसिन*** (*EBM*–साक्ष्य आधारित चिकित्सा) के नाम से विकसित हुयी है। औशधि अथवा उपक्रम किसी भी प्रणाली की खोज हो सकती है लेकिन उससे होने वाला फायदा चिकित्सा की प्रमाणिक धर्मतुला पर खरा उतरे तो वही उपाय ***इवीडेंस बेस्ड मेडिसिन*** है।

वैज्ञानिक चिकित्सा का शुभारंभ– *स्विटजरलैंड* में जन्मे *पैरासेल्सस* (*Paracelsus-1493-1541* ईस्वी) ने *गैलन* और *एविसेन्ना* (*Avicenna*) के चिकित्सा सिद्धांतों के विपरीत चिकित्सा विज्ञान में शोध

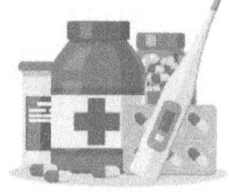

को महत्व दिया। *इटली* के *फ्रैकसटोरियस* (*Fracustorius 1483-1553*) ने **संक्रामक रोगों** (*contagion disease*) के **संचार** एवं **जानपदिक विस्तार** (*epidemic*) को **महामारी** कहा। जब समाज यौन रोग *सिफलिस* (*syphilis*) से प्रताड़ित था – *फ्रैकसटोरियस* ने *सिफलिस* के प्रसार पर भी प्रमाण दिये। ***ऐनड्रीस वैसेलियस*** (*Anadreas Vasalius 1514-1564*) ने मानव शरीर–विच्छेदन (*dissection*) का विवरण प्रस्तुत करते हुए शरीर संरचना विज्ञान (*human anatomy*) को समझाया। यूरोप में पेंटिंग और शिल्प को जनसामान्य की प्रशंसा मिलती थी और कला का वैभव अपनी ऊंचाईयों पर था। फ्रांसीसी सेना के सर्जन ***एम्ब्रायस पैरे*** ने (*Ambroise Pare 1510-1590*) शल्य क्रिया (सर्जरी) में विज्ञान और कला को एक ही तरह का महत्व दिया। लंदन में 1540 ईस्वी में ***बार्बर सर्जन*** (*Barber Surgeon*) नामक कंपनी की स्थापना के बाद ***रॉयल कॉलेज ऑफ सर्जन्स*** (*Royal College of Surgeons*) विकसित हुआ। लंदन के *थॉमस सिडनैम* (*Thomas Sydenham 1624-1689*) ने *स्कॉरलेट फीवर*, मलेरिया, संग्रहणी, पेचिस, हैजा (*cholera*–कॉलरा) आदि रोगों के लक्षण एवं उपचार बताये। समाज में *श्री सिडनैम* को **जानपदिक रोग विशेशज्ञ** (*epidemiologist*) का स्थान मिला। सिडनैमजी ने ही विभेदक प्रणाली डायग्नोसिस (***differential diagnosis***) का महत्व बताया। यहीं से क्लीनिक प्रैक्टिस (*clinic practice*) का महत्व सामने आया। एक के बाद एक आविश्कार होने लगे जैसे कि, सन् 1628 में *विलियम हार्वे* ने **रक्त संचरण** (*blood circulation*), *ल्यूवेन हॉक* (*Leeuwen Hock*) ने 1670 में *माइक्रोस्कोप* तथा *एडवर्ड जेनर* ने 1796 में चेचक के टीके का आविश्कार किया। ***मार्गेगनी*** (*Morgagni 1628-1771*) द्वारा रोग–ग्रस्त शरीर संरचना (*pathalogic anatomy*) के विवरण के बाद औशधियों के शोध एवं विकास को नवीन दिशा मिली।

स्वच्छता जागरूकता (*Sanitary Awakening*)

18वीं शताब्दी के औद्योगिक क्रांति के बाद यूरोप एवं खासतौर पर *इंग्लैण्ड* में बढ़ते हुए शहरीकरण एवं मलिन बस्तियों में प्रदूशण से कालरा,

मलेरिया, चेचक, प्लेग जैसे जानपदिक रोगों से समाज में भय फैल रहा था, तभी लंदन के प्रसिद्ध *बैरिस्टर* ***एडविन चैडविक*** (*Edwin Chadwick*) ने समाज में फैल रहे प्रदूशण की सर्वेक्षण रिपोर्ट सरकार को सौंपी। *लंदन* में वर्श 1848 में लोक स्वास्थ्य अधिनियम (*Public Health Act*) पारित हुआ, जिसका अनुसरण अन्य देशों ने भी किया।

यह वह समय था जब **रोग परीक्षण एवं औशधि विज्ञान** के विकास के साथ–साथ **आधुनिक चिकित्सा की विशेशतायें** भी स्थापित की गयीं। जैसे **रोग निवारण** (*disease prevention*) में क्लीनिक अथवा अस्पताल आये हुए रोगी एवं समुदाय में संभावित रोगों की आशंका होने पर ही उन्हें औशधि या टीकाकरण देना। दूसरे पायदान पर **रोग उपचार** किया जाता है जिसमें क्लीनिक अथवा अस्पताल आये हुए रोगी का परीक्षण कर उचित उपक्रम करना जिसमें शल्य चिकित्सा एवं घाव की देखभाल होती थी। साथ ही स्वस्थ व्यक्ति के स्वास्थ्य की रक्षा और औशधि के खराब प्रभाव (*side effect*) पर नियंत्रण भी आवश्यक है।

क्लीनिक प्रैक्टिस *Clinical Practice*– अधिकांश मरीज किसी डॉक्टर के क्लीनिक या कहें दवाखाने अथवा अस्पताल के ओपीडी में दिखाकर घर लौट आते हैं – इसे एम्बुलेटरी मेडिसिन कहा गया है। आज की क्लीनिक प्रैक्टिस का मजबूत आधार प्रमाण आधारित चिकित्सा ही है। पारंपरिक चिकित्सा **साक्ष्य आधारित चिकित्सा नहीं है**।

धीरे–धीरे आधुनिक चिकित्सा के क्लीनिक परीक्षण में चिकित्सक द्वारा शुल्क लेकर अथवा निःशुल्क व्यक्ति के **स्वास्थ्य अथवा रोग का परीक्षण** किया जाता है। जैसे कि प्राइवेट, कॉरपोरेट अस्पताल एवं क्लीनिक में शुल्क जमा करने के पश्चात् डॉक्टर द्वारा परीक्षण किया जाता है जबकि सरकारी अस्पताल के काउंटर पर रजिस्ट्रेशन राशि ₹5, ₹10, ₹50........... आदि जमा करने पर डॉक्टर द्वारा परीक्षण किया जाता है। कभी–कभी शरीर में असामान्य लक्षण आने पर हम डॉक्टर से संपर्क करने में कतराते हैं। उदाहरण के लिये डायबिटीज, बीपी, कब्ज, डायरिया, पेचिश, *थायरायड, मेटाबॉलिक सिंड्रोम,* ***गट फ्लोरा*** **विकार** ऐसे लक्षण हैं जो ध्यान न देने पर धीरे–धीरे हमारे स्वास्थ्य को खराब कर देते हैं। अतः डॉक्टर के परामर्श पर स्वास्थ्य–परीक्षण एवं औशधियों के सेवन से बहुत से रोगों का निवारण आसानी से होने लगा। क्लीनिक में डॉक्टर द्वारा **क्या खायें**, **क्या**

न खायें और **क्या कभी–कभी खायें** एवं **व्यायाम आदि का परामर्श** दे दिया जाता है, जिससे हमारे बहुत से रोग नियंत्रित हो जाते हैं। इसी प्रकार से संक्रामक रोगों को ध्यान में रखकर डॉक्टर द्वारा शिशुओं के टीकाकरण तथा गर्भवती स्त्रियों को सुरक्षित एवं स्वस्थ संतान उत्पत्ति के परामर्श से हमारा दिन प्रतिदन का जीवन रोग रहित हो सकता है। रोग की जांच हेतु मरीज को **लैब परीक्षण (अध्याय 13)** कराने का परामर्श दिया जाता है तथा **लैब रिपोर्ट** के अनुसार चिकित्सक द्वारा रोग डायग्नोसिस, औशधि उपचार, परहेज, डायट–चार्ट एवं व्यायाम आदि का परामर्श दिया जाता है। आधुनिक चिकित्सा की विशेशता साक्ष्य आधारित क्लीनिक प्रैक्टिस एवं रोग निवारण अथवा रोग प्रिवेंशन है। आधुनिक चिकित्सा में रोगी का नाम, पता, पृश्ठभूमि, रोगी की तमाम शिकायतें (*presenting complaints*), पुराने मर्ज (*past medical history*) का लेखा अथवा विवरण छूकर एवं आले से निरीक्षण कर (*complete physical examination*) तथा लैब द्वारा परीक्षण कराने के बाद डायग्नोसिस बनाकर इलाज किया जाता है। इलाज में दवाओं और सर्जरी के अतिरिक्त जीवन शैली बदलाव – आचार, विचार, व्यवहार, आहार, स्वच्छता की सलाह (*life style advices*), प्रदूशण से बचना, आपका रोग दूसरे को न हो के लिये जागरूक रहना और रोग एवं विकार से ग्रसित शरीर को अधिक से अधिक सक्षम (*rehabilitation*) बनाने की सलाह दी जाती है और इनका प्रबंधन होता है। मरीज का रोग समाज में न फैलने पाये जैसे प्रयोजनों हेतु समस्त उपाय करना (*disease containment and public health*)। इलाज करने से चिकित्सक को जो अनुभव हुए हों, उन्हें सजोंकर शोध और डाटा पर शोध पत्र (*scientific publication*) प्रकाशित किये जाते हैं जिनपर अन्य डॉक्टर भी टीका–टिप्पणी करते हैं (*medical conferences and peer review process*), जैसे कि मेडिकल कॉन्फ्रेंस आदि में की जाने वाली समीक्षायें। इस प्रकार से साक्ष्य आधारित मॉडर्न चिकित्सा (*evidence based modern medicine*) आगे बढ़ती रहती है। आधुनिक चिकित्सा में क्लीनिक में आये हुए रोगी के रोग की डायग्नोसिस तथा औशधि अथवा सर्जरी द्वारा उपचार की प्रक्रिया भी लिखी जाती है। यही है आधुनिक चिकित्सा की विशिश्टता जिसे अन्य चिकित्सा में महत्व नहीं दिया जाता

है। आधुनिक चिकित्सा के डॉक्टर द्वारा जो प्रिस्क्रिप्शन लिखा जाता है उसे रोगी अथवा तीमारदार कहीं भी दिखाकर पुनः स्पश्ट परामर्श प्राप्त कर सकते हैं।

क्लीनिक आये हुए रोगी को सजग करना और उपचार में विश्वास पैदा करना

*अच्छे चिकित्सक क्लीनिक आये हुए रोगी से **घुलमिल कर** वार्ता करते हैं। अच्छा चिकित्सक मरीज के परीक्षण के समय, **रोग–भय** के कारण उसकी हिचकिचाहट एवं **व्याकुलता** को दूर कर उसको सामान्य जीवन जीने का सुझाव और प्रशिक्षण देते हैं। उससे छोटे–छोटे प्रश्न आदि पूछकर उसकी **सामाजिक–सांस्कृतिक मर्यादाओं एवं मूल्यों** के अनुसार ही उसका इलाज करते हैं।*

12

लोक स्वास्थ्यय

निवारक चिकित्सा, उपचारात्मक चिकित्सा, सामाजिक चिकित्सा, पारिवारिक चिकित्सा, सामुदायिक चिकित्सा

Public Health –
Preventive Medicine,
Curative Medicine, Social
Medicine, Family
Medicine, Community
Medicine

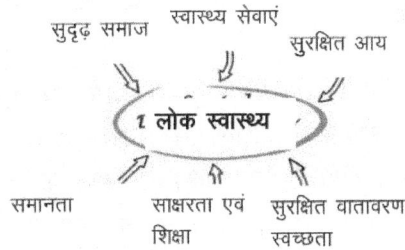

इस अध्याय में हम सीखेंगे कुछ बातें – *Learning Objectives*

- सब के लिये स्वास्थ्य का महत्व
- नि:शुल्क अथवा रियायती रेट पर **राज्य चिकित्सा**, शासकीय एजेन्डा की **सामाजिक चिकित्सा** तथा स्वास्थ्य **जागरूकता प्रसार** (*health awareness*)
- निवारक, उपचारात्मक, सामुदायिक एवं पारिवारिक चिकित्सा तथा **लोक स्वास्थ्य**

व्यक्ति और परिवार स्वयं ही अपने स्वास्थ्य की रक्षा करते हैं। यदि

समाज में रोग होगा तो राश्ट्र की संतति कमजोर हो जायेगी। हम **हेल्थ इज वेल्थ** (*health is wealth*) पढ़ते आये हैं – व्यक्ति का स्वास्थ्य तभी सुरक्षित रहेगा जब सरकार द्वारा समाज के स्वास्थ्य का संरक्षण किया जाये। व्यक्ति के स्वास्थ्य को मजबूत बनाने के लिये सरकार द्वारा उपक्रम एवं योजना बनाकर लोक स्वास्थ्य की संरचना की जाती है। लोक स्वास्थ्य को सुदृढ़ बनाने में बहुत से व्यक्तियों एवं संस्थाओं का योगदान होता है – चिकित्सा विज्ञान की पढ़ाई, लोगों को लोक स्वास्थ्य के क्षेत्र में प्रशिक्षित करना, शासकीय नगर कार्यालयों एवं निकायों द्वारा शहर के पर्यावरण एवं सार्वजनिक स्थलों को प्रदूशित न होने देना, कूड़ा–करकट अस्पताल के अपशिश्ट का उचित निस्तारण, शुद्ध पेय जल, खाद्य एवं पोशण आदि। इसके अलावा सरकार द्वारा विभिन्न प्रकार के टीकाकरण, महामारियों की औशधि वितरण आदि सब के सब सरकारी प्रयोजनों द्वारा लोक स्वास्थ्य को सुदृढ़ बनाने का प्रयास है।

लोक स्वास्थ्य– 15वीं शताब्दी में जब महामारियों के प्रकोप से यूरोप में 20–40 वर्श की छोटी आयु में ही श्रमिकों, व्यवसायिकों, स्त्रियों, नवजात शिशुओं एवं बच्चों का आकस्मिक निधन हो रहा था। यूरोप में व्यक्तिगत स्वच्छता एवं स्वास्थ्य सजगता पर ध्यान नहीं दिया जाता था। **स्वच्छता जागरूकता** (***sanitary awakening***) के बाद ब्रिटेन में वर्श 1848 में लोक स्वास्थ्य अधिनियम पारित हुआ था। समुदाय में *टीबी, टायफॉयड, कॉलरा* जैसे अनेक **संक्रामक** रोग फैल रहे थे। सर्वेक्षणों से पता लगा कि छोटे घर, सूर्य के प्रकाश की कमी, प्रदूशित पेय जल एवं मच्छर इन संक्रमणों के कारक हैं। इसी के साथ यूरोप और अमेरिका में **लोक स्वास्थ्य** एवं **रोग निवारण** का प्रबंधन होने लगा। भारतवर्श में दैनिक कर्म एवं आसपास की स्वच्छता, योग, प्राणायाम, शाकाहार एवं अपने शरीर की देखभाल का ज्ञान सदियों से था। कहते हैं तपेदिक अर्थात् टीबी, कुश्ठ रोग (*leprosy*) यूरोप से भारत आया। भारत की लोक स्वास्थ्य समस्या का मुख्य कारण कुपोशण था जो भारत की उस समय की राजनैतिक परिस्थिति के कारण था। जब कोई बीमारी किसी समाज में इक्का–दुक्का से बढ़कर 4 प्रतिशत से अधिक में हो जाये और जनसंख्या को प्रभावित करने लगे, वहीं से समाज में संक्रमण फैलने का परिवेश शुरू हो जाता है। ऐसी परिस्थति में ही **लोक स्वास्थ्य** (***public health***) का संज्ञान लेकर

सरकार द्वारा लोक स्वास्थ्य के लक्ष्य का संवर्धन और संरक्षण किया जाता है।

रोगाणु सिद्धांत *Germs Theory*– क्या दैविक आपदा, श्राप, कर्म और किस्मत, भूत–प्रेत बाधा ही बीमारियों के कारक हैं? इसका उत्तर दर्शनशास्त्र और सभी सामाजिकी विज्ञानों में सदियों से खोजा जाता रहा है किंतु प्रश्न का कोई प्रमाणिक उत्तर नहीं प्राप्त है। जैसे–जैसे विज्ञान का विकास हुआ बीमारियों को समझने के लिये ***जर्म थ्योरी*** प्रचलित होने लगी। वायु मंडल में रोगाणुओं एवं जीवाणुओं के संचरण से बीमारियां फैलती हैं – इसकी जानकारी यूरोप में होने लगी। जैसे कि – *लुई पाश्चर* (*Louis Pasteur*) ने 1873 में वायुमंडल में जीवाणु को रोगों का कारण माना और कंटेजियॉन (*contagion*) थ्योरी चल निकली। *रॉबर्ट कॉक* (*Robert Koch*) ने 1877 में जीवाणुओं (*bacteria*) को ***एंथ्राक्स*** संक्रमण एवं संवाहक (*anthrax carrier*) होना सिद्ध किया। धीरे–धीरे नये–नये जीवाणुओं (*bacteria*) की खोज होने लगी। सन् 1847 में ***गैनोरिया*** (*gonorrhoea*) फैलाने वाले ***गैनोकॉकस जीवाणु***, सन् 1880 में ***टायफॉयड बैसिलस*** एवं ***नीमो कॉकस*** (निमोनिया का जीवाणु), सन् 1882 में **टीबी** (*TB*) जीवाणु, सन् 1883 में ***कॉलरा विब्रियो***, सन् 1884 में ***डिफ्थीरिया बैसिलस*** जैसे जीवाणुओं के खोज के बाद आधुनिक चिकित्सा में **रोग निवारण और उपचार में प्रमाण** (*evidence*)को महत्व दिया जाने लगा अर्थात् बीमारी के पीछे कोई न कोई जीवाणु है जैसे फेफड़ों की टीबी से ग्रस्त मरीज के बलगम में टीबी का बैक्टीरिया मौजूद होना। यह भी समझ में आने लगा कि जीवाणुओं के संक्रमण से होने वाले रोगों से बचा जा सकता है और यहीं से जन्म हुआ निवारक चिकित्सा का।

निवारक चिकित्सा (*Preventive Medicine*)

रोगाणु, जीवाणु, विशाणु के संक्रमण की पहचान एवं औशधि अथवा वैक्सीन द्वारा उनकी **रोकथाम ही निवारक चिकित्सा है**। जैसे कि चेचक, पोलियो, *रैबीज* अथवा *हाइड्रोफोबिया* (*rabies* or *hydrophobia*), *डिफ्थीरिया के एन्टी–टॉक्सीन, टायफॉयड वैक्सीन* द्वारा निवारक चिकित्सा की जाती है।

इसी प्रकार से शल्य कर्म अर्थात् सर्जरी जो हजारों वर्श से हो रही थी, लेकिन विडंबना थी कि सर्जरी के बाद गंभीर संक्रमण (*severe wound infection*) हो जाते थे। डॉक्टर *जोसेफ लिस्टर* साहब को *फादर ऑफ मॉर्डन सर्जरी* कहा गया है क्योंकि उन्होंने सर्वप्रथम सर्जरी के औजारों को *फिनायल* में डालकर अगले मरीज की सर्जरी करने को कहा। यहां से ***एन्टीसेप्टिक*** (*antiseptic*) और **निस्संक्रामकों** (***disinfectants***) के आविश्कार और इनके प्रयोग से सर्जरी में महत्पूर्ण सफलता मिलने लगी। यहीं से शुरू होता है निवारक चिकित्सा का उच्चतर सोपान।

19वीं सदी के अंतिम दशक में ब्रिटिश सेना के सर्जन *ब्रूस* ने अफ्रीका में **निद्रा की बीमारी** (*sleeping sickness*) को ***सीसी मक्खी*** (*tsetse fly*), *रॉस* (*Ross*) ने मलेरिया को ***एनोफ्लीज मच्छर*** (*anophles*) एवं *वॉल्टर रीड* (*Walter Read*) ने **पीले ज्वर** (*yellow fever*) को ***एडीज इजिप्ती मच्छर*** (*aedes aegypti*) द्वारा स्थानान्तरित होना सिद्ध किया। धीरे–धीरे रोगाणु–जीवाणु की रोकथाम (*prevention*) हेतु जीवाणु प्रसार करने वाले चैनलों को ब्लॉक करने की **सामाजिक–मेडिकल** (*social medical*) गतिविधि शुरू हो गयी। जैसे कि *क्वॉरन्टाइन*, जल शुद्धिकरण, दुग्ध पाश्च्युराइजेशन, स्वस्थ–फसल पैदावार एवं अन्न सुरक्षा, मल निस्तारण, अपशिश्ट एवं सीवेज का निस्तारण, कीड़े–मकोड़े एवं संक्रमण प्रतिरोध की गतिविधियों में सामाजिक सजगता आने लगी। दूसरी तरफ 19वीं सदी में औद्योगिक क्रांति (*industrial revolution*) के कारण औद्योगिक देशों में बीपी, डायबिटीज, कैंसर, हृदय रक्त वाहिका रोग (*cardio vascular disease*), मानसिक रोग एवं दुर्घटना संबन्धी व्याधियां (***जो रोग रोगाणु–जीवाणु के कारण नहीं होती हैं***) आकस्मिक निधन का कारण बनने लगीं। ये बीमारियां मनुश्य की सामाजिक, आर्थिक, अनुवांशिकी, पर्यावरणीय एवं मनोवैज्ञानिक आदि ***विभिन्न कारकों*** की वजह से घटित होना मानी गयीं। बहुघटकीय (*multifactorial*) संक्रामक एवं दुसाध्य बीमारियों के उपचार की विशेशज्ञता के कारण **आधुनिक चिकित्सा दो भागों में बंटने लगी**, यथा–

i. **उपचारात्मक चिकित्सा *Curative Medicine*–** धीरे–धीरे उपचारात्मक चिकित्सा में रोग परीक्षण, डायग्नोसिस, लोक अथवा सामाजिक चिकित्सा के पहलू विकसित होने लगे। डायग्नोसिस उपकरण, *एन्टीबायोटिक* (*antibiotic*) औशधियां एवं

विशेशज्ञ–चिकित्सा (*specialities*) विकसित हुयीं। जैसे कि रेडियोलॉजी द्वारा अंदरूनी शारीरिक–अंगों का छायांकन (*imaging*), सर्जरी में एनेस्थीसिया (*anaesthesia*) देना, कान–नाक–गला इलाज (*ENT*), आंख इलाज (*ophthalmology*), हृदय इलाज (*cardiology*), स्त्री रोग चिकित्सा (*gynaecology*), बाल रोग चिकित्सा (*paediatrics*), वृद्ध रोग चिकित्सा (*geriatrics*), प्रसूति क्रिया (*obstetrics*), दन्त चिकित्सा (*dentistry*) **आदि स्पेशलिटी** तथा नवजात शिशु चिकित्सा (*neonatology*), बाल्य न्यूरोलॉजी चिकित्सा (*paediatric neurology*) आदि अनेक **सबस्पेशलिटी** विकसित हुईं। आज की आधुनिक चिकित्सा में लगभग 200 से अधिक स्पेशलिटी और सबस्पेशलिटी विकसित हो चुकी हैं।

ii. **लोक स्वास्थ्य** अथवा **निवारक चिकित्सा *Public health or preventive medicine*–** आज के दौर में निवारक चिकित्सा **टीकाकरण** (*vaccination*), **संगरोध** (*quarantine*) तक ही सीमित नहीं है। अब निवारक चिकित्सा में पोशाहार (*nutrition*) भी सम्मिलित किये जाते हैं। पोशाहार की कमी और मोटापा से पनपने वाले रोगों में जैसे विटामिनA की कमी से रतौंधी (*night blindness*), आयोडीन की कमी से थायरॉयड रोग आदि **रोगों से बचने (*prevention*) के लिये** डॉक्टर द्वारा **विटामिन, मिनरल –** नमक में आयोडीन मिलाना, **प्रोटीन, अन्य पोशाहार एवं रेशे (फाइबर)** के प्रयोग हेतु जागरूक किया जाता है। इसी प्रकार मोटापा (*obesity*) बहुत से रोगों का कारक है।

कभी–कभी जीवाणु संक्रमण मच्छर अथवा किसी अन्य जीव के माध्यम से होता है। ऐसे संक्रमण को ***वेक्टर बॉर्न*** (vector borne) *डिजीज* कहते हैं। जैसे कि मलेरिया, कालाजार अथवा काला ज्वर (*leishmaniasis*), *प्लेग* (*plague*), *रैबीज* (*rabies*), *रिकेट्सियलपॉक्स* (rickettsial *pox*–एक प्रकार का ज्वर) आदि। अतः वैक्टर जैसे मच्छर, मक्खी, चूहे आदि की रोकथाम करनी चाहिये। पूर्व में इनकी रोक–थाम *DDT, HCH*, *मैलेथियन* (*malathion*) जैसे रासायनिक कीटनाशकों से होती थी। इसी प्रकार से संक्रमण की रोकथाम विभिन्न औशधियों जैसे

सल्फाड्रग, एन्टीमलेरियल्स, एन्टीबायटिक्स, एन्टीट्यूबरक्यूलर (*antitubercular*), समूह–ड्रग एवं *एन्टीलेपरॉसी* (*antileprosy*) ड्रग्ज आदि से होने लगी। इस प्रकार की *प्रिवेंटिव मेडिसिन* **सामाजिक निवारक चिकित्सा** कही जाती है। आजकल टीबी, कैंसर, गठिया (*rheumatism*), हृदय रोग (*cardio-vascular*) आदि विभिन्न जीर्ण (*chronic*) रोगों एवं यौन संचरित रोग आदि की पहचान **लक्षण की पूर्वावस्था** (*pre-symptomatic*) में ही करने के लिये ***मार्कर टेस्ट*** किये जाते हैं। मल, मूत्र, रक्त, कफ के सैम्पुल का टेस्ट, छायांकन (*imaging*), *जेनेटिक टेस्ट* एवं *ट्यूमर मार्कर* द्वारा विवेचना करके **निवारक चिकित्सा** होती है। इसी प्रकार से निवारक बाल रोग चिकित्सा (*preventive paediatrics*), निवारक हृदय रोग चिकित्सा (*preventive cardiology*), निवारक निमोनिया चिकित्सा आदि की जाती है। मानव उत्पत्ति सुधार के क्षेत्र में अनुवांशिकी परामर्श (*genetic counselling*) देना ***प्रिवेंटिव मेडिसिन*** है।

भारतवर्श में **राश्ट्रीय कार्यक्रमों** द्वारा कुपोशण, पोलियो, हैजा, चेचक, अंधापन, कुश्ठ रोग, टीबी आदि अनेक रोगों के लिये निवारक चिकित्सा के उपक्रम चलाये जाते हैं।

रोग निवारक चिकित्सा के भी 4 सोपान हैं –

i. **संक्रमण उत्पत्ति निरोध *Primordial prevention*–** संक्रमण फैलाने वाले जीवाणु एवं विशाणु की उत्पत्ति स्रोत पर ही निरोध। जैसे कि कृशि उत्पादन एवं पर्यावरण में फैलने वाले कीटाणुओं की रोकथाम का प्रयोजन। इसी प्रकार से मलेरिया, डेंगू आदि मच्छरों की उत्पत्ति को पहले से ही रोकना। तंबाकू की खेती को ही प्रतिबंधित कर अवैध घोशित कर देना – तंबाकू से उत्पन्न होने वाले मुख और फेफड़े के कैंसर का *प्राइमोडियल प्रिवेंशन* है,

ii. **प्राथमिक स्तर *Primary Prevention*–** रोगों से बचने के लिये टीकाकरण अर्थात् वैक्सीन देना प्राथमिक स्तर की निवारक चिकित्सा है। स्वस्थ लोगों में रोग निवारण जैसे कि मलेरिया फैलने पर जनपद में *वैक्सीनेशन* की जानकारी तथा वैक्सीनेशन की शीघ्र शुरूआत कराके संक्रमण को रोका जा सकता है। तंबाकू के प्रयोग को प्रतिबंधित करना एवं तंबाकू की आदत छुड़ाकर कैंसर का निरोध *प्राइमरी प्रिवेंशन* है,

iii. **द्वितीय स्तर *Secondary Prevention*–** संक्रमित होने पर **शीघ्र ही** रोग की **पहचान** एवं **उपचार** द्वारा रोग की गंभीरता अथवा अन्य रोग की संभावाना का निवारण। कैंसर को पहली स्टेज में ही डायग्नोसिस कर लेना,

iv. **तृतीय स्तर *Tertiary Prevention*–** रोग ग्रस्त हुए व्यक्ति का बिना विलंब पूरा इलाज करा देने का प्रयोजन तृतीय स्तर की निवारक चिकित्सा है। साथ ही रोग की वजह से शरीर में संभावित कमी या विकलांगता रोकने के सभी संभव प्रयासों द्वारा शारीरिक एवं मानसिक **पुनर्वासन** (*rehablitation*) तृतीय स्तर की निवारक चिकित्सा कही जायेगी। जैसे बच्चों में मिर्गी, पोलियो, एन्सेफलाइटिस के बाद शरीर और मांसपेशियों को असक्षमता से बचाना।

आधुनिक चिकित्सा के संदर्भों में लोक स्वास्थ्य, समाजिक, पारिवारिक, समुदायिक चिकित्सा आदि पर चर्चा निम्नवत है –

1. **सामाजिक चिकित्सा *Social Medicine*–** सामाजिक चिकित्सा के दो घटक हैं; **पहला** समाज में प्रचलित रीति–रिवाज, खान–पान, आदतें, रहन–सहन, सोच आदि किसी बीमारी के फैलने में सहायक हो सकते हैं, तो उनके प्रति समाज में जागरूकता पैदाकर उनको नियंत्रित करने के उपाय। **दूसरा** सामाजिक चिकित्सा में आवश्यक है कि समाज के लोगों का रोग निवारण एवं रोग उपचार बिना किसी भेदभाव के किया जाये। सामाजिक चिकित्सा में व्यक्ति अथवा समुदाय के आर्थिक संसाधनों एवं जीवन मूल्यों को प्राथमिकता देना महत्वपूर्ण है। सामाजिक चिकित्सा का लक्ष्य यही है कि चिकित्सक एवं स्वास्थ्य कर्मी मरीज के आहार, आवास, शिक्षा, जागरूकता, आय, पर्यावरण आदि का संज्ञान लेकर न्यूनतम लागत पर रोग निवारण एवं रोग उपचार करें। सामाजिक चिकित्सा के परिवेश में ऐसे प्रबंध सम्मिलित हैं जिनका स्वास्थ्य सुरक्षा पर सीधा प्रभाव पड़ता है। जैसे कि धूप और हवादार मकान वायु प्रदूशण और संक्रमण से बचाता है। रसोई में बना हुआ *स्लैब* महिलाओं को रसोई में जलने की दुर्घटना से बचाता है। शुद्ध पेय जल, मल निस्तारण एवं सीवर और नालियों का प्रबंधन अनेक संक्रामक बीमारियों से बचाता है।

2. **लोक स्वास्थ्य**– स्वच्छता–जागरूकता से ही लोक स्वास्थ्य के विकास में महत्वपूर्ण परिवर्तन आये। जैसे कि रोग रोकथाम (*disease prevention*), प्रदूशण नियंत्रण, प्राथमिक स्वास्थ्य केंद्रों की स्थापना, सामुदायिक विकास कार्यक्रमों का संचालन, कैंसर, डायबिटीज, हृदय रोग जैसी जीवन शैली बीमारियों एवं पदार्थ दुरूपयोग (तंबाकू, गांजा, भांग, चरस, एलकोहॉल) से उत्पन्न बीमारियों की जागरूकता आने से विभिन्न देशों में लोक स्वास्थ्य अधिनियम पारित हुए हैं। लोक स्वास्थ्य सुरक्षा का महत्व बढ़ने के साथ–साथ '**सामुदायिक स्वास्थ्य** (*community health*)' की नीतियां भी लागू होने लगीं। 20वीं शताब्दी के शुरूआत में संयुक्त राश्ट्र संघ द्वारा "**सब के लिये स्वास्थ्य** (***health for all***)" संबन्धी नीति के क्रियान्वयन में राश्ट्रों की आय, शिक्षा का स्तर, स्वच्छता (*sanitation*), पोशाहार (*nutrition*), रोग–नियंत्रण, आकस्मिक निधन मुद्दों पर हुए शोधों के मेमोरैंडम प्रकाशित हुए।

20वीं–21वीं सदी की अवधि में मेडिकल साइंस के नये–नये आयाम खुलने लगे जैसे जीन टेस्टिंग एवं ह्यूमन जीनोम। लोक स्वास्थ्य में इनको भी समायोजित किया गया। शुरूआत में डिऑक्सी न्यूक्लिक एसिड (*DNA*) एवं अनुवांशिकी कोड (*genetic code*) के आविश्कार के साथ ही अनुवांशिकी अभियंत्रण (*genetic–engineering*), कृत्रिम गर्भाधान (*in-vitro fertilisation-IVF*) आदि के विकास से जन्मपूर्व शिशु–लिंग निर्धारण, जन्मपूर्व शिशु रोग मूल्यांकन (*pre natal diagnosis*) एवं क्लोनिंग (*cloning*–एक ही माँ–बाप के अलैंगिक प्रजनन से असीमित संख्या में एकसमान बच्चों की उत्पत्ति) आदि से लोक स्वास्थ्य बहुउद्देश्यीय (*multipurpose*) होने लगा। इसी प्रकार से कृत्रिम अंग प्रत्यारोपण, किडनी प्रत्यारोपण, हृदय संस्थापन आदि अनेक क्षेत्रों में लोक स्वास्थ्य अपने उच्चतम शीर्श पर पहुंचने लगा। किन्तु अविकसित एवं विकासशील देशों के बहुत से स्थानिक रोगों (*endemic diseases*) जैसे कि, मिस्र में *सिस्टोसोमियासिस* (*schistosomiasis*), टीबी, कुश्ठरोग (*leprosy*), फायलेरिया (*filaria*), *ट्रिपैनोसोमियासिस* (*trypanosomiasis*), *लीशमेनियासिस* (*leishmaniasis*) का

प्रभावशाली नियंत्रण न हो पाने के कारण रोग प्रभावित जीवन के कारण आकस्मिक निधन, मातृ–शिशु एवं बाल्य मृत्युदर में निरंतर बढ़ोत्तरी आदि के कारण लोक स्वास्थ्य एवं सामाजिक चिकित्सा का लक्ष्य अधूरा साबित हो जाता है। इसी प्रकार से जनसंख्या कम करने की फैमिली प्लानिंग योजना को एक बृहद रूप देते हुए महिला एवं शिशु स्वास्थ्य योजना – ***रिप्रोडक्टिव* एवं *चाइल्ड हेल्थ* (*RCH* – अध्याय 21)** जैसे **कार्यक्रम** चलाये गये। धीरे–धीरे चिकित्सा सेवा के सामाजीकरण (*socialisation*) पर विचार होने लगा और इसी के साथ **सामाजिक चिकित्सा** एवं **राज्य चिकित्सा** (*social medicine and state medicine*) के अलग–अलग मानक विकसित हुए। यूरोप और रूस जैसे देशों में चिकित्सा के सभी अंग – पैर के अंगूठे से लेकर ह्दय के प्रत्यारोपरण तक के सभी इलाज (*from toe to organ transplant*) सरकार द्वारा उपलब्ध कराये जाते हैं। भारतवर्ष में सरकारी अस्पतालों के अतिरिक्त अब **आयुश्मान भारत** जैसी **चिकित्सा बीमा योजना** गरीब लोगों को सरकार द्वारा मुहैया कराई जा रही है। धीरे–धीरे **चिकित्सा–राश्ट्रीयकरण** (*medical nationalisation*) एवं **अनिवार्य चिकित्सा बीमा** सामाजिक विकास की कड़ी में जुड़ गयीं। **डब्लूएचओ** (*WHO*) एवं **यूनीसेफ** (*UNICEF*) एजेंसियों द्वारा '**सामुदायिक चिकित्सा**', **परिवार चिकित्सा,** '**सामुदायिक प्रतिभागिता**' एवं '**सब के लिये स्वास्थ्य**' जैसी योजनाओं को सभी राश्ट्रों द्वारा लागू करने के *मेमोरेंडम* (*memorandum*) पारित हुए।

3. **परिवार चिकित्सा *Family Medicine*– परिवार चिकित्सा** को स्वास्थ्य संपोशण का केंद्र बिन्दु माना गया है। *फैमिली मेडिसिन* के *प्रैक्टिशनर* द्वारा सभी प्रकार की निवारक, प्रोत्साहक एवं उपचारात्मक चिकित्सा की जाती है जिसमें डॉक्टर द्वारा पूरे परिवार की **प्राथमिक देखभाल** (*primary care*) कहा जाता है। परिवार चिकित्सा की प्रैक्टिस करने वाले डॉक्टर को ***फैमिली फिजीशियन*** भी कहते हैं। फैमिली फिजीशियन मातृ–शिशु कल्याण, टीकाकरण, छोटी–मोटी शल्य चिकित्सा, आमतौर पर फैले संक्रामक रोग, जीवन शैली एवं *क्रॉनिक* रोग जैसे बीपी, डायबिटीज गठिया का इलाज करते हैं। फैमिली फिजीशियन अपने मरीज और स्पेशलिस्ट डॉक्टर के बीच की कड़ी हैं।

फैमिली फिजीशियन स्वास्थ्य संबंधित समस्त राश्ट्रीय कार्यक्रमों एवं उपक्रमों की आपूर्ति अपने मरीजों के परिवारों को मुहैया कराते हैं। भारत में अब धीरे–धीरे फैमिली फिजीशियन प्रैक्टिशनर्स की ओर जोर दिया जा रहा है।

4. **सामुदायिक चिकित्सा *Community Medicine*–** *कम्यूनिटी मेडिसिन* में लोक स्वास्थ्य, सामुदायिक स्वास्थ्य, *सोशल मेडिसिन* आदि सम्मिलित हैं। इसमें **रोग निवारण** (*prevention*)को प्राथमिकता दी जाती है। डब्लूएचओ (*WHO*) ने कम्यूनिटी मेडिसिन में राश्ट्रीय संस्कृति, परम्परा, भूगोल एवं आर्थिक संसाधनों को महत्वपूर्ण माना है। सामुदायिक चिकित्सा को एक बृहद रूप दिया गया है। लगभग सभी देशों की चिकित्सा संस्थायें – यूएनओ (UNO) के सहस्त्राब्दि विकास लक्ष्य (*MDG–मिलेनियम डेवलेप्मेंट गोल*–समाप्ति वर्श 2015) एवं सतत विकास लक्ष्य *SDG* (*सस्टेनेबल डेवलपमेंट गोल*–समाप्ति वर्श 2030) में विकासशील एवं अविकसित राश्ट्रों में कुल मिलाकर **17 लक्ष्य** निर्धारित किये गये हैं। इनके **प्रतीक चिन्ह** नीचे दिये गये हैं जो सामुदायिक चिकित्सा को सांकेतिक रूप से प्रोत्साहित एवं पूरा करते हैं।

जैसे **गरीबी और भुखमरी को दूर करना ही कम्यूनिटी मेडिसिन का प्रथम चरण** माना है। जैसे कि प्रति व्यक्ति आय वृद्धि, जीडीपी वृद्धि (*GDP growth*), शिक्षा एवं लिंग समानता, शुद्ध पेयजल–आपूर्ति, पर्यावरण–प्रदूशण समाप्ति, कुपोशण (*malnutrition*) समाप्ति, धर्म एवं जाति आदि भेदभाव से ऊपर उठकर स्वास्थ्य सेवाओं का वितरण ही कम्यूनिटी मेडिसिन का मुख्य उद्देश्य है। कम्यूनिटी मेडिसिन के संसाधनों (*resources*) से विकसित राश्ट्र ही अंतर्राश्ट्रीय स्वास्थ्य संगठनों का लक्ष्य है। अब एक और नई पहल है जिसको ***वेलनेस*** (***wellness***) क्लीनिक कहते हैं। इसमें आयुश के साथ–साथ सभी प्रकार के स्वास्थ्य संवर्धन उपाय उपलब्ध कराये जाते हैं जिनसे मनुश्य स्वस्थ रहकर दीर्घायु हो।

यूएनओ – सतत विकास (*SDG*) के 17 लक्ष्य

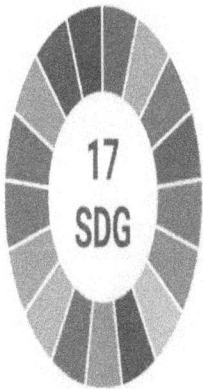

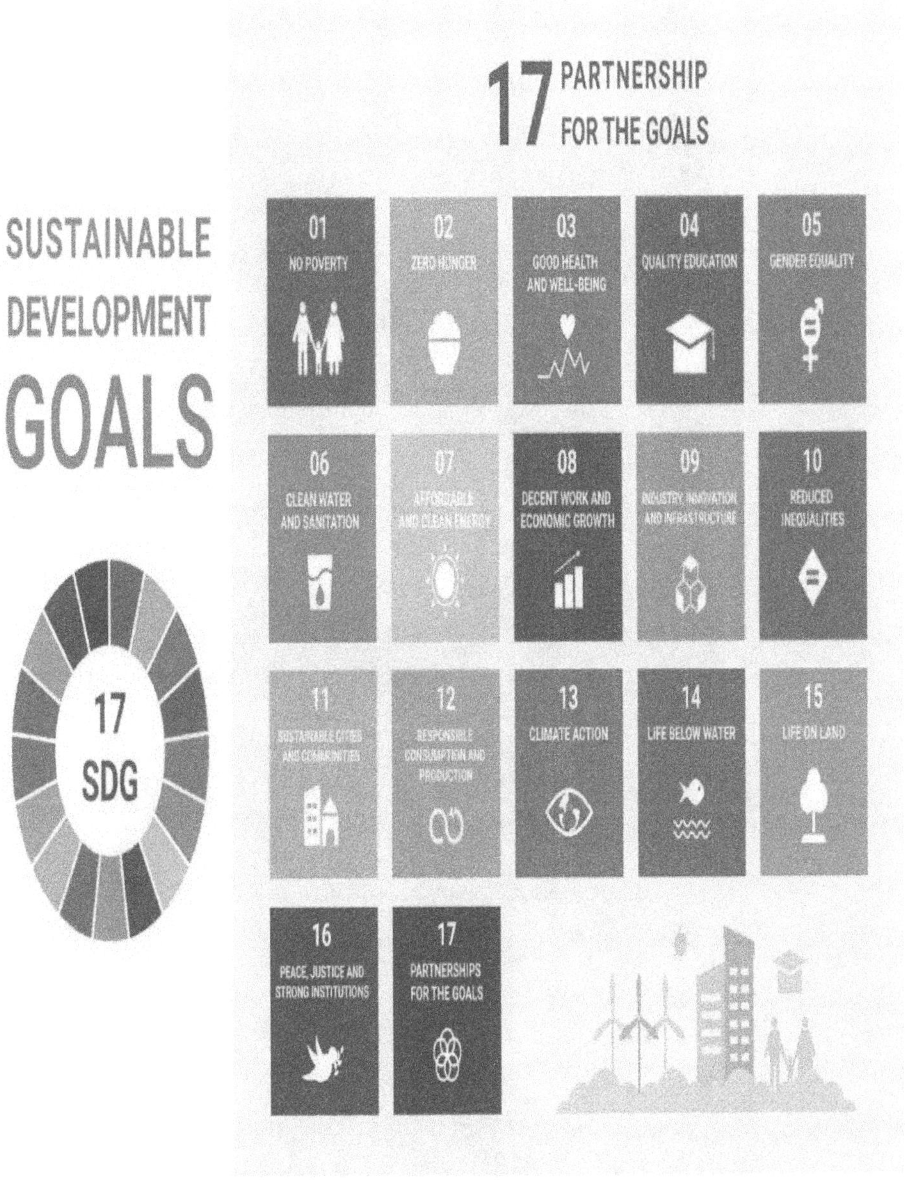

13

रोगी विवरण एवं डॉक्टर से वार्तालाप

History Taking &
Communication
with Doctor

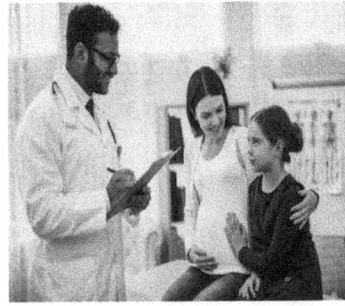

इस अध्याय में हम सीखेंगे कुछ बातें – *Learning Objectives*

- अस्पताल के डॉक्टर को अपनी मुख्य शारीरिक शिकायतें (presenting complaints) बताना
- डॉक्टर को अपनी पुरानी बीमारियां (*medical history*) और सूक्ष्म में सामाजिक–पारिवारिक इतिहास बताना
- चिकित्सक द्वारा मरीज की जांच

क्लीनिक प्रैक्टिस– क्लीनिक अथवा अस्पताल में डॉक्टर द्वारा स्वस्थ व्यक्ति अथवा रोगी का परीक्षण ही *क्लीनिक प्रैक्टिस (clinical practice)* है। चिकित्सकों द्वारा मरीज के **निम्नलिखित क्लीनिक परीक्षण** के बाद ही रोग डायग्नोसिस (*diagnosis*) की जाती है–

i. **रोगी परिचय एवं सामाजिक इतिहास *Demographic Details*–**
आमतौर पर डॉक्टर द्वारा रोगी से उसके नाम, आयु, जन्म स्थल, वर्तमान आवास, आहार विवरण, बच्चों एवं परिवार, शौक, वैवाहिक एवं सैक्सुअल जीवन, व्यवसाय, सामाजिक एवं आर्थिक परिवेश, तंबाकू

शराब, ड्रग सेवन आदि की जानकारी ली जाती है। डायग्नोसिस बनाने में ऐसी जानकारियां सहायक होती हैं।

ii. **वर्तमान रोग की शिकायत एवं विवरण *Presenting complaints & history of presenting complaint*** – डॉक्टर द्वारा रोगी से उसके शारीरिक–मानसिक कश्टों का विवरण पर्चे पर क्रमवार लिखा जाता है। कभी–कभी मरीज एक शिकायत से परेशान होकर उसी का विवरण तरह–तरह से दोहराते रहते हैं। जैसे कि एक महिला को तेज सर्दी–जुकाम से पीड़ित थी, वह यही तकलीफ डॉक्टर को बताती रही जबकि वह स्पेशलिस्ट डॉक्टर को स्तन में कैंसर की गांठ दिखाने आई थी जो उसकी मुख्य शिकायत (*presenting complaint*) होनी चाहिये थी। यदि एक वृद्धजन को घुटनों में तेज दर्द और आंखों में मोतिया बिंदु (*catract*) की वजह से देखने में परेशानी हो तो मरीज आर्थोपैडिक विभाग में घुटनों के दर्द की मुख्य परेशानी का ब्यौरा देगा, किंतु नेत्र विभाग में दृश्टि दोश कठिनाई बतायेगा। डॉक्टर आपकी शिकायतों को समझकर रोग संबंधी विवरण लिखते हैं। जैसे पेट में दर्द है तो पेट में किस स्थान पर, दर्द की तीव्रता, दर्द कब उठता है – खाली पेट या भोजन उपरांत, उल्टी–दस्त, मरोड़, एठन, बुखार आदि का पेट दर्द से संबंध जैसी अनेक जानकारियां पेट दर्द के बारे में मरीज से पूछी जाती हैं जिसे शिकायतों का विस्तृत विवरण (*structured clinical history*) कहते हैं। इसी प्रकार से हर मुख्य शिकायत का विस्तृत विवरण इलाज की स्पेशलिटी के अनुसार नोट किया जाता है।

iii. **पूर्व चिकित्सा एवं औशधि इतिहास *History of Past Illness and Medicines***– पूर्व में अस्पताल–भर्ती अवधि, पुरानी सर्जरी, चोट (*injuries*), संक्रामक रोग, टीकाकरण (*vaccination*), एलर्जी, चिकित्सक परामर्श (*prescribed*) अथवा *फार्मेसी काउंटर* पर खरीदी गयी औशधि विवरण आदि डॉक्टर लिखते हैं। थायरॉयड, रयूमैटिज्म, ह्रदय रोगी, डायबिटीज, ब्लड प्रेशर आदि के रोगी लंबे अर्से तक या निरंतर ही दवा खाते हैं – अपेक्षित है कि वे अपना पर्चा और दवायें डॉक्टर के पास हमेशा साथ ले जायें। इससे नयी दवा लिखते समय

डॉक्टर अन्य दवाओं के क्रास रिएक्शन को भी संज्ञान में ले लेते हैं।

iv. **पारिवारिक इतिहास** *Family History*– कुछ रोग निकट संबंधियों में एक जैसे होते हैं जैसे माता–पिता की डायबिटीज संतान को भी प्रभावित करती है। अनुवांशिक एवं पारिवारिक रोगों तथा इन रोगों का परिवार में प्रभाव समझा और लिखा जाता है।

v. **क्लीनिक परीक्षण** *Physical Examination*– प्रायः चिकित्सक द्वारा रोगी के शरीर का **चार तरह से परीक्षण** किया जाता है – **निरीक्षण** (***inspection***) जैसे रोगी को **देखकर,** उसके हाव–भाव, त्वचा से उसकी सामान्य स्थिति, खून की कमी, त्वचा में नमी आदि से अनेक बातों की जानकारी होती है। **छूकर–टटोलकर** (***palpation***) – हांथों से छूकर और दबाकर गांठों, गिल्टियों, उदर एवं पेट को देखा जाता है। इससे लिवर या गुर्दे की बढ़त और गांठ के ठोस होने अथवा मुलायम तंतुता की परख हो जाती है। पेट पर हांथ रखकर लीवर, किडनी, *स्प्लीन* आदि एवं आमाशय–आंत संचालन परखा जाता है। गुदा द्वार एवं जननांग की जांच आवश्यकतानुसार की जाती है। थायरॉयड, गर्दन, बगल एवं जांघ की गिल्टियों एवं महिलाओं के स्तन की जांच हांथ से की जाती है। दस्ताना पहनकर उंगली द्वारा गुदा द्वार में प्रॉस्टेट ग्लैंड की जांच होती है। पैरों में सूजन, रक्त का प्रवाह, धमनियों (*arteries*), शिराओं (*veins*) की जांच, हृदय धड़कन एवं गति, नाड़ी की जांच आदि हांथ द्वारा विभिन्न प्रकार से की जाती है। **हल्की चोट की ध्वनि द्वारा** (***percussion***) फेफड़े और पेट में पानी अथवा हवा के भरे होने की स्थिति अंदाजी जाती है। **ध्वनि सुनकर** (***auscultation***) – हृदय की लब–डब ध्वनि, उसके विकार एवं श्वसन की ध्वनि आला (*stethoscope*) लगाकर आंकी जाती है। आले में सुनाई पड़ने वाली अलग–अलग ध्वनि के बोध एवं विश्लेशण से सटीक डायग्नोसिस बना लेते हैं।

vi. **अन्य क्लीनिक परीक्षण** ***Office Tests or Point of Care Tests***– रोगी के जीवन सूचकांक (*vital signs*) जैसे लंबाई, वजन, उदर और नितंब की माप, शरीर तापमान, नाड़ी–गति, श्वसन, रक्तचाप, *हीमोग्लोबीन, ऑक्सीजन सैचुरेशन* (*hemoglobin, oxygen* *saturation*) आदि छोटे–छोटे यंत्रों से जांच लेते हैं। स्पेशलिटी के अनुसार कुछ अन्य यंत्र डॉक्टर रखते हैं जिन्हें अन्य क्लीनिक परीक्षण मशीन (*office or clinic diagnostic equipment and point of care tests*) कहते हैं। जैसे इसीजी मशीन, ट्रिड मिल, अल्ट्रासाउंड, आंख परीक्षण की बहुआयामी मशीनें, *एंडोस्कोप* यंत्र द्वारा नाक, कान, गला, आमाशय एवं बड़ी आंत परीक्षण। इस प्रकार से मरीज को स्पेशलिस्ट डॉक्टर की क्लीनिक से अन्य लैब में नहीं जाना पड़ता है और इलाज स्थल पर ही अभीश्ट जांच हो जाती है। **वर्तमान रोग** की तुरंत डायग्नोसिस (*diagnosis*) एवं निदान ही *प्वाइंट ऑफ केयर टेस्ट* की खूबी है।

vii. **रोग मूल्यांकन प्रक्रिया *Making a Diagnosis*–** इस प्रकार से क्रमिक परीक्षण एवं प्रतिक्रियाओं के दौरान डॉक्टर आपके व्यक्तित्व एवं अपेक्षाओं को सक्षमता से समझ लेते हैं। आपकी सामान्य हालत, मिजाज, चाल–ढाल, शरीर संचालन के मानकों की नॉर्मल अथवा ऐब्नॉर्मल वैल्यू, अनिद्रा स्थिति, हृदय, फेफड़ा परीक्षण, मल मूत्र की आदत, मासिक धर्म, मेरूदंड, अस्थियों एवं जोड़ों का परीक्षण, मांसपेशियों, स्नायुतंत्र, चेतना, मनोविकार आदि का परीक्षण और फिर विभिन्न लैब परीक्षण की रिपोर्ट पर ही डायग्नोसिस लिखी जाती है।

डायग्नोसिस स्पश्ट न होने पर डॉक्टर द्वारा अन्य परीक्षण की भी सलाह दी जा सकती है, जैसे कि –

i. ***बॉडी फ्लूड टेस्ट Body Fluid Test*–** बॉडी फ्लूड्स – खून, मल, मूत्र, वीर्य आदि लेकर विभिन्न विशेशज्ञ लैबों में परीक्षण किया जाता है। अधिकतर खून की ही जांच की जाती है। जांच में बॉडी फ्लूड की नॉर्मल एवं एब्नॉर्मल वैल्यूज पर रोग की डायग्नोसिस बनाई जाती है। बॉडी फ्लूड के विभिन्न रसायनों की जांच जैसे यूरिया, क्रेटनिन, शुगर आदि का परीक्षण जैव रसायन अर्थात् *बायोकैमिस्ट्री* द्वारा किया जाता है। इसके अतिरिक्त *इम्यूनोलॉजिकल* जांचें, *सीरोलॉजिकल* जांचें एवं फ्लूड कोशिकाओं का अध्ययन भी किया जाता है। इसके अतिरिक्त *माइक्रोबायोलॉजी कल्चर* द्वारा जीवाणु एवं विशाणु की भी जांच की जाती है।

ii. **शरीर–अंग छायांकन** ***Body-organ imaging***– शरीर के अंदर के अंगों को देखने और परखने के लिए अनेक विधाओं से इमेजिंग की जाती है। जैसे – **एक्स–रे, अल्ट्रासाउंड, सीटी** अथवा **एमआरआई।** इमेजिंग में एक्स–रे, ध्वनि एवं चुम्बकीय अनुनाद तरंगों (*X-rays, sound, or magnetic resonance*) द्वारा अदंरूनी शारीरिक

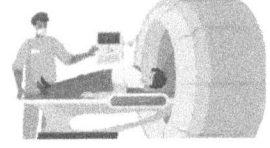

अंगों की *इमेजिंग* हो जाती है (**अध्याय 33**) जैसे कि लिवर, गॉल ब्लैडर, गुर्दा आदि अंगों में टीबी, कैंसर जैसे रोगों की टेलीविजन स्क्रीन, एलईडी स्क्रीन अवलोकन अथवा *इमेज प्रिंट* करके देखना। यह एक डिजिटल इमेज या छायांकन होती है जो रियल टाईम आकृति नहीं होती हैं बल्कि छोटी बिंदियों (*pixels*) से बनती है। इमेजिंग के दौरान शरीर में गैस, कोई मस्सा, ट्यूमर, पथरी या अन्य बहुत से अवरोधों से **इमेजिंग किरणें प्रायः विचलित** (*refraction*) होने पर **आकृति** (*lesion*) दिखायी पडती है। कुशल रेडियोलॉजिस्ट अलग–अलग आकार पहचानकर रोगग्रस्त अंग (*lesion*) की डायग्नोसिस बना लेते हैं। कभी–कभी किरणों के विचलन के कारण बनी इस दोशपूर्ण आकृति को ***आर्टीफेक्ट*** (***artifact***) कहते हैं – लिवर या गुर्दे में अक्सर ऐसे *आर्टीफेक्ट* मरीजों को चिंतित कर देते हैं

iii. **कोशिका एवं ऊतक परीक्षण** ***Cytology & Histology***– इस परीक्षण में सुई से टिश्यू के अंदर, सुई को हिलाकर कोशिकाओं को निकालकर (*FNAC = fine needle aspiration cytology*) अथवा टिश्यू के छोटे से टुकड़े की *बायोप्सी* (*biopsy*) को मोम में माउंट कर अति पतला काटकर *माईक्रोस्कोप* द्वारा परीक्षण होता है, जिसमें *बायलॉजिकल* रंगों (*biological dyes and stains*) से रंगी हुयी *स्लाइड्स* पर ही कोशिका अथवा ऊतक रखकर ***हिस्टोपैथोलॉजी*** एवं ***इम्यूनोसाईटो–केमिस्ट्री*** (***histopathology and immunocyto-chemistry***) की जाती है। टेस्ट रिपोर्ट में रोग के जाति–प्रजाति की विवेचना की जाती है।

इनके अतिरिक्त आज की आधुनिक मेडिकल साइंस में अनेक प्रकार के

टेस्ट होते हैं जिनका विवरण पुस्तक के **अध्याय 14** एवं **33** में है।

क्लीनिक प्रैक्टिस में रोगी के परीक्षण के समय चिकित्सक को कभी—कभी एक जैसे लक्षण वाले दो या तीन अलग—अलग रोग होने का संशय होता है जिसे अन्य विकल्प रोग या **विभेदक प्रणाली की डायग्नोसिस** (*alternative and other diagnosis that come to doctor's mind which is called* **Differential Diagnosis**) कहते हैं। यहां से शुरू होता है एक के बाद एक लैब परीक्षण का सिलसिला। बीमारी की डायग्नोसिस एवं बीमारी कितनी फैली है, शरीर के अन्य कौन से अंग प्रभावित हैं, किन औशधियों से इलाज सर्वाधिक सफल होगा आदि के लिये भी अनेक लैब परीक्षण या जांचे करायी जाती हैं। कम से कम जांचे कराकर सफल और सटीक इलाज करना ही एक चिकित्सक की कुशलता है।

भवसागर में व्याप्त रोगों, रोगों के कारण को पहचानें
संयमिता ही रोगों का निवारण है
रूढ़ियां रोग निवारण और उपचार में बाधा हैं

डायबिटीज और हाईपरटेंशन जीवन शैली रोग हैं.........., बहुत सी बीमारियों के उद्गम का कारण भी कही जाती हैं........, इनको नियंत्रित न करने पर हार्ट फेलियर, मस्तिश्क आघात, लकवा, बेहोशी तथा आकस्मिक निधन की दुर्घटनाएं हो जाती हैं........... ।

आज भी समाज में बहुत से रोगों के उपचार को लेकर ***भ्रम*** *और* ***अंधविश्वास*** *की दीवार नहीं टूटी हैं। जैसे कि कैंसर में नश्तर लगाया अथवा रसायनों यानि कीमोथिरैपी का इलाज कराया तो कैंसर तो ठीक होगा नहीं..........., हां! शरीर कंकाल रह जायेगा।*

14

आधुनिक चिकित्सा में तकनीकी का प्रयोग

Technology in Modern Medicine

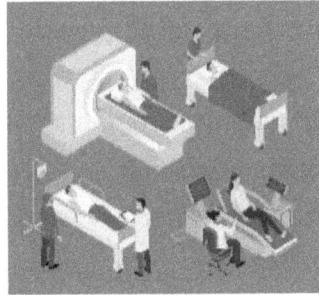

इस अध्याय में हम सीखेंगे कुछ बातें – *Learning Objectives*

- फार्मेकोजिनॉमिक्स से विकसित मेडिकल टेक्नोलॉजी
- स्मार्ट इन्हेलर, वायरलेस ब्रेन सेंसर, हेल्थ वियरेबिल्स, कृत्रिम बौद्धिकता, पर्सनलाइज्ड मेडिसिन की प्रयोग विधियां
- अल्ट्रासाउंड एवं सीटी स्कैन निर्देशित बायोप्सी, अल्ट्रासॉनिक हार्मोनिक सीलर, लेजर, रोबोट सर्जरी का योगदान

ज्ञान (*knowledge*), विज्ञान (*science*) और तकनीकी (*technology*) में क्या फर्क है! आईये, समझते हैं....., इस फर्क को। देखने, सुनने, सूंघने, छूने, अनुभव, पढ़ने एवं ट्रेनिंग से मिली जानकारी **ज्ञान** है, प्रमाणित ज्ञान **विज्ञान** है। वैज्ञानिक नियमों द्वारा मानव व्यवहार शैली को सरल बना देना **तकनीकी** है। फिजिक्स, केमेस्ट्री, बायोलॉजी, इकोनॉमिक्स, गणित की जानकारी से ट्रांजिस्टर, मोबाइल, मोटर, हवाई जहाज जैसी तकनीकीयों ने जीवन शैली को सरल कर दिया है। जैसे कि रसायन शास्त्र से विकसित *ऑर्गेनिक केमेस्ट्री, बायो–केमेस्ट्री, फार्मास्युटिकल केमेस्ट्री, फार्मेकोलॉजी* एवं *फार्मेकोजिनॉमिक्स*

(औशधि–विज्ञान) से *सिंथेटिक केमिकल* (*synthetic chemicals*) एवं तकनीकी औशधियों का निर्माण आसान हो गया है। सामान्य बीमारियों में दवा की गोली, इंजेक्शन, मलहम द्वारा इलाज का विज्ञान ***फार्मेकोलॉजी*** है। इसी प्रकार दवाओं का जीन पर असर ***फार्मेकोजिनॉमिक्स*** (*pharmacogenomics*) का विज्ञान है। जैसे केमेस्ट्री में हाइड्रोजन, ऑक्सीजन, सल्फर जैसे दो या अधिक तत्वों की संयोजकता (*valency*) से पानी (H_2O), गंधक तेजाब (H_2SO_4) आदि बनते हैं, उसी प्रकार से बायो–केमेस्ट्री, *फार्मेकोलॉजी, बायोटेक्नोलॉजी* का प्रयोग मेडिकल साइंस द्वारा किया जाता है। **फार्मेकोलॉजी** में भी अलग–अलग लवणों (*salt*) की अलग–अलग वैलेंसी से अलग–अलग औशधियां बनती हैं। ***फार्मेकोलॉजी*** में ही अधिकांश रोगों की दवायें जैसे एंटीबायोटिक, मलेरिया, फाइलेरिया, ***बीपी*** आदि रोगों की दवाओं का अध्ययन एवं अविश्कार होता है। आज **चिकित्सा टेक्नोलॉजी** (*medical technology*) का दौर है। रोगों की सफल **डायग्नोसिस** और बेहतर **इलाज** हो रहा है। मेडिकल टेक्नोलॉजी में स्वप्रतिरक्षी रोगों (*auto-immune diseases*), कैंसर तथा जेनेटिक रोगों की लक्षित जांच (*targeted testing*) और इलाज होता है। अब चर्चा करते हैं – ***मेडिकल टेक्नोलॉजी*** के कुछ आयामों की जिसमें उपचार के साइड इफेक्ट कम होते हैं, किंतु अधिक व्यय करना पड़ सकता है।

i. **जीन–क्रम व्यवस्था *Gene Sequencing* एवं जीन–उत्परिवर्तन *Gene–Mutation***– स्वप्रतिरक्षी रोगों (*auto-immune diseases*), कैंसर तथा जेनेटिक रोगों में जीन क्रम में उत्परिवर्तन आने पर लक्षित इलाज (*targeted treatment*) होता है।

ii. ***फार्मेकोजिनॉमिक्स*** में ***जीन एडिटिंग Gene Editing***– यदि शरीर पर औशधि की प्रतिक्रिया ***फार्मेकोलॉजी*** है, तो जीन (*gene*) द्वारा औशधि पर प्रतिक्रिया ***फार्मेकोजिनॉमिक्स*** है। ***फार्मेकोजिनॉमिक्स*** में नई–नई तकनीक से औशधियों के निर्माण और परीक्षण की प्रक्रिया होती है। फार्मेकोजिनॉमिक्स में जीन पर औशधि समायोजन और प्रतिक्रिया देखी जाती हैं। जैसे कि प्रोटीन, एन्जाइम, आरएनए अणुओं पर आधारित औशधियां **जीन–उपचार** पर **लक्षित** (*targeted*) होती हैं तथा इस उपचार से **रोगग्रस्त जीन** के *आस–पास की स्वस्थ कोशिकाएं* नश्ट भी

नहीं होती हैं। बहुत से खाद्य पदार्थ और औशधियां जीन्स द्वारा स्वीकार न होने की वजह से हानिकारक हैं, जैसे कि मलेरिया की फार्मेकोजेनिक औशधियां।

iii. ***स्मार्ट इन्हेलर Smart Inhaler–*** दमा (*asthma*) रोगी द्वारा औशधि एवं इन्हेलर प्रयोग समय से न करने अथवा नागा करने पर इलाज प्रभावशाली नहीं हो पाता था। अब कारगर इलाज हेतु स्मार्ट इन्हेलर का योगदान महत्वपूर्ण हो रहा है। ***ब्लूटूथ* (*bluetooth*) से जुड़ा स्मार्ट इन्हेलर** मरीज से संबद्ध रहकर औशधि चेतावनी में उपयोगी है।

iv. ***वायरलेस ब्रेन सेन्सर Wireless Brain Sensor–*** इसको मरीज के मस्तिश्क में स्थापित कर देते हैं जो उपचार के बाद शरीर में स्वतः घुलनशील है, जिसे ***बायो–रिसॉर्बेबिल* उपकरण** (*bio-resorbable*) कहते हैं। यह उपकरण *डिप्रेशन, साइकोसिस, न्यूरोसिस* एवं *सीजोफ्रेनिया* (**अध्याय–41**) के उपचार में उपयोगी है।

v. ***हेल्थ वियरेबिल्स Health Wearable–*** जैसे मोबाइल फोन से कदमों की संख्या (*step counting*) आदि घटनायें ट्रैक हो जाती हैं, **हेल्थ वियरेबिल्स** शरीर में फिट किये जाते हैं जिनके द्वारा बहुत सी बीमारियों की वैल्यू रीडिंग एप पर प्राप्त होती है। पूरे दिन – 24 घंटे, कुछ–कुछ मिनटों के बाद – बीपी एवं हृदय–धड़कन (*continous BP, cardiac & ECG monitoring*), निद्रा–प्रणाली (*sleeping pattern*), डायबिटीज (*continous blood glucose monitoring*) की वैल्यू रीडिंग मोबाइल–सॉफ्टवेयर से मिल जाती है। चलते–फिरते, सोते–जागते, गाड़ी ड्राइविंग, शारीरिक–मानसिक क्रियाशीलता के समय जीवन सूचांकों का डाटा मिलता है।

vi. **3डी–प्रिंटिंग *3D-Printing–*** इस बहु–उद्‌देश्यीय 3–आयामी (*multipurpose 3–dimensional*) प्रिंटिंग से अस्थि–संधियों (*joints*), अस्थि–मज्जा (*bone marrow*) आदि रोगों की जानकारी कम्प्यूटर स्क्रीन पर छपे हुए 3 डायमेंशनल चित्र से हासिल हो जाती है। इस टेकनोलॉजी में बहु–उद्‌देश्यीय गोली (*multi purpose pills*) की प्रिंटिंग करके अवयवों के अनुसार औशधि निर्माण कर इलाज हो रहा है। 3डी छायांकन से लीवर, ब्रेन, हड्‌डी, जबड़ों एवं

दांतों, ट्यूमर की सही जानकारी से ऑपरेशन होता है।

vii. **कृत्रिम–अंग स्व–स्थापना–संचालन** ***Artificial Organ Auto Implantation–Functionality***– मनुश्य की सोच आगे चलती है – ऐसी टेक्नोलॉजी विकसित हो सकती है जिसमें जली हुयी त्वचा की बायो–प्रिंटिंग होती है अर्थात् जली हुयी त्वचा स्वतः सृजित हो जाती है शरीर के अंदरूनी रोग ग्रस्त अंग स्वतः स्थानान्तरित एवं सृजित (*automatically replaced and regenerates*) हो जाते हैं। जैसे कि रोग ग्रस्त रक्त वाहिकायें, रोग ग्रस्त अंडाशय (*ovaries*) एवं अग्नाशय (*pancreas*) स्वतः स्थानान्तरित एवं सृजित हो जाते हैं जो रोग प्रतिरक्षा प्रणाली (*immune system*) द्वारा स्वीकार हो जाते हैं।

viii. **अतिलघु औशधि** ***Precision Medicine***– *फार्मेकोजिनॉमिक्स* में जीन उत्परिवर्तन के अनुसार उपचार होता है। जीन उत्परिवर्तन के अनुसार ही अलग–अलग रोगी की अलग–अलग औशधि है जिसे ***पर्सनलाइज्ड मेडिसिन*** (*personalized medicine*) अथवा **लक्षित उपचार** (*targeted therapy*) भी कहते हैं। **जीन उत्परिवर्तन** (*gene mutation*) से होने वाले कैंसर एवं *ऑटोइम्यून रोग* संबन्धी दुसाध्य रोगों का उपचार रोगी की उत्परिवर्तित जीन अनुसार होता है और अलग–अलग रोगी का अलग–अलग इलाज मिलता है।

ix. ***वर्चुअल रियलिटी Virtual Reality***– जैसे हम ***वर्चुअल रियलिटी*** की तकनीकी द्वारा घर बैठे दूसरे देशों के प्राकृतिक सीनरी, संग्राहलय, विश्वविद्यालय का ***वर्चुअल टूर*** कर लेते हैं, ठीक उसी प्रकार से **टेलीमेडिसिन** स्क्रीन पर रोगों का परीक्षण एवं उपचार हो सकता है। जैसे वर्चुअल कैप्सूल में हवाई उड़ाना सीखते हैं उसी प्रकार अनेक दुसाध्य ब्रेन सर्जरी या रोबोटिक सर्जरी वर्चुअल रियलिटी के माध्यम से सिखाई जाती है। इस तकनीक को *high fidelity simulation* भी कहते हैं।

x. **सीआरआईएसपीआर** ***Clustered Regularly Interspaced Short Palindromic Repeats–CRISPR*** – **जीन एडिटिंग तकनीकी (*Gene Editing Technology*)**– 121, 242, जहाज, *madam* आदि उल्टे–सीधे पढ़ने में एक समान हैं। ये ***पेलिन्ड्रॉम*** के

उदाहरण हैं जिससे सॉफ्टवेयर भी विकसित हुए हैं। *पेलिन्ड्रॉम टेक्नोलॉजी* के प्रयोग पर जीन क्रमांक (*gene sequencing*) को सीधा–उल्टा पढ़ते हुए जीन एडिटिंग (*editing*) होती है। **रोग प्रतिरक्षा प्रणाली (इम्यून सिस्टम)** पर आक्रमण करने वाले विशाणुओं के प्रभाव को ***जीन एडिटिंग*** द्वारा ठीक किया जाता है। जैसे कि ***जीन म्यूटेशन*** संबन्धी कैंसर, एचआईवी, एवं रियूमैटिज्म।

xi. **कृत्रिम बौद्धिकता *Artificial Intelligence–AI ChatGPT*–** यदि कभी किसी भी समय मनुश्य की 'बौद्धिकता' और 'कंप्यूटर' की तुलना होती है तो तेजी से डाटा ढूंढ़ने एवं गुणा भाग करने में कंप्यूटर तेज होता है। कंप्यूटर में आगणन (*calculation*) के बहुत से फंक्शन (*functions*) के *सॉफ्टवेयर इनबिल्ट* (*inbuilt*) होते हैं जिससे उसके परिणाम मानव बौद्धिकता से कई गुना तेज गति से प्राप्त होते हैं। हमेशा से मानव बौद्धिकता मौलिक सोच एवं नयी सोच (*original & new thinking*) में अग्रसर रहती है। हजारों लाखों मनुश्यों द्वारा विचारित और सृजित ज्ञान जब कंप्यूटर में डाल दें अथवा इनपुट (*input*) कर दें तो कंप्यूटर बौद्धिक कार्य करने लगेगा, यही है ***AI***। मरीज के दुसाध्य रोगों के लक्षण कंप्यूटर में डाल दें (*input*) और डायग्नोसिस कंप्यूटर द्वारा बना दी जायेगी, यही होगा ***AI*** का आने वाला समय। ***AI*** के अनेक नये इस्तेमाल होंगे जैसे वृद्ध हो रही पीढ़ी गणित, *बायोटेक्नोलॉजी, रीजनिंग* या *लॉजिक* तथा नये–नये ग्राफिक *डाटा इंटरप्रेटेशन* नहीं समझ पाते हैं और *आउटडेटेड* (*outdated*) हो जाते हैं। इस प्रकार से वृद्ध हो रही पीढ़ी को **कृत्रिम बौद्धिकता** में प्रशिक्षित कर देने पर वे अपने शरीर की देखभाल एवं कार ड्राइविंग आदि कर सकते हैं। एक्स–रे, पैथोलॉजी की स्लाइड, ईसीजी आदि को कम अनुभवी चिकित्सक ***AI*** के माध्यम से भी विश्लेशित कर लेते हैं। आज ***आर्टीफिशियल इंटेलीजेंस*** से ही उद्योग का बहुमुखी विकास हो रहा है। चैट जीपीटी (***ChatGPT***) एक ऐसा ***AI*** प्रोग्राम है जो बुद्धिजीवियों की तरह डाटा को पढ़कर उसकी विवेचना करकर पांडुलिपि भी तैयार कर देता है।

xii. **टेलीहेल्थ / टेलीमेडिसिन**– टेलीमेडिसिन की चर्चा (**अध्याय 9**) में की

गयी है।

xiii. ***फाइबर–ऑप्टिक इंडोस्कोपी*** (*Fibre Optic Endoscopy*)– इस उपकरण द्वारा अंदरूनी रोग–ग्रस्त अंगों को देखकर, परखकर, बायोप्सी करते हुए ***साईटोलॉजी–हिस्टोपैथोलॉजी*** की जाती है। ***रेडियोलॉजी*** द्वारा भी शरीर के अंदरूनी अंगों की ***इमेजिंग*** (*imaging*) करते हुए बायोप्सी (*image guided biopsy*) की जाती है। इसके अतिरिक्त इन्हीं उपकरणों द्वारा रोग का इलाज भी किया जा सकता है – जैसे छोटे ट्यूमर को निकालना। रक्तस्राव होने पर ***कॉग्यूलेशन, एम्बोलायजेशन*** अथवा ***क्वायलिंग*** (*coagulation, embolisation and coiling*) द्वारा रक्तस्राव रोकना। इंडोस्कोप पर लगे अल्ट्रासाउंड यंत्र को संबन्धित अंग की गुहा (*cavity*) में प्रवेश कराकर अंदरूनी छायांकन कर लेते हैं। इंडोस्कोप से *कैन्यूला* (cannula) नामक पतला ट्यूब डालकर बाईपास मार्ग बनाये जाते हैं जिससे शरीर के संबंधित अंगों के द्रव एक स्थान से दूसरे स्थान पर स्थानांतरित होने लगते हैं।

xiv. **शल्य क्रिया में तकनीक *Technology in Surgery***– घावों–चोटों इत्यादि की स्थानीय सर्जरी हेतु स्थानीय एनेस्थीसिया (*anaesthesia*) तथा शरीर के अंदर सर्जरी हेतु जनरल एनेस्थीसिया दिया जाता है। संक्रमण रोकने हेतु ***एंटीसेप्सिस*** (*antisepsis*) प्रयोजन किये जाते हैं। सर्जरी उपकरण–ड्रेसिंग सामग्री ***स्टरलाईज*** (*sterilize*) किये जाते हैं। सर्जिकल चाकू या (*scalpel*), ब्लेड, कैंची, कटर, रिट्रैक्टर्स एवं अनेक प्रकार के ग्रैबर (*retractors & grabbers*) द्वारा शारीरिक अंग के किसी भाग अथवा ऊतक (*tissue*) को सुधारा और निकाला जाता है जैसे गॉल ब्लैडर, अपेंडिक्स आदि। कुछ ऊतकों का प्लास्टिक सर्जरी द्वारा पुनः निर्माण भी किया जाता है और एक व्यक्ति से दूसरे व्यक्ति में गुर्दे लीवर आदि जैसे अंगों का प्रत्यारोपरण किया जाता है। *मेडिकल टेक्नोलॉजी* का ही कमाल है कि आज के दौर में *डायग्नॉस्टिक एवं सर्जरी के तकनीकी विकास* से दुसाध्य रोगों का इलाज सुगम हो रहा है। मस्तिश्क आघात (*brain haemorrhage*), आंतों और फेफड़ों से ब्लीडिंग तथा दुर्घटना में शरीर के अंदर अथवा बाहर चोट लग जाने पर रक्त–स्राव रोकने की तकनीक को *हीमोस्टेसिस* (*haemostasis*)

अथवा ***सीलेन्ट सर्जरी*** (*sealant surgery*) कहते हैं। दुर्घटनाग्रस्त ऊतकों की मरम्मत एवं सिलाई बहुत सावधानी से की जाती है। आजकल आंतों सिलाई विशिश्ट स्टेप्लर्स (*staplers*) से की जा रही है। सर्जरी में रक्त स्राव को रोकने के लिये विशेश प्रकार की ***डायथर्मी* (*diathermy*)** अथवा ***अल्ट्रासोनिक हार्मोनिक सीलर*** (*ultrasonic harmonic sealers*) प्रयोग में लाते **है**। **लेजर** *Laser* – किरणों के प्रवर्धन से उत्पादित लेजर ऊर्जा द्वारा रोग ग्रस्त अंग का इलाज किया जाता है।

लैप्रोस्कोपिक सर्जरी *Laparoscopic Surgery*– सर्जरी में एक नया मोड़ 1990 के दशक मे तब आया जब लैप्रोस्कोप के महत्व को समझा गया – लैप्रोस्कोप से सर्जरी का क्षेत्र कुशल बनने के साथ–साथ बहुआयामी होने लगा। इस सर्जरी में 5–10 *mm* के यंत्र एवं कैमरे को उदर में प्रवेश कराने हेतु उदर की दीवार के (*abdominal wall*) अलग–अलग स्थानों पर 3 या 4 छेद बना दिये जाते हैं। इस तकनीकी में बड़ा चीरा नहीं लगाना पड़ता है – दर्द कम होता है और शीघ्र ही अस्ताल से छुट्टी मिल जाती है। ऑपरेशन के समय उदर को कार्बन डाईऑक्साइड भरकर फुला देते हैं जिससे अंदरूनी अंगों – आमाशय, आंत, लीवर, पित्ताशय आदि की *हाई रेजोल्यूशन* छवि या इमेज दिखती है जिसे टेलीविजन मॉनीटर पर आवश्यकतानुसार बड़ा करके देखते हुए सर्जरी की जाती है।

रोबोटिक सर्जरी *Robotic Surgery*– रोबोट द्वारा सर्जरी की नवीनतम तकनीकी यूरोप, अमेरिका, आस्ट्रेलिया, भारत आदि देशों में प्रयोग हो रही है। विकासशील देशों में भी इसका प्रचलन हो रहा है। इस टेक्नोलॉजी में उदर में लैप्रोस्कोप की भांति कैमरे एवं अनेक यंत्रों को प्रवेश कराकर कम्प्यूटर स्क्रीन पर प्रर्दशित अंग के रोगों की सर्जरी कंसोल यूनिट के माध्यम से सर्जन दूर बैठकर करते हैं। कंसोल में बड़ी स्क्रीन, की–बोर्ड, माउस, फुट बोर्ड तथा उंगलियों की गति से रोबोट को गतिमान करते हुए ऑपरेशन किया जाता है। मरीज

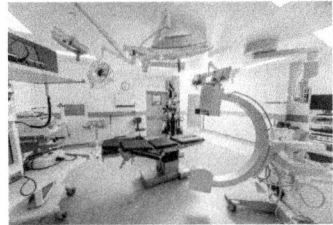

ऑपरेशन टेबल पर लेटा होता है जिसमें ***लैप्रोस्कोप*** के 2–3 सेट एक साथ पेट में डाले गये हों। *कंसोल* पर मुख्य सर्जन निर्देशित रोबोट सर्जरी करता है। इसी प्रकार मुख द्वार एवं कांख (*axilla*) से थायरॉयड की सर्जरी कर देते हैं।

नेत्र रोगों में तकनीक– मानव शरीर का नेत्र एक हाई प्रिसीजन अंग है और इनमें आने वाले विकारों के इलाज में आज की तकनीकी का अद्वितीय विकास है। लेजर से कार्निया पर स्लाइस की तरह पतली काट बनाकर, विचलन बदलते हुए मोटे चश्में से छुटकारा, मोतियाबिंदु के ऑपरेशन में कई प्रकार के लेंस लगते हैं जो दृश्टि को कई आयामों में सुसंगठित करते हैं। नई–नई तकनीकियों द्वारा आंख के पीछे के पर्दे (रेटिना) पर भी जटिल ऑपरेशन संभव हो जाता है।

आज की सर्जरी शिखर की ऊचाईयां छू रही हैं जो एक दिन में नहीं विकसित हुई हैं। सर्जरी की यात्रा लगभग 2500–3000 वर्श सुश्रुत से शुरू होते हुए आज तकनीकी ऊंचाई पर है। सर्जरी के इस सोपानबद्ध विकास में विभिन्न मनीशियों का योगदान है। शरीर रचना एवं संचालन (*human anatomy and physiology*) की जानकारी के साथ ही इलाज की औशधियां और उपकरण विकसित होने लगे जिससे धीरे–धीरे सर्जरी सुगम होने लगी। पूर्व में सर्जरी पीड़ादायक होती थी और मरीज संक्रमित हो जाते थे। मरीज को पीड़ा का अनुभव न हो, उसे संक्रमण न हो, उसको कोई नुकसान न पहुंचे की सोच ने जन्म दिया *एंटीसेप्सिस* और *एनीस्थीसिया* को। एंटीसेप्सिस और एनीस्थीसिया की क्रांति से आधुनिक चिकित्सा में सर्जरी को ख्याति मिलने लगी। एंटीबायेटिक के प्रयोग से भी सर्जरी के बाद संक्रमण अवरूद्ध हुआ है, लेकिन इसका प्रयोग आवश्यकता से अधिक नहीं होना चाहिये। धीरे–धीरे डायग्नोस्टिक तथा सर्जरी में एक के बाद एक नयी–नयी तकनीकियों का प्रादुर्भाव होने लगा। एंडोस्कोप, अल्ट्रासाउंड, सीटी स्कैन जैसे डायग्नोस्टिक उपकरणों की मदद से सर्जरी लक्षित होने लगी। *लैप्रोस्कोप* के प्रयोग से न्यूनतम आक्रामक लघुत्तम सर्जरी (*minimally invasive surgery*) युग का संधान हुआ, और अब तो कृत्रिम बौद्धिकता वाले रोबोट (*robotic surgery with artificial intelligence*) द्वारा [illegible] होने लगी है।

व्यायाम ही संयम है
आरोग्य से भाग्य का निर्माण होता है

व्यायामात् लभते स्वास्थ्यं दीर्घायुश्यं बलं सुखं।
आरोग्यं परमं भाग्यं स्वास्थ्यं सर्वार्थसाधनम्।।
व्यायाम से स्वास्थ्य, दीर्घ आयु, बल और सुख प्राप्त होते हैं जिससे जीवन में समस्त कार्य सिद्ध होते हैं और उपलब्धियां भी सहज हो जाती हैं...........

15

इंटरनेट एवं गूगल से चिकित्सा

Internet and Google Consultation for Treatment

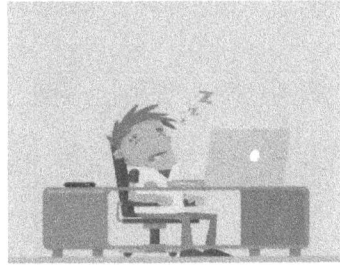

इस अध्याय में हम सीखेंगे कुछ बातें – *Learning Objectives*

- गूगल से जानकारी एवं परामर्श लेना
- डॉक्टर की व्यस्तता को समझना और उपचार कराना

एक विशेशज्ञ एवं कुशल डॉक्टर परामर्श देते हैं। लक्षणों की छोटी–छोटी जानकारी लेकर, उनको समझकर, उनका माप–तौल कर, देखकर, स्पर्श से एवं हांथ से *इक्जामिन* करके (टटोलकर) और टेस्टों (परीक्षण रिपोर्ट) को ***क्रिटिकली*** (*critically*) समझकर रोग की डायग्नोसिस बनाते हैं। जबकि गूगल परामर्श नहीं देता है, आप द्वारा *एन्टर* (*enter*) किये गये लक्षण और टेस्ट रिपोर्ट की डायग्नोसिस स्क्रीन पर आ सकती है। आमतौर पर इनमें से जो सबसे खतरनाक कारण है, आप उसे अपनी डायग्नोसिस सोच कर हताश हो सकते हैं। आप यही आशंका, क्लीनिक डॉक्टर से भी बोल सकते हैं, और डॉक्टर कह बैठते हैं – जाओ फिर *डॉक्टर गूगल* से इलाज करा लो !

"नेकी कर दरिया में डाल", *"जो तोकू काटा बुवै, ताहि बोय तू फूल.."* यदि आप किसी की मदद नहीं करेंगे तो कोई *"आपके कटे पर नमक भी*

नहीं छिड़केगा "। इलाहाबाद में एक दिन जब मैं बाढ़ की गंगा देखने पहुंचा ही था कि देखते–देखते एक मल्लाह भंवर में कूद पड़ा था, पूछने पर मालूम हुआ, मल्लाह हथेली पर जान रखकर डूब रहे 4 लोगों को बचाने गया है। जोखिम भरा काम, मल्लाह बचा पाया तो केवल उन दो लोगों को जो उसकी कमर पकड़ सके थे, दो लोगों में से एक भंवर की धार में बह गया और एक ने मल्लाह की टांग पकड़ना चाहा तो मल्लाह ने उसे छोड़ दिया था, जिन दो सुरक्षित लोगों के परिवार वाले खड़े थे, पैसा देने लगे....! , रूंधी आवाज में मल्लाह बोला, 'पैसा किस बात का साब! जान बचाने की कीमत पैसा ही है.....?, नहीं! नहीं! मैं पैसा नहीं लूंगा..... । हनुमान नाम का मल्लाह डूबने वालों की प्राण–रक्षा हेतु **ट्रीएज** (प्राथमिकता अनुसार प्राण–रक्षा) कर रहा था, लेकिन जो हनुमान मल्लाह के लटक और लेथनी बन गये वे डूब गये..... ।

बहुत से मरीज डॉक्टर के पर्चे और परामर्श को ठीक से नहीं समझते हैं.... समझना भी नहीं चाहते.....! जब कोई मरीज डॉक्टर साहब की व्यस्तता को बिना समझे एकदम से फोन करता है..., डॉक्टर साहब मोबाईल उठाये–उठाये कुछ करते हुए मरीज से बोलते, "अरे भाई अपना नाम और दवाई का नाम तो बताओ", किन्तु डॉक्टर के पर्चे को समझ न पाने वाले मरीज पांच मिनट तक पर्चा ही निकालता रहा........., डॉक्टर, "अपना पर्चा *व्हाट्सऐप*......", डॉक्टर तो, मन ही मन रोगी के प्रश्न की पूरी जानकारी देना चाहते थे परंतु डॉक्टर के तो 7–8 मिनट बर्बाद....... हो गये। किंतु डॉक्टर की बात गंभीरता से न समझने वाले **मरीज** डॉक्टर की व्यस्तता, असमंजस..., को नही समझ सकेंगे........ डॉक्टर साहब तो क्या, विधाता जैसे गुरू भी नहीं समझा पायेंगे ऐसे व्यक्ति को........!!

जब से **टेलीमेडिसिन** शुरू हुयी है, चिकित्सक का समय और अधिक लगने लगा है, अब तो **डॉक्टर गूगल** भी परामर्श दे रहे हैं..., आईये कुछ हंसने–हंसाने वाली घटनाओं के बारे में जानते हैं – डॉ. गूगल के सहारे, **एक छोटा सा प्रहसन** –पति–पत्नी अस्पताल के आपात–कालीन विभाग में .. डॉ.– बताईये क्या मदद....

पत्नी– 5 महीने की प्रेगनेन्सी.... पेट में दर्द... उफ! बहुत दर्द, **डॉ.**– लोग गूगल पढ़कर आते हैं! कैसा इलाज चाहिये ? **पत्नी**– उफ! बहुत दर्द....

चेक तो कीजिये..?

डॉ.– अदालत का आदेश होगा, तभी हांथ से चेक करूंगा, छेड़खानी... आरोप लगेगा, बदनामी होगी, पति .. अल्ट्रासाउण्ड कर लीजिये!

डॉ.– अदालत में *कैवियट* (*caveat*) दाखिल है! लिंग निर्धारण में जुर्माना, कौन झेलेगा....? पति – कोई दवा ही... लिख दें!

डॉ.–*ब्रांडेड* या *जेनेरिक* ? अस्पताल में जेनेरिक औशधि है नहीं! ब्रांडेड... विदेश में इलाज कराईये..! नहीं नहीं अस्पताल भर्ती....! टेस्ट, वेन्टिलेटर से पैसा कमाने के इल्जाम में जेल अलग हो जायेगी..!

पति– आप लोग अस्पताल में क्या करते हैं.....

डॉ.– फाईल भरते हैं, बाकी काम पत्रकार, नेता, फिल्मी सितारे, गूगल और जज कर देते हैं......! पृश्ठभूमि में आधुनिक चिकित्सा की धज्जी उड़ने की घंटी........टिन, ट्ठुंग........टिन, ट्ठुंग........टिन टन टनटना, ट्ठुंग...... ।

डॉक्टरों के नुस्खे प्रायः *हैंड राइटिंग* में होते हैं, कुछ ही डॉक्टर टाईप करके या कम्प्यूटराइज्ड नुस्खे देते हैं। यह अतिश्योक्ति है कि डॉक्टर्स की हैंड राइटिंग खराब होती है। सरकारी दफ्तरों में *शॉर्ट हैंड* द्वारा तहरीर के समान डॉक्टर के पास तहरीर लिखने वाला कोई नहीं होता है। सभी डाक्टरों को खुद ही नुस्खा लिखना पड़ता है, कुछ खराब हैंड राइटिंग वाले डॉक्टरों की वजह से सारे डॉक्टर्स की हैंड राइटिंग खराब कह दी जाती है। यदि आप पढ़े–लिखे हैं और डॉक्टर का नुस्खा लेने के बाद आप द्वारा किये फोन कॉल पर डॉक्टर को आपसे कुछ पूछना पड़ा और डॉक्टर साहब ने कहा कि ''भई हमें याद नहीं है, जरा दवाओं का नाम पढ़कर बताओ'' तो फोन पर (टेलीमेडिसिन) यदि आपने टूटा–फूटा, आधा–चौथाई नाम भी दवा का पढ़ दिया तो डॉक्टर तुरंत ही समझ जायेंगे कि क्या दवा उन्होंने लिखी है और डॉक्टर उसी के मुताबिक नुस्खा संशोधित कर देंगे। मरीज और उसके साथियों को हमेशा लगता है कि डॉक्टर साहब को तो सब याद होगा........, कल ही तो नुस्खा लिखा है। पर दिन भर में बहुत सारे नुस्खे लिखने के बाद, डॉक्टर हर मरीज का नुस्खा याद नहीं रख पाते हैं। कभी–कभी पेट दर्द वाले मरीज फोन पर बोल ही देते हैं ''सर दर्द तो ठीक है, लेकिन मेरी वाईफ को बहुत ज्यादा चक्कर आ रहा है।'' चूंकि मरीज फोन पर था और डॉक्टर साहब विभिन्न कार्यो में व्यस्त थे, डॉक्टर ने कहा भईय्या दवाओं के नाम बताओ, पहले

तो उसने दो मिनट लगाकर फाईल ढूंढी और फिर बड़ी मुश्किल से नुस्खा पढ़ पाया, नुस्खे में जहां दवायें लिखी थीं उनको पढ़ने के बजाय अपनी हिस्ट्री और लक्षण पढ़ने लगा.....। उदाहरण के लिये, अपनी ही राइटिंग के नुस्खे में मैंने '***डूलेन*** ' लिखी थी जो एकदम स्पश्ट और साफ–साफ लिखी थी उस व्यक्ति को पढ़कर बताने में जब 3–4 मिनट लगे तो मैंने उससे व्हाट्सऐप पर पर्चा मांगा.....। डॉक्टरों की अपनी लिंगो में यह मरीज समय खपाने वाला था। आखिर आप ही क्यों! डॉक्टर की व्यस्तता को न समझ पाने वाले मरीज बनें?

हम अक्सर गूगल का परामर्श लेते हैं, **क्या डॉ. गूगल की जानकारी ठीक है**? गूगल और इंटरनेट में तो जानकारी खूब है! पर वह जानकारी आपके केस में आप पर लागू है क्या? साथ ही उस जानकारी से आपने अपना अभिप्राय निकाल लिया? हो सकता है वह अभिप्राय आंशिक रूप से ही लागू हो। गूगल आपसे प्रश्न नहीं पूछता है, आप जो पूछेंगे गूगल वही तो दिखायेगा.....। लेकिन क्लीनिक चिकित्सक को गूगल का हवाला देना गलत हो सकता है – गूगल या इंटरनेट से प्राप्त ज्ञान और जानकारी सही मौके पर डॉक्टर से *डिस्कस* कर लें। गूगल आपके रोग–लक्षण की जो भी जानकारी दे रहे हैं, वैसे लक्षण बहुत से अन्य रोगों में हो सकते हैं। क्लीनिक डॉक्टर आपके रोग को आमने–सामने देखकर, टटोलकर समझते हैं। **कभी–कभी सामान्य प्रकृति के रोग भी आपको लगातार बहुत अधिक परेशान करते हैं**, जैसे काम करते–करते जल्दी थकावट, जरूरत से ज्यादा पसीना, दिन में कई बार पेशाब लगना, जब–तब कब्जियत, जब–तब पेट में गुड़गुड़ाहट, जब–तब पतले दस्त होना आदि साधारण लक्षणों में भी आप बड़े रोग ढूंढ सकते हैं.......। **गूगल कहां–कहां जानकारी देते हैं**? इंटरनेट एवं **यू–ट्यूब पर भी जानकारी** उपलब्ध हैं जैसे **डायबिटीज, बीपी, थायरायड, हार्ट अटैक, अर्थराइटिस, अवसाद आदि रोगों** की खूब जानकारी उपलब्ध है। हमें समझना है कि दुर्घटना–चोट, कैंसर, एड्स, एचआईवी, हेपेटाइटिस–बी जैसे तीव्र एवं जीर्ण रोगों पर क्लीनिक चिकित्सक अथवा अस्पताल में ही परामर्श उचित है। जीवन–शैली रोग एवं संक्रामक रोग होने पर, **जहां तक क्लीनिक चिकित्सक के पास जाकर लंबी कतार में समय बर्बाद** होने का प्रश्न है, आजकल तो टेलीमेडिसिन के माध्यम से आपके द्वार पर ही आपका उपचार किया जा सकता है। एक बात जरूर है

कि **गूगल या अन्य सर्च इंजनों द्वारा इंटरनेट की जानकारी** यदि सावधानी से देखी जाये तो प्रायः वह सही भी होती है और **साक्ष्य आधारित भी होती** है। किन्तु रोग विशेश के लिये गूगल द्वारा हासिल जानकारी किसी एक केस में गलत भी हो सकती है। जहां तक क्लीनिक चिकित्सक द्वारा गूगल से जानकारी लेने और समझने का सवाल है........,

चिकित्सक अपने विशय ज्ञान के आधार पर गूगल की जानकारी का विश्लेशण कर लेते हैं। हां, किसी परेशानी अथवा अपने शहर के बाहर होने पर गूगल की जानकारी सहायक हो सकती है...।

जीवन शैली रोगों के नियंत्रण से स्वस्थ अनुभवों एवं मनोवृत्तियों का विकास

यदि डायबिटीज और हाईपरटेंशन का नियंत्रण कर लिया जाये तो हमारा परिवेश रूग्णता की मनोवृत्ति से आच्छादित नहीं हो सकता है।

16

नकली औशधियां

Spurious Medicine

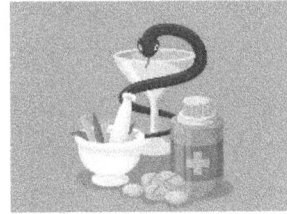

इस अध्याय में हम सीखेंगे कुछ बातें – *Learning Objectives*

- **नकली औशधि** जैसे काउंटरफीट, फेक या स्प्यूरियस ड्रग का चिह्नीकरण
- जीवन–रक्षक औशधि के बिक्री नियम
- स्प्यूरियस ड्रग की अनधिकृत उत्पादन एवं बिक्री हेतु दण्ड

आधुनिक चिकित्सा में नकली औशधियां चिह्नित कर दी जाती हैं जबकि पारंपरिक चिकित्सा की औशधियों को चिह्नित करने का कोई मानक अथवा साक्ष्य नहीं है जिसकी वजह से पारंपरिक चिकित्सा की नकली औशधियां बाजार में बिकती हैं और इस बिक्री को नियंत्रित करना आसान नहीं हो पाता है। मेडिकल साइंस में नकली औशधि को *काउंटरफीट ड्रग्ज* (*counterfeit drugs*), *फेक ड्रग्ज* (*fake drugs*), *डुप्लीकेट ड्रग्ज* (*duplicate drugs*), *स्प्यूरियस ड्रग्ज* (*spurious drugs*), *फोर्जड ड्रग्ज* (*forged drugs*) एवं *एक्सपायर्ड ड्रग्ज* (*expired drugs*) आदि नामों से जाना जाता है।

विभिन्न देशों की तरह भारत में भी *नेशनल रेगूलेटरी अथॉरिटी* के *सेंट्रल ड्रग स्टैंडर्ड कंट्रोल ऑर्गेनाइजेशन* (*CDSCO*) द्वारा औशधियों के

उत्पादन एवं बिक्री के मानक (*standards*) एवं दिशा–निर्देश निर्धारित हैं। दक्षिण एशिया एवं अफ्रीका जैसे विकासशील एवं अविकसित देशों में नकली दवाओं के उत्पादक एवं विक्रेता मौजूद हैं, भारत अछूता नहीं है। दवाखानों एवं अस्पतालों में भी नकली दवाओं के गोरख धंधे पढ़ने में आते हैं। नकली औशधियों के उत्पादन तथा बिक्री को रोकने में गैर–सरकारी संस्थायें (*NGO*) सुझाव देती रहती हैं। नकली औशधियों का विवरण जानना जरूरी है ताकि हमारे स्वास्थ्य को हानि न पहुंचे। **नकली औशधियों के प्रकार**–

i. **नकली दवा उत्पादन *Fake Drugs Production*–** कुछ *फार्मास्युटिकल* कंपनियां औशधि उत्पादन के समय अच्छे लवणों को कम गुणवत्ता के लवणों से प्रतिस्थापित (*replace*) कर देती हैं। *कॉपीराइट* न होने की वजह से लवणों को बदलकर या *वैलेंसी* आदि परिवर्तित करके नकली औशधि का धंधा चल निकलता है। नकली औशधि में एक–दो अक्षर की स्पेलिंग/उच्चारण को परिवर्तित करने एवं ब्रांडिंग में रैपर बदलने की प्रैक्टिस **भ्रश्ट आचरण** (*corrupt practice*) है। अधिक बिकने वाली पॉपुलर दवायें जैसे *paracetamol, disprin, benadryl cough syrup, calmpose* आदि की नकली औशधियों में इसी प्रकार की **प्रैक्टिस** है। भ्रश्ट फार्मास्युटिकल कंपनी द्वारा औशधि की स्पेलिंग बदल कर ***काउंटरफीट ड्रग्ज*** बनायी जाती है तथा स्पेलिंग और रैपर बदल कर ***फेक ड्रग्ज*** बनायी जाती हैं।

ii. **जीवन रक्षक औशधियां *Life-saving Drugs*–** बीपी, डायबिटीज, थायरॉयड, हार्ट अटैक, हार्ट फेलियर, रक्त बहाव, नींद आदि की जीवन रक्षक औशधियों का **त्रुटिपूर्ण प्रयोग** स्वास्थ्य के लिये हानिकारक भी हो सकता हैं। जैसे कि डब्लूएचओ (*WHO*) के दिशा निर्देशों के अनुसार रिटेल विक्रेताओं द्वारा इन औशधियों को रैपर काटकर फुटकर बेचने से (जिससे किसी ग्राहक को गलत औशधि बिक सकती है) *रिटेलर* के विरूद्ध ***काउंटरफीट, फेक ड्रग्ज*** विक्रय की कड़ी कानूनी कार्यवाही हो सकती है। घरों में औशधियों को बच्चों की पहुंच से दूर रखना चाहिये। काउंटरफीट, फेक ड्रग्ज जब रिटेलर अथवा क्लीनिक द्वारा बिकने लगे

तो ऐसी औशधियां ***स्प्यूरियस ड्रग्ज*** कही जाती हैं।

iii. **कालातीत औशधियां *Expired Drugs*–** जनसामान्य में भ्रम है कि **औशधियों पर लिखी प्रयोग तिथि** के बाद *एक्सपायर्ड ड्रग्ज* विशैली हो जाने पर नुकसानदायक हैं। एक्सपायर्ड ड्रग्ज में जब तक गोली अथवा *सीरप* का रंग न बदले, प्रायः नुकसानदायक एवं विशैली नहीं होती हैं, हां ऐसी औशधियों की क्षमता (*potency*) कम हो जाने पर इसका प्रभाव कम हो सकता है। फिर भी एक्सपायर्ड दवा प्रयोग नहीं होनी चाहिए।

सिगरेट और तंबाकू के डिब्बे पर केकड़े की तस्वीर देखें कैंसर से सावधान रहें

भारतवर्श में तंबाकू के सेवन की अधिकता होने की वजह से 40% कैंसर तंबाकू के कारण होते हैं। तंबाकू के इस्तेमाल से मुखगुहा, गला, श्वसन नली, फेफड़ा, ग्रासनली, आमाशय एवं मूत्र ब्लैडर में कैंसर हो जाता है।

17

साक्ष्य आधारित चिकित्सा – इलाज एवं दवाओं के चिकित्सीय ट्रायल

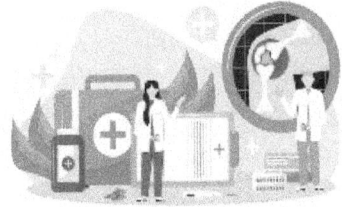

Evidence Based Medicine & Randomised Trials

इस अध्याय में हम सीखेंगे कुछ बातें – *Learning Objectives*

- साक्ष्य आधारित चिकित्सा द्वारा उपचार
- अक्रमिक नियंत्रण परीक्षण (randomised trials) द्वारा विकसित सक्षम एवं प्रभावी औशाधि द्वारा उपचार
- साक्ष्य आधारित क्लीनिक प्रैक्टिस, परीक्षण आधारित डायग्नोसिस, कैफटीरिया एप्रोच उपचार एवं साक्ष्य आधारित सर्जरी

पुराने समय में रोग–उपचार डॉक्टर की **स्वयं की परीक्षण प्रणाली** पर आधारित था जिसे **व्यक्तिनिश्ठ** (***subjective***) परीक्षण प्रणाली कहते हैं। अब एलोपैथिक विद्यालयों, हॉस्पिटल एवं क्लीनिक में साक्ष्य आधारित चिकित्सा पर ही पठन–पाठन, शोध एवं उपचार हो रहा है। 19वीं शताब्दी के अंतिम 2 दशकों से रोग परीक्षण एवं उपचार में रोगी के जीवन मूल्यों और उसकी प्राथमिकताओं (*values and priority of the patient*)

को महत्व दिया जा रहा है। साक्ष्य आधारित चिकित्सा के क्षेत्र में *डॉ. डेविड सैकेट* (*Dr. David Sackett*) एवं *गॉर्डन गुयात* (*Dr. Gordan Guyatt*) का योगदान हमेशा याद रखा जायेगा। आज के दौर में रोगी का उपचार साक्ष्य आधारित आधुनिक चिकित्सा की धर्मतुला पर होता है। आधुनिक चिकित्सा में डॉक्टरों द्वारा क्लीनिक एवं *लैब परीक्षण* के **साक्ष्य** (***evidence***) अनुसार डायग्नोसिस तथा उपचार किया जाता है। इसे **वस्तुनिश्ठ जांच** (***objective verification***) कहते हैं। साक्ष्य आधारित चिकित्सा के तीन पहलू हैं:

1 क्लीनिकल एवं *लैब परीक्षण* के ***साक्ष्य*** (*best evidence*) एवं प्रमाणिक संस्तुतियां (*consensus*)

2 उपलब्ध साधन एवं कुशलता (*available resources and skills*)

3 रोगी के सामाजिक, सांस्कृतिक एवं धार्मिक मूल्यों के अनुसार उसका उपचार (*preferences and values of the patients and family*)

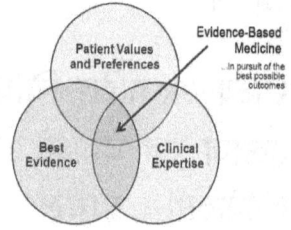

कभी–कभी आपात स्थिति में साक्ष्य के अभाव में इम्पिरिकल (*empirical*) उपचार अनुभव एवं प्रयोग के आधार पर करना पड़ सकता है।

किन्तु कुछ कुशल चिकित्सक साक्ष्य आधारित चिकित्सा का विरोध और खंडन करते हैं। उनका सोचना है कहां तक प्रमााण और साक्ष्य जुटायें – हम अपनी शिक्षा और अनुभव अनुसार मरीज की चिकित्सा करते हैं, प्रमाण और संस्तुतियां तो आये दिन बदलती हैं – नये उपकरण एवं मंहगी दवाओं का इस्तेमाल बढ़ाने के यह चोचले हैं।

आजकल की औशधियां क्लीनिकल एवं प्रयोगशाला परीक्षण के बाद बाजार में बिकती हैं। आज की नयी लांच की गई दवाओं में दुश्प्रभाव (*side-effects*) कम होते हैं, जबकि इन्हीं ग्रुप की पुरानी औशधियों में दुश्प्रभाव अधिक होते थे। शोध के बाद विकसित औशधियों में पर्यावरण प्रदूशण से फैलने वाले नये–नये संचारी, गैर–संचारी रोगों की निवारक एवं उपचारक औशधियां (*preventive and curative medicines*) साक्ष्य आधारित होती हैं। वर्तमान औशधियों के विकास में जीवविज्ञान, सूक्ष्म जैव

विज्ञान (*microbiology*), बायोटेक्नोलॉजी (*biotechnology*), अनुवांशिकी विज्ञान (*genetics*), जैवरसायन (*biochemistry*), फार्मेकोजिनॉमिक्स (*pharmacogenomics*) आदि क्षेत्रों के वैज्ञानिकों के शोधों के दिशा निर्देशों पर परीक्षण किया जाता है। औशधियों के विकास में विभिन्न जीव–जन्तुओं में परीक्षण किया जाता है। अंत में इन औशधियों को मानव पर ट्रायल किया जाता है। इस परीक्षण प्रणाली को **यादृच्छिक अथवा अक्रमिक नियत्रंण परीक्षण** (***randomized control trial***) कहते हैं। ***रैण्डमाईज्ड ट्रायल*** कई वर्शों तक चल सकता है। कई वर्शों तक बार–बार शोध एवं परीक्षण कार्यवाही को दोहराने के बाद ही औशधि (*drugs*) विकसित होकर बाजार में प्रचलित होती हैं। ***रैण्डमाईज्ड ट्रायल*** में विकसित होने वाली औशधि को दूसरे रोग में आजमाने हेतु (*repurposing of drugs*) क्लीनिकल चिकित्सकों से एकबार फिर ट्रायल रिपोर्ट लेनी पड़ती है। **रोगों के उपचार में औशधियों का प्रयोजन प्रमाणित हो जाने** के पश्चात् ही इनकी **कार्यक्षमता एवं दूरगामी प्रभाव** (***efficiency & efficacy***) निरंतर इस्तेमाल से पता चलता है। इसी कारणवश हाल में कोरोना जैसी संक्रामक बीमारी में कई प्रकार की वैक्सीन का *टैंपोरेरी लाइसेंस* के आधार पर प्रयोग किया गया। परंतु ऐसी दवाओं का ***फेज–4 ट्रायल*** अर्थात् इस्तेमाल होते समय भी निरंतर निगरानी रखना जरूरी है। इसीलिये लैब परीक्षण के बाद भी एक औशधि को बाजार में विश्वसनीयता प्राप्त करने में 25–30 वर्श तक लग जाते हैं। ***रैण्डमाईज्ड ट्रायल*** से विकसित हुयी नई औशधि रोग विशेश के निवारण, उपचार, उन्मूलन (*eradication*) में कारगर सिद्ध हो सकती है।

साक्ष्य आधारित आधुनिक चिकित्सा की विशेशताएं –

i. क्लीनिक प्रैक्टिस में रोगी–इतिहास, क्लीनिक परीक्षण, लैब परीक्षण अनुसार डॉक्टर द्वारा पुनः क्लीनिकल जांच पड़ताल एवं फाइनल डायग्नोसिस (*serial and parallel tests for diagnosis*)

ii. आधुनिक चिकित्सा के डॉक्टर औशधि, उपचार और सर्जरी के दुश्प्रभावों, रेडियो इमेजिंग एवं सर्जरी आदि द्वारा हस्तक्षेप परिणाम (*consequences of intervention*) को भली भांति समझबूझ कर ही रोगी का उपचार करते हैं।

साक्ष्य आधारित चिकित्सा और मरीज के विकल्प– मरीज का गुणवत्ता उपचार कुशलता से करने के लिये ही साक्ष्य आधारित चिकित्सा को महत्व मिला है। साक्ष्य आधारित चिकित्सा में मरीज को अनेक प्रकार के विकल्प मिलते हैं, जिसे **कैफ्टीरिया एप्रोच** (*cafeteria approach*) कहते हैं अर्थात् रेस्टोरेंट में जैसे मैन्यू में तरह–तरह के व्यंजन चयनित कर सकते हैं उसी प्रकार चिकित्सक मरीज को अनेक **उपचार विकल्प** से अवगत करा देते हैं। मरीज एवं परिवारजन अपने सामाजिक–आर्थिक स्थिति के अनुसार चिकित्सक से पुनः विचार विमर्श कर इलाज करा सकते हैं।

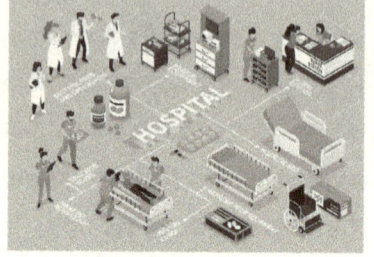

शल्य क्रिया में साक्ष्य– प्रायः जनसामान्य में बहुत से लोग विभिन्न सर्जरी उपकरणों के प्रभाव एवं साक्ष्य की तुलना किये बिना सर्जरी के खर्च को सर्जन की मनमानी फीस कहते हैं। किन्तु सर्जन द्वारा सर्जरी के पुराने और नये उपकरणों के प्रयोग की वजह से फीस कम और ज्यादा हो सकती है जिसे सर्जन की मनमानी नहीं कहा जा सकता है।

नयी पीढ़ी के सर्जन आने वाले नये उपकरणों को अधिक सक्षम, प्रभावी एवं साक्ष्य सिद्ध (*efficient, effective & evidence based*) बता सकते हैं, लेकिन नये सर्जरी उपकरणों की वजह से पुरानी पीढ़ी के सर्जन एवं पुराने सर्जरी उपकरणों के साक्ष्य एवं कार्य क्षमता को कम नहीं कहा जा सकता है। कुछ सर्जनों द्वारा नये उपकरणों का संचालन तकनीकी रूप से कठिन होता है, शुरू में नये उपकरण मंहगे होते हैं जो बाद में सस्ते होने लगते हैं। इस प्रकार से पुराने अथवा नये सर्जरी उपकरणों में खर्चे का अंतर तो हो सकता है किंतु दोनों प्रकार के उपकरणों द्वारा की जाने वाली सर्जरी के प्रभाव में कोई खास अंतर नहीं पड़ता है। जैसे कि **गॉल ब्लैडर के ऑपरेशन** में सिंगल होल गैसलेस माइक्रो–लैप्रोटॉमी *कोलिसिसटेक्टोमी* (*single-hole gasless micro-laparotomy cholecystechtomy*), *लैप्रोस्कोपिक* शल्य क्रिया अथवा रोबोट शल्य क्रिया में सर्जन मरीज के मूल्य और प्राथमिकता के अनुसार ही निर्णय लेकर इलाज करते हैं। इसी प्रकार से **हृदय रोग के इलाज में** फिजीशियन

द्वारा औशधि, आहार नियंत्रण एवं व्यायाम द्वारा उपचार किया जाना, हृदय–सर्जरी में थोड़ा हस्तक्षेप (*intervention*) करके सर्जन द्वारा *एन्जियोप्लास्टी, स्टंट* (*angioplasty & stent*) तथा बाईपास सर्जरी (*bypass surgery*) आदि विभिन्न विधियों से इलाज किया जाना। तीसरे उदाहरण के रूप में **स्तन कैंसर** में या तो पूरा स्तन निकालना (*mastectomy*) अथवा आंशिक रूप से स्तन निकालकर बचे हुए स्थान पर विकिरण चिकित्सा (*oncoplastic breast conservation surgery followed by radiotherapy*) किया जाना – यह संबन्धित महिला के आर्थिक सामाजिक स्थिति पर निर्भर करेगा, कारण कि स्तन का पुनः निर्माण या स्तन की ऑनको प्लास्टिक सर्जरी जटिल एवं अधिक खर्चीली हो सकती है, साथ ही में विकिरण चिकित्सा भी देनी पड़ेगी।

चौथे उदाहरण के रूप में अमेरिका और यूरोप के विकसित देशों में स्तन कैंसर की भयावह स्थिति से आकस्मिक निधन को देखते हुए सभी महिलाओं द्वारा एक आयु में मैमोग्राफी (*mammography*) कराना अनिवार्य है। किन्तु भारत जैसे विकासशील देशों में मैमोग्राफी बाध्यता नहीं है, कारण कि भारत में स्तन कैंसर एवं आकस्मिक निधन की घटनायें कम हैं।

साक्ष्य आधारित चिकित्सा में निरंतर प्रयोग– यद्यपि आंतरिक चिकित्सा (*internal medicine*) में साक्ष्य आधारित विभिन्न ड्रग्ज के विकास में शोध एवं परीक्षण (*research and trial*), सत्यापन एवं प्रमाणन (*verification & authenticity*), कार्यक्षमता एवं प्रभाव (*efficiency & efficacy*) को देखने के लिये बार–बार विभिन्न स्तर पर ***रैण्डमाईज्ड कंट्रोल ट्रायल*** के बाद ही डॉक्टर द्वारा मरीज को औशधि का परामर्श दिया जाता है, किन्तु सर्जरी में नये उपकरणों का विकास, प्रयोग एवं संचालन कुछ अधिक कठिन होता है। इसके लिये अनेक कार्यशालाओं के माध्यम से सर्जन नये उपकरणों के संचालन में अतंर्राश्ट्रीय मानकों के अनुसार कुशलता प्राप्त करते हैं जिसमें समय लग सकता है। पुरानी तथा नयी तकनीकी की सर्जरी के परिणाम प्रायः समान होते हैं, जिसे साक्ष्य आधारित चिकित्सा में भी स्वीकार किया जाता है। जैसे कि पुरानी पीढ़ी के सर्जन गॉल ब्लैडर का ऑपरेशन *लैप्रोस्कोपिक* विधि से नहीं करते हैं तथा

गॉल ब्लैडर ऑपरेशन पारंपरिक विधि से सफलतापूर्वक करते हैं। इसी प्रकार से गुदा द्वार में फिश्चुला (*fistula in ano*) का ऑपरेशन कुछ सर्जनों द्वारा **क्षार सूत्र** (***alkaline seton***) से सफलतापूर्वक कम खर्चे में किया जाता था और क्षार सूत्र की यह विधि ट्रायल के पश्चात आज अतंर्राश्ट्रीय मानकों (*state of art*) पर खरी साबित हो चुकी है।

साक्ष्य आधारित चिकित्सा का औचित्य *Relevance of evidence based medicine*– कुछ क्लीनिक प्रैक्टिशनर साक्ष्य आधारित चिकित्सा को मान्यता नहीं देते हैं, लेकिन **साक्ष्य आधारित चिकित्सा का औचित्य** निम्नवत परखा जा सकता है, जैसे कि –

i. यह चिकित्सा मरीज केंद्रित है, डॉक्टर **रोगी–अधिकार** एवं मरीज की प्राथमिकताओं को ध्यान में रखकर उसका उपचार करते हैं (**अध्याय 4**)

ii. आज के डॉक्टर मरीज के सामाजिक, सांस्कृतिक एवं धार्मिक मूल्यों के अनुसार उसे प्राथमिकता देते हैं (**अध्याय 6**)

iii. साक्ष्य आधारित चिकित्सा में औशधि अथवा सर्जरी के दुश्प्रभाव (*side effect*) तथा उपचार की कार्यक्षमता एवं प्रभाव (*efficiency & efficacy*) का परीक्षण डॉक्टर द्वारा निरंतर किया जाता है। साक्ष्य आधारित चिकित्सा द्वारा मरीज स्वस्थ जीवन एवं ***हाइजीन*** (*health & hygiene*) के साथ **गुणवत्ता अथवा रोग समायोजित जीवन वर्श** (*QALY & DALY*) जीने की कला सीख जाता है (**अध्याय 49**)

iv. पूरे विश्व में आधुनिक चिकित्सा की प्रैक्टिस करने वाले डॉक्टर किसी न किसी रूप में व्यायाम, योग, प्राणायाम तथा प्राकृतिक चिकित्सा (*naturopathy*) अपने मरीजों के पर्चों (*prescription*) में सुझाव के तौर पर लिखते हैं ताकि मरीज बीपी, डायबिटीज, मोटापा, गठिया, अवसाद जैसे जीवन शैली रोगों को नियंत्रित कर सकें। आधुनिक चिकित्सा एवं सभी चिकित्सा विधि ने मान लिया है कि **योग**, **प्राणायाम** तथा **नैचुरोपैथी** के **नियम** को **जीवन में उतार लेने** से हम सभी स्वस्थ रहते हैं, रोग हमसे दूर रहता है। बीपी, डायबिटीज, मोटापा के नियंत्रण से फेफड़ों, ह्रदय एवं मस्तिश्क का संचालन सुचारू रूप से होता है।

पारंपरिक चिकित्सा प्रणाली के विकास में साक्ष्य आधारित चिकित्सा की उपयोगिता एवं महत्व– आयुर्वेद, योग, सिद्धा, होम्योपैथी एवं नैचुरोपैथी में

लैबोरोट्री परीक्षण एवं ***रैण्डमाईज्ड कंट्रोल ट्रायल*** को महत्व न देने के कारण पारंपरिक चिकित्सा प्रणालियों की उपयोगिता जनसामान्य में धीरे–धीरे कम होती चली गई। कुछ दिनों पूर्व विश्व स्वास्थ्य संगठन (*WHO*) द्वारा भारत में पारंपरिक चिकित्सा पर विश्व स्तरीय केंद्र (*Global Centre on Traditional Medicine in India*) के स्थापना की घोशणा हुयी, जिसके बाद ***जामनगर, गुजरात*** में ***आयुर्वेद शिक्षण एवं शोध संस्थान*** तथा ***जयपुर, राजस्थान*** में ***आयुर्वेद राश्ट्रीय शोध संस्थान*** का शुभारंभ हो चुका है। इन संस्थानों के शुभारंभ के बाद भारत सरकार के आयुश (*AYUSH*) मंत्रालय के दिशानिर्देशों पर पारंपरिक चिकित्सा के क्षेत्र में शोध एवं विकास की प्रक्रिया द्वारा औशधि का साक्ष्य आधारित विकास आवश्यक हो गया है। अब पारंपरिक चिकित्सा में भी ***रिसर्च एण्ड डेवलेपमेंट*** कार्यक्रम के अंतर्गत **अक्रमिक नियत्रंण परीक्षण** (***रैण्डमाईज्ड कंट्रोल ट्रायल***) एवं पड़ताल करना जरूरी माना जा रहा है। यह एक **चेतावनी** है – अनेक दवा बनाने वाले अपनी औशधि और चिकित्सा को गलत दावेदारी के साथ प्रचारित कर जनसामान्य को भुलावे में डालकर उन्हें ठगते हैं। टेलीविजन एवं अन्य माध्यमों से एक नहीं बार–बार नाटकीय तरीके से प्रसिद्ध खिलाड़ियों और फिल्मी कलाकारों से ब्रांडिंग करवाते हैं, इसे साक्ष्य आधारित होने का गुणगान करते हैं, बाजार में धड़ल्ले से बिक्री करवाते हैं कि उनके सर पर बाल उग आये, सफेद दाग ठीक हो गये, कैंसर ठीक हो गया, डायबिटीज का सटीक कंट्रोल हो गया और अपने नाटकीय दावेदारी में कम समय में बाजारू सफलता पा लेते हैं। दावे के साथ अभिनेताओं द्वारा झूठे चित्र दिखाकर औशधि का चमत्कार दिखाना साक्ष्य आधारित चिकित्सा नहीं है।

दवा का *रैण्डमाईज्ड कंट्रोल ट्रायल* एक ऐसी **धर्मतुला** है जिसमें हर एक प्रकार की औशधि एवं चिकित्सा बिना किसी पूर्वाग्रह के थर्ड पार्टी अथवा विशेशज्ञों द्वारा ऑडिट एवं मूल्यांकन किया जाता है। आधुनिक समय में पूरे विश्व में लोक स्वास्थ्य, सामाजिक चिकित्सा एवं सामुदायिक चिकित्सा को **साक्ष्य आधारित** करना अनिवार्य है। चिकित्सा नीति भी यही कहती है कि मरीज का उपचार साक्ष्य आधारित हो ताकि यदि किसी भी प्रणाली की चिकित्सा द्वारा मरीज को लाभ न हो सके तो उसको हानि भी न पहुंचे। अब भारतवर्ष में सरकार द्वारा आयुश मंत्रालय के शुभारंभ के

साथ–साथ आयुर्वेद, यूनानी, होम्योपैथ आदि पद्धति की सभी दवाईयों को धर्मतुला अर्थात् ***रैण्डमाईज्ड कंट्रोल ट्रायल*** द्वारा साक्ष्य आधारित करने की पहल की गयी है। यदि इस प्रकार से साक्ष्य आधारित चिकित्सा की प्रणाली को क्रियांवित किया जाये तो मरीज को लाभ होगा और औशधियों की उपयोगिता और गुणवत्ता सही तरीके से आंकी जायेगी एवं समाज में उनका सम्मान भी बढ़ेगा।

18

तीन व्याधियों का बोझ एवं असामयिक मृत्यु

Triple Burden & Untimely Death

Triple burden – Incidents of Death

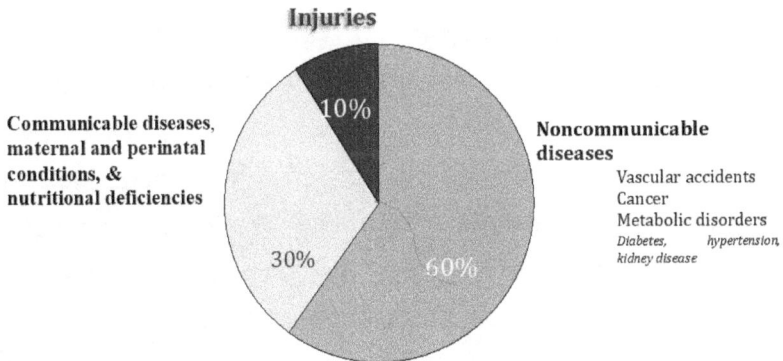

Injuries

10%

Communicable diseases, maternal and perinatal conditions, & nutritional deficiencies

Noncommunicable diseases

Vascular accidents
Cancer
Metabolic disorders
Diabetes,   hypertension, kidney disease

30%   60%

इस अध्याय में हम सीखेंगे कुछ बातें – *Learning Objectives*

- मानव समाज में तीन व्याधियों का बोझ है (*triple burden of disease*) – संचारी रोग, गैर–संचारी रोग एवं चोट
- तीनों व्याधियों से होने वाली शारीरिक हानि एवं आकस्मिक निधन

- रोगी अथवा विकलांग होने पर **जीवन–वर्श** (*life–years*) का आंकलन

परिवार या समाज में जब कोई अस्वस्थ हो जाये तो हम पूछ बैठते हैं क्या हुआ....! बुखार, खासी–जुकाम, कोरोना, मलेरिया, टायफॉयड, पतले दस्त संचारी रोग की श्रेणी में आते हैं (*first burden*), बढ़ी हुयी शुगर, बीपी, गठिया, डिप्रेशन, कैंसर, अवसाद गैर संचारी रोग हैं (*second burden*)। सड़क अथवा अन्यत्र दुर्घटना से लगी चोट तीसरी प्रकार की व्याधि (*third burden*) है जिससे मानव समाज आहत होता है – यही है तीन व्याधियों का बोझ (*triple burden*)।

"जिओ और जीने दो (*live and let live*)" से समाज में स्वास्थ्य एवं हाइजीन (*health & hygiene*) के परिवेश का सृजन होता है, जीवन–वर्श की संभावनायें भी बढ़ जाती हैं। जैसे कि व्यास, सुश्रुत, चरक आदि लंबे अर्से तक जिये। बदले और प्रतिशोध की भावनायें, हिंसा और युद्ध को जन्म देती हैं जिनसे हमारे जीवन–वर्श की संभावनायें घट जाती हैं, आकस्मिक निधन की संभावनायें बढ़ जाती हैं।

प्रथम विश्व युद्ध के पूर्व एवं इसके दौरान विश्वस्तरीय महामारियों (*epidemic*) जैसे कि *प्लेग, इंफ्लूएंजा, स्पैनिश फ्लू* आदि द्वारा संचारी रोगों का प्रसार, द्वितीय विश्वयुद्ध में यहूदियों का जाति–संहार (*genocide*), *जापान के हिरोशिमा और नागासाकी* जैसे खूबसूरत शहरों पर *न्यूक्लियर* बम प्रक्षेपण के *रैडिएशन* से होने वाली विकलांगता (*disability*) तथा कैंसर जैसे दुसाध्य रोगों से विश्व पर व्याधियों का बोझ बढ़ रहा है जिनका परिणाम आकस्मिक निधन है। कभी–कभी सड़क दुर्घटना, औद्योगिक स्थल दुर्घटना, डूबना, आत्महत्या अथवा सांप के काटने से आकस्मिक मृत्यु होने की घटनायें भी हम सुनते हैं। रोगों और दुर्घटनाओं से बचाव करें तो जीवन वर्श (*life years*) बढ़ जायेगा। जैसे **जीवन जीना अधिकार है,** ठीक उसी प्रकार से **जीवन जीना कर्तव्य भी है।** अपने जीवन जीने का हमें अधिकार है – जैसे अपने शरीर एवं जीवन मूल्यों की रक्षा। साथ ही दूसरों के जीवन की रक्षा करना हमारा कर्तव्य है। इस अध्याय में **विश्व की 3 व्याधियों के बोझ** की चर्चा की गयी है जो निम्नवत हैं –

i. **संचारी रोग *Communicable Disease*–** जल, वायु अथवा दो व्यक्तियों के संपर्क से यदि ***पूरा समाज संक्रमित*** (*infection*) हो जाये तो इन रोगों को **संचारी रोग** कहते हैं। श्वसन मार्ग संक्रमण (इंफेक्शन) – जैसे कि निमोनिया, क्षय रोग (टीबी) आदि के अतिरिक्त विभिन्न संक्रमण जैसे अतिसार (*diarrhoea*), प्लेग (*plague*), हैजा (*cholera*), खूनी पेचिश, मलेरिया, *मीजिल्स*, एचआईवी (*HIV–ह्यूमन इम्यूनो डिफिशियेंसी वायरस*), *बर्ड फ्लू, स्वाइन फ्लू, कोरोना* (कोविड–19) आदि **संचारी रोग** के उदाहरण हैं। एक ही स्थान पर यदि कुछ लोगों को लगातार कोई एक संक्रामक रोग बना रहे तो वह रोग **स्थानिक**–*endemic*– कहा जायेगा। एक समय में लगभग 4% जनसंख्या को प्रभावित करने वाला संचारी रोग जब बड़े क्षेत्र में फैल जाये तो इसे जानपदिक रोग अथवा **महामारी** (*epidemic*) कहते हैं किंतु जब यही रोग बड़े क्षेत्र को लांघकर व्यापक अथवा विश्व स्तर पर फैले तो इन्हें ***पैनडेमिक*** (*pandemic*) कहते हैं। एशिया एवं अफ्रीका के विकासशील देशों में होने वाली कुल मृत्यु में से 60% - 70% तक मृत्यु संचारी रोगों के कारण होती है। प्रायः नवजात शिशुओं की मृत्यु निमोनिया, अतिसार, मीजिल्स एवं कुपोशण (*malnutrition*) से होती है। विश्व स्वास्थ्य संगठन (*WHO*) की रिपोर्ट 2008 अनुसार कुल मृत्यु के मामलों में 32% अर्थात् 13 अरब मृत्यु इन्हीं संचारी रोगों से हुयी है। **निवारण (*prevention*)** – रोग प्रतिरोधक क्षमता वृद्धि, स्वच्छ–सुरक्षित पेय जल आपूर्ति, सुरक्षित अपशिश्ट निश्कासन (*waste disposal*), खान–पान स्वच्छता, पर्यावरण स्वच्छता एवं पोशाहार (*nutrition*) आदि। कुपोशण में संक्रमण होने पर मृत्यु दर बढ़ जाती है। विकसित देशों में प्रायः संचारी रोग कम होते हैं।

ii. **गैर–संचारी रोग *Non-communicable Disease*–** गैर–संचारी रोग वे रोग हैं *जिनका* ***जानपदिक अथवा सामाजिक प्रसार*** किसी जीवणु अथवा विशाणु के संक्रमण से नहीं होता है। **गैर संचारी रोग जो *एपेडिमिक* की श्रेणी में नहीं आते हैं**, से पूरा समाज संक्रमित नहीं हो सकता है। विश्व में इन गैर संचारी रोगों से प्रतिवर्श 3 से 4 करोड़

मृत्यु होती है। पुराने पले हुए जीर्ण (*chronic*) श्वसन रोग जैसे कि दमा (*asthma*), हृदय रक्त वाहिका रोग (*cardio–vascular disease*), बीपी, डायबिटीज, मोटापा, कैंसर, विभिन्न प्रकार के मनोदैहिक रोग जैसे कि डिप्रेशन, साइकोसिस, न्यूरोसिस आदि **गैर–संचारी रोग** के उदाहरण हैं। भारत जैसे विकासशील देशों में गैर संचारी रोगों से न्यून एवं मध्यम आय वर्ग की जनसंख्या में अधिकांश मृत्यु तथा कुल जनसंख्या में *30%–40%* मृत्यु हो रही है, जैसे कि लगभग *1.5* करोड़ लोगों का असामयिक निधन इन्हीं गैर संचारी रोगों से होता है। पूरे विश्व में वर्श 2003 में डयबिटीज रोगियों की संख्या 20 करोड़ थी, 2030 में डायबिटीज रोगियों की संख्या 33 करोड़ हो जायेगी। समाज में ये रोग विभिन्न आर्थिक एवं व्यवहारिक कारणों से होते हैं। जैसे कि **आसीन अथवा निश्क्रिय जीवन शैली** (*sedentary life style*; शारीरिक–श्रम, योग, प्राणायाम का आभाव), अस्वस्थ भोज्य–पदार्थ सेवन (मैदा, अधिक शुगर, मिठाई, सॉफ्ट ड्रिंक्स, चिकनाई) आदि। **शहरीकरण**, **औद्योगिकीकरण**– जैसे कि विकासशील देशों में शहरीकरण, कश्टप्रद सामुदायिक संरचना (*troublesome community structure*), औद्योगिक स्थलों में रसायन एवं विकरण उत्सर्जी पदार्थों (लेड, क्रोमियम, तेजाब, रेडियम, यूरेनियम, थोरियम इत्यादि) का प्रयोग, जल, वायु एवं ध्वनि प्रदूशण, किशोर–युवाओं में **पदार्थ अथवा ड्रग दुरूपयोग** (तंबाकू, एल्कोहॅल, गांजा, भांग, चरस, कोकीन, स्मैक, ब्राउन शुगर) से गैर संचारी रोग नये–नये रूपों में समाज को प्रभावित कर रहे हैं। अब तो **गैर संचारी रोग भी संचारी रोग की तरह *एपेडिमिक* की तरह व्यवहार कर रहे हैं**। भारत में डायबिटीज रोगियों की संख्या इतनी बढ़ गयी है कि इसे एपेडिमिक कहने लगे हैं। भारत जैसे विकासशील देशों में गैर संचारी रोग आर्थिक व्यवस्था को कमजोर कर रहे हैं तथा विकसित देशों में गैर संचारी रोग सामाजिक मूल्यों को छिन्न भिन्न कर हिंसा की वृद्धि कर रहे हैं।

iii. **दुर्घटना से चोट *Injuries Due to Accidents***– समाज में किसी व्यक्ति अथवा समुदाय को कई कारणों से चोट लग सकती है। जैसे कि सड़क एवं परिवहन दुर्घटना, डूबना, अग्नि दाह, बहुत ऊँचाई से

अथवा सतह पर गिरना, सामाजिक हिंसा, दो देशों में युद्ध, औद्योगिक स्थलों पर **विकिरण उत्सर्जी पदार्थों** (रेडियम, यूरेनियम, थोरियम) का प्रयोग, आत्महत्या आदि से प्रायः लोग अस्थायी अथवा स्थायी विकलांगता के शिकार हो जाते हैं।

पदार्थ दुरूपयोग अथवा निश्क्रिय जीवन शैली से होने वाले रोगों (बीपी, डायबिटीज, मोटापा, दमा, श्वसन रोग, हार्ट अटैक, ब्रेन स्ट्रोक आदि) से भी शरीर को हानि पहुंचती है, दुर्घटनाएं और चोटें अधिक लग सकती हैं। संयुक्त राश्ट्र संघ (*UNO*) की रिपोर्टों में स्थायी अथवा अस्थायी **शारीरिक दुर्गमता** की देखरेख न करने पर आकस्मिक निधन हो सकता है अथवा हमें **विकलांगता युक्त जीवन वर्श**/*YLD (years of life with disability)* जीना पड़ता है।

विश्व के समस्त रोगों में केवल चोट के कारण 12%– 15% लोग प्रभावित हो रहे हैं, कुल मृत्यु आंकड़ों में चोट से प्रतिवर्श 9% मृत्यु होती है। यद्यपि चोटों से मृत्यु दर मात्र 9 प्रतिशत ही है, आर्थिक स्तर पर इसका बड़ा प्रभाव है, क्योंकि इसमें प्रायः युवा ही चपेट में आते हैं। यदि समाज में दुर्घटना एवं चोट की रोकथाम (*prevention*) हो जाये तो विकलांगता एवं मृत्यु की घटनाओं में कमी आ सकती है। जैसे कि सड़कों एवं वाहनों में सुरक्षा, ड्रग दुरूपयोग प्रतिबंध, नागरिक हिंसा, युद्ध आदि के नियंत्रण से राश्ट्र और समाज की ऐतिहासिक–सांस्कृतिक धरोहर सुरक्षित और संरक्षित होने के साथ–साथ देश की आर्थिक व्यवस्था सुदृढ़ रहती है। समाज में आम आदमी की रोग प्रतिरोधक क्षमता में वृद्धि होती है तथा अनावश्यक रूप से युवा ऊर्जा क्षीण नहीं होती है। जिस समाज में दुर्घटना और चोट पर नियंत्रण नहीं रहता है वहां की आर्थिक व्यवस्था चरमराने लगती है, ऐतिहासिक–सांस्कृतिक विरासत के संरक्षण का व्यय भार बढ़ जाने से वर्तमान असुरक्षित और भविश्य अंधकारमय हो जाता है। संयुक्त राश्ट्र संघ (*UNO*) द्वारा निर्धारित मानकों के अनुसार जो विकासशील देश निरंतर दुर्घटना और चोट की चपेट में आते रहते हैं, वे अविकसित देशों की श्रेणी में आ जाते हैं, ऐसे समाज में आकस्मिक निधन की घटनायें अधिक होती हैं तथा ऐसे समाज में **मानव विकास निर्देशांक** (*HDI*– ह्यूमन डेवलेपमेंट इनडेक्स) क्षीण हो जाता है।

उपर्युक्त 3 व्याधियों का बोझ समझना आसान है। फिर भी हम इसे

समझ नहीं पाते हैं जैसे हाईजीन का महत्व, स्वस्थ जीवन शैली का व्यवहार, दुर्घटनाओं से बचना ही तीन व्याधियों का निवारण है। इन्हीं तीन व्याधियों से मुक्त रहकर हम अपनी **जीवन–वर्श प्रत्याशा** (*life–years expectancy*) बढ़ा सकते हैं। *लाइफ एक्सपेक्टेंसी* बढ़ते रहना ही किसी समाज या राश्ट्र के सर्वांगीण विकास का मापदंड है – जैसे कनाडा और जापान में इन तीनों व्याधियों का प्रकोप न्यूनतम है।

19

स्वास्थ्यप्रद आचरण

Health Seeking Behaviour

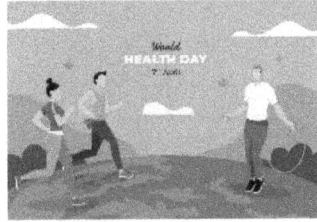

इस अध्याय में हम सीखेंगे कुछ बातें – *Learning Objectives*

- स्वस्थ आचरण एवं स्वस्थ जीवन में वास
- स्वच्छता एवं शुचिता
- असंयमित आहार, तंबाकू, एल्कोहल, ड्रग्ज दुरूपयोग, तेज वाहन चालन, त्रुटिपूर्ण विद्युत एवं कुकिंग गैस फिटिंग के दुश्परिणाम
- व्यायाम एवं श्रम द्वारा बीपी, डायबिटीज आदि को नियंत्रित कर आलस्य से दूर रहना
- असुरक्षित यौन संबन्ध से होने वाले रोग

इस अध्याय में हम "**क्या करें, क्या न करें और क्या करना चाहिये (*what to do, what not to do, and what ought to be done*)**" की चर्चा करेंगे। मन तो चंचल है, हर क्षण बदलता है (*mind is fickle*)। *मन और इंद्रियों का कहना ही क्या, जिस राह पर मन और इंद्रियों ने लुभाया उसी राह पर चल पड़े हम*। अक्सर मन और इंद्रियों के भुलावे में आकर हमारी आदतें बिगड़ जाती हैं और इनसे हम धीरे–धीरे रोग ग्रस्त हो

जाते है। ऐसी आदतें स्वास्थ्य के लिये जोखिम (***risk for health***) बन सकती हैं। यदि रोगजनक व्यवहार हम प्रतिदिन करने लगें अथवा एक ही दिन में कई–कई बार करने लगें तो ऐसे व्यवहार आदत में ढल जाते हैं और रोग का कारण बनते हैं। सबसे पहले हम चर्चा करते हैं कुछ रोगजनक व्यवहारों की, **जैसे कि–**

i. **सभी काम बैठे–बैठै और व्यायाम कुछ नहीं *Sedentary Life Style–*** बहुत से लोग अपना काम स्वयं नहीं करते हैं और बैठे–बैठे बिना हिले डुले अपना काम दूसरों से कराते हैं। आलस्य हमारे शरीर पर हावी होने लगती है और हम शारीरिक श्रम एवं व्यायाम से कोसों दूर (बहुत दूर) हो जाते हैं। आराम तलबी और उठने–बैठने, चलने–फिरने में असंयमित होने से धीरे–धीरे मोटापा, डायबिटीज, बीपी जैसे जीवनशैली रोग (*life style diseases*) पलने लगते हैं।

ii. **असंयमित आहार *Unhealthy Food–*** फास्ट–फूड, मैदा, चीनी, मिठाई, अधिक मात्रा में घी, तेल, मसाला, नमक, एवं अत्याधिक मांसाहार से चयापचय विकार (*metabolic disorder*) के कारण मोटापा, डायबिटीज, बीपी, गठिया, गाउट जैसे जीवनशैली रोग हो जाते हैं। जान लें कि ***बॉडी मास इंडेक्स*** (*body mass index–BMI*) 25–30 किग्रा/वर्गमीटर से बहुत अधिक अथवा कम होना रोग का लक्षण है (*BMI* **फॉर्मूला–अध्याय 23**)।

iii. **पदार्थ दुरूपयोग *Substance Abuse–*** केवल इंद्रियों का सुख खोजते रहने, चिंता और अवसाद (*anxiety & depression*) पाल लेने से पदार्थ दुरूपयोग (तंबाकू, गांजा, भांग, चरस, अफीम, शराब, स्मैक, हीरोइन आदि) की लत पड़ जाती है। धीरे–धीरे शरीर और मस्तिश्क के पुराने दबे हुए रोग उभर जाते हैं और नये रोग भी शरीर में दस्तक देने लगते हैं। जैसे कि लगातार पदार्थ दुरूपयोग करते रहने से मतिभ्रम (*hallucination*), भ्रम (*delusion*), *सीजोफ्रेनिया* (*schizophrenia*), टीबी, कैंसर जैसी गंभीर बीमारियां शरीर में चोर की तरह पैठने लगती हैं।

iv. **जोखिम भरा सामाजिक व्यवहार *Risk Taking Social Behaviour–*** प्रायः बहुत से लोग किसी भी काम की जल्दबाजी में

सड़क पर दुपहिया और चौपहिया तेज गति से चलाते हैं, वाहन चलाते समय मोबाइल फोन पर भी सक्रिय रहते हैं। शराब, गांजा, भांग, चरस आदि नशों के उन्माद में वाहन चलाना खतरनाक है। बिना दायें–बायें देखे एकदम से गाड़ी मोड़ देना बड़ी दुर्घटना का बुलावा है। दुर्घटना में अंग भंग होना, विकलांग होना अथवा आकस्मिक निधन परिवारजनो में दुःख और अवसाद घोल देता है। सड़क पर छोटी–मोटी टक्कर होने पर अत्याधिक आवेश (*road rage*) में हिंसा हो सकती है। भद्दे मजाक (*prank*) अथवा खतरनाक पटाखों एवं आतिशबाजी से दीपावली जैसे त्योहारों अथवा शादी विवाह के आयोजनों में दुर्घटना हो जाती है जिससे हमारे घर परिवार और समाज में अवसाद घुल जाता है। वाहन को टिपटॉप रखना, टायर और हवा ठीक रखना, सुरक्षा एवं यातायात नियमों का पालन सड़क दुर्घटनाओं से बचाता है। कलकारखानों, फैक्ट्रियों, इमारत निर्माण में वास्तु व्यवहार या गुड प्रैक्टिस (*good construction/manufacturing practices*) जैसे बूट और हैलमेट पहनना अनिवार्य हो गया है।

v. **त्रुटिपूर्ण विद्युत एवं गैस फिटिंग** *Defective Electric and Gas Fittings*– घरों, दुकानों, कारखानों में इलेक्ट्रिक तथा गैस फिटिंग की त्रुटियों को ठीक कराने में आलस अथवा कामचलाऊ फिटिंग जाने–अनजाने बड़ी–बड़ी दुर्घटनाओं का कारण बन जाती हैं। चाकू, कैंची, माचिस, रसायन, ज्वलनशील पदार्थ आदि बच्चों की पहुंच में न रखें। घरों की छत के छज्जे आदि की निर्माण कमियों को ठीक न कराने से छोटे बच्चे छतों की रेलिंग से नीचे गिर जाते हैं। ढीले बिजली के तार, खराब बिजली की फिटिंग, *शॉर्ट सर्किट* तथा गैस लीक से आगजनी की दुर्घटनाएं आम हैं।

vi. **अनुभवी एवं बड़े–बुजुर्गों द्वारा दी गयी सीख की उपेक्षा** *Neglecting Advices of Experienced & Elders*– घर परिवार में बड़े बुजुर्गों के मशविरे को अनसुना करना *खाई में गिरना* है। जैसे कि वाहन द्वारा रात्रि में शहर के बाहर लंबी दूरी की यात्रा, शराब, गांजा, भांग, चरस आदि के नशे में धुत्त होकर वाहन चलाना, घरों पर बंदूक, बारूद, हथगोले, प्राणघातक अस्त्र–शस्त्र या पटाखे रखना, त्योहार, शादी–बारात में शस्त्र प्रयोग आदि से गहरी चोट लग सकती है जिससे

आकस्मिक निधन भी हो जाता है। मोटापा, डायबिटीज, बीपी जैसे जीवनशैली रोगों में डॉक्टर के सुझाव पर भी प्रणायाम, व्यायाम, परहेज और नित्य औशधि सेवन न करने, गर्भावस्था अथवा मातृत्व काल में महिला–सुरक्षा पर ध्यान न देने अथवा नवजात शिशुओं एवं वृद्धजनों का टीकाकरण आदि न करवाने से रोग फैलता है और समाज को क्षति होती है। कटखने पशुओं एवं श्वान को पालना भी खतरनाक है।

vii. **असुरक्षित यौन संबन्ध *Unsafe Sex*–** अधिक से अधिक यौन संबंध के जोश और उन्माद (*impulse of sexual pleasure*) में असुरक्षित यौन संबन्ध बनाने से गंभीर यौन रोग हो सकता है। जैसे कि **एड्स** (*AIDS*) एवं **एचआईवी** (*HIV*) प्राणलेवा रोग हैं। असुरक्षित एवं बाजारू यौन संबंध से संक्रामक रोग एवं त्वचा रोग भी हो जाते हैं।

रोगजनक व्यवहार की चर्चा करने के बाद अब हम **स्वास्थ्यप्रद आचरण** (*Health Seeking Behaviour*) की चर्चा करेंगे, जैसे कि –

i. **स्वास्थ्यपरक मान्यतायें *Health Promoting Norms*–** बचपन में दादा–दादी, नाना–नानी खेल–खेल में सीख देते थे – ''**आंख में अंजन, दांत में मंजन नितकर–नितकर–नितकर, नाक में उंगली, कान में तिनका मतकर–मतकर–मतकर**'', अंग्रेजी की कहावत, ''***early to bed and early to rise, makes a man healthy wealthy and wise*– भोजन कर जल्दी सो जाने और ब्रह्म मुहुर्त में उठने की सीख हमें मिलती आयी है**।'' इनकी उपेक्षा रोग का कारण है। हांथ धोना, रोज नहाना, वस्त्र साफ रखना, शौच एवं शौचालय स्वच्छता स्वास्थ्यप्रद है। बॉलीवुड कलाकार नाना पाटेकर का डायलॉग **"एक ......ला मच्छर आदमी को हिंजड़ा बना देता है..."**, तात्पर्य है कि मलेरिया, *फाइलेरिया*, डेंगू, *इनसिफलाइटिस*, *चिकन गुनिया*, *यलो फीवर* जैसे विभिन्न भयंकर सक्रांमक रोग मच्छर से ही होते हैं।

ii. **पुरानी चिकित्सा की उपयोगिता–** आयुर्वेद, सिद्धा, योग, यूनानी, होम्योपैथी, प्राकृतिक चिकित्सा में कुछ रोगों की रोकथाम एवं औशधियां आधुनिक चिकित्सा (एलोपैथी) द्वारा भी स्वीकार की जाती हैं। जैसे कि *पाइल्स*, *फिश्चुला* के उपचार में आधुनिक चिकित्सा द्वारा आयुर्वेद के क्षारसूत्र का प्रयोग किया जा रहा है। बहुत सी आयुर्वेदिक औशधियां

लीवर और उदर रोग में फायदेमंद हैं, आसन, प्राणायाम, ध्यान, योग आदि आधुनिक चिकित्सा द्वारा स्वीकार कर लिये गये हैं। यूनानी एवं चाइनीज मेडिसिन में कमरदर्द, अर्थराइटिस, आदि का इलाज है। **प्राकृतिक चिकित्सा (अध्याय 10)** में **गरारा** (*gargle*), **जलनेति** (*nasal douche*), कमर–दर्द में **कटि–स्नान** (*sitz bath*), हरी शाक–सब्जियां, मौसमी फल लाभप्रद कही जाती हैं। मानव विकास सूचकांक (*human development index–HDI*) के महत्व को ध्यान में रखकर ही सभी देशों की स्वास्थ्य नीति बनायी जाती है। संयुक्त राज्य अमेरिका, ग्रेट ब्रिटेन एवं जर्मनी आदि विकसित देशों में व्यवहारिक जोखिम घटक निगरानी प्रणाली (*behavioural risk factor surveillance system – BRFSS*) द्वारा निश्चित आयु वर्ग के नागरिकों को लक्षित (*targeted*) कर उन्हें स्वास्थ्य संरक्षण हेतु प्रोत्साहित किया जाता है। मोटापा, डायबिटीज, बीपी जैसे जीवनशैली रोगों का ऐप द्वारा परीक्षण कर उन्हें हार्ट फेलियर और ब्रेन स्ट्रोक (*heart failure & brain stroke*) जैसे गंभीर रोगों से मुक्त रहने की प्रेरणा दी जाती है। बीएमआई (*BMI*) एवं चयापचय विकार (*metabolic syndrome*) को नियंत्रित करने, **क्वाली एवं डैली** (*QALY & DALY*–**अध्याय 49**) के अनुसार समर्थ जीवन जीने एवं *एचडीआई* स्तर को बढ़ाकर रखने का प्रशिक्षण दिया जाता है। इस प्रकार से युवाओं को आकस्मिक निधन से सुरक्षित रहने का संबल दिया जाता है। दिनचर्या में **हाईजीन** (*hygiene*) अथवा **स्वास्थ्यप्रद आचरण** को किस प्रकार से **रेगुलेट** किया जाये को एक उदाहरण से समझा जा सकता है। जैसे कि हम अपने शिशुओं के विकास के लिये किसी भी कॉलोनी में अच्छे स्कूल ढूंढ कर उसी के आसपास वाले मकान में रहना पसंद करते हैं। एक उदाहरण और, **एक दम्पत्ति को डायबिटीज और ब्लड प्रेशर था**, मकान ढूंढकर वे अच्छे *फिजिशियन* के पड़ोस में रहने लगे, फिजिशियन से अच्छी दोस्ती भी कर ली। फिजिशियन के परामर्श अनुसार परहेज करते हुए, रोज सुबह टहलने लगे जिससे ब्लड प्रेशर और डायबिटीज की परेशानी में उन्हें सहज ही फिजिशियन की सहायता मिलने लगी...। एकाएक एक दिन, धर्मपत्नी की तबियत काफी

खराब हो गयी, उनकी होशियारी, व्यवहार कुशलता (स्ट्रैटजी) कारगर सिद्ध हुयी..... दम्पत्ति ने लम्बा जीवन सुख के साथ जिया.... समय–समय पर खान–पान और दवाइयों के सही इस्तेमाल की सलाह पाते रहने का यह सत्संग परिवार के लिये स्वास्थ्य वर्धक सिद्ध हुआ। बच्चों में श्रवण दोश, दृश्टि दोश, बच्चों की बढ़त, उनकी सीखने की कमी एवं आचरण में विचलन (*autism*) को एक होशियार मां–बाप को पहचानकर बालरोग विशेशज्ञ से चर्चा कर लेनी चाहिये। इसी प्रकार घर में परिवार के सदस्यों में एक–दूसरे के प्रति सद्भावना एवं सह–अनुभूति विशेशकर वृद्धजनों की असहजता पर जागरूक रहना चाहिये।

दिनचर्या में स्वास्थ्य वर्धक भोजन को रूचि और स्वाद के साथ खाना, सीढ़ियों एवं छतों पर रेलिंग लगाना, अग्नि शमन यंत्र (*fire fighting equipment*) रखना, अग्नि निरोधक सोफा, गद्दे आदि फर्नीचर (*fire retardant furniture*) रखना, घरों के विद्युत तार कनेक्शन को ढीला न छोड़ना, मच्छर–मक्खी–कीट–पतंगों के संक्रमण को रोकने हेतु कूलर, बाथरूम की वाश बेसिन, रसोई की सिंक तथा नाली के पास स्थिर पानी न रूकने देना, खुली नालियों को बन्द रखना जैसे आचरण समाज को सुरक्षित रखते हैं।

जीवन शैली रोग भी प्राणलेवा बन जाते हैं

अनियंत्रित मधुमेह पीड़ादायक और प्राणलेवा हो सकता है – डायबिटीज से रैटिनोपैथी, नेफ्रोपैथी, हार्ट अटैक, ब्रेन अटैक जैसी बीमारियां शरीर में दावा बनाने लगती हैं।

भागा–दौड़ी वाला जीवन एवं अनावश्यक मानसिक तनाव, क्रोध के वशीभूत होकर अपनी संवेदी तंत्रिकाओं में टेंशन पाल लेने एवं अधिक नमक का भोजन करने से हाईपरटेंशन हो जाता है जिससे हार्ट अटैक और ब्रेन अटैक भी हो जाता है।

20

मिथ्या चिकित्सा – क्वैकरी

Quackery

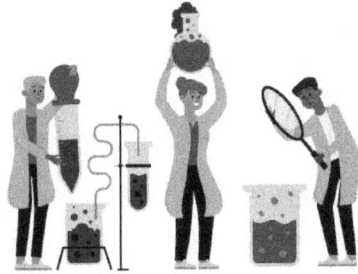

इस अध्याय में हम सीखेंगे कुछ बातें – *Learning Objectives*

- मिथ्या चिकित्सा, *क्वैक–क्वैक* यानि चिल्लाकर, फेरी लगाकर या प्रचार से दवा बेचना
- सिल्वर, आर्सेनिक, अफीम, एल्कोहल आदि से बनी औशधि की प्रोपराइटरी
- पूरक–वैकल्पिक चिकित्सा (*Complementary and Alternative Medicine*)
- सोशल मीडिया में फरेबी डिग्री, वेब एमडी द्वारा क्वैकरी
- मिथ्या एवं प्लेसिबो मेडिसिन पर अंधविश्वास

प्रकाश के साथ अंधकार, सत्य के साथ असत्य, सदाचार और दुराचार, ज्ञान और अज्ञान, वास्तविक मुद्रा और जाली मुद्रा एक साथ ही दिखते हैं। **साक्ष्य आधारित कल्याणकारी चिकित्सा** के साथ–साथ **मिथ्या चिकित्सा** (*क्वैकरी*) भी हमेशा से प्रचलित रही है। अधिकांश क्वैक या मिथ्या औशधि

प्रचार कर बेचने वाली कंपनियां दुराग्रही नहीं होती हैं अपितु वे यह जानते हैं कि उनकी चिकित्सा कारगर नहीं है तो नुकसानादायक भी नहीं है। वे हक के साथ अपनी औशधि बाजार में जोरदार तरह से बेचते हैं, दुकनदारी करते हैं, व्यवसायी की तरह काम करते हैं उसी तरह से जैसे बाजार में तंबाकू और शराब बिकती है। यह पूर्वाग्रह एवं अंधविश्वास ही है कि विकल्प के आभाव में लोग ऐसी औशधि एवं चिकित्सा कराते हैं। मिथ्या चिकित्सक के पास मरीज लंबे समय तक इलाज नहीं कराते क्योंकि रोग तो ठीक होता नहीं। बहुत सीरियस मरीज का इलाज ये नहीं करते उन्हें दूर से ही भगा देते हैं। अधिकांश लोग इस चक्कर में कुछ ही समय के लिये पड़ते हैं और शीघ्र ही ताड़ लेते हैं कि यह तो मिथ्या चिकित्सा है और इतना ही समय पर्याप्त है मिथ्या चिकित्सकों को अपना प्रॉफिट बनाने के लिये।

क्वैक ग्राहक को लुभाने में माहिर होते हैं, अपने फन अथवा हुनर को बेचने हेतु क्लीनिक पर "**सभी रोगों का अचूक इलाज** (*cure guaranteed*)" का बैनर लगा देते हैं। उदाहरण के लिये 50–60 वर्श पूर्व जब मेरे सीनियर डॉक्टर लंदन में पढ़ाई कर रहे थे......., लंदन जैसे पढ़े लिखे समाज की *क्वैकरी* का हाल सुनाते–सुनाते अपनी क्लीनिक में सबको हंसा देते हैं, *हार्ले स्ट्रीट* पर *अलबर्ट स्वाइडर* जिनके पास कोई मेडिकल डिग्री नहीं थी *क्वैकरी* के हुनर से क्लीनिक चलाकर धन कमाते थे....., इसी क्लीनिक के सामने युवा डॉक्टर *स्टुअर्ट एबेंस्टीन FRCS* होने के बावजूद अपने क्लीनिक की प्रैक्टिस बढ़ाने में फेल हो रहे थे, उनकी क्लीनिक पर कभी कदार एक दो मरीज ही आते थे......, *डॉ. स्वाइडर* जैसे क्वैक धड़ल्ले से अपनी क्लीनिक चला रहे थे.., एबेंस्टीन जैसे कुशल डॉक्टर एक दिन शाम को कुछ दुःखी होकर क्वैक साहब की क्लीनिक में मिलने चले गये, सहज भाव से बोले...., "आप *क्वैक* (*quack*) हैं फिर भी आपकी प्रैक्टिस जोरदार चल रही है.... आखिर आपकी सफलता का राज क्या है?...." *स्वाइडर* ने *एबेंस्टीन* को *व्हिस्की ऑफर* करने के साथ स्वयं भी *व्हिस्की* पीते हुए..., अपनी क्लीनिक के कांच पर लिखे को पढ़वाते हुए कहा, "देखो लिखा है –***क्योर गारंटी***–*cure guaranteed*", मैं अचूक इलाज की दवा देने का वादा करता हूं और आप..............। आत्मविश्वास के साथ रहना तो हमने बचपन में ही सीख लिया था। 60 के दशक की

घटना है, जब प्रयागराज में मामा की चमड़े और कैनवस की अटैची और तरह–तरह के झोले बनाने के कारखाने और दुकान में चला जाता था। दुकान पर खूब भीड़ रहती थी....., लेकिन कुंभ मेले में भीड़ तो मानो टूट पड़ती थी। एक ग्राहक झोला उठाकर जोर से हैंडल को खींच कर पूछ बैठा, *हैंडलिया निकली तो न......!* मामा बोले *और जोर लगाई के खींचो! तोड़ सको तो तोड़ो, "* ***लाइफ गारंटी है*****.....!** *मोल भाव न करो दाम जो बताये हैं उतनेन पर झोला मिलीगा, खरीदे का होय तो खरीद लेओ नहीं तो जाओ जउने दुकान में अस झोला मिलै वहीं खरीद लेओ........।* मुंह मांगे दाम पर झोला अटैची बिक जाती। मामा कारखाने में झोला अटैची जो बनवाते उसकी सिलाई मजबूत कराते और साथ–साथ उन जगह पर जहां फटने अथवा टूटने की संभावना होती है डबल सिलाई कराते थे। कारीगरों की ट्रेनिंग भी उसी तरह से करते थे कि ग्राहक को शिकायत का मौका न मिले, ग्राहक के सामने क्रेडिट बनी रहे.......। मैने मामा से पूछ ही लिया कि लाइफ गारंटी क्या है? क्या लाइफ गारंटी देना गलत नहीं है? मामा भी बताने लगे 15–20 साल तो कहीं से झोले में दिक्कत नहीं आनी है और जब थोड़ी बहुत दिक्कत आयेगी तो ग्राहक के कहने पर तुरंत उसकी मरम्मत करा दी जाती है....... बस यही है लाइफ गारंटी.....। इसी प्रकार से चिकित्सक को मरीज के रोग के कारण, इतिहास और लक्षण जानकर ऐसा इलाज करना चाहिये ताकि मरीज को डॉक्टर के इलाज में विश्वास बढ़ने लगे और मरीज इसी को **क्योर गारंटी खुद–ब–खुद समझने लगता है**......। चिकित्सक का व्यवहार और उसका आत्मविश्वास स्वतः ही मरीज को प्रोत्साहित करता है।

12–18वीं शताब्दी के मध्य अलग–अलग **परंपरागत मेडिसिन** (*traditional medicine*, **अध्याय–10**) प्रचलित थी और कुशलता से अपना कार्य कर रही थीं। अनेक विधाओं के परंपरागत चिकित्सक अध्ययन और शोध के पश्चात हर मरीज को समझ कर ही चिकित्सा करते थे अधिकतर औशधियां वे स्वयं बनाते थे। उस जमाने की चिकित्सा एक कठिन विद्या थी। जिसे संतति ने लिया नहीं और यह धीरे–धीरे समाप्त होने लगी। विश्व में ***क्वैकरी*** का बोलबाला होने लगा अर्थात् परंपरागत मेडिसिन के वैद्यों (डॉक्टर) के असिस्टेंट और घर–परिवार के चंट लोग कुछ आधे–अधूरे ज्ञान के बलबूते रोजी–रोटी की तलाश में मिथ्या

चिकित्सा और औशधि का प्रचार करने लगे, जिससे उस समय के समाज में एक नयी दिशा में जो जल्दी मालामाल करती थी का बोलबाला..... होने लगा जिसे यहां **मिथ्या चिकित्सा** कहा गया है। ***डच शब्द क्वैक*** (*quack*) का अर्थ जान लें–***क्वैकसाल्वर*** (*kwaksalver*) अथवा ***हॉकर ऑफ सॉल्व*** (*hawker of salve*) यानि मलहम का फेरीवाला। अंग्रेजी में क्वैक का अर्थ बतख की तरह चिल्लाना। मध्य काल में यूरोप, अमेरिका, एशिया, अफ्रीका आदि महाद्वीपों के देशों में फेरी वाले बतख (*duck*) जैसी कर्कश आवाज में तरह–तरह के तेल और मलहम बनाकर बाजार, मुहल्लों, सड़कों पर दावे करते हुए चिल्लाकर बेचते थे।

नीम हकीम खतरा–ए–जान.. अर्थात् जान तो लिया कि नीम लाभप्रद है, पर नीम के समस्त गुणों और उससे औशधि बनाने की विधि को समझे बिना इलाज करने से रोग में आराम मिल सकता है...., थोड़े दिनों में हाल जैसा का तैसा.... क्वैक से इलाज के चक्कर में रोग बढ़ने के साथ स्वास्थ्य का भी नुकसान हो सकता है। दवा बेचने वाले अलग–अलग अंदाज से समाज की भाशा के मुहावरों के साथ चिल्ला–चिल्ला कर अपनी औशधि बेचते देखे जा सकते हैं...., *"बच्चे हों या बूढ़े...., खांसी! जुकाम! सर्दी! दमा! हमारा सीरप ले जायें.... बवासीर में हमारी दवा..... दाद–खाज खुजली में मलहम..., घुटनों, कमर, हांथ–पैर के जोड़ों में गठिया हो..., डॉक्टर के पास जाओगे पैसा भी खर्चोगे, रोग भी नहीं ठीक होगा..., हमारा मलहम, तेल और गोली ले जायें...., आपके रोगों का अचूक इलाज.... दवाखाने... पर दवाई मिलेगी दुगने दाम पर..., यहां प्रचार वास्ते हमारी दवाई और इलाज सस्ता है और आराम की गारंटी...." "आंखों से पानी आता हो, डॉक्टरों ने मोतिया का ऑपरेशन बता दिया हो, रोशनी जा रही हो, आंखों में रोहे हो गये हों, लगा लीजिये हमारा दामिनी सुरमा........ बस दिन में दो बार लगा लेना ये सुरमा....... आंखों में ठंडापन महसूस न हो तो पूरा पैसा वापस, आंख की खुजली खतम हो जायेगी, हफ्ते दस दिन में जब आराम मिले तो फिर खरीद लेना...ये सुरमा और महीने भर में आंख के सारे रोग रफा–दफा हो जायेंगे.......... बाजार में खरीदने पर, रूपये लगेंगे पूरे चालीस, कंपनी की छूट है, तो अभी लगेंगे केवल रूपये बीस*। यह दावे लुभावने हैं आप जान भी रहे हैं कि जालसाजी है, फिर भी 2–4 लोग इसे खरीद लेंगे और यही इस धंधे का उद्देश्य है।

मिथ्या चिकित्सा–क्वैकरी

अलग–अलग समाज और देश में अलग–अलग क्वैक मिल जाते हैं जिन्हें भारत में कुछ भी कह लें जैसे ओझा, झाड़ने–फूंकने वाले बाबा, नाउ, पहलवान, यूरोप में इन्हें क्वैक कहा गया है। ये पारंपरिक चिकित्सक की श्रेणी में नहीं आते। ये तो जादू–टोना करने में कुशल होते हैं और लच्छेदार मुहावरों, क्रिया–कलापों से पैसा कमाते हैं। क्वैक द्वारा औशधियों में अफीम, एल्कोहॉल मिलाकर भी दी जाती है जिनसे रोग में आराम का आभास हो जाता है किन्तु इलाज नहीं होता। अधिक प्रभावशाली बनाने हेतु औशधियों में नशीले पदार्थों की मिलावट अधिक मात्रा में होने लगती है। इससे नशे की आदत पड़ जाती है और रोग अगर फैला भी तो रोगी और तीमारदार क्वैक की बातों में भरोसा कर, क्वैकरी द्वारा बनी मेडिसिन में आसक्त हो जाते हैं और क्वैक की प्रैक्टिस पनपती रहती है............। दादी मां, नानी, मौसी इत्यादि बचपन में पेट में मरोड़ वाले दर्द के लिये बाल घुट्टी पिलाती थीं जिससे बच्चे सो जाते थे। 1980 के दशक में बाल घुट्टी में अफीम मिले होने की पुश्टि हुयी और तब से घुट्टी और *ग्राइप वॉटर* बिक तो रहे हैं किन्तु अब उनमें अफीम की मिलावट नहीं होती है। कुछ औशधियों में *मरकरी, चांदी, संखिया* (*arsenic*) एवं *कुनैन* (*quinine*) आदि मिलायी जाती थीं जिनसे मलेरिया जैसे संक्रामक रोगों का इलाज होता था किंतु इन औशधियों के *साइड इफेक्ट्स* स्वास्थ्य के लिये नुकसादायक सिद्ध हुए। पहले लाल दंत मंजन में तंबाकू मिलाया जाता था – अब लाल दंत मंजन में तंबाकू मिलाना दण्डनीय है।

मध्य कालीन यूरोप में मिथ्या चिकित्सा का बाजार तेजी से चमका। तुक्के और अंदाज से बनी हुयी एक हजार से अधिक दवायें यूरोप, इंग्लैंड, एशिया एवं अफ्रीका के कालोनी देशों जैसे भारत आदि में दवाओं का एक बड़ा बाजार पनपा। कुछ दवायें तो आज तक बिक रही हैं और ये अभी भी लाइसेंसी औशधियां (*proprietary and patent medicine*) हैं। बेचने का तरीका कानून और समय के अनुसार बदल गया है जैसे *डैफी एलेक्जिर* (*Daffy's elixir*), *टरलिंगटन बालसम* (*Turlington's Balsom*), *यू डी कोलेन* (*Eau de Colgne*), ब्रिटेन की *बीचम पिल* (*Beecham's pills*) आदि प्रमुख हैं। इन औशधियों में *एल्यूविरा* (*aloes*), *एल्कोहॉल, अफीम, कार्बोलिक* आदि होता था। यह साक्ष्य आधारित चिकित्सा न होकर तुक्के से बनायी, पैसा कमाने की दृश्टि से

बेची गयी दवाओं का बाजार था। इनसे *17–18वीं शताब्दी* में लोक स्वास्थ्य बद से बदतर होने लगा। इन दवाओं में लोक स्वास्थ्य कल्याण का कोई तत्व नहीं था। इनका उद्‌देश्य मात्र व्यापार ही था। यही वह समय भी था जब मॉडर्न चिकित्सा प्रणाली का उदय हो रहा था। विरोधाभास है कि आज **21वीं शताब्दी** में भी मिथ्या चिकित्सा की नुमाइंदगी करने वाले कुछ लोग सभी देशों में विद्यमान हैं।

एक छोटा सा उदाहरण **क्वैकरी** का........ **बहुत कुछ बयां करता है...... जालसाजी का**! आगरा की हींग की मंडी में 1960 के दशक में *हकीम भज्जामल* की क्लीनिक हुआ करती थी। हकीम साहब इकहरे बदन के थे..., ऊंची चौकी पर बैठते थे, अरबी फारसी के जानकार थे, जी–निब वाले होल्डर पेन को दवात की स्याही में डुबो–डुबो कर लिखते थे, क्लीनिक के नुस्खे कार्ड में लिखे जाते थे........, मरीज का नाम, पता, ..., पास में दाढ़ी वाले दूसरे मुल्ला साहब बैठते थे........ मरीजों को दवा बांटते थे.......... करीने से लगे हुए कार्ड दोबारा आने पर निकल आता था और मरीज को उसके पुराने लक्षण पढ़कर सुना दिये जाते थे – मरीज बहुत इंप्रेस......, क्लीनिक पर एक बोर्ड लगा हुआ था..., जिसपर लिखा था........., **तीन प्रकार के आलों से जांच, दवा मुफ्त**........ (3 साइज के स्टैथेस्कोप आलों–*stethoscope* के चित्र भी बने थे), छोटे आले की जांच ₹ 15.00, मध्यम आले की जांच ₹ 25.00 और बड़े आले की जांच ₹ 40.00 मात्र। सभी प्रकार के सीजनल (*seasonal*) रोगों का इलाज यहां होता था। खांसी, जुकाम, बुखार, दस्त, पेचिश, गठिया, कब्ज, मधुमेह, रक्तचाप, दमा, पीलिया, दाद–खाज–खुजली आदि........., दिक्कतों में ***छोटे आले*** द्वारा मरीज के ***सीने की जांच***......, थोड़ी ज्यादा दिक्कत में मध्यम आले द्वारा मरीज के ***सीने और पेट की जांच........***, बहुत अधिक परेशानी में ***बड़े आले*** द्वारा ***चैंबर के अंदर*** मरीज की ***बड़े हकीम साहब से नाड़ी की जांच***........। हकीम साहब की क्लीनिक खूब चलती थी। मैं और मेरे चिकित्सक मित्र कौतुहल वश साइकिल से क्लीनिक पर पहुंच जाते थे.......... सब–कुछ देखा करते थे, जिस दिन हमलोग हकीम साहब की दवा–कोठियार में पहुंच गये.... तो जो नजारा सामने आया...., सभी दवायें शहद में बनायी जा रहीं थीं जिनमें अंग्रेजी दवायें भी मिलायी जा रहीं थीं...., जैसे कि *एलर्जी* (*allergy*) के लिये *एंटीहिस्टॉमीन–एविल,* (*antihistamine–Avil*),

बुखार के लिये *पैरासेटीमॉल* (*paracetamol*), घाव और दस्त के लिये *ब्रॉडस्पैक्ट्रम एंटीबायटिक* (*broad-spectrum antibiotics*), *मैट्रोजिल* (*metrogyl*), गठिया के लिये *कॉरटिकोस्टीरॉयड* (*corticosteroid*), आदि अलग—अलग अनुपात में खरल में पीसकर शहद के साथ मिला कर बनायी जा रही थीं। यह शहद में मिलाकर कारगर अंग्रेजी दवा की मिथ्या चिकित्सा थी। विकासशील देश हों या फिर विकसित देश हों पूरी दुनिया में **क्वैकरी धड़ल्ले से चलती है**। देखते हैं, एक और उदाहरण— ऋशिकेश—हरिद्वार में एक क्लीनिक प्रसिद्ध थी मिर्गी (*epilepsy*) के इलाज के लिये......., डॉ. साहब जाने—माने राजनेताओं से सांठ—गांठ करके धड़ल्ले से औशधियां बेचकर मिर्गी के फर्जी इलाज से मरीजों को ठग रहे थे...., एक दिन मेडिकल काउंसिल ऑफ इंडिया में शिकायत हुयी..., भंडाफोड़ हो गया और अदालत में जवाबदेही हुयी........।

सन् 1850 के आसपास **क्वैकरी का विरोध** यूरोप, अमेरिका सहित बहुत से देशों के गैरसरकारी संगठनों एवं शिक्षित जनसमुदाय द्वारा किया गया। नीदरलैंड के डच संगठन *वेरेनिजिंग टीगन डी क्वाकजालवरेज* (*VTDK*) की अग्रणी भूमिका के कारण मिथ्या चिकित्सा के विरूद्ध बहुत से अधिनियम और कानून बने, मिथ्या चिकित्सा का बोलबाला कम हुआ। सामान्य बीमारियों के इलाज में महत्वाकांक्षा का लाभ लेते हुए मिथ्या औशधि केवल व्यवसायिक उद्देश्य से नये—नये रूपों के साथ बाजार में आती है। **इसी के साथ—साथ** यूरोप, एशिया और अमेरिका में **पूरक एवं वैकल्पिक चिकित्सा** (*Complementary and Alternative Medicine–CAM*) जैसे यूनानी, आयुर्वेद, सिद्धा, होम्योपैथ चिकित्सा प्रणालियों का भी अच्छा—खासा विकास हो रहा था और विरोध भी हो रहा था। ये चिकित्सा प्रणालियां भी साक्ष्य आधारित नहीं थीं पर प्रचलित थीं। अधिकतर इनमें कोई यूनिवर्सिटी और कॉलेज की शिक्षा नहीं दी जाती थी.....। विरासत से चले आ रहे पारंपरिक चिकित्सा के **हुनर और कौशल** से ये पनपीं।

क्वैकरी का पनपना— आज के डिजीटल युग में ***वेब—एमडी*** (*Web–MD*) डॉक्टर पैदा हो गये हैं। वेब—साइट पर तथाकथित चिकित्सक गौण स्तर के शोध और झूठे दावों के आधार पर ***क्वैकरी प्रैक्टिस*** कर रहे हैं। वे दावा करते हैं कुशल विशेशज्ञ चिकित्सकों के परामर्श का और भोली—भाली

जनता को भ्रमित किया जाता है........। शिकायत मिलने या ठगी होने पर ऐसी साइटों को बंद करने की मुहिम भी चलती रहती है और साथ ही ***फ्रॉड प्रैक्टिस*** भी। कुछ *इंस्टीट्यूट* और संस्थाओं द्वारा *फ्रॉडलेंट मेडिकल सर्टीफिकेट, डिप्लोमा,* ***एमडी*** तक बांटे जाते हैं।

लेकिन आज के समय में मिथ्या चिकित्सक (***क्वैक***) दमा, कैंसर, डायबिटीज, बीपी, गुर्दा फेलियर, एड्स, मर्दाना कमजोरी, जनाना बांझपन जैसे रोग ठीक करने, लड़का ही पैदा होगा जैसे दावे और बड़ी–बड़ी मिसालें देते हुए, टेलीविजन, अखबारों, सोशल मीडिया, बड़े–छोटे शहरों और गांवों में धड़ल्ले से अपना और अपनी मेडिसिन का प्रचार कर रहे हैं। क्वैकरी की प्रैक्टिस में मेडिकल डिग्री न होने पर भी रोग का उपचार करते हैं, क्वैक कुछ लैब–टेस्ट भी कराते हैं उन्हें देखकर रोगी से प्रश्न भी पूछते हैं और एक जनरल इलाज तो कर ही देते हैं। होशियार क्वैक गंभीर रोग को पहचानकर अपना नेटवर्क तैयार रखते हैं और शहर के विशेशज्ञ डॉक्टरों तक मरीज पहुंचा देते हैं। कुछ ***क्वैक*** गांवों और कस्बों में दुकान और क्लीनिक के अतिरिक्त छोटे अस्पताल और नर्सिंग होम खोल लेते हैं क्योंकि यहां स्वास्थ्य अथॉरिटी की पहुंच कम रहती है। इनके यहां शहर के विशेशज्ञ डॉक्टर समय–समय पर जाकर इलाज और ऑपरेशन करते हैं जिससे यह निरंतर अपनी विधा का विकास करते रहते हैं, डिग्री न होते हुए भी नये–नये आयाम के इलाज करते हैं और शहरी डॉक्टरों के आवागमन से अपनी साख स्थानीय समाज में बना लेते हैं। नई डिग्री पाये युवा डॉक्टर इनके इन छोटे नर्सिंग होम एवं दवाखानों पर जाकर अपना नाम बढ़ाने की कोशिश करते हैं।

पूरक एवं वैकल्पिक चिकित्सा तथा क्वैकरी में भिन्नता– *ट्रैडिशिनल मेडिसिन* का ज्ञान लुप्त होने के बाद आधुनिक चिकित्सा के विकास के साथ ही **वैकल्पिक चिकित्सा** (*alternative medicine*) की प्रैक्टिस भी बाजार में प्रचलित होने लगी जिसे **समेकित अथवा पूरक चिकित्सा** (*integrated medicine or complementary*) भी कहते हैं। यद्यपि *ऑल्टरनेटिव मेडिसिन* साक्ष्य रहित है......., किन्तु फिर भी इस चिकित्सा के तथाकथित इक्के–दुक्के कुशल चिकित्सक विरासत एवं अनुभव के आधार पर रोगी का ठीक ठाक कामचलाऊ इलाज कर लेते हैं। वैकल्पिक चिकित्सक कुछ अच्छे सुझावों जैसे व्यायाम, प्राणायाम, स्वस्थ पर्यावरण एवं

ऑक्सीजन लेना, हरी शाक–सब्जियों का सेवन, विटामिन–मिनरल वाले पोशाहार, कब्जियत के लिये औशधि, एक्यूपंचर, एक्यूप्रेशर, नैचुरोपैथी का परामर्श देने के साथ–साथ आयुर्वेद–यूनानी एवं एलोपैथी की औशधियों की मिलीजुली प्रैक्टिस भी करते हैं। जब कभी **पूरक अथवा समेकित चिकित्सा** के प्रैक्टिशनर एलोपैथी की दवायें शहद आदि मिलाकर देने लगें तो ऐसी *फ्रॉडलेंट प्रैक्टिस* क्वैकरी के अंतर्गत आती है। इस परिवेश के मद्देनजर पारंपरिक चिकित्सा प्रणालियों की सक्षमता को अधिक प्रभावशाली बनाने हेतु विश्व स्वास्थ्य संगठन (*WHO*) द्वारा भारत में पारंपरिक चिकित्सा पर विश्व स्तरीय केंद्र (*Global Centre on Traditional Medicine in India*) के स्थापना की घोशणा हुयी। इसी के बाद भारत के ***जामनगर, गुजरात*** में ***आयुर्वेद शिक्षण एवं शोध संस्थान*** तथा ***जयपुर, राजस्थान*** में ***आयुर्वेद राश्ट्रीय शोध संस्थान*** के शुभारंभ के साथ ही पारंपरिक औशधियों में ***लैबोरोट्री परीक्षण*** एवं ***रैण्डमाईज्ड कंट्रोल ट्रायल*** का सुझाव दिया गया है (**अध्याय–17**)। स्वास्थ्य मंत्रालय के दिशा–निर्देशों अनुसार भारत के नये एम्स (*AIIMS)* में आयुश विभाग को इन दिशा–निर्देशों का पालन करना अनिवार्य होगा। अब आयुश चिकित्सा की औशधियों में संखिया (*arsenic*), पारा (*mercury*), क्रोमियम (*chromium*), गिलट (*nickel*), अफीम (*opium*) आदि के प्रयोग को गैर कानूनी माना गया है जिससे मरीज औशधि–दुश्प्रभाव (*side effect*) का शिकार न हो। ***पॉल ऑफिट*** (*Paul Offit*) जैसे चिकित्सा विज्ञानी कहते हैं कि परंपरागत एवं वैकल्पिक चिकित्सा में औशधियों पर दुश्प्रभाव की चेतावनी नहीं होती है।

क्वैकरी–कारोबार क्यों चलता है? – इसके कई कारण हैं, जैसे कि –

i. **अज्ञानता *Ignorance*–** पारंपरिक चिकित्सा की अधकचरी जानकारी एवं वैकल्पिक चिकित्सा के क्वैकरी भरे दावों से लोग भ्रमित होते हैं। जैसे कि मोटापा कम होगा, गंजे को बाल उग जायेंगे, काले–घने बालों का आश्वासन, लड़का ही पैदा होगा, गोरे हो जायेंगे, आदि से सामान्य व्यक्ति मिथ्या चिकित्सकों के झूठे दावों एवं चटपटी बातों के जाल में फंस ही जाते हैं, बड़े–बड़े फिल्मी स्टारों, क्रिकेट खिलाड़ियों एवं अन्य सेलेब्रेटी द्वारा साक्ष्य रहित औशधियों एवं प्रसाधन सामग्रियों की ब्रांडिंग की जा रही है जो बाजार में मिथ्या चिकित्सा को बढ़ावा दे रही है।

ii.आभासी औशधि अथवा प्लेसीबो इफेक्ट *Placebo Effect*– पुराने समय से बहुत से लक्षणों का उपचार घरेलू औशधियों द्वारा होता आ रहा है। जैसे कि शहद, गुड़, दूध आदि में हींग, अदरक, काली मिर्च, दालचीनी मिलाकर खांसी जुकाम का इलाज, नौसादर के पानी से घाव की सफाई, घुट्टी और पिपरमेंट युक्त दवाओं से पेट दर्द में आराम जैसी औशधियों से कभी–कभी लक्षणों से आराम मिल जाता था और कभी–कभी आराम का आभास ही होता है। धीरे–धीरे ऐसी ही औशधियों की नकल पर अफीम, मरकरी, संखिया आदि मिलाकर प्लेसीबो यानि कि आराम देनेवाली आभासी औशधियां बाजार में प्रचलित होने लगीं, जिसे ***प्लेसीबो मेडिसिन*** कहते हैं जिसका शरीर पर कोई विशेश असर नहीं है। कुछ लक्षण अथवा रोग स्वयं ही ठीक हो जाते हैं और दवा को श्रेय मिल जाता है। हमारे शरीर में अपने आपको ठीक करने की या कहिये रिपेयर करने की ताकत प्राकृतिक रूप से होती है और बहुत से रोग व लक्षण समय के साथ ठीक भी हो सकते हैं।

प्लेसीबो दवाओं का प्रयोग ***रैण्डमाईज्ड कंट्रोल ट्रायल*** में भी होता है। **रैण्डमाईज्ड कंट्रोल ट्रायल** में जनसंख्या के एक समूह को असली दवा जिसकी क्षमता को आंकना है और दूसरे समूह को वो दवा जो काम नहीं करती अर्थात् ***प्लेसीबो*** देकर, दोनों समूहों में यह देखा जाता है कि किस दवा का किस समूह में बड़ा और टिकाऊ फायदा हुआ। इसी प्रकार से जब सर्जरी न की जाये और ऑपरेशन थियेटर में ले जाकर नींद की सुई और त्वचा पर स्क्रैच करने का नाटक किया जाये और मरीज को कसाई खाने से लाकर जानवर की अपेंडिक्स, गॉल ब्लैडर या पथरी दिखा दी जाये और मरीज का दर्द स्वतः ही ठीक हो जाये तो यह प्लेसीबो सर्जरी होगी। बहाना कर रोग जताने वाले मरीजों में ही प्लेसेबो सर्जरी सफल हो सकती है। अधिकांश लोगों में प्लेसीबो सर्जरी के बाद लक्षण वापस आ जाते हैं।

iii. प्रतिगमन तर्क दोश अथवा बार–बार प्रारंभिक अवस्था पर लौट आना *Regression Fallacy*– क्वैकरी द्वारा कुछ लक्षणों में आराम का आभास होने पर मरीज भ्रमित होकर **क्वैक के पास कभी–कभी पुनः लौट आता** है। जैसे कि प्रयागराज के बहादुरगंज

मुहल्ले में आज से लगभग 40–50 वर्श पूर्व डॉक्टर ताज की क्लीनिक पर मैं अपने मित्र चिकित्सक के साथ साइकिल से गया... .... *क्लीनिक के एक कोने में टेढ़े लटके बोर्ड पर.... अंग्रेजी, हिंदी, उर्दू में कुछ इबारत लिखी थी, शब्द और हरूफ मिट रहे थे. ..., मुश्किल से पढ़ने में आता था....,* **दुस्साध्य कैंसर का इलाज....**, मित्र चिकित्सक कैंसर पर ही पीएचडी कर रहे थे.... अंदर बैठने वाले हकीम, चूड़ीदार पैजामा और अचकन पहन कर बैठते थे.... ,मेंहदी से रंगी दाढ़ी थी, पांच वक्त के नमाजिये, क्लीनिक पर कैंसर मरीज आते थे..., *हकीम साब् आधी बात पेट में, आधी बात गले में दबा कर...., बोलते थे.. कैंसर का इलाज अंग्रेजी दवा के डॉक्टर से मत कराना........, कैंसर में नश्तर (knife) भूले से भी लगवा लेना...., यह मौत को बुलावा है..., यहां की दवा से धीरे–धीरे कैंसर ठीक हो जायेगा...,* लेकिन वास्तव में कैंसर कैसे ठीक होगा यह बात न तो मरीज जानना चाहता था और न ही हकीम साहब कभी बताते थे। जब फायदा हुआ नहीं, मरीज कैंसर अस्पताल चला गया। कैंसर चूंकि लाइलाज था और बढ़ता ही गया – मरीज ताज डॉक्टर पर लौटा....... *"आप एलोपैथिक डॉक्टर के पास गये थे...., बायोप्सी (biopsy) मेरे मना करने के बावजूद करा ली........., देखा कैंसर में लोहे का नश्तर छू गया – कैंसर का भूत जाग उठा है...... अब मैं भी कुछ न कर पाऊंगा।* हारा हुआ मरीज घबराकर.......... ***"नहीं, नहीं हकीम साहब आपकी ही दवा ठीक थी, इलाज करिये आप पर पूरा भरोसा है...."*** *...मैं क्या गारंटी दे सकता हूं...., खुदा! आप पर रहमत करेगा....।* क्वैक ने फिर से पुड़िया बांध दी – इसी को कहते हैं बार–बार उसी रास्ते पर लौट पड़ना जो ***रिगरेशन फैलेसी*** है।

iv. **ाड़यंत्र सिद्धांत *Conspiracy Theory–*** *क्वैक चिकित्सक* आधुनिक चिकित्सा के डॉक्टरों पर अधिक टेस्ट एवं मंहगी दवायें लिखने का दोश लगाते हैं।

v. **औशधि दुश्प्रभाव का डर *Fear of Side Effects–*** प्रायः सही जानकारी के अभाव में और डर से बहुत से लोग औशधियों के दुश्प्रभाव (*side effect*) तथा सर्जरी से डरते हुए मिथ्या चिकित्सा

में अपना धन बर्बाद करते हैं।

vi. अधिक लागत *Cost*– अक्सर पढ़े–लिखे लोग आधुनिक चिकित्सा को खर्चीली मानकर मिथ्या चिकित्सा द्वारा गलत इलाज कराते हैं जिससे उनका रोग बढ़ जाता है।

vii. निराशा *Desperation*– एक आखिरी और झूठी उम्मीद बांधे जब आधुनिक और पारंपरिक चिकित्सक दोनों ही कैंसर की आखिरी स्टेज लाइलाज बता दें तो रोगी निराश होकर ***क्वैक*** के पास चला जाता है।

viii. गलत दिशा निर्देश *Wrong Guidance*– क्वैक चिकित्सक अपनी औशधि से पेचिश, दमा, गठिया, कोढ़–सफेद दाग, बच्चों के पेट में मरोड़, नपुंसकता, स्त्रियों के बांझपन के अचूक इलाज का दावा करते हैं, जिससे मरीज भ्रमित होकर मिथ्या चिकित्सक से इलाज कराने लगते हैं।

मिथ्या चिकित्सा या क्वैकरी की पहचान– जिस दवा या चिकित्सा को हमेशा चिल्ला–चिल्ला कर बेचना पड़े या जिनका लगातार कई वर्शों तक टीवी, रेडियो, अखबारों में विज्ञापन चले, उनके मिथ्या होने की आशंका रहती है। क्योंकि यहां दवा की कार्यकुशलता की *गुडविल* तो है नहीं बल्कि लगातार प्रचार से कुछ नये ग्राहकों को रोजमर्रा फंसाकर मुनाफा कमाना है। नैतिक आधुनिक चिकित्सक अपना प्रचार नहीं करते हैं। मेडिकल काउंसिल भी डॉक्टरों द्वारा प्रचार–प्रसार की अनुमति नहीं देती। डॉक्टर, वैद्य आत्म–सम्मान के साथ कार्य करते हैं और जो मरीज ठीक होकर जाते हैं वे ही सही डॉक्टर की समाज में प्रशंसा करते हैं और उन्हीं के माध्यम से अन्य मरीज उनके पास आते हैं।

21

परिवार नियोजन, मातृत्व एवं शिशु स्वास्थ्य

Family Planning, Maternal & Child Health

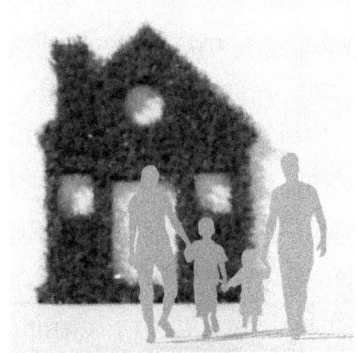

इस अध्याय में हम सीखेंगे कुछ बातें – *Learning Objectives*

- परिवार नियोजन की अस्थायी एवं स्थायी गर्भ निरोधक विधियां
- परिवार नियोजन की मौखिक गर्भ निरोधक गोलियों (OCP) का महत्व
- परिवार नियोजन से पर्यावरण संतुलन
- प्रजनन, मातृत्व, नवजात शिशु एवं किशोर स्वास्थ्य कार्यक्रम (RMNCH+A) का महत्व

पिछले कई शताब्दियों से **जनसंख्या वृद्धि** हो रही है। विश्व की 800 करोड़ की जनसंख्या 2070 तक 1000 करोड़ हो जायेगी। वनस्पति–जंगल काट कर सीमेंट, लोहे, लकड़ी के भवनों के बढ़ते हुए निर्माणों से पशु–प्रजातियां समाप्त हो रही हैं। पृथ्वी में न घुलने वाले

नॉन–बायोडिग्रेडेबिल पदार्थों (*non–biodegradable*–प्लास्टिक, थर्मोकोल) से पर्यावरण–प्रदूशण, कलकारखानों एवं मोटर गाड़ियों से निकली *कार्बन डाईऑक्साइड*, जंगलों के कटने से *ऑक्सीजन* की कमी हो रही है, *ओजोन* (*ozone*) लेयर समाप्त हो रही है। इन्हीं कारणों से *ग्रीन हाउस इफेक्ट* (*green house effect*) हो रहा है, ग्लोबल वार्मिंग बढ़ रही है, ग्लेशियर गलने से समुद्र तल की ऊंचाई बढ़ रही है। पर्यावरण असंतुलन से सुनामी, भूकम्प आ रहे हैं। जीवाणुओं–विशाणुओं के नये–नये *स्ट्रेन* (*strain*) से रोग फैल रहे हैं। पृथ्वी पर ऐसी घटनायें मानव जनसंख्या बढ़ने एवं पेड़–पौधों, वनस्पति कम होने से हो रही हैं। गर्भ निरोधन ही सबसे बड़ा उपाय है। गर्भ निरोधक विधियों से परिवार नियोजन द्वारा पर्यावरण स्वस्थ हो सकता है, **यह *20वीं सदी* की एक बड़ी खोज है। गर्भ निरोधन महिलाओं को उनके मन माफिक जीवन यापन करने की स्वतंत्रता देता है। महिलाओं को सशक्त बनाता है।** नई–नई विधियां गर्भ निरोधन को प्रचलित कर रही हैं। लड़कियों का कम उम्र में विवाह जनसंख्या वृद्धि का मुख्य कारण है। स्त्रियां यदि पढ़ी–लिखी होंगी और विवाह थोड़ा देर से होगा तो कम बच्चे पैदा होते हैं।

आदर्श गर्भ निरोधक (*ideal contraceptive*) सुरक्षित, प्रभावी, दीर्घकालिक, सुरक्षित अथवा प्रतिगमनीय प्रजनन क्षमता (*reversible*) तथा आसान एवं कम खर्चीले होने चाहिये। गर्भ निरोधन की अनेक विधियां हैं – हर विधि सभी के लिये उपयुक्त नहीं है। **आदर्श गर्भ निरोधक** के ***कैफ्टीरिया* चयन** (*cafeteria choice*) में पसन्द अनुसार गर्भ निरोधक विधि का चुनाव किया जा सकता है, जैसे कि –

1. **अस्थायी गर्भ निरोधक *Temporary Contraceptive*–**

i. **बैरियर या अवरोधक विधि–** कंडोम अवरोधी या बैरियर तरीका है जिसके प्रयोग से शुक्राणु और अंडाणु का संयोजन नहीं हो पाता है। ***लेटेक्स*** रबर के बने लुभावने डिजाइनों के ***कंडोम*** बाजार में मिलते हैं। पुरूश कंडोम बाजार में उपलब्ध हैं, परिवार नियोजन में प्रभावशाली हैं और पूरे विश्व में सर्वत्र प्रचलित हैं। इससे यौन संक्रमण भी नहीं होता है। किंतु **महिला कंडोम** एवं ***डायफ्राम*** इस्तेमाल में सुगम नहीं होते हैं, इसलिये बाजार में प्रचलित नहीं हुए। पुरूश कंडोम अच्छा अवरोध है,

इसको अधिक असरदार बनाने के लिये महिलाओं हेतु शुक्राणु नाशक जेली (*spermicidal jelly*) भी आती है, जिसको संभोग से पहले लगा लिया जाता है। यह लगभग 90–95 प्रतिशत असरदार है। इसी प्रकार योनि स्पंज – अलग–अलग प्रकार के रसायन, सिरका (*वेनेगर*) एवं जैतून तेल इत्यादि से सोखे हुए (*absorbed with*) इस्तेमाल हुआ करते थे जो बहुत कम प्रभावशाली हैं। जब अवरोध अथवा बैरियर जैसे कंडोम के साथ एक रासायनिक पदार्थ जैसे कि जेली भी इस्तेमाल हो तो उसे **संयुक्त विधि** कहते हैं।

ii. **अंतर–गर्भाशयी उपकरण *IUD* or *Intra-uterine Device–IUD*–** महिलाओं के गर्भाशय (*uterus*) में लगाया जाता है, जिससे शुक्राणु एवं अंडाणु का संयोजन नहीं हो पाता है। पूर्व में प्लास्टिक का बना "***T***" लूप (*loop*) लगाया जाता था। अब कॉपर–***T*** लगाया जाता है। सामान्य तौर पर अथवा परेशानी होने पर डॉक्टरी जांच जरूरी है। ***कॉपर–टी–*** 5 वर्श तक कारगर है, जरूरत होने पर दूसरा नया भी लगा दिया जाता है, और मजे से 15–20 साल तक का गर्भ निरोध कापर–टी से ही किया जा सकता है। यह एक अत्यंत सफल तरीका है। इसमें किसी बैरियर जैसे कंडोम, क्रीम या जेली का इस्तेमाल नहीं होता है और किसी को कुछ भी पता नहीं चलता। कॉपर–टी बहुत अधिक प्रभावी है और यदि साफ–सुथरे तरीके से इसे लगा दिया जाये तो किसी भी दूसरे गर्भ निरोधक वस्तु की आवश्यकता नहीं पड़ती।

आईयूडी के दुश्परिणाम– जैसे आईयूडी अपनी जगह से हट जाये (*migration*), अस्थानिक गर्भावस्था (*ectopic pregnancy*) हो सकती है। नोट– *इक्टोपिक प्रिग्नेन्सी में फर्टिलाइज एग (fertilized egg) गर्भाशय की गुहा से जुड़ने के बजाय फैलोपियन–ट्यूब, एब्डॉमिनल कैविटी* अथवा *गर्भाशयग्रीवा* से जुड़ जाता है तो अपने स्थान से हटकर दूसरी जगह भ्रूण बढ़ने लगता है। कभी–कभी यह *डिवाइस* (*device*) बाहर भी गिर जाती है। बहुत कम ही मामलों में *आईयूडी यूट्रेस* में छेद कर पेट में चला जाता है जो नई जेनरेशन के ***कापर–टी*** में नहीं होता। आईयूडी की सफलता *99%* तक है। इसे प्रजनन के तुरंत बाद लगाया जा सकता है।

iii. **हार्मोन गर्भ–निरोधक** ***Hormonal Contraceptive***– अधिकांश देशों में हार्मोन कंट्रासेप्टिव पिल **सर्वाधिक प्रचलित** गर्भ निरोध की विधि है। यह अत्यंत सफल विधि है, सालों साल इसका प्रयोग किया जा सकता है, अविवाहित स्त्रियां भी इसका खूब प्रयोग करती हैं और इस विधि द्वारा संतान–उत्पत्ति में अंतराल रखना सुरक्षित और आसान है। हार्मोन पिल के उपयोग से कुछ लोग भ्रमित रहते हैं। पूर्व की गर्भ निरोधक गोलियों में ***इस्ट्रोजेन*** (*oestrogen*) हार्मोन का अनुपात *प्रोजेस्टेरोन* (*progesterone*) नामक हार्मोन से अधिक था, जिसके कारण इन गोलियों के *साइड इफेक्टस* (*side effects*) होते थे। नई जेनरेशन की गर्भ निरोधक गोलियों में दोनों हार्मोन्स का अनुपात इस प्रकार से रखा गया है जिससे साइड इफेक्ट नहीं होते हैं और गर्भ निरोधन सफलतापूर्वक होता है। ये गोलियां "**कम्बाइंड गोलियां** (***combined pills***)" कही जाती हैं – इन्हें पीरियड के समापन से 21 दिन तक लगातार रोज लेना होता है, यदि भूल गये तो अगले दिन 2 गोली ली जाती है। 21 दिन के बाद पीरियड हो जाता है जिसको ***ब्रेक–थ्रू ब्लीडिंग*** (*breakthrough bleeding*) कहते हैं। सेंटक्रोमान या "**सहेली** (***saheli***)" नामक गर्भ निरोधक गोली सीडीआरआई, लखनऊ, भारतवर्श की खोज है जो सप्ताह में एक बार लेनी होती है। यह गर्भ निरोधक तरीका कारगर, सस्ता और आसान है। इसके अलावा अलग–अलग अवधियों (3 माह अथवा 2 माह अथवा 1 माह) वाले हार्मोन इंजेक्शन भी उपलब्ध हैं। जैसे कि 3–3 माह की अवधि का इंजेक्शन ***डीएमपीए/ डीपो–प्रोवेरा*** (*DMPA/depo-provera*), 2–2 माह की अवधि का इंजेक्शन ***नेट–एन/ नोरथीस्टीरोन इनैनटेट*** (*net-en/ norethisterone enantate*) अथवा 1–1 माह की अवधि का इंजेक्शन ***सीआईसी/ कंबाइन्ड इंजेक्टिबिल कंट्रासेपटिव्ज*** (*CICs – combined injectable contraceptives*) आदि डॉक्टर की सलाह पर ही लेना चाहिये। आजकल सेंथेटिक हार्मोन के भी इंजेक्शन आने लगे हैं जिनमें उपरोक्त दोनों हार्मोन का अनुपात निश्चित होता है। इनमें से कौन सा हार्मोन इंजेक्शन कब–कब लगवाना है के बारे में डॉक्टर द्वारा सलाह दी जाती है।

iv. **रति क्रिया पश्चात् गर्भ निरोधक गोलियां** ***Post-coital***

Contraception Pills– रति क्रिया में *कंट्रासेप्शन* का प्रयोग न करने पर, गर्भ धारण से बचने हेतु हार्मोन टेबलेट मिलने लगी है जो रति क्रिया के पश्चात 72 घंटों में ली जा सकती है, जिसे ***मार्निंग आफ्टर पिल्स*** (***morning after***) भी कहते हैं। अनजाने में गर्भ धारण हो जाने पर गर्भ न ठहरने पाये हेतु ***इमरजेंसी कंट्रासेपटिव पिल्स*** (*emergency contraceptive pills*) आती हैं। ये पिल्स बहुत अधिक प्रभावशाली नहीं हैं।

v. **गर्भ–पश्चात प्रणाली *Post-conceptional Methods***– रति क्रिया में कंट्रासेपशन का प्रयोग न करने अथवा कंट्रासेपशन के असफल होने पर, गर्भ धारण हो सकता है। ऐसे में **गर्भपात** (*termination of pregnancy*) की आवश्यकता हो सकती है। अब गर्भपात का प्रचलन कुछ कम हुआ है। कुछ देशों में जैसे आयरलैंड में गर्भपात की लगभग मनाही है। अमेरिका में गर्भपात के नये नियम पारित हुए हैं। किंतु अब तो बाजार में ऐसी हार्मोन टेबलेट आने लगी हैं जिनको डॉक्टरी सलाह पर लिये जाने से अधिकांश गर्भपात सफल हैं।

vi. **विविध *Miscellaneous***– विकसित, विकासशगगील एवं अविकसित देशों में आज भी बहुत से लोग **प्राकृतिक परिवार नियोजन** की विधियों में विश्वास रखते हैं। जैसे कि **संयम** (***abstinence***) द्वारा रति क्रिया के समय पुरूश द्वारा वीर्य को योनि में स्खलित (*ejaculation*) न होने देना, बहुत व्यवहारिक नहीं है। इसे **समागम व्यवधान** (***coitus interruption***) भी कहते हैं। इसी प्रकार की अन्य प्राकृतिक विधि **सुरक्षित मासिक धर्म** (***safe period***) है जिसमें मासिक धर्म के कुछ दिनों पूर्व और बाद में ओव्यूलेशन/अंडाणु परिपक्वता के दिवसों में परहेज/सयंम आदि बहुत से लोग करते तो हैं किंतु ***कोयटस इंटरअप्शन*** एवं **सुरक्षित मासिक धर्म** अनुमान आधारित होने के कारण उतनी अधिक सफल नहीं है।

2. **स्थायी गर्भ निरोधक विधियां *Permanent Contraceptive Methods***– इस विधि में डॉक्टर द्वारा महिला अथवा पुरूश के प्रजनन अंगों की सर्जरी की जाती है, जैसे कि –

i. **पुरूश नसबंदी *Male Sterilization or Vasectomy***– इस प्रकार

की सर्जरी प्राथमिक चिकित्सा केंद्र के डॉक्टरों और कई बड़े अस्पतालों, मेडिकल कैंपों में स्थानीय एनेस्थीसिया (*local anaesthesia*) देकर एक या दो छोटे चीरे से की जाती है।

ii. **स्त्री बंध्यकरण *Female Sterilization or Tubectomy*–** इस सर्जरी में **डिंबवाही नली** (*fallopian tube*) को मोड़ कर बांधने अथवा काटने के बाद उसके ऊपर रिंग चढ़ा दी जाती है, जिससे फैलोपियन ट्यूब में अंडाणु का प्रवाह रूक जाता है। यह एक अत्यंत प्रभावी विधि है जिसको पुनः स्थापित (*reverse*) करने के लिये लंबी *माइक्रो सर्जरी* करनी पड़ती है। महिला नसबंदी या तो लैप्रोस्कोप की दूरबीन द्वारा नाभि के पास छोटे से छेद द्वारा अथवा *मिनी लैप्रोरॉटमी* (*minilaparotomy*) द्वारा छोटे चीरे से आपरेशन किया जाता है। दोनो ही तरीके एक जैसे प्रभावी हैं। समय के साथ ये *सर्जिकल* विधियां *एक्सपर्ट* के हांथों में बहुत ही सटीक और कारगर हैं।

कैंपों में सावधानी न बरतने से इन ऑपरेशनों में दुर्घटनाएं हुयी हैं।

गर्भ निरोधक संबंधी भ्रम एवं व्यवहारिक जानकारियां –

i. **महिलाओं द्वारा गर्भ निरोधक गोलियों *Oral Contraceptive Pills–OCP*–** के नियमित सेवन से वजन बढ़ना, ब्रेस्ट कैंसर या अन्य कोई रोग होना भ्रम ही है जबकि वास्तव में ओसीपी से मस्तिश्क–स्मृति, मस्तिश्क वार्ता–हब (*hub*) सक्रिय रहता है, उनका सामाजिक कौशल बढ़ जाता है

ii. **जिला–स्तर परिवार–सर्वेक्षण *District Level Households Survey*–** से उजागर हुआ है कि प्रायः पुरूश रति–क्रिया आनन्द प्राप्त करने के उन्माद और नपुंसकता के मानसिक भय के कारण गर्भ निरोधकों के प्रयोग से कतराते हैं। इसीलिये स्त्रियां ही ***ओसीपी*** (*OCP*) लेती हैं

iii. **ओसीपी** (*OCP*) महिलाओं हेतु लाभकारी हैं। जैसे कि मासिक धर्म नियमित हो जाता है। उनको *डेफिशियेंसी एनीमिया*, अस्थि घनत्व की कमी, *ओवेरियन सिस्ट* (*cyst*), *यूट्रेस–इंडोमेट्रियल कैंसर* (*endometrial cancer*), अंडाशय का *एपीथिलियल कैंसर* (*ovary epithelial cancer*), स्तन अथवा आतों का कैंसर (*colorectal* *cancer*) कम ही होते हैं। रक्त थक्का–आघात (*thrombo embolism*), हार्ट अटैक, ब्रेन स्ट्रोक आदि खतरे जो पुरानी पिल में होते थे अब नहीं होते हैं।

प्रजनन एवं शिशु स्वास्थ्य कार्यक्रम *RCH or Reproductive and Child Health Programme*– महिला एवं शिशु का स्वास्थ्य किसी भी समाज अथवा राश्ट्र की अहम जिम्मेदारी है। स्वास्थ्य संरक्षण को प्राथमिकता देते हुए भारत ने यूएनओ (*UNO*) के लक्ष्य "**वर्श 2000 तक सबके लिये स्वास्थ्य**" के अंतर्गत **आरसीएच** (*RCH*) कार्यक्रम का पहला चरण वर्श 1997 तथा दूसरा चरण वर्श 2005 में लागू किया। इसी समय भारत में राश्ट्रीय ग्रामीण स्वास्थ्य अभियान (*NRHM*) की भी शुरूआत हुयी। भारत का **आरसीएच कार्यक्रम आरएमएनसीएच + ए (*RMNCH+A*) का संक्षिप्त रूप** है जिसमें प्रजनन, मातृत्व, नवजात शिशु एवं किशोर स्वास्थ्य भी सम्मिलित हैं। भारत के **आरसीएच लक्ष्य** में मातृत्व सुरक्षा एवं शिशु उत्तरजीविता (*maternal health and child survival*) के कार्यक्रम राश्ट्रीय, प्रादेशिक, जनपदीय, तहसील, ब्लॉक एवं ग्रामीण स्तर तक लागू किये गये हैं। **आरसीएच के 8 प्रमुख तत्व** (*eight components*) निम्नवत हैं, जैसे कि – प्रजनन स्वास्थ्य (*reproductive health*); मातृत्व स्वास्थ्य (*maternal health*); गर्भ निरोधक (*contraception*); यौन संचरित संक्रमण रोकना (*prevent sexually transmited infections*); गर्भपात (*abortion*); महिला जननांग खतना प्रतिबंध (*restrict female genital mutilation*); किशोर स्वास्थ्य (*adolescent health*); तथा बलात विवाह एवं शिशु विवाह प्रतिबंध (*restrict forced and child marriage*) आदि। भारत में लागू किये गये **आरसीएच 2** के प्रमुख तत्व निम्नवत हैं, जैसे कि–

i. **प्रजनन स्वास्थ्य *Reproductive Health*–** इसमें स्वस्थ यौन व्यवहार, सुरक्षित मातृत्व, अनैच्छिक गर्भ धारण, गर्भ निरोधक का उचित प्रयोग, सुरक्षित गर्भपात, गर्भ धारण एवं प्रसूति सेवायें, प्रजनन मार्ग संक्रमण एवं यौन संचरित रोग (*reproductive tract infection & sexually transmitted diseases–RTI & STD*) का उपचार,

डॉक्टरों द्वारा गर्भवती महिलाओं को अस्पतालों में रेफर करना, किशोर बालिकाओं के प्रजनन स्वास्थ्य एवं बांझपन की समस्यायें तथा उनमें कैंसर आदि रोगों की *स्क्रीनिंग* तथा उपचार सम्मिलित हैं। **मातृत्व कार्यक्रम** में **प्रसूति–पूर्व–नवजात** (*ante–natal*), **प्रसूति–काल** एवं **प्रसवोत्तर** (*postpartum*) सेवायें सम्मिलित हैं।

ii. **शिशु उत्तरजीविता *Child Survival*–** नवजात स्वास्थ्य देखभाल में नवजातों को संक्रमण से बचाने हेतु वैक्सीन प्रबंधन, **वैक्सीन कोल्ड चेन सिस्टम** (*vaccine cold chain system* – वैक्सीन उत्पादन एवं तापमान बनाये रखना), वैक्सीनेशन–निगरानी (*post vaccination surveillance*), मिजील्स, टिटनेस, पोलियो उन्मूलीकरण आदि। शिशुओं में गंभीर श्वसन संक्रमण (*acute respiratory infection–ARI*) का इलाज एवं डायरिया का नियंत्रण **ओरआरएस** (***ORS***) पैकेट द्वारा होता है जिसमें *ग्लूकोज, सोडियम क्लोराइड, पोटेशियम क्लोराइड, सोडियम साइट्रेट, जिंक, मैग्नीशियम, विटामिन 'ए'* का मिश्रण होता है। कंगारू की तरीके से (***Kangaroo mother care***) नवजात को मां की छाती से लगाकर रखने से नवजात का तापमान संरक्षित रहता है, निमोनिया नहीं होता और वह दूध भी नहीं उलटता है – यह विधि शासन द्वारा प्रचलित की जा रही है।

iii. **मातृत्व एवं शिशु स्वास्थ्य *MCH or Maternal and Child Health*–** भारत में वर्श 1950 के बाद मातृत्व एवं शिशु देखभाल का महत्व बढ़ने लगा। जैसे कि प्राथमिक स्वास्थ्य देखरेख (*PHC*), राश्ट्रीय परिवार नियोजन एवं राश्ट्रीय परिवार कल्याण कार्यक्रम, रोग प्रतिरक्षा सुदृढ़ीकरण, शिशु उत्तरजीविता तथा सुरक्षित मातृत्व कार्यक्रम एवं वर्श 1996 में नवजात रोग उन्मूलीकरण के बाद **आरसीएच** (*RCH*) कार्यक्रम के दूसरे चरण में **एमसीएच** (*MCH*) जुड़ने के बाद इस कार्यक्रम को **आरएमएनसीएच+ए** (***RMNCH+A***) के नाम से जाना जाता है, जिसका **संक्षिप्त रूप आरसीएच** है। यूएनओ (*UNO*) द्वारा **एमसीएच की परिभाशा** में *"स्त्री–गर्भकाल, गर्भ–नवजात, नवजात–जन्म, शिशु पूर्व*

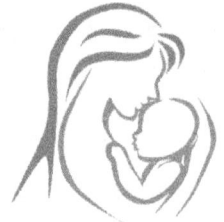

नवजात एवं मां के स्वास्थ्य को राश्ट्र की भावी धरोहर '' कहा गया है। भारत में आरसीएच–1 (*RCH–1*)–1997 लागू होने के पूर्व पीसी–पीएनडीटी (*PC–PNDT*–1994) अधिनियम लागू हुआ जिसमें गर्भ–पूर्व एवं गर्भ–नवजात की लिंग–डायग्नोसिस, भ्रूण हत्या अपराध है तथा न्यून होती हुयी बालिका–लिंग–अनुपात की चौकसी रोकथाम (*restriction*) का प्राविधान है।

यूरोप एवं अमेरिका के विकसित देशों में प्रति लाख कैंसर रोगियों की संख्या अधिक है जबकि भारतवर्श जैसे विकासशील देश में प्रति लाख कैंसर रोगियों की संख्या कम है........, आंकड़ों के अनुसार यूरोप और अमेरिका की अपेक्षा भारत में प्रति एक लाख व्यक्ति में कैंसर रोगी आधे से भी कम हैं। इसका मुख्य कारण भारतवर्श में ऋतु अनुसार संतुलित एवं हितकारी भोजन का सेवन, योग, प्राणायाम, नैतिक मर्यादाओं का सामाजिक जीवन में महत्व और अनुपालन एवं पर्यावरण का संतुलन है।

भारतवर्श में कैंसर रोग एवं इसके प्रसार पर भारतीय चिकित्सा शोध संस्थान (ICMR) पूरे समर्पण के साथ अहर्निश (by day and night) कार्यरत है।

22

संतुलित आहार एवं पोशाहार

Balanced Diet &Nutrition

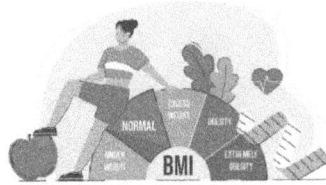

इस अध्याय में हम सीखेंगे कुछ बातें – *Learning objectives*

- **भोजन में सात तत्व** – पानी, कार्बोहाइड्रेट, प्रोटीन, फैट, विटामिन, मिनरल, रेशेदार आहार का महत्व
- कार्बोहाइड्रेट का एन्जाइम द्वारा पाचन एवं इसका संचय
- *फैटी एसिड* द्वारा कैलोरी संचय एवं उपभोग, अच्छा और खराब फैट
- प्रोटीन, विटामिन, खनिज एवं आयोडीन की कमी, कार्बोहाइड्रेट एवं फैट की अधिकता से होने वाले रोग
- चोकर–छिलका–पत्ता–फल आदि फाइबर द्वारा गट–फ्लोरा रक्षा तथा डाइजेशन
- शरीर से विश निश्कासन या शरीर को डिटॉक्स करना

"**किस देश और परिवेश में क्या खायें, क्या न खायें तथा क्या कभी–कभी खायें**" जानना जरूरी है ताकि हमें रोग न हों। "***कोस–कोस***

पर पानी बदलै, पांच कोस पर बानी", से स्पष्ट है कि भोजन हमेशा जलवायु और परिवेश अनुसार ही करना चाहिये। बीमारियों के भव सागर में सुरक्षित रहने हेतु संतुलित–आहार, समय से सोना–जागना, व्यायाम–प्रणायाम, विश्राम, पूर्ण–निद्रा आदि जरूरी है। भोजन में **7 अवयव महत्वपूर्ण** हैं, जिन्हें **पोशाहार** (*nutrients*) भी कहा जाता है। जैसे कि **कार्बोहाइड्रेट**, **प्रोटीन**, **फैट**, **मिनरल**, **विटामिन**, **पानी**, ***फाईबर–फूड*** आदि हमारे भोजन जैसे – दूध, अन्न, शाक–सब्जी–फल–फलियां, अंडा, मीट, मछली में मिलते हैं। हमें अपने शरीर की गतिविधियों एवं क्रियाओं को संचालित करने के लिये कम से कम प्रतिदिन 1200 कैलोरी ऊर्जा की आवश्यकता होती है। किंतु मजदूरों को अधिक शारीरिक श्रम करते रहने के लिये 3000 से 4000 कैलोरी ऊर्जा की आवश्यकता होती है, उनके द्वारा ली गई ऊर्जा उनके श्रम में खप जाती है। ऑफिस में बैठे–बैठे, कुर्सी पर आसीन रहकर काम करने वाले व्यक्ति जो खेल–कूद और श्रम नहीं करते हैं, 1800 से 2500 कैलोरी का भोजन करते हैं, जिसका उचित उपभोग न होने पर कमर, पेट, गर्दन आदि पर चर्बी बढ़ जाती है, यही है मोटापा – जिसके दुश्परिणाम एक नहीं अनेक हैं। भोजन में 7 अवयवों में से 3 अवयव कार्बोहाइड्रेट, प्रोटीन एवं वसा कैलोरी यानि ऊर्जा प्रदान करते हैं। आदर्श भोजन में लगभग 40 प्रतिशत कैलोरी प्रोटीन से आनी चाहिये जो शरीर के ऊतकों का निर्माण करती है, 40 प्रतिशत कैलोरी कार्बोहाइड्रेट से आनी चाहिये जो शरीर को गतिशील ऊर्जा देती है और 20 प्रतिशत कैलोरी ही वसा यानि फैट से आनी चाहिये जो शरीर की मांसलता एवं ऊर्जा को संरक्षित रखती है। देखा गया है आजकल के भोजन में कार्बोहाइड्रेट एवं वसा की मात्रा अधिक है। ऐसे ही भोज्य पदार्थों को आज का जंक फूड कहा गया है, इनको डीप फ्राई या रोस्ट कर दीजिये, साथ में तंबाकू और शराब का सेवन भी जोड़ दीजिये और मानसिक तनाव हो गया हो तो बन गयी बहुत सारे गंभीर रोगों एवं कैंसर की पाक विधि (*recipe for chronic diseases and cancer*)। पृथ्वी पर अधिकांश मनुश्य सामिश–निरामिश (*mixed diet*) मिलाकर भोजन करते हैं – कुछ ही शाकाहारी होंगे, विश्व की 750 करोड़ की आबादी में 100 करोड़ ही वेजीटेरियन होंगे। मनुश्य कारनीवोरस प्रकृति का नहीं है – मुख से शिकार पकड़कर कच्चा चबाकर मांस नहीं खाता, मनुश्य नॉनवेज आहार

भाजी की भांति काट, पकाकर खाता है।

इस अध्याय में हम **भोजन के इन सात अवयवों** को समझेंगे –

i. **कार्बोहाइड्रेट** (1 ग्राम = 4 कैलोरी) के मुख्य **स्रोत हैं**– गेहूं, ज्वार, बाजरा, मोटा अनाज, चावल, दाल, आलू, केला, गन्ना, चुकंदर, खजूर, छुआरा, मुनक्का, अंजीर, शहद आदि। सब्जियों की प्राकृतिक मिठास से मिलने वाला कार्बोहाइड्रेट लाभदायक हैं। एमाइलेज, लाइपेज जैसे एन्जाइम से अन्न के कार्बोहाइड्रेट पचते हैं। ये एन्जाइम मुखगुहा और पैनक्रियाज से निकलते हैं। सभी कार्बोहाइड्रेट अंत में ग्लूकोज बनकर ऊर्जा प्रदान करते हैं। फलों से ***फ्रक्टोज***, माल्टा से ***माल्टोज***, गन्ने से ***सुक्रोज***, दूध से ***लैक्टोज*** नामक कार्बोहाइड्रेट मिलते हैं, जो माल्टेज, सुक्रेज, लैक्टेज नामक ***एन्जाइम*** द्वारा पचाये जाते हैं। पत्तियों और टहनियों से मिलने वाला कार्बोहाइड्रेट ***सेल्यूलोज*** (*पॉलीसेक्राइड*), जिसे सेल्यूलेज एन्जाइम द्वारा पचाया जाता है, जो मनुश्य में नहीं पाया जाता है, जबकि हाथी, गैंडा, बैल, भैंसे जैसे विशाल बलशाली एवं घोड़े, हिरन जैसे धावक जानवर पेड़ पौधे खाकर खूब कैलोरी पाते हैं। चोकर–छिलका–पत्ता में सेल्यूलोज के साथ–साथ फाइबर है। मनुश्यों में फाइबर का महत्व है। यही फाइबर आमाशय–वनस्पति (*Gut flora*) की रक्षा करते हैं, संरक्षित गट फ्लोरा से शरीर में भोजन का सही पाचन होता है तथा मल भी मुलायम बना रहता है। गट फ्लोरा हमें क्रॉनिक रोग जैसे डायबिटीज, गठिया, कैंसर आदि से रक्षा करता है। कार्बोहाइड्रेट से ही कार्य क्षमता विकसित होती है, ऊर्जा की कमी होने पर यकृत (लिवर) में संचित *ग्लायकोजेन* नामक पदार्थ ग्लूकोज में परिणित होकर ऊर्जा प्रदान करता है। कार्बोहाइड्रेट की अधिकता ही मोटापा, दुबलापन, डायबिटीज आदि को जन्म देता है, जो मेटाबॉलिक विकार के कारण हैं। कार्बोहाइड्रेट 2 प्रकार के हैं, जैसे चावल, आलू, गेहूं, साबूदाना आदि में **माड़ी** (स्टार्च) होती है जो मीठे नहीं हैं, गन्ना, फल, दूध आदि प्राकृतिक रूप से स्वाद में मीठे होते हैं। इनमें **चीनी** (शुगर) अलग से मिलाने से इनका ग्लायसेमिक इंडेक्स बढ़ जायेगा, ब्लड शुगर बढ़ा देंगे, अतः इनमें शुगर मिलाकर नहीं खाना चाहिये। शरीर में सभी कार्बोहाइड्रेट ग्लूकोज में परिवर्तित हो जाते हैं और शरीर को ऊर्जा देते हैं।

ii.   **प्रोटीन** *Protein* (1 ग्राम = 4 कैलोरी)– शरीर को ऊर्जा देकर ऊतकों (*tissue*) का निर्माण करता है। शरीर के बहुत से हार्मोन प्रोटीन से बने होते हैं। फली वाले पौधे, मांस, डेरी उत्पाद, मछली, अंडा, साबुत अनाज, गेहूं, जौ, बाजरा, मक्का, दाल, रागी, राजमा, सफेद एवं भूरी बीन्स, छोले, सोयाबीन, पिजन पी, मूंगफली, बादाम, नट्स, काजू, अखरोट, गोभी, मुरगन–सहजन आदि प्रोटीन के स्रोत हैं। अधिक व्यायाम करने वालों को प्रोटीन सप्लीमेन्ट की आवश्यकता होती है, प्रोटीन कमी से सूजन, फैटी लिवर, त्वचा–क्षय, अस्थि भंग तथा संक्रामक रोग होते हैं। प्रोटीन से ही रोग प्रतिरोधक क्षमता की वृद्धि होती है।

iii.   **वसा** *Fat* (1 ग्राम = 9 कैलोरी)– घी, तेल, मक्खन, मलाई, चिकनाई वसा के स्रोत हैं। इसकी कैलोरी कार्बोहाइड्रेट के दुगने से भी ज्यादा है, वसा का अनुपात भोजन में कम ही होना चाहिये। शरीर के ऊर्जा की आवश्यकता का 20 प्रतिशत से कम वसा के खपत से होनी चाहिये, तभी भोजन को संतुलित माना जायेगा। वसा पचने के बाद फैटी एसिड में बदल जाती है जो शरीर में खप (*assimilate*) जाती है। वसा या फैट 3 प्रकार के होते हैं जैसे; **संतृप्त वसा या सैचुरेटेड फैट** इसे खराब *कोलेस्ट्राल* कहा गया है। दूध, मक्खन, चीज, आईसक्रीम, वनस्पति घी कुछ तेल सैचुरेटेड फैट के स्रोत हैं। ***मोनो–अनसैचुरेटेड फैट, पॉली–अनसैचुरेटेड फैट*** शरीर में *कोलेस्ट्राल* में परिवर्तित हो जाते हैं और शरीर को ऊर्जा देते हैं। अनसैचुरेटेड फैट के स्रोत जैतून, नट्स, कैनोला तेल, ऐवोकैडो तेल, सूरजमुखी तेल, सोयाबीन तेल, मछली–वसा, अखरोट, बादाम, मक्का, सोयाबीन आदि हैं। इनका सेवन धमनियों में जमता नहीं है। कोलेस्ट्राल भी 2 प्रकार के हैं, *LDL* एवं *HDL* (**अध्याय 23**); एलडीएल यदि बढ़ा होता है तो धमनियों में प्लाक (*plaque*) जमाकर उन्हें ब्लॉक करने लगता है, अतः इसे खराब कोलेस्ट्राल कहा गया है। जबकि एचडीएल अच्छा कोलेस्ट्राल है। वसा का पाचन *लाइपेज एन्जाइम* द्वारा होता है। वसा शरीर में *एडीपोज टिशू* (*adipose tissue*) में संचित होता है। एडीपोज टीशू शरीर में दो स्थानों पर संचित हैं – त्वचा के नीचे की चर्बी (*subcutaneous fat*)

और उदर के अंदर चर्बी (*visceral fat*)। वसा कार्य और व्यायाम में ऊर्जा देती है, शरीर तापमान को स्थिर रखती है, हमारे शरीर को सुडौल आकार देती है (*provides contour*) और हार्मोन का स्रोत है। जरूरत से अधिक वसा से मोटापा, धमनी–संकुचन रोग (आरट्री स्टेनोसिस), मेटाबॉलिक विकार, बीपी, डायबिटीज, हृदय रोग एवं ब्रेन स्ट्रोक हो सकता है।

iv. **खनिज *Mineral***– खनिज जमीन में पाये जाने वाले तत्व हैं जो शरीर को ऊर्जा नहीं देते हैं किंतु ये तत्व शरीर के पोशण में आवश्यक हैं। *कैल्शियम* (*Calcium*), *फास्फोरस* (*Phosphorus*), कॉपर (*Copper*), पोटेशियम (*Potassium*), *सल्फर* (*Sulphur*), *क्लोराइड* (*Chloride*), *क्रोमियम* (*Chromium*), *मैग्नेशियम* (*Magnesium*), *सोडियम* (*Sodium*), *आयरन* (*Iron*), *जिंक* (*Zinc*) *सिलेनियम* (*Selenium*), *फ्लोराइड* (*Fluoride*) आदि खनिज शरीर के संपोशण के लिये आवश्यक हैं, नहीं तो इनकी कमी रोग का कारण बन सकती है। अनाज एवं दालें, पत्तेदार सब्जियां, बीज, नट्स, मूंगफली, काजू, अखरोट, बादाम, पिस्ता, शेलफिश, गोभी, ब्रोकली, मीट, अण्डा, बीन्स, ऐवोकैडो, बेरीज, योगहर्ट और चीज, दूध और दूध के पदार्थ आदि मिनरल के **स्रोत** हैं। **कैल्शियम** (प्रतिदिन लगभग **1000 *mg*** मिलीग्राम) – कैल्शियम हड्डी, कोशिका, रक्त, मांसपेशी, दिल के लिए महत्वपूर्ण है। इसकी कमी से कमर और जोड़ों में दर्द आम है। कैल्शियम की अधिकता होने पर पैराथायरॉयड हार्मोन बिगड़ जाता है जिससे हड्डियों में गलाव व किडनी में पथरी हो सकती है। इसका अवशोशण (*absorption*) बड़ी आंत द्वारा होता है। **फास्फोरस** (प्रतिदिन लगभग **800–1000 *mg***) **स्रोत**– अंडा, पनीर, दही, डार्क चॉकलेट, अनाज, मीट, फली, दाल, दूध। इसका अवशोशण कैल्शियम और प्रोटीन द्वारा किया जाता है। इसकी कमी से मांसपेशी–कमजोरी, बेहोशी तथा ***हाइपोफॉस्फेटिमिया*** हो सकता है, इसकी अधिकता से लूज मोशन, ऊतक व अंगों में कठोरता हो जाती है। **सोडियम व पोटेशियम** (प्रतिदिन लगभग सोडियम 2000 ***mg***, पोटेशियम 3500 ***mg***) **–रक्त में *वैल्यू रेंज*** *सोडियम – 135–145 मिलीइक्वीलेन्ट/लीटर, पोटेशियम –*

*3.5–5.0 मिलीइक्वीलेन्ट/*लीटर। ये ***इलेक्ट्रोलाइट्स*** कहलाते हैं जो हृदय–मांसपेशी व दिमाग को गतिशीलता देते हैं, इसकी मात्रा किडनी द्वारा नियंत्रित होती है। **सोडियम स्रोत**– नमक, इसकी कमी से ***हाइपोनेट्रीमिया***, अधिकता से ***हाइपरनेट्रीमिया*** हो सकता है। **पोटेशियम स्रोत**– फल व सब्जी, इसकी कमी से ***हाइपोकैलीमिया*** हो सकता है। **जिंक**– शरीर का पोशक तत्व है, शरीर में उत्पादित अथवा संचित नहीं होता है। यह कोशिका निर्माण, घाव भरने में सहायक एवं इम्यून कार्य में मददगार है। **स्रोत**– अंडा, मूंगफली, लहसुन, मछली, तरबूज बीज, काजू, दही, फलियां, छोले आदि। **लोहा** (प्रतिदिन लगभग **19–29 *mg***) – इससे हमारे शरीर में *हीमोग्लोबिन* बनता है जो लाल रक्त–कणिकाओं (*RBC*) में होता है जो ऑक्सीजन वाहिनी का कार्य करते हैं। **स्रोत**– अण्डा, फली, हरी पत्तेदार सब्जी, पालक, चुकन्दर, दाल, गुड़, मूंगफली, अनार, सेब, आंवला, जामुन, पिस्ता, अखरोट, किशमिश, इसकी **कमी से एनीमिया**, तथा **अधिकता से *हीमोक्रोमैटोसिस*** हो सकती है, जिससे हृदय, लीवर व अग्नाशय को क्षति पहुंचती है। *हीमोक्रोमैटोसिस* लोहा फैक्ट्री/लोहा खदान के कारीगरों अथवा अनुवांशिकी कारणों से हो सकती है। **मैग्नीशियम**– (प्रतिदिन लगभग **370–440 *mg***) **स्रोत**– साबुत अनाज, सब्जी, अखरोट, काजू, बादाम, अंजीर, ऐवोकैडा, डार्क चॉकलेट, एक कप पके हुए पालक में लगभग 100–157 मिग्रा मैग्नीशियम। यह तंत्रिका–तंत्र (*nervous system*) नियंत्रण में सहायक है। इसकी कमी से थकान, कब्ज, वजन बढ़ने की दिक्कत, रूखी त्वचा व बाल झड़ने लगते हैं। **आयोडीन**– यह तत्व खनिज नहीं है किन्तु आहार के प्रमुख तत्वों में महत्वपूर्ण है। **स्रोत**– मूली, शतावर, गाजर, टमाटर, नमक, पालक, आलू, मटर, समुद्री–आहार, मीट, अण्डा–जर्दी, दूध, कॉड लिवर ऑयल। समुद्री नमक साफ करके खाया जाता था किन्तु अब बाजार में आयोडीन मिला हुआ नमक मिलता है। आयोडीन की कमी से थायरॉयड रोग होता है। सभी चिकित्सक आयोडीन शोधित नमक खाने की सलाह देते हैं **(अध्याय 36)**।

v. **विटामिन *Vitamin***– विटामिन शरीर को ऊर्जा नहीं देते हैं, किन्तु इनकी कमी से शरीर में *विटामिन डेफिशियेंसी* (*vitamin* *deficiency*) रोग हो जाने पर, इन्हें पूरक आहार की तरह दिया जाता है। **विटामिन 2 प्रकार के** हैं, जैसे **वसा में घुलनशील** तथा **पानी में घुलनशील**। विभिन्न प्रकार के विटामिन, जैसे कि **विटामिन A** – (*Retinol*–वसा घुलनशील) – (प्रतिदनि लगभग **1000** ***mcg*** माइक्रोग्राम)। **स्रोत**–गाजर, पपीता, लिवर ऑयल, अण्डा, अनाज, हरी–लाल–पीली सब्जी और फल। इसकी कमी से रूखी त्वचा, रतौंधी (*night blindness*), गर्भधारण–समस्या, गला–संक्रमण, मुंहासा आदि हो सकता है। **विटामिन B** – पानी में घुलनशील हैं और विटामिन बी कई **प्रकार** के होते हैं जैसे –B_1, B_2, B_3, B_5, B_6, B_7, B_9, B_{12}।

बी₁ थायमिन– (प्रतिदिन लगभग **1.4–2.2** ***mg***) **स्रोत** – अनाज, फल, सब्जी, डेरी–सामग्री। कार्बोहाइड्रेट–मेटाबॉलिजम, शारीरिक विकास एवं तंत्रिका आवेगों के उपचार में महत्वपूर्ण है। इसकी कमी से ***बेरीबेरी*** (*Beriberi*) रोग हो सकता है, जिससे रक्त संचार, तंत्रिका तंत्र, एवं मांसपेशी आदि प्रणालियां कमजोर एवं गतिहीन हो जाती हैं। बेरीबेरी की गंभीरता से हार्ट फेलियर भी हो सकता है। ***बी₂ राइबोफ्लेविन***– (प्रतिदिन लगभग 2.0–3.2 ***mg***) **स्रोत**– मछली, चावल, मटर, दाल, खमीर, अण्डाजर्दी। यह त्वचा, पाचन–मार्ग–लाइनिंग, रक्त–कोशिका एवं अंग–विकास के लिये बहुत आवश्यक है। इसकी कमी से लाली (*hyperemia*), मुंह, गले तथा पांव में सूजन (*oedema*), मुंह और ओंठ में दरार एवं फटन, बाल झड़ना तथा प्रजनन समस्या आदि हो सकती हैं। **बी₃ नियासिन**– (प्रतिदिन लगभग **पुरूश 14–23** ***mg*****, महिला 11–18** ***mg***) **स्रोत**– मूंगफली, सूर्यमुखी–बीज, मशरूम, मटर, ऐवोकैडो, चिकेन, हरीमटर, ब्रोकली और बादाम, दूध, अण्डा, खजूर, टमाटर, गाजर, पत्तेदार सब्जी व नट्स। बी3 द्वारा कार्बोहाइड्रेट का ग्लूकोज में परिवर्तन, वसा एवं प्रोटीन की अच्छी मेटाबॉलिजम तथा तंत्रिका–तंत्र, पाचन–क्रिया, मानसिक–स्वास्थ्य का संरक्षण संभव होता है। इसकी कमी से ***पेलाग्रा*** (*Pellagra*) जिसमें त्वचा–संक्रमण, डिमनेशिया और डायरिया एक साथ हो जाते है। यह रोग अनुवांशिक विकार, शरीर में खराब अवशोशण तथा औशधि के दुश्प्रभाव से होता है। ***बी₅ पेन्टोथेनिक–एसिड***– (प्रतिदिन लगभग **5–6** ***mg***) **स्रोत**– टमाटर, भूंसीदार गेहूं–आटा, अण्डा–जर्दी, बादाम, अखरोट, पौधों के बीज,

नारंगी, अंगूर, दूध, ताजी सेम और मटर, दाल, जिगर, हरी साग–सब्जी, आलू, मेवा, खमीर, चना, नारियल, पिस्ता, मेवे, पत्ता गोभी, दही, पालक, बंदगोभी। बी5 द्वारा रक्त–कोशिका निर्माण किया जाता है जो त्वचा, आंख, बाल, लिवर हेतु फायदेमंद है। इसकी कमी से थकान, अनिद्रा, अवसाद, चिड़चिड़ापन, जी मचलाना, उल्टी, पेट दर्द आदि विकार होने लगते हैं। इस विटामिन की कमी से प्रोटीन की कमी भी हो सकती है। ***बी$_6$ पाइरीडॉक्सिन***– (प्रतिदिन लगभग **1.2–1.5** ***mg***) **स्रोत**– चिकन, आलू, मकई, पालक, अण्डा, चिकन–जिगर, गाजर, शकरकंद, केला, ऐवोकाडो, छोला, मछली, टूना एवं मैल्मन मछली। इसकी कमी से थकान, कमजोरी, एनीमिया, त्वचा संक्रमण, जीभ की सूजन, होंठों में दरार–फटन, मिर्गी (इपिलेप्सी), अस्वस्थ निद्रा, मस्तिश्क ट्यूमर आदि हो सकते हैं। ***बी$_7$ बायोटिन***– (प्रतिदिन लगभग **30** ***mcg***) **स्रोत**– अण्डा–जर्दी, साबुत अनाज, सोयाबीन, नट्स, खमीर, ब्रोकली, टमाटर, स्ट्राबेरी, ऐवोकैडा आदि। इसकी कमी से दिन–प्रतिदिन के भोजन में मिलने वाले **आंतों के मित्र बैक्टीरिया (आंत वनस्पति)** नश्ट हो जाते हैं। ***बायोटिन*** की कमी से बालों का झड़ना, आंख–नाक–मुंह तथा जननांग के इर्द–गिर्द लाल खरोंच, तनाव, अवसाद, आदि होने लगता है। ***बी$_9$ फोलेट (फोलिक एसिड)*** – (प्रतिदिन लगभग **220–300** ***mcg***) **स्रोत**– पालक, बथुआ, कसूरी मेथी, अंकुरित अनाज, सरसों साग, शलजम, चुकंदर, सोयाबीन, सैल्मन मछली, साबुत अनाज, जड़ की सब्जी, गेहूं, राजमा, दाल, सेम, ऐवोकाडो, संतरा–छिलका, दूध आदि। इसकी कमी से लाल रक्त कोशिकाओं की कमी हो जाती है, जैसे कि बच्चों और वयस्कों में फोलिक एसिड कम होना। ***बी$_{12}$ साइनोकोबालामिन***– (प्रतिदिन लगभग **2.4** ***mcg***) **स्रोत**– दूध, दुग्ध–पदार्थ, अण्डा, मछली, चिकन। विशेश रूप से शाकाहारियों में इसकी कमी। इसकी कमी से थकान, हांथ–पैरों में झुनझुनी–अकड़ापन, मुंह में छाले, कब्ज, दस्त व एनीमिया, तंत्रिका तंत्र की कमजोरी हो सकती है। ***विटामिन C***– *एस्कॉर्बिक–एसिड* (प्रतिदिन लगभग **75–80** ***mg***) – पानी घुलनशील। **स्रोत**– खट्टे रसदार फल (आंवला, नारंगी, नींबू, संतरा, अंगूर, टमाटर, अमरूद, सेब), केला, बेर, कटहल, शलजम, पुदीना, मूली पत्ता, मुनक्का, दूध, चुकंदर, चौराई, बंदगोभी, हरा धनिया और पालक। विटामिन सी हमारे शरीर के मेटाबोलिजम के संचालन में पोशक तत्व की तरह काम करता

है। इसकी कमी से *स्कर्वी* (*scurvy*), मोतिया बिन्दु, चिड़चिड़ापन, रक्त बहना, मसूड़े से खून मवाद, मुंह में बदबू, खराब पाचन क्रिया, भूख न लगना, चर्म रोग, आंख–कान–नाक रोग, पुट्ठे की कमजोरी एवं *एलर्जी* होने लगती है। इसे *एंटीऑक्सीडेंट* माना जाता है। **वसा घुलनशील– *विटामिन D*–** (प्रतिदिन लगभग **600 IU**) **स्रोत**– यह विटामिन त्वचा में धूप, अर्थात् सूर्य की किरण से बनता है। इससे कैल्शियम, फास्फोरस का पाचन होता है। **डी$_2$– स्रोत**– धूप में उगे मशरूम, **डी$_3$– स्रोत**– मछली, मछली–तेल, अण्डा–जर्दी, डायट्री सप्लीमेंट, मशरूम, दूध, पनीर, संतरा–रस, सोया मिल्क। इसकी कमी से मांसपेशी–कमजोरी, *ऑस्टिओपोरोसिस,* अस्थियों में रिकेट्स, कोलन कैंसर आदि हो सकते हैं। विटामिन डी जिसे कैल्सीफेरॉल भी कहते हैं और कैल्शियम इंजेक्शन एवं गोलियों के माध्यम से दिया जाता है। गर्भधारण एवं वृद्धावस्था में इसकी आपूर्ति करनी पड़ती है। ***विटामिन K***– इस विटामिन से शरीर में प्रोटीन घुल जाती है। इससे शरीर में रक्त–थक्का बनता है, जो चोटों की *हीलिंग* (*healing*) करता है। यह विटामिन हड्डियों एवं ऊतकों को कैल्शियम से बांधता है। इसकी कमी से अस्थि रोग एवं बांझपन हो सकता है। ***विटामिन E*– स्रोत**– सूरजमुखी–बीज, पत्तेदार सब्जी (पालक), ब्रोकली, वेजिटेबिल–ऑयल, बादाम, अखरोट, मूंगफली। इस विटामिन को **एंटीऑक्सीडेन्ट** कहते हैं। यह बाल और त्वचा स्वास्थ्य हेतु आवश्यक है। इसकी कमी से शरीर में कोलेस्ट्रॉल वृद्धि अथवा न्यूनता, मानसिक विकार आदि हो सकते हैं तथा इम्यूनिटी कमजोरी हो जाती है।

इस प्रकार विटामिन ऊर्जा का स्रोत न होते हुए भी ऊपर लिखी तमाम शारीरिक क्रियाओं को चलाते हैं और आसानी से खानपान एवं विटामिन की गोलियों से प्राप्त किये जा सकते हैं। कुछ विटामिन यदि अधिक मात्रा में गोलियों द्वारा लिये जायें तो नुकसानदायक होते हैं। नीचे दी गयी तालिका में विटामिन 2 प्रकार के होते हैं – वसा घुलनशील एवं पानी घुलनशील। संक्षेप में उनके कार्य और स्रोत भी दिये गये हैं।

विटामिन	
Fat Soluble Vitamins	***Water Soluble Vitamins***
Vitamin A– रेटिनॉल	Vitamin B_1– थायमिन
Vitamin D– कैल्सिफेरॉल	Vitamin B_2– राइबोफ्लेबिन

Vitamin E– टेकोफेरॉल	Vitamin B_3– पेण्टोथेनिक अम्ल
Vitamin K– फिलोक्वीनॉन	Vitamin B_5– निकोटिनेमाइड (नियासिन)
	Vitamin B_6– पाइरीडॉक्सिन
	Vitamin B_7– बायोटिन
	VitaminB_{12} – सायनोकोबालमिन
	Vitamin C– एस्कार्बिक एसिड

विटामिन के प्रकार	**स्रोत**	**कमी से होने वाले रोग**
वसा में घुलनशील विटामिन		
Vitamin A– रेटिनॉल	गाजर, पपीता, अण्डा, हरी, लाल, पीली सब्जी, ऐवोकाडो, हरी मिर्च, शकरकंद, पालक, मीट, मछली,	रतौंधी, गर्भाधारण समस्या, गला संक्रमण
Vitamin D– कैल्सिफेरॉल	धूप	ऑस्टियोपोरोसिस, कोलन कैंसर
Vitamin E– टेकोफेरॉल	सूरजमुखी बीज, पत्तेदार सब्जी, बादाम, ऐवोकाडो, मूंगफली, जैतून तेल	कोलेस्ट्रॉल वृद्धि एवं न्यूनता, मानसिक विकार
Vitamin K– फिलोक्वीनॉन	डेयरी उत्पाद, सोयाबीन	अस्थि रोग, बांझपन
पानी में घुलनशील विटामिन		
Vitamin B_1– थायमिन	अनाज, फल, सब्जी, डेयरी उत्पाद, ऐवोकाडो, ब्रोकली, मटर, दालें	बेरी–बेरी, हार्ट फेलियर
Vitamin B_2– राइबोफ्लेबिन	चावल, दाल, मछली, अण्डा जर्दी, दूध केला	
Vitamin B_3– पेण्टोथेनिक अम्ल	मूंगफली, सूरजमुखी बीज, दूध, टमाटर, पत्तेदार सब्जी, अण्डा, दालें, ब्राउन राइस	पेलाग्रा (त्वचा संक्रमण, डिमनेशिया, डायरिया)
Vitamin B_5– निकोटिनेमाइड (नियासिन)	आटा (चोकर सहित), टमाटर, मेथी, चिया के बीज, मेवे, हरी साग–सब्जी, मशरूम	थकान, अनिद्रा, चिड़चिड़ापन, उल्टी, पेट दर्द, प्रोटीन की कमी
Vitamin B_6– पाइरीडॉक्सिन	मक्का, हरी साग–सब्जी, ऐवोकाडो, हरी मिर्च, दूध, छोले, बीज, चिकन, अण्डा, मछली,	एनीमिया, त्वचा संक्रमण, मिग्री, मस्तिश्क ट्यूमर
Vitamin B_7– बायोटिन	साबुत अनाज, सोयाबीन, नट्स, हरी सब्जी, अण्डा जर्दी	बालों का झड़ना, तनाव
VitaminB_{12} – सायनोकोबालमिन	दूध पदार्थ, अण्डा, मछली, चिकन, समुद्री भोजन	थकान, मुंह में छाले, तंत्रिका तंत्र की कमजोरी
Vitamin C– एस्कार्बिक एसिड	खट्टे रसेदार फल, अमरूद, हरी मिर्च, ब्रोकली, टमाटर, आम, आंवला, हरा धनिया (*parsley*)	स्कर्वी, मोतिया बिन्द, चर्म रोग, खराब पाचन क्रिया

vi. ***फाइबर Fibre***– (प्रतिदिन लगभग **30–35** *mg*) **स्रोत**– चोकर–छिलकेवाला आटा–बेसन, दाल, सूजी, दलिया, सेब, पपीता, अंगूर, छिलके सहित खीरा, टमाटर, हरे पत्ते वाली प्याज, पालक, चौराई साग, सरसों साग, सोआ–मेथी, बथुआ, लौकी, तुरई तथा छिलके–पत्ते वाले आहार को ***फाइबर*** अथवा ***रेजीडुअल डायट*** (*residual diet*) भी कहते हैं। यद्यपि फाइबर ऊर्जा नहीं देता है किन्तु पाचन क्रिया को स्वस्थ रखता है, (**अध्याय 24**)। गट फ्लोरा को बढ़ाता है जिसके नश्ट होने से मेटाबॉलिक विकार तथा इम्यून सिस्टम कमजोर हो जाता है। फाइबर अर्थात् *रेजीडुअल* डायट के स्थान पर **अवशेश रहित भोजन** (*नॉन रेजीडुअल डायट*) आंतों में चपकता है जिससे रोग उत्पन्न होते हैं, जैसे कि मैदे आदि से बना भोजन। भोजन के पहले फल और सलाद खाने से आंतों का फाइबर संरक्षित रहता है और वसा का अवशोशण भी कम होता है। फाइबर युक्त भोजन कब्ज कम करने में, पाचन शक्ति बढ़ाने में, वजन घटाने में, कैंसर से बचने में सार्थक है।

vii. **पानी**– पानी अथवा जल जो प्रकृति प्रदत्त (*provided by nature*) है, हाइड्रोजन के दो अणु एवं ऑक्सीजन के एक अणु से बना निर्मल तरल पदार्थ है। मानव चांद और मंगल पर पानी ढूंढता है और उसी से शायद यह पुश्टि होगी कि इन ग्रहों पर वनस्पति और प्राणी रह पायेंगे। "***जल ही जीवन है*** " – यह सत्य है। कवि रहीम पानी का महत्व बताते हैं – "*रहिमन पानी राखिये बिन पानी सब सून पानी गये न ऊबरे मोती मानुश चून* " अर्थात् मनुश्य के जीवन के लिये पानी नितांत आवश्यक है। प्रतिदिन हमारे शरीर को 2–3 लीटर पानी की अलग से आवश्यकता होती है। शरीर की लगभग सभी प्रक्रियाओं में पानी की सहज आवश्यकता है। शरीर से प्रतिदिन 500 *ml* पसीना एवं श्वांस में, 1500 *ml* पेशाब में और 200 *ml* मल में पानी निकल जाता है। इतना ही पानी पेय पदार्थ एवं ठोस खाने से लेना चाहिये। दिन में कई बार पानी के निरंतर सेवन से शरीर के विशैले पदार्थों का निश्कासन हो जाता है। स्वस्थ रहने के लिये प्रत्येक व्यक्ति को 3 से 4 लीटर पानी रोज पीना चाहिये।

आज पर्यावरण के बढ़ते प्रदूशण के प्रभाव से पानी जैसा निर्मल तरल

पेय संक्रमित हो रहा है – वायुमंडल में ग्रीन हाउस गैस (*मीथेन, कार्बन डाइऑक्साइड, क्लोरो–फ्लूरो–कार्बन*) के कारण *ग्लोबल वार्मिंग* से पनपे वायरस, बैक्टीरिया भी पानी को संक्रमित कर रहे हैं – एसिड वर्षा (*acid rain*) भी खूब हो रही है। भूगर्भ से प्राप्त होने वाले जल का वॉटर लेवल नीचे गिर गया है। बहुत से रोग जैसे कि *ऐमीबियॉसिस, कोलायटिस,* हैजा ऊपरी एवं निचले श्वसन मार्ग के भी विभिन्न रोग आदि पानी के संक्रमण से प्रायः हो जाते हैं। पानी के कम सेवन से भी पेट, आंत एवं उत्सर्जन प्रणाली में विकार हो जाते हैं। अधिक पानी पीना स्वास्थ्यवर्धक कहा जाता रहा है। अधिक पानी का सेवन करने के साथ–साथ शुद्ध पानी का भी सेवन आवश्यक है। घरों में आर.ओ. लगवाना जरूरी समझा जा रहा है। आजकल तो होटलों, रेस्टोरेंट और अस्पतालों में हर जगह आर.ओ. अथवा जल शोधन उपकरण लगे हुए हैं। आर.ओ. का उचित रखरखाव (*proper maintenance*) होना चाहिये – अधिकांश आर.ओ. के रसायन और चलनियां (*filters*) समय पर बदले नहीं जाते और कथित तौर पर आर.ओ. पानी संक्रमित होने लगता है। एक और स्रोत है पेय जल का – एक बड़ा बाजार है पेय जल का जिसे ***बॉटल वॉटर, मिनरल वॉटर*** आदि नामों से भी जाना जाता है। जब पानी की भाप बनाकर उसे ठंडा करके पुनः पानी बनाते हैं जिसे आसुत जल (*distilled water*) कहते हैं जो पीने में स्वादिश्ट नहीं होता अतः उसमें कुछ खनिज पदार्थ मिलाकर मिनरल वॉटर बेचा जाता था। अब बॉटल वॉटर में डीप बोर वेल अथवा ऊंची पर्वत मालाओं के झरनों से प्राप्त जल अथवा ओजोन एवं अन्य औद्योगिक प्रक्रियाओं से शुद्ध किया हुआ जल बॉटल में पेय जल बेचा जाता है।

विश्व की आहार प्रणालियां– विश्व में अनेक आहार प्रणालियां हैं, जिनकी पाक विधि अलग–अलग हैं। कुछ खास आहार प्रणालियां जिन्हें यदि आप विचार कर आराम से पढ़ें तो संभवतः आपको इनकी उपयोगिता स्पश्ट हो सकेगी। इस संदर्भ में निम्नवत वर्णन किया जा रहा है –

1. ***फैड डायट Fad Diet***– कुछ लोग अपनी ही सनक, धुन या झक में भोजन स्वादिश्ट न होते हुए भी कुछ प्रकार का भोजन स्वतः ही करते हैं। इसमें अनेक प्रकार के भोजन हो सकते हैं। इनको *फैड डायट* कहा

गया है। फैड डायट का कुछ प्रचलन हो गया है। वजन कम करने के लिये, डायबिटीज आदि रोगों से बचने के लिये, बांझपन के लिये आधुनिक समाज में अनेक प्रकार की आहार प्रणालियां प्रचलित हो रही हैं। यहां पर इनकी **9 आहार प्रणालियों** का सूक्ष्म वर्णन कर रहे हैं, जैसे कि –

i. ***पेलियो डायट Paleo Diet***– प्राचीन समय में आदि मानव जानवरों का शिकार कर एकत्रित मांस हांथ और मुंह से नोचकर बिना पकाये या बिना नमक–मसाले के खाता था। आज का मनुश्य जब यह सोच बैठे कि उनके पूर्वजों का ही भोजन सही था जो कदाचित् उन्हें निरोग और दीर्घायु रखता था तो आज के परिवेश में इसका सेवन पेलियो डायट में आ जायेगा,

ii. ***वेगन डायट Vegan Diet***– मांस, दूध एवं दूध द्वारा उत्पादित सामग्री छोड़कर अन्य प्रकार के शाकाहार, (जबकि **शाकाहारी डायट** में दूध, दही एवं थोड़ी मात्रा में दुग्ध सामग्री वर्जित नहीं है),

iii. ***न्यून कार्बोहाइड्रेट डायट Low Carb Diet***– आजकल के युवा प्रोटीन एवं वसा का प्रयोग तो करते हैं किन्तु कार्बोहाइड्रेट से परहेज रखते हैं और बिया – *नट्स एंड सीड्स* (*nuts and seeds*) जैसे पदार्थ अधिक खा रहे हैं,

iv. **न्यून वसा डायट** न्यून वसा या कम वसा,

v. ***ड्यूकन डायट***– विभिन्न अंतरालों में – वजन कम करने हेतु उच्च प्रोटीन डायट, वजन संरक्षण हेतु स्टार्च रहित शाक–सब्जी, कार्बोहाइड्रेट–वसा–प्रोटीन की न्यून मात्रा,

vi. ***एटिकन डायट***– न्यून कार्बोहाइड्रेट वाली डायट,

vii. ***एचसीजी हार्मोन डायट***– महिला बांझपन उपचार एवं भ्रूण विकास डायट,

viii. ***जोन डायट***– स्टार्च एवं कार्बोहाइड्रेट रहित आहार,

ix. **अवधि–ब्रेक–उपवास अथवा *इंटरमिटेन्ट फास्टिंग डायट***– 12 से 16 घंटे कुछ भी न खायें और कम कार्बोहाइड्रेट का खाना 2 या 3 भोजन में विभाजित करके 8 से 10 घंटे में ही खा लें।

2. **भूमध्य सागरीय डायट *Mediterranean Diet***– में शाक–सब्जी–फल, फली–बीज–दाल, पूर्ण अन्न (*whole grain*),

आलू, *ऐवोकोडो फल*, जड़ी—बूटी, मसाले, मछली, समुद्र में उत्पन्न आहार आदि जैतून (*olive oil*) एवं ऐवोकाडो तेल के साथ बनाकर भोजन करना स्वास्थ्यप्रद है। इसमें *रिफाइंड ऑयल*, चीनी पगे तथा प्रसंस्कृत खाद्य—पदार्थ (*processed food*) वर्जित हैं। मुर्गी, बतख, अण्डा (*poultry*) चीज, योगहर्ट, रेड—मीट का कभी—कदार कम मात्रा में प्रयोग। **पूर्वी देश और पश्चिमी देशों के आहार में शाकाहार एवं मांसाहार का अंतर किया जाता है।** चीन, जापान, थाइलैण्ड, कम्पूचिया, बंगलादेश, श्रीलंका, इंडोनेशिया के आहार में रेड—मीट, चिकन और मछली की कुछ प्रजातियां वर्जित नहीं है। बंगाल में मछली सेवन को जल तोरई कहकर *वेजीटेरियन* मानते हैं। मांसाहार पर व्यंग करते हुए **अंग्रेजी साहित्यकार *बर्टेन्ड रसल*** ने किसी महिला से कहा था **"मेरा पेट कब्रिस्तान (ग्रेवयार्ड) नहीं है......."** यूएसए के **चिकित्सक *माईकल ग्रेगर*** ने '*हाऊ नॉट टु डाई* (*how not to die*)' पुस्तक में शाकाहार को दीर्घायु होना तथा मांसाहार को अल्प आयु होना कहा है। आधुनिक वैज्ञानिक सोच के अनुसार विशुद्ध शाकाहार स्वास्थ्य एवं पर्यावरण के संरक्षण में सर्वोच्च है। शाकाहारी भोजन में कुछ पदार्थ जैसे विटामिन बी12, कैल्शियम कम होते हैं जिसकी कमी अंडे, मछली आदि के सेवन से या गोलियों के माध्यम से पूरी हो जाती है।

3. **आयुर्वेद डायट**— भारत के अलग—अलग प्रदेशों में पैदा होने वाले अनाज, शाक—सब्जी, कन्द—मूल—फल, मेवा, मसाले ही लोगों का आहार है जो उन्हें निरोग रखता है। आयुर्वेद के परामर्श के अनुसार व्यक्ति को दिन प्रतिदिन का भोजन निम्नलिखित नियमों के अनुसार करना चाहिये।

ऋत भुख — ऋतु के अनुसार भोजन करना,

हित भुख — शरीर एवं स्वास्थ्य के अनुसार भोजन करना,

मित भुख — मात्रा में कम भोजन करना।

सप्ताह में 1—2 दिन उपवास रखना, जल का अधिक सेवन किंतु शुद्ध जल का ही सेवन, नमक, चीनी और वसा का परहेज, नित्य आसन—प्राणायाम—वर्जिश करना, व्यग्रता और चिन्ता से दूर रहना, समय अनुसार सोना—जागना, आलस्य रहित होकर कर्मशील जीवन जीना अर्थात् *"कर्म प्रधान विश्व रचि राखा...* विश्व में कर्म को प्रधान मानना"।

भोजन में वनस्पति घी अथवा रिफाइंड तेल के स्थान पर गऊ–दुग्ध से बने देशी घी, जैतून, ऐवोकाडो आदि के तेल दिनचर्या में यथावश्यक प्रयोग करने से मोटापा, डायबिटीज तथा धमनी–संकुचन (आरट्री स्टेनोसिस) नहीं होता है, आग की ऊश्मा में देर तक उबला हुआ, वसा के साथ देर तक तला हुआ तथा आंच में देर तक सेका–भुना भोजन एवं पकवान आदि हानिकारक हैं। मैदा, मैदा से बने प्रसंस्कृत भोजन (*processed food*) जैसे कि सोहाल, गुझिया, पिज्जा, नूडल्स आदि स्वास्थ्य वर्धक नहीं हैं।

विश–निश्कासन *Detoxification*– आहार संतुलन एवं क्रियाशील जीवन जीने के बाद भी शरीर में विश उत्पादन तथा विश निश्कासन की प्रक्रिया निरंतर चलती रहती है। विश निश्कासन के बाद शरीर में संक्रमण और रोग नहीं होते हैं और यदि कोई संक्रमण हो जाये तो शरीर को हानि नहीं पहुंचती है। **विश–निश्कासन की कुछ प्राकृतिक प्रक्रियायें** हैं जैसे कि सोकर उठने के बाद आंखों की पोर में कीचड़, पेट की गंदगी मुंह एवं जीभ में जमा होना जिसकी हम नित्य सफाई करते हैं। इसी प्रकार से मल मूत्र विसर्जन भी विश निश्कासन की प्राकृतिक प्रक्रिया है। इनके सहज निश्कासन से प्रतिदिन अद्‌भुत आनंद की प्राप्ति होती है। दिनभर की थकान के बाद शरीर में ***बीटा–एमिलायड*** (*beta-amyloid*) नामक विशैला प्रोटीन एकत्रित हो जाता है और यह विशैला पदार्थ स्वस्थ निद्रा के समय मस्तिश्क में स्रावित होने वाले **मेलाटॉनिन** (*melatonin*) **हार्मोन** से बाहर निकल जाता है तथा इसी हार्मोन से मस्तिश्क की कोशिकाओं में आया हुआ चिपचिपापन ठीक हो जाता है और उनकी मरम्मत भी हो जाती है। वस्तुतः हमारे शरीर से **विश–निश्कासन की स्वचालित, सहज एवं प्रभावी प्रक्रियायें निरंतर कार्य करती रहती हैं** *–our body has inbuilt mechanisms to detoxify itself।*

विश–निश्कासन की स्वैच्छिक क्रियायें *Detoxification by Voluntary Activities*– शरीर को ह्रश्ट–पुश्ट स्वस्थ रखने के लिये हमें भी कुछ करना पड़ेगा – इनसे शरीर में प्रतिदिन होने वाली धूल–धक्कड, थकान या विशाक्त वस्तुएं निकाली जा सकती हैं। जैसे कि नमक वाले कुनकुने पानी को पीना, नमक मिले कुनकुने पानी का गरारा करना, योग–प्राणायाम–आसन द्वारा बलगम तथा गन्दे द्रव को बाहर निकालना, वर्जिश करके पसीना बहाना आदि। लौंग, इलायची, अदरक,

काली–मिर्च, जड़ी–बूटी, अजवायन, दालचीनी आदि का काढ़ा पीकर श्वसन मार्ग से विश–निश्कासन हो जाता है। आजकल बाजार में *सौना बाथ* (*sauna bath*) बिक रहा है, लोग इसे अपने घरों में लगा रहे हैं। आम राय में कभी–कभी सौना बाथ से नहाना शरीर की अस्थियों एवं मांसपेशियों के लिये आरामदायक है जिससे दिनप्रतिदिन में होने वाले छोटे मोटे विकारों से हमारी रक्षा होती है। वृद्धावस्था में मांसपेशी एवं अस्थियों के दर्द को ठीक करने के लिये **सौना बाथ** द्वारा महीने में 1–2 बार भाप स्नान किया जा सकता है, कुनकुने पानी का स्नान रोज किया जा सकता है, सर्दी–जुकाम होने पर आयुर्वेद तथा प्राकृतिक चिकित्सा में नस्य क्रिया, नेति, नाक द्वारा जल पीकर मुंह से निकालना तथा कब्ज होने पर एनीमा इत्यादि के माध्यम से विश निश्कासन हो जाता है। विभिन्न पंचकर्म जैसे कि वमन, विरेचन, नस्य, अनुवासन व वस्ति, रक्तमोक्षण (रक्त की सफाई) आयुर्वेदिक चिकित्सा के अंग हैं। चाय, ग्रीन टी, कॉफी, तुलसी, काली मिर्च, नींबू पानी, आंवला, जामुन, करेला, कच्चा टमाटर रस, सफेद पेठा रस आदि भी शरीर को डीटॉक्स करते हैं।

NUTRIENTS & DIETARY ALLOWANCE FOR INDIA – ICMR 2020

Age Group	Category of work	Body Wt	Protein	Dietary Fibre*	Cal cium	Magnes ium	Iron	Zinc	Iodine	Thiamine	Ribo flavin	Niacin	Vit B6	Folate	Vit B12	Vit C	Vit A	Vit D
		(kg)	(g/d)	(g/d)	(mg/d)	(mg/d)	(mg/d)	(mg/d)	(μg/d)	(mg/d)	(mg/d)	(mg/d)	(mg/d)	(μg/d)	(μg/d)	(mg/d)	(μg/d)	(IU/d)
Men	Sedentary	65	54	32	1000	440	19	17	150	1.4	2.0	14	1.9	300	2.2	80	1000	600
	Moderate	65	54	41	1000	440	19	17	150	1.8	2.5	18	2.4	300	2.2	80	1000	600
	Heavy	65	54	52	1000	440	19	17	150	2.3	3.2	23	3.1	300	2.2	80	1000	600
Women	Sedentary	55	46	25	1000	370	29	13	150	1.4	1.9	11	1.9	220	2.2	65	840	600
	Moderate	55		32						1.7	2.4	14	1.9	220	2.2	65	840	600
	Heavy	55		41						2.2	3.1	18	2.4	220	2.2	65	840	600
	Pregnant women	55 + 10	+9.5 (2nd trimester) +22.0 (3rd trimester)	-	1000	440	27	14.5	250	2.0	2.7	+2.5	2.3	570	+0.25	+15	900	600
	Lactation 0-6m		+17.0	-	1200	400	23	14	280	2.1	3.0	+5	+0.26	330	+1.0	+50	950	600
	7-12m		+13.0							2.1	2.9	+5	+0.17	330				
Infants	0-6 m*	5.8	8.0	-	300	30	-	-	100	0.2	0.4	2	0.1	25	1.2	20	350	400
	6-12m	8.5	10.5	-	300	75	3	2.5	130	0.4	0.6	5	0.6	85	1.2	30	350	400
Children	1-3y	12.9	12.5	15	500	90	8	3.3	90	0.7	1.1	7	0.9	120	1.2	30	390	600
	4-6y	18.3	16.0	20	550	125	11	4.5	120	0.9	1.3	9	1.2	135	1.2	35	510	
	7-9 y	25.3	23.0	26	650	175	15	5.9	120	1.1	1.6	11	1.5	170	2.2	45	630	
Boys	10-12y	34.9	32.0	33	850	240	16	8.5	150	1.5	2.1	15	2.0	220	2.2	55	770	600
Girls	10-12y	36.4	33.0	31	850	250	28	8.5	150	1.4	1.9	14	1.9	225	2.2	50	790	600
Boys	13-15y	50.5	45.0	43	1000	345	22	14.3	150	1.9	2.7	19	2.6	285	2.2	70	930	600
Girls	13-15y	49.6	43.0	36	1000	340	30	12.8	150	1.6	2.2	16	2.2	245	2.2	65	890	600
Boys	16-18y	64.4	55.0	50	1050	440	26	17.6	150	2.2	3.1	22	3.0	340	2.2	85	1000	600
Girls	16-18y	55.7	46.0	38	1050	380	32	14.2	150	1.7	2.3	17	2.3	270	2.2	70	860	600

स्वस्थ रहने के नुस्खे –

यह पुस्तक भारतीय परिवेश में लिखी है। आयुर्वेद एवं सिद्धा चिकित्सा का सार–तत्व दिन प्रतिदिन के भारतीय भोजनों में भलीभांति देखा जा सकता है। भारत की आहार शैली हजारों वर्श से सार्वभौमिक रही है। चिकित्सा प्रणालियों का ही प्रभाव रहा है कि भारत में हजारों वर्श से अनाज, दालें, तिलहन, मसालों आदि के उत्पादन में निरंतर सुधार तथा पाक विधि में निरंतर परिश्कार होता रहा है। भारत के सभी क्षेत्रों एवं प्रांतों के भोजन अवयव और उनकी पाक विधि सार्वकालिक रूप से प्रमाणिक है। भारतीय थाली है क्या? यह मिश्रण है गेहूं, चना, जौ, ज्वार, बाजरा, मक्का की बनी रोटी का, दालें या मटर (*lentils and legumes*), मौसम की सब्जी, हरा सलाद, दही, चटनी, अचार, पापड़, गऊ घी का थोड़ा प्रयोग और अंत में गुड़ की खीर या मिश्ठान। अलग–अलग दिन, अलग–अलग अन्न और मौसमी सब्जी खाने की प्रथा रही है। अलग–अलग प्रदेशों में इसी के अनन्य रूप हैं। दक्षिण में इडली, डोसा, वड़ा, सांभर, बंगाल में और समस्त तटवर्ती भारत में दाल–भात के साथ मछली या समुद्री भोजन, मिश्टी–दोई जिसमें दही के साथ शहद या गुड़ का प्रयोग हो, छेने की मिठाई आदि सब कुछ मिलाकर एक आदर्श थाली है। खजूर और खजूर का गुड़ अत्यंत गुणकारी है। इसकी चर्चा हाल ही में कई लेखों में की गयी है। खमीर उठा भोजन जैसे इडली, डोसा, पकौड़ी, कढ़ी, अचार, कांजी, सिरका आदि आवश्यक प्री एवं प्रो–बायोटिक की आपूर्ति करते हैं। विश्व प्रसिद्ध मेडिकल शोध पत्रिका *लांसेट* ने भारतवर्श की जनसंख्या के मद्देनजर लगभग 2000 कैलोरी की खपत को औसत आवश्यकता माना है। घर में पका यह भोजन ताजा, तुरंत उपलब्ध एवं सफाई से बना, जहां पर बर्तन की धुलाई और चौके की देखभाल होती है। प्रायः बाहर ढाबे या *रेस्टोरेंट* के खाने में इन्हीं अवयवों से पके भोजन में वसा की अधिक मात्रा, ताजेपन और स्वच्छता का आभाव रहता होगा। दाल–चावल भिगोकर कम देर में पक जाते हैं और इनमें से *टॉक्सिक फाइटेट* और *टैनिन्स* निकल जाते हैं। साथ ही अन्न और सब्जी भिगोकर बनाने से उसका स्टार्च और कार्बोहाइड्रेट भी कम हो जाता है। उबली सब्जियां और दाल में पोशक तत्व अधिक मात्रा में होते हैं। कहते हैं कि उबली सब्जियों में जीरा, अदरक, काली मिर्च, नीबू, सिरका आदि डालकर ताजे स्वाद से खाया जा

सकता है। हींग, जीरे, धनिये का छौंक या फ्राई करने के अपने असर हैं। भूनना या छौंक आदि से भोजन का स्वाद बढ़ता है, स्वाद के साथ खुशबू एवं पाचन भी बढ़ जाता है। अत्याधिक मात्रा में फ्राई करना, मिर्च मसालों का इस्तेमाल या रोस्टिंग अच्छा नहीं माना गया है। लोहे की कढ़ाई में पके भोजन में आवश्यक आयरन मिल जाता है। मिट्टी की हांडी में पके भोजन की पीएच (*pH value*) ठीक हो जाती है और एसिड कम हो जाता है। मसालों में हल्दी के अनेक गुण हैं। हल्दी, राई, मेथी, कलौंजी या मंगरैल, धनिया, अजवायन, दालचीनी, सौंफ आदि गुणकारी हैं। विदेशी नाविक *16 से 18वीं सदी* में भारत से मसाले लेने आते थे। ऊपर बताये हुए डायट प्लान (*diet plans*) विभिन्न देश, काल, परिवेश तथा व्यक्ति की प्रकृति के अनुसार अनुसरण करना ही उचित है। जैसे कि *वेजीटेरियन* और *वेगन डायट* वाले मांस बिल्कुल नहीं खाते हैं, ***5 ब्लूजोन*** **(अध्याय 47)** वाले मांसाहार तो करते हैं किंतु उनके मांसाहार की प्रकृति निर्धारित है, नीचे हम सार्वभौमिक डायट निर्देश लिख रहे हैं जिनका अनुपालन आप अपने विवेक से अपनी दिनचर्या के अनुसार करें तो आप स्वस्थ रहेंगे।

स्वस्थ आहार

क्या खायें! क्या कभी–कभी खायें! क्या न खायें!

स्वस्थ आहार लेना सभी चाहते हैं, पर पता नहीं होता कि खाने–पीने की कौन सी चीजें हमारे लिए जरुरी हैं। हम बस इतना ही जानते हैं कि चीनी, मिठाई, तेल, मक्खन (*हीमम.वपसए इनजजमतएतमपिदमक ेनहंत दक ेममजे मजब*) हमारे लिए हानिकारक हैं। इन सभी चीजों की एक सीमित मात्रा हमारे लिए ठीक है। प्रोटीन, कार्बोहाइड्रेट, वसा यानि फैट, विटामिन, मिनरल, पानी एवं फाईबर भोजन के अंग हैं और इनका संतुलन आवश्यक हैं। भाक्कर की मात्रा कम से कम ही रखें।

क्या खायें

फल और सब्जी– मौसम का फल, फलों का रस, सब्जियां व सब्जी के रस और सब्जी के सूप एवं सलाद जैसी चीजें खासतौर पर वे फल और सब्जियां जिन पर *पेस्टीसाईड* (कीटनाशक) न पड़ा हो, किसी भी रूप में कच्ची, जूस, सूप, सलाद, भाजी आदि गुणकारी हैं। आजकल फल सब्जी सभी मिलाकर स्वाद के अनुसार थोड़ा नमक काली मिर्च भाहद आदि

डालकर मिक्सी में *स्मूदी smoothie* बनाकर पीने का नया चलन है। मुर्गन या सहजन अत्याधिक गुणकारी हैं। यह विटामिन, मिनरल ही नहीं प्रोटीन का भी बड़ा श्रोत है।

भोजन पकाना– कम घी–तेल में खाना बनाने की कोशिश करें। एक दिन में 5 चम्मच तेल शरीर के लिए पर्याप्त है। जैतून, ऐवोकाडो एवं सरसों के शुद्ध तेल तथा देशी घी अन्य तेलों की अपेक्षा लाभकारी हैं। खाने को ज्यादा **भूने नहीं**– इससे पौश्टिक तत्व उड़ जाते हैं। रोज खाने के साथ एक कटोरी दही का सेवन करें। नाश्ते में दलिया, रवा (सूजी), सत्तू, लाई–चूरा–चना, अंकुरित चना, मूंग, मौसम का फल आदि का उपयोग करें। खाने को एन्जॉय करके खायें। टीवी देखते हुए, मोबाइल या लैपटॉप चलाते हुए खाना न खायें। धीरे–धीरे एवं चबाकर ही खाना खाये। कार्बोहाइड्रेट की मात्रा जैसे आलू, चावल, चीनी, मिठाई कम करें। नमक खाने में कम डालें। मिर्च मसाला कम। प्रोटीन जैसे दाले, अण्डे की सफेदी, फिश, हल्का मीट कम मात्रा में खायें। शुद्ध खायें, ताजा खायें। आपकी रसोई में काकरोच, झिंगुर चूहे आदि न हों। बासी और मक्खी बैठी चीजें न खायें। बाहर खाना पड़े तो गर्म ताजा ही खायें। घर के बाहर कटा सलाद न ही खायें। सभी अन्न, सभी दालें, सभी सब्जियां अच्छी हैं– अन्न को मिलाकर (*multigrain*), बदल–बदल कर खायें।

पेय पदार्थ– दिन भर में 12 से 15 गिलास पानी लें। ठंडा पानी पीने की आदत छोड़ें। सामान्य तापमान पर ही पानी पियें। भोजन के बाद गुनगुना पानी पियें। भोजन के बीच में पानी न ही लें। पानी खाने के एक घंटे के बाद पियें। दूध की मलाई हटाकर उपयोग करें। सोडा या फिजी ड्रिंक में बहुत अधिक चीनी है और ये एसिड बनाते है – इनका यदा–कदा ही प्रयोग करें।

भारतीय पेय– *f ाकंजी, आम–पना, फलो के भारबत, squash, खस, केवड़ा, गुलाब आदि के भारबत,* यदि चीनी कम पड़ी हो, तो अधिक गुणकारी है। लस्सी (पतली कम चीनी) मठ्ठा, छाछ, नारियल पानी खूब पियें। बिना चीनी की चाय, ब्लैक टी, ग्रीन टी, कॉफी आदि शरीर को डीटॉक्स करते हैं। तुलसी अर्क, सफेद पेठा, लौकी, आंवला, जामुन, परवल, करेला आदि का रस शरीर के अम्ल को संतुलित कर डीटॉक्स करता है।

क्या कभी–कभी खायें

पराठा, पूरी–कचौड़ी, समोसा, टिक्की, चाट, पकौड़ी जैसी ***डीप फ्राई*** वस्तुएं कम ही खायें। *बेकरी आईटम* जैसे *ब्रेड, केक, पेस्ट्री, पुडिंग* आदि। *पाउल्ट्री आइटम* जैसे *फुलक्रीम मिल्क, बटर, चीज, म्योनेस,* मार्जरीन, *आइसक्रीम, कस्टर्ड* आदि कभी–2 ही खायें। *ड्राईफ्रूट, नट्स* अक्सर खायें। *चाकलेट, बिस्कुट* का सेवन सीमित मात्रा में करें। *सोडा, कैन जूस* कम पियें। मैदे से बने *नूडल्स, पास्ता, मैक्रोनी, चीज* से भरपूर *पिज्जा, बर्गर* आदि सीमित मात्रा मे ही लें। चाट खिलाने वाले के हांथ एवं रसोई की सफाई, पानी आदि देख लें, फिर चाट खायें। डब्बे वाला *preserved food* बहुत जरुरी हो तभी लें। कब्ज में खजूर, ऑवला, मुन्नका, त्रिफला, इसबगोल लें और पानी खूब पियें।

क्या न खायें

तम्बाकू (पान, गुटखा, खैनी, मसाला, बीड़ी, सिगरेट, आदि), शराब (*alcohol*), **ड्रग्स** (कोकीन, गांजा, भांग, *LSD*, चरस आदि) खाये पिये जाते हैं पर ये भोजन का अंग नहीं है। इनको भोज्य पदार्थ न कह कर *substance* का *abuse* कहते हैं। यह सभी कैंसर, हार्ट– सांस रोग एवं अनेक रोगों को दावत देते हैं। अतः इनका प्रयोग न करें। इनकी आदत से जीवन का क्षय होता है।

ध्यान रखने योग्य बातें

सुबह का नाश्ता जरूरी है इसे मिस न ही करें। ब्रेकफास्ट, लंच और डिनर के बीच लम्बा गैप न दें। अधिक समय भूखा रहने से बीएमआर *BMR - Body Metabolic Rate* कम होता है जिससे वजन एवं फैट बढ़ता है। रात का भोजन जल्दी व हल्का करें एवं भोजन करके तुरन्त न लेटें।

रोज सुबह प्राणायाम, अनुलोम–विलोम, कपालभाति, व्यायाम, योग, घूमना, चलना *walk* करें। खूब हँसे, ठहाके लगायें और लोगों से बातें करें, मिलें–जुलें केवल *Phubbing* और *WhatsApp* में एक दिन में 40 मिनट से ज्यादा टाइम न दें।

भोजन के तत्व जो एनर्जी अर्थात् ऊर्जा प्रदान करते हैं – कार्बोहाइड्रेट, प्रोटीन, वसा का चार्ट

क्र. सं.	तत्व/कैलोरी प्रति ग्रा. कैलोरी	कार्य	स्रोत	कमी से रोग
1.	**कार्बोहाइड्रेट** 1 ग्रा.= 4.18 कैलोरी **प्रकार**– चीनी, ग्लूकोज, माड़ी–स्टार्च फलों से **फ्रक्टोज**, माल्टा से **माल्टोज**, गन्ने से **सुक्रोज**, दूध से **लैक्टोज** नामक कार्बोहाइड्रेट मिलते हैं, जो माल्टेज, सुक्रेज, लैक्टेज नामक **एन्जाइम** द्वारा पचाये जाते हैं।	शरीर में स्टार्च व शुगर ग्लूकोज में परिवर्तित होकर ऊर्जा देते हैं और कार्य क्षमता बढ़ाते हैं। चोकर–छिलका–पत्ता जैसे फाइबर अमाशय वनस्पति (*GUT Flora*) की रक्षा करते हैं व भोजन का पाचन कर मल को मुलायम बनाते हैं	मोटा अनाज जैसे ज्वार, बाजरा, चावल, गेहूं जड़ वाली सब्जी, खजूर, छुआरा आदि	मेटाबॉलिक विकार जैसे मोटापा, दुबलापन व डायबिटीज, सिरदर्द, थकान, कमजोरी, ध्यान में कमी, चक्कर/उल्टी आना, कब्ज, सांस में बदबू
2.	**प्रोटीन** 1ग्रा.= 4 कैलोरी प्रोटीन अमीनो एसिड की चेन होती है	शरीर को ऊर्जा देकर ऊतकों (*tissue*) का निमार्ण करता है। हमारे शरीर के कोशिकाओं को रिपेयर करती हैं और नयी कोशिकाएं बनाती है।	मांस, डेयरी उत्पाद, मछली, साबुत अनाज, जौ, बाजरा, मक्का, चावल, गेहूं, किनोवा, दाल, रागी, राजमा, सफेद बीन्स, मूंग, छोले, सोयाबीन, गोभी, बीन्स, उड़द, बादाम, काजू, अखरोट	फैटी लिवर, त्वचा–क्षय, अस्थि भंग तथा संक्रामक रोग, शारीरिक विकास में कमी, कुपोशण, मरास्मस जो प्रोटीन और कैलोरी की कमी के कारण होती है।
3.	**वसा** 1ग्रा.= 9 कैलोरी **प्रकार**– सैचुरेटेड, मोनोअनसैचुरेटेड, पॉलीअनसैचुरेटेड	वसा शरीर में एडीपोज टिशू में संचित होता है व हमें कार्य और व्यायाम में ऊर्जा देती है। फैट शरीर में कोलेस्ट्राल में परिवर्तित हो जाते हैं और ऊर्जा देते हैं। शरीर को सुडौल	**सैचुरेटेड** : मक्खन, पनीर, दूध, आईसक्रीम, वसायुक्त भोजन, वनस्पति घी जैसे नारियल तेल आदि नुकसानदायक है। **अनसैचुरेटेड** : जैतून, नट्स,	धमनी–संकुचन (आरट्री स्टेनोसिस), मेटाबॉलिक विकार, बीपी, डायबिटीज, हृदय रोग एवं ब्रेन स्ट्रोक, मोटापा

		आकार, इंसुलेशन एवं हार्मोन देता है।	कैनोला तेल, ऐवोकैडो तेल, सूरजमुखी तेल, सोयाबीन तेल, मछली–वसा, अखरोट, बादाम, मक्का, सोयाबीन	
4.	**खनिज (Mineral)** कैल्शियम, फास्फोरस, कॉपर, पोटेशियम, सल्फर, क्लोराइड, क्रोमियम, मैग्नेशियम, सोडियम, आयरन, जिंक सिलेनियम, फ्लोराइड	शरीर को ऊर्जा नहीं देते पर पोशण में आवश्यक हैं। इनकी कमी से शरीर में रोग हो जाते हैं।	बीज, नट्स, मूंगफली, काजू, अखरोट, बादाम, पिस्ता, शेलफिश, गोभी, ब्रोकली, मीट, अण्डा, बीन्स, ऐवोकैडो, बेरीज, योगहर्ट और चीज, दूध और दूध के पदार्थ, अनाज एवं दालें, पत्तेदार सब्जियां व फल, नमक	कमर, जोड़ों में दर्द, हड्डियों में गलाव, किडनी में पथरी, कमजोर मांसपेशियां, पतले दस्त, हाइपो–हाइपर नेट्रीमिया, हाइपोकेलीमिया, हीमोग्लोबिन की कमी, थकान, कब्ज, वजन बढ़ना, आयोडीन खनिज तो नहीं है पर इसकी कमी से थायरॉयड रोग होता है।
5.	**विटामिन Vitamin वसा में घुलनशील AD E K** **पानी में घुलनशील** *B₁ B₂ B₃ B₅ B₆ B₇ B₉ B₁₂ C*	शरीर को ऊर्जा नहीं देते इनकी कमी से विटामिन डेफिशियेंसी हो जाती है।	गाजर, पपीता, जैतून तेल, अण्डा, दूध, अनाज, पत्तेदार सब्जी और फल, मछली, चावल, दाल, खमीर, मूंगफली, सूरजमुखी के बीज, मशरूम, ऐवोकैडो, खजूर, अलसी,	रतौंधी, मोतिया बिंद, रूखी त्वचा, मुहांसे, गर्भ धारण समस्या, गला संक्रमण, हार्ट फेलियर, सूजन, डिमेंशिया, थकान, अनिद्रा, अवसाद, चिड़चिड़ापन, एनीमिया, बाल झड़ना, एलर्जी, कमजोर हड्डियां, कोलेस्ट्रॉल की

				कमी / बढ़ना, मानसिक विकार आदि
6.	**फाइबर (*Fibre*)** इसे **रेजीडुअल डायट** (*residual diet*) भी कहते हैं।	फाइबर ऊर्जा नहीं देता है किन्तु पाचन क्रिया को स्वस्थ रखता है। एक स्वस्थ व्यक्ति को 30–35 ग्राम प्रतिदिन फाइबर लेना चाहिये।	चोकर–छिलके वाला आटा–बेसन, दाल, सूजी, दलिया, सेब, पपीता, अंगूर, छिलके सहित खीरा, टमाटर, हरे पत्ते वाली प्याज, पालक, चौराई साग, सरसों साग, सोआ–मेथी, बथुआ, लौकी, तुरई तथा छिलके–पत्ते वाले आहार	कब्ज, मेटाबॉलिक विकार तथा इम्यून सिस्टम कमजोर आदि
7.	**पानी 3 से 4 लीटर प्रतिदिन**	शक्ति प्रदान करना, कब्ज और सिरदर्द को रोकना, वजन घटाना, चमकदार त्वचा,		कब्जियत, कमजोरी, यूटीआई संक्रमण, रूखी त्वचा

23

चयापचय (मेटाबॉलिक) विकार संलक्षण रोगाकर्शित शरीर

Metabolic Syndrome – Susceptibility to Disease

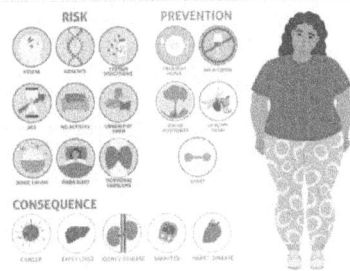

इस अध्याय में हम सीखेंगे कुछ बातें – *Learning Objectives*

- भोजन से मिलने वाली ऊर्जा की शरीर में उचित खपत न होने पर – मोटापा, बीपी, डायबिटीज जैसे जीवन शैली रोग
- बदपरहेजी, आलस्यभरी जीवन शैली, ड्रग दुरूपयोग से मेटाबॉलिक सिंड्रोम होना
- मेटाबॉलिक सिंड्रोम में एकैन्थोसिस निग्रीकंस होना
- मेटाबॉलिक विकार से हार्ट अटैक, ब्रेन स्ट्रोक
- मोटापा – *BMI* मापन द्वारा मोटापा नियंत्रण
- मोटापा नियंत्रण हेतु बैरियाट्रिक सर्जरी का महत्व

कुछ विकार या समस्यायें कभी–कभी एकसाथ प्रकट हो जाती हैं तब उसे *सिंड्रोम* कहा गया है। जैसे विभिन्न व्यक्तियों के कुछ विशेश मनोवृत्तियों अथवा सामाजिक समस्याओं का समूह ही सिंड्रोम या संलक्षण है। इसी प्रकार से मनुश्य के शरीर में कतिपय रोगों के समूह को भी

सिंड्रोम कहा गया है। **चयापचय विकार संलक्षण** या *मेटाबॉलिक सिंड्रोम* विभिन्न शारीरिक रोगों का समूह है। बढ़ा हुआ बीपी और ब्लड शुगर, कमर पर अधिक चर्बी एवं *कोलेस्ट्रॉल* (*cholesterol*) की गड़बड़ी – **चयापचय विकार संलक्षण** (*Metabolic syndrome*) है। मधुमेह एवं रक्तचाप बढ़ने को जीवन शैली रोग कहते हैं जिन्हें आरम्भिक अवस्था में संयमित जीवन शैली से नियंत्रित किया जा सकता है एवं बढ़ जाने पर थोड़ी बहुत औशधि से नियंत्रित किया जा सकता है। किसी एक ही रोग जैसे डायबिटीज या बढ़े बीपी के होने को ***मेटाबॉलिक सिंड्रोम*** नहीं माना गया है। **खाये हुए भोजन से प्राप्त होने वाली ऊर्जा** द्वारा ही शारीरिक गतिविधियां नियंत्रित होती हैं। बहुत अधिक शारीरिक एवं मानसिक परिश्रम करने वालों को अधिक ऊर्जा की आवश्यकता होती है। कुछ लोग कम भोजन करके अधिक ऊर्जा ले लेते हैं (*efficient use of energy*) और बहुत से लोग अधिक भोजन करके कम ऊर्जा ले पाते हैं (*inefficient use of energy*)। जो लोग कम भोजन करके अधिक ऊर्जा ले लेते हैं, उनके भोजन में विटामिन, प्रोटीन, वसा, कार्बोहाइड्रेट इत्यादि संतुलित मात्रा में रहती हैं। चीनी, नमक, वसा आदि की संतुलित मात्रा सहित हरी साग–सब्जी, फल इत्यादि वाला भोजन संतुलित आहार (*balanced diet*) है। मेटाबॉलिक रोगों से बचने के लिये नित्य कुछ न कुछ व्यायाम करना आवश्यक है। संतुलित आहार से ही **जठरांत्र वनस्पति** (***gut flora***) संरक्षित रहती है जो मेटाबॉलिक रोगों से बचाव भी है। प्रायः एकाएक भूख लगने से ऊर्जा की कमी के कारण बेहोशी आ जाती है। विटामिन, प्रोटीन, वसा, खनिज (मिनरल), पानी, कार्बोहाइड्रेट आदि में से किसी एक तत्व की कमी से *डिफिशियेंसी* (*deficiency*) रोग हो जाते हैं। जैसे शरीर में ऊर्जा की कमी से बहुत से लक्षण हो सकते हैं, उसी प्रकार से ऊर्जा–संचय की अधिकता से भी बहुत से विकार होते हैं। ***इस प्रकार से हमारे द्वारा ग्रहण की हुयी ऊर्जा के समुचित उपभोग, उसके खपत तथा संचित ऊर्जा में समन्वय के बिगड़ जाने को ही मेटाबॉलिक सिंड्रोम कहते हैं*** (*metabolic syndrome is the result of inequilibrium of energy input, consumed or burnt and stored*) मस्तिश्क आघात (*ब्रेन स्ट्रोक*) तथा हृदय रोग (*कार्डियोवस्कुलर डिजीजेज*), हार्ट अटैक एवं हार्ट फेलियर

जैसे गंभीर रोग जो ***मेटाबॉलिक सिंड्रोम*** में अक्सर होते हैं, कभी–कभी आकस्मिक निधन का कारण बन जाते हैं।

मेटाबॉलिक सिंड्रोम के लक्षण– उदर पर चर्बी, गर्दन के नीचे तथा कमर से ऊपर धड़ पर *वसा ऊतक* (*adipose tissue*) जमा होना, सुबह मधुमेह–स्तर बढ़ा होना (फास्टिंग ब्लड शुगर), फैटी लिवर (नॉन एल्कोहालिक), रक्त में यूरिक एसिड की बढ़ी हुयी मात्रा (*hyperuricemia*), स्त्रियों में *पॉलीसिस्टिक ओवरी सिंड्रोम* एवं पुरूशों में नपुंसकता, एचडीएल कोलेस्ट्रॉल की कम मात्रा, त्वचा पर काले, बैंगनी धब्बे (*acanthosis nigricans*) आदि ***मेटाबॉलिक सिंड्रोम*** के लक्षण हैं।

मेटाबॉलिक–सिंड्रोम जोखिम *Metabolic-syndrome risk factors*– सिंड्रोम शब्द का अर्थ है कि शरीर में कई विकार एकसाथ हों जिससे शरीर रोगाकर्शित होता है। ऐसे 10 घटक हैं जो मेटाबॉलिक सिंड्रोम के जोखिम को बढ़ाते हैं :

i. बढ़ती उमर

ii. अत्यधिक वजन, उदर एवं कमर पर बढ़ी हुयी चर्बी, कमर 88 सेमी. से अधिक

iii. टाईप–2 डायबिटीज – फास्टिंग ब्लड शुगर 100 से अधिक, खाने के 90 मिनट बाद 180 से अधिक ब्लड शुगर, HbA_1C 6.5 से अधिक

iv. बीपी 120 / 80 *mmHg* (मिलीमीटर मरकरी) से अधिक

v. कोलेस्ट्राल *150–200 mg/dl* से अधिक हो; *LDL 100–130 mg/dl* से अधिक (*low density lipoprotein*–एलडीएल खराब कोलेस्ट्राल है), *HDL 60 mg/dl* से कम हो जाये (*high density lipoprotein* –एचडीएल अच्छा कोलेस्ट्रॉल है), ट्राइग्लिसराइड (*triglyceride*) *150mg/dl* से अधिक हो

vi. *नॉन एल्कोहॉलिक फैटी लिवर* (*non alcoholic fatty liver*) होना, जिसकी जांच अल्ट्रासाउंड से होती है

vii. महिलाओं में *पॉलिसिस्टिक ओवरी सिंड्रोम* (*polycystic ovary syndrome*)

viii. हृदय–रोग (*cardiac disease*)

ix. आलस्यभरी जीवन शैली (*sedentary life style*) – व्यायाम, खेलकूद योग एवं परिश्रम का आभाव, ड्रग दुरूपयोग (गांजा, भांग, चरस, अफीम, कोकीन, स्मैक, हीरोइन, अधिक एल्कोहॉल)

x. जीन परिवर्तन (*genetic change*) के कारण परिवर्तित पर्यावरण एवं सामाजिक परिवेश में ढल न पाना (*inability to adapt with environmental change*) आदि मेटाबॉलिक बीमारियों की चेतावनी है।

मेटाबॉलिक बीमारियों के होने पर वृद्धावस्था की *आस्टियो–अर्थराइटिस, आस्टियो–पोरोसिस, एल्जाइमर, डिमनेशिया* आदि से *ब्लड क्लॉटिंग* (*blood clotting*), *ब्रेन स्ट्रोक, हार्ट अटैक, हार्ट फेलियर* आदि के कारण बहुत से वृद्धजन या तो लंबे समय तक कोमा में रहते हैं या फिर उनका आकस्मिक निधन हो सकता है।

पुस्तक में आगे थायरॉयड (**अध्याय 36**) में हम पढ़ेंगे कि *अवटु अल्पक्रियता* (*hypothyroidism*) में कमर की चर्बी बढ़ने तथा एचडीएल कोलेस्ट्राल के अधिक बढ़ने से शरीर में मोटापा बढ़ जाता है। मोटापा बढ़ने से मेटाबॉलिक सिंड्रोम का रोग हो सकता है।

मेटाबॉलिक सिंड्रोम के विकार (*disorders*) का मुख्य कारण मोटापा बढ़ना है। मोटापा अभिशाप है – मोटे लोगों का जीवन अधिक लंबा नहीं होता है। वे जल्दी रोग ग्रसित हो जाते हैं। दिनचर्या में कई बार भूख लगती है। अधिकांश लोग प्रायः 2 बार नाश्ता और 2 बार खाना खाते हैं। किंतु वास्तविक भूख से कम मात्रा में भोजन करना, घी, तेल, चिकनाई, अत्यधिक मीठे इत्यादि में पका और पगा भोजन न करना, और नित्य खेलकूद और व्यायाम एवं परिश्रम करते रहने से मोटापा नहीं होता है। कहते हैं कुछ लोगों में मोटापा पारिवारिक लक्षण है। बहुत से लोग मोटापा नहीं घटा पाते, और मोटापे के साथ–साथ अन्य मेटाबॉलिक रोग डायबिटीज, बीपी, घुटनों के दर्द आदि से ग्रसित हो जाते हैं। पिछले दशक से मोटापे के इलाज में शल्य चिकित्सा का बड़े पैमाने पर इस्तेमाल किया जा रहा है इसे **बैरियाट्रिक सर्जरी** कहते हैं। सूक्ष्म विवरण नीचे दिया जा रहा है।

बैरियाट्रिक शल्य क्रिया (*Bariatric Surgery*)–

मोटापा अभिशाप है। ऊपर से खुश दिखने वाले मोटे व्यक्ति प्रायः अवसाद

में होते हैं। मोटापे में अनेक रोग लग जाते हैं। खाने एवं व्यायाम के अनेक यत्नों से जब मोटापा नियंत्रित नहीं होता तो इसमें शल्य क्रिया करते हैं। इसे मेटाबोलिक सर्जरी अथवा वजन–न्यूनीकरण (*weight loss*) सर्जरी भी कहते हैं। जब आहार नियंत्रण (*diet control*), व्यायाम, परिश्रम (*exercise*) से वजन कम न हो पा रहा हो तो डॉक्टर से सलाह करके बैरियाट्रिक सर्जरी कराना ही उत्तम उपाय है। पाचन प्रणाली की इस शल्य क्रिया का उद्देश्य मरीज की भूख कम करके या पाचन नली में बाई पास बनाकर भूख को कम करना है। इस तरह कैलोरी उपभोग की क्षमता सीमित हो जाती है – थोड़े ही भोजन में पेट भर जाता है। ***बैरिएट्रिक सर्जरी*** द्वारा मोटापे के अतिरिक्त मधुमेह, बीपी, बढ़े कोलेस्ट्राल जैसी समस्याओं का भी नियंत्रण हो जाता है। ***बैरिएट्रिक सर्जरी*** लैप्रोस्कोप आने के बाद से प्रचलित हो गयी है क्योंकि मोटे व्यक्ति में पेट खोलकर आंतों की सर्जरी कर पेट बंद करना जोखिम भरा था – दूरबीन आने से पेट में छोटे छेद द्वारा (*minimal access surgery*) निम्न प्रकार के ऑपरेशन हो जाते हैं –

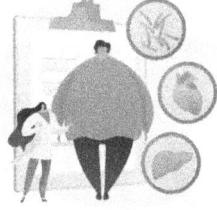

i. ***गैस्ट्रिक स्लीव सर्जरी Sleeve Gastrectomy***– *लेप्रोस्कोपी* (*laparoscopy*) द्वारा आमाशय के 80% हिस्से को निकालकर केले की आकृति का छोटा हिस्सा छोड़ दिया जाता है। छोटा पेट हो जाने की वजह से पेट भरे होने की संतुश्टि जल्दी मिल जाती है–मनुश्य अधिक नहीं खाता। भूख को बढ़ाने वाले कुछ हार्मोन भी नियंत्रित हो जाते हैं। पापी पेट कम हो जाता है और मोटापा घट जाता है। किंतु ग्रासानली प्रतिवाह (*oesophageal reflux*) तथा हार्ट बर्निंग बढ़ सकती है जिसका औशधि द्वारा उपचार करते हैं।

ii. ***रू–एन–वाई गैस्ट्रिक बाईपास Roux–en–Y Gastric Bypass–RYGB***– *लेप्रोस्कोपिक स्टेपलर* से आमाशय के ऊपरी हिस्से में अंडे के आकार की छोटी थैली बनाकर, इसे छोटी आंत के जेजुनम (*jejunum*) से जोड़ दिया जाता है। आमाशय के बड़े हिस्से का बाईपास बना देने पर भोजन आंतों के निचले हिस्से में शीघ्र आने

लगता है जिससे भोजन के तत्वों का संग्रह घट जाता है। कैलोरी उपभोग कम हो जाता है – और मोटापा घट जाता है। ऑपरेशन के उपरांत होने वाली विटामिन–मिनरल कमी (*deficiency*) औशधि द्वारा नियंत्रित की जाती है।

iii. ***लेप्रोस्कोपिक एडजस्टेबल गैस्ट्रिक बैंड Adjustable Gastric Band–LAGB/AGB–*** इस सर्जरी में आमाशय थैली पर बैंड लगाकर अमाशय को दबाकर छोटा कर देते हैं। इस तरह आमाशय जल्दी भर जाता है और भूख कम हो जाती है। मोटापा तथा वजन घटने लगता है। संयम से न रहने पर बैंड को बार–बार एडजस्ट करवाना पड़ सकता है। विटामिन और मिनरल की कमी नहीं होती है।

iv. ***बिलियोपैनक्रिएटिक डाईवर्जन विद ड्यूडेनल स्विच Biliopancreatic Diversion with Duodenal Switch-BPD/DS–*** *स्लीव सर्जरी* एवं *गैस्ट्रिक बाईपास* की मिली–जुली इस ओपेन (*open*) सर्जरी में छोटी आंत के *डूओडेनम* (*duodenum*) को, छोटी आंत के निचले हिस्से से जोड़ दिया जाता है। बाईपास रास्ते से गॉल ब्लैडर एवं *पैनक्रियाज* नली को जोड़ दिया जाता है जिससे भोजन की वसा एवं कार्बोहाइड्रेट का *डाईजेशन* होने लगता है। इस सर्जरी को ***बिलियोपैनक्रियाटिक डाईवर्जन*** भी कहते हैं। आंत के अंतिम हिस्से में पहुंचा हुआ भोजन हजम होता रहता है। पोशक तत्व की कमी नहीं होती है। विटामिन और मिनरल लेना पड़ता है।

v. ***सिंगल एनास्टोमोसिस ड्यूडेनो–इलियल बाईपास विद स्लीव गैस्ट्रेक्टोमी Single Anastomosis Duodeno-Ileal bypass with Sleeve gastrectomy–SADI–S–*** ऊपर लिखी आमाशय की *स्लीव सर्जरी* में छोटी आंत के प्रथम हिस्से को विभाजित करते हुए, इसके अंतिम भाग को आमाशय के ड्यूडेनम वाले हिस्से से जोड़ दिया जाता है।

भूख और मोटापे में नियंत्रण से डायबिटीज–टाइप2 एवं मेटाबॉलिक सिंड्रोम के अनेक संलक्षणों का उपचार भी हो जाता है। इस सर्जरी में ग्रासानली प्रतिवाह (*esophagus reflux*) की समस्या प्रायः हो जाती है जिसमें खट्टा पानी अनायास ही मुंह में आने लगता है और ऊपरी पेट

और छाती में ऐसीडिटी और जलन होती है। यह खाने एवं औशधि द्वारा नियंत्रित हो जाती है। बैरियाट्रिक सर्जरी करा लेने से शरीर में व्यापक रूप से यांत्रिक एवं रासायनिक परिवर्तन होते हैं जिससे लगातार शरीर समायोजित करता है। धीरे–धीरे कमर, उदर, गर्दन की चर्बी घट जाती है और मोटापा कम हो जाता है। बैरियाट्रिक सर्जरी के पश्चात 70 प्रतिशत मरीज परहेज इत्यादि न कर पाने के कारण 5 वर्श बाद पुनः मोटे हो जाते हैं और उनका वजन वापस आ जाता है।

हमारे शरीर के मोटापे का आंकलन करने के लिये प्रायः डॉक्टर **बीएमआई** (*Body Mass Index–**BMI***) का आंकलन करते हैं। बीएमआई के आंकलन का सूत्र (*formula*) निम्नवत है – शरीर का वजन (किग्रा. में) ÷ शरीर की ऊंचाई मीटर वर्ग में अर्थात् *body weight in kg ÷ height* m^2। इस प्रकार से बीएमआई में वजन और शरीर की लंबाई दोनों का संज्ञान लिया गया है बीएमआई के *नॉर्मल रेंज* (*normal range*) की *वैल्यू* (*value*) निम्नवत है –

1.	अति न्यून स्तर – वजन – Below Range (weight)	18.5
2.	न्यून स्तर वजन Under Weight	18.5 – 24.9
3.	स्वस्थ वजन Healthy Weight	25 – 29.9
4.	अधिक वजन Over Weight	30 – 39.9
5.	बहुत अधिक मोटापा (*Obese*)	> 39.9

बैरियाट्रिक सर्जरी प्रायः *ओवर वेट* या *ओबीस* (*over weight & obese*) लोग जिनका बीएमआई 30–35 के ऊपर हो और डायट एवं व्यायाम से वजन कम न हो रहा हो, उन्हें ही सुझाते हैं। विशेशज्ञ सर्जन एवं *मेटाबॉलिक एक्सपर्ट्स* के परामर्श के बाद ही बैरियाट्रिक सर्जरी होती है।

***लाइपोसक्शन* एवं शरीर आकृति** *Liposuction and body contouring*– यह शल्य क्रिया *प्लास्टिक* या *कॉस्मेटिक सर्जन* करते हैं। त्वचा के नीचे जहां–जहां फैट एकत्रित होता है (*adipose tissue*) जैसे ठुड्डी, गर्दन, पेट में नाभि के नीचे, ऊपरी बांह, जांघ इत्यादि में नलकियों

से दवाई डालकर, वसा को तरल बनाते हुए नलकी और पंप से वसा को खींचकर (*liposuction*) निकाल देते हैं। शरीर कुछ हद तक सुडौल हो जाता है, वसा की लटकन कम हो जाती है। बैरियाट्रिक सर्जरी की अपेक्षा इस शल्य क्रिया में पाचन और मेटाबॉलिजम पर कोई असर नहीं पड़ता और डायबिटीज इत्यादि ज्यों की त्यों बनी रहती है।

संक्षेप में संतुलित आहार, संयमित जीवन शैली, व्यायाम एवं गट फ्लोरा से शरीर सुरक्षित एवं सुदृढ़ बना रहता है, शरीर पर मोटापा एकत्रित नहीं होता है, प्रतिरोधक क्षमता (*immunity*) की वृद्धि होती है जिससे मेटाबॉलिक सिंड्रोम के रोग नहीं होते हैं। *आयुर्वेद में अच्छे स्वास्थ्य के विभिन्न लक्षण* बताये गये हैं, यथा – शरीर में चारों तरफ ऊर्जा समान रूप से वितरित रहने से शरीर के हल्का होने पर, समय से तीव्र भूख लगती है। गहरी नींद आती है। मन प्रसन्न रहता है। कार्य क्षमता में वृद्धि होती है, आलस्य नहीं फटकता है, समय से पसीना भी निकलता रहता है। निम्नांकित श्लोक प्रमाण रूप में माना जा सकता है –

देहे सर्वत्र चोश्णस्य समता लाघवं सुखम्।
क्षुत् तीक्ष्णा गाढ़निद्रा च मनसोऽपि प्रसन्नता।।
शरीरे कर्मसामर्थ्य अनालस्यं च कर्मसु।
स्वतः स्वेदोगमः काले स्वस्थतांलक्षयन्ति हि।।

24

जठरांत्र वनस्पति – आंत्रीय जीवाणु तंत्र

GUT Flora – GUT Microbiome

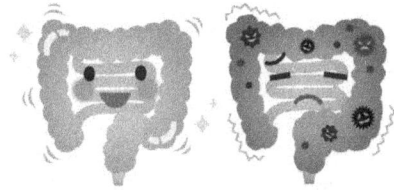

इस अध्याय में हम सीखेंगे कुछ बातें – *Learning Objectives*

- **गट फ्लोरा** अर्थात् आंतों के मित्र माइक्रोबायोटा (*microbiota*) का शरीर के साथ सह–अस्तित्व, पारस्परिकता एवं इसके संतुलन से स्वास्थ्य संरक्षण
- मातृ–योनि वनस्पति एवं स्तनपान द्वारा शिशु संपोशण
- मुख, ग्रासानली, आमाशय, आंत एवं मलाशय में वनस्पति–विभाजन
- आंतों के मित्र एवं शत्रु बैक्टीरिया के असंतुलन से मोटापा, वोमेटिंग, कब्ज, सीलियक व क्रोन्स रोग, विकृत इम्यून सिस्टम
- आंत में मित्र–जीवाणु के संरक्षण से स्वस्थ रहना

जठरांत्र वनस्पति (गट फ्लोरा) की जानकारी स्वास्थ्य के लिये आवश्यक है। हाल में इस विशय पर बहुत जोर दिया जा रहा है। हमारे शरीर की जठरांत्र–प्रणाली (*gastrointestinal-system*) को पाचन–प्रणाली (*digestive-system*) भी कहते हैं – उसी में गट फ्लोरा का वास है। जठरांत्र वनस्पति (गट फ्लोरा) मुंह, भोजन–नली

(*oesophagus*), आमाशय (*stomach*), ग्रहणी (*duodenum*), छोटी आंत (*small intestine*), बड़ी आंत अथवा बृहदांत्र (*colon*), मलाशय (*rectum*), अग्नाशय (*pancreas*), यकृत (*liver*), पित्ताशय (*gallbladder*) आदि में पायी जाती हैं। *गट फ्लोरा* में विभिन्न *माइक्रोबायोटा* (*microbiota*) एवं *माइक्रोबायोम* (*microbiome*) आते हैं जो सूक्ष्मजीवी (*micro-organisms*) हैं। हमारी आंते ही इन सूक्ष्मजीवियों का निवास स्थल (*colony*) हैं। गट माइक्रोबायोटा के अंतर्गत जीवाणु (*bacteria*), प्रारंभिक जीवाणु (*archaea*) एवं कवक (*fungi*) भी सम्मिलित हैं जिन्हें मेटाजिनोम (*metagenome*) कहते हैं। हमारे आंतों में निवास करने वाले जीवाणुओं में कुछ मित्र जीवाणु हैं और कुछ शत्रु जीवाणु भी हैं। मित्र जीवाणु पाचन, शरीर, मस्तिश्क एवं रोग प्रतिरक्षा प्रणाली को स्वस्थ रखते हैं।

जठरांत्र–वनस्पति महत्व *GUT-flora Significance*– शिशु की आतों में वनस्पति की स्थापना उसके जन्म के बाद, 2–3 वर्शों तक, होती रहती है। गर्भकाल के समय मां के योनि की वनस्पति (*vaginal flora*) बच्चे के जीवन को संचालित करती है। गर्भ–अवधि में, योनि में संक्रमण होने से योनि–वनस्पति असंतुलित हो जाती है। योनि–वनस्पति के असंतुलन से नवजात में विकार हो सकते हैं। शिशु आंत–वनस्पति की स्थापना में मां के स्तन–दुग्ध की महत्वपूर्ण भूमिका है। आंत–वनस्पति का शरीर के साथ सह–अस्तित्व (*co-existence*) एवं पारस्परिक (*mutual*) संबन्ध है –*microbiomes live in happy symbiosis in the human gut*।

आहार में रेशे (*fibre*) का बहुत महत्व है। फाइबर के सूक्ष्मजीवी ही आंतों में फैटी एसिड (*fatty acids*) की लघु शृंखला बनाते हुए ***एसिटिक एसिड*** (*acetic acid*) एवं ***ब्यूटानिक एसिड*** (*butanoic acid*) उत्पादित करते हैं – इनसे आंत–सूक्ष्मजीवियों को जीवन मिलता है। आंतों के जीवाणु विटामिन *B* एवं *K* के साथ घुलमिल जाते हैं और शरीर के पित्त (*bile*) में संतुलन (*balance*) बनाते हैं जिनसे हार्मोन उत्पादित होता है। आंत–वनस्पति अन्तःस्रावी अंग (*endocrine organ*) की तरह कार्य

करते हैं (नोट : *अतंस्रावी अंगों से विभिन्न रस स्वयं निकलते हैं*)। नित्य जीवन में आहार–परविर्तन से ही आंत–सूक्ष्मजीवी परिवर्तित होते रहते हैं जिससे हमारा स्वास्थ्य ठीक रहता है। एक स्थान से दूसरे स्थान पर यात्रा करके जाने के बाद कुछ लोगों को कब्ज या पतले दस्त हो जाते हैं। कहते हैं पानी बदल गया – वास्तव में पानी परिवर्तन के कारण जठरांत्र सूक्ष्मजीवी परिवर्तित हो जाते हैं, किंतु परहेज और संयम करते रहने से ये लक्षण स्वयं ठीक हो जाते हैं। प्रो–बायोटिक (*pro-biotic*) से भरेपूरे आहार आंतों में मित्र जीवाणु बढ़ाते रहते हैं जिनसे पाचन प्रणाली ढंग से संचालित होती है। *प्रोबायोटिक कैपसूल* भी आती हैं। किन्तु इसके विपरीत फाइबर रहित, अधिक मीठा, नमकीन, चिकना भोजन खाने से आंतों में हानिकारक सूक्ष्मजीवियों के पनपने से रोग उत्पन्न होते हैं।

सूक्ष्मजीवियों का विभाजन– आमाशय एवं छोटी आंत में सूक्ष्मजीवियों की संख्या एवं प्रजाति कम होती हैं, अपेक्षाकृत कोलन में जीवाणुओं तथा *रेक्टम* (*rectum*) एवं *एनस* (*anus*) में कवक (*fungi*), *आर्किया* (*archaea*) एवं विशाणुओं (*viruses*) की संख्या और प्रजाति अधिक होती है। *कोलन*, रेक्टम एवं एनस में मित्र सूक्ष्मजीवियों के साथ–साथ हानिकारक सूक्ष्मजीवी भी पाये जाते हैं। चीनी, नमक, चिकनाई अधिक मात्रा में लेने पर आंतों में हानिकारक सूक्ष्मजीवियों को पाल लेने से शरीर में विकार एवं रोग हो सकते हैं। कोलन की कोशिकाओं का जीवन प्रो–बायोटिक आहार से ही चलता है तथा पेट और आंत के स्वस्थ होने पर हमारा मल भी ठीक रहता है। प्रतिदिन सही मल का त्याग शरीर से विश निश्कासन (*detoxify or toxin elimination*) कर, काया को निरोगी रखता है।

हमारे आमाशय एवं आंतों में विभिन्न प्रजाति के जीवाणु हैं। यहां कुछ जीवाणुओं के नाम हैं। आपको इन्हें याद करने की जरूरत नहीं है। रिकॉर्ड के लिये इन जीवाणुओं का नाम जान लेते हैं। जैसे कि *फर्मीक्यूट्स* (*firmicutes*), *बैक्टीरॉयड्स* (*bacteroidetes*), *एक्टीनोबैक्टीरिया* (*actinobacteria*), *प्रोटिओबैक्टीरिया* (*proteobacteria*), *फिक्लीबैक्टीरियम* (*faecalibacterium*), *पेपटोकोकस* (*peptococcus*), *पेपटोस्ट्रेप्टोकोकस* (*peptostreptococcus*) तथा *इश्रीचिआ*

(*escherichia*) एवं *लेक्टोबैसीलस* (*lactobacillus*), विभिन्न कवक (*fungus*) यथा – कैंडीडा (*candida*), *सैक्रोमाइसिस* (*saccharomyces*), *एसपरगिलस* (*aspergillus*), *पेनिसीलीयम* (*penicillium*) आदि। *रोडोटॉरयूला* (*rhodotorula*) जैसे कवकों से **संवेदी आंत्र रोग** (*inflammatory bowel disease*) होने का डर रहता है। आर्किया (*archaea*) जैसे सूक्ष्मजीवी मेटाबॉलिजम में किण्वन (*fermentation*) करते हैं जिससे शरीर स्वस्थ रहता है। मेडिकल साइंस द्वारा इनकी कमी को पूरा करने के लिये सूक्ष्मजीवी कोश (*bio-bank*) विकसित किये जा रहे हैं। कुछ लोगों में जठरांत्र सूक्ष्मजीवी बिल्कुल नहीं बनते हैं – जिसे *relapsing infection with Clostridium difficile* कहते हैं। ऐसे मरीजों को प्रतिदिन दूसरे लोगों का मल दिया जाता है – इस प्रक्रिया को ***फीकल ट्रांसप्लांटेशन*** (*fecal transplantation*) कहते हैं।

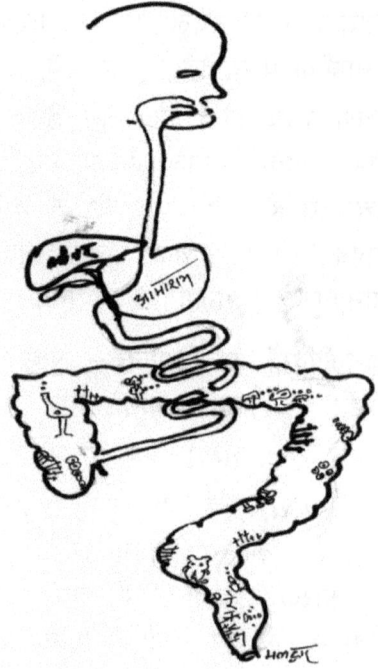

भोजन का पाचन– ग्रासानली का भोजन अमाशय (*stomach*) में पहुंचकर निचुड़–निचुड़ कर पचता है, जहां पर मौजूद *हाइड्रोक्लोरिक एसिड* (*HCL acid*) द्वारा भोजन का लौह तत्व (Fe^{+}) भी पच जाता है। मुंह में भोजन चबाते समय, लार ग्रंथि (*salivary gland*) से निकले हुए *एमाइलेज* (*amylase*) से आहार के हर गस्से में होने वाली मिठास अर्थात् कार्बोहाइड्रेट पचना शुरू हो जाती है। आमाशय के पचे हुए भोजन की वसा (*fat*) छोटी आंत के डुआडेनम (*duodenum*) में पित्ताशय (*gall bladder*) से आये हुए पित्त (*bile*) द्वारा पच जाती है। इसी समय छोटी

आंत में अग्नाशय (*pancreas*) से एमाइलेज (*amylase*) एवं लाइपेज (*lypase*) पहुंचकर भोजन के कार्बोहाइड्रेट के उस अंश को भी पचा देता है जो लार ग्रंथि से नहीं पच पाता है। डुआडेनम का भोजन छोटी आंत के जेजुनम (*jejunum*) एवं इलियम (*ileum*) में जाने के बाद कुछ मात्रा में खनिज एवं विटामिन अवशोशित हो जाते हैं। इसके बाद भोजन बड़ी आंत में चला जाता है जहां विटामिन, खनिज के साथ–साथ पचा हुआ ऊर्जा–तत्व अवशोशित हो जाता है। ***डॉ. जूलिया एंडर्स*** (*Giulia Enders*) की पुस्तक "***GUT–गट***" के अनुसार *जरूरत से अधिक खाया हुआ भोजन कुछ हद तक ही बड़ी आंत में मल के रूप में बर्बाद होता है।* मानो कि बड़ी आंत कह रही है, "**भोजन जो आप खा रहे हैं, अब हमें नहीं चाहिये – *waste not! want not!*"** अर्थात् समझकर ही भोजन खाना पड़ेगा। बड़ी आंत की कार्यप्रणाली को समझे–बूझे बिना जरूरत से ज्यादा भोजन करने पर प्रोटीन, कार्बोहाइड्रेट, वसा आदि विभिन्न अंगों में एकत्रित हो जाती है और इसी अतिरिक्त ऊर्जा से हमारे शरीर में मेटाबॉलिक विकार होने लगते हैं। जैसे कि मोटापा, डायबिटीज, बीपी आदि इसी प्रकार के रोग हैं। बड़ी आंत में भोजन पचने की संपूर्ण प्रक्रिया 16 घंटे में पूरी होती है। छोटी आंत के खाली हो जाने पर हमें दोबारा भूख लगती है तथा दोबारा भोजन करते समय छोटी आंत बड़ी आंत की कार्यप्रणाली में बाधा नहीं पहुंचाती है। इस 16 घंटे की पाचन क्रिया में ही छोटी और बड़ी आंत में भोजन में कैल्शियम आदि विभिन्न खनिज समायोजित हो जाते हैं। बड़ी आंत और इसके फ्लोरा की कार्यप्रणाली से हमारे द्वारा खाया हुआ भोजन ऊर्जा से भरपूर हो जाता है। यहीं पर भोजन में फैटी एसिड्स (*fatty acids*), विटामिनK, विटामिनB12, विटामिनB1 *थाईमीन* (*thiamine*) एवं विटामिनB2 *रिबोफ्लेविन* (*riboflavin*) आदि शरीर में समायोजित हो जाते हैं। बड़ी आंत में भोजन में मिले हुए तत्वों से शरीर की तंत्रिकायें मजबूत होती हैं जिससे मस्तिश्क में *माइग्रेन* (*migrane*) इत्यादि की समस्या नहीं होती है। बड़ी आंत में ही भोजन के साथ पानी और नमक सही अनुपात में समायोजित हो जाता है, जिसके कारण से मल में गीलापन एवं लवणता तथा शरीर में द्रव का संतुलन बना रहता है। बड़ी आंत में ठीक से पचा हुआ भोजन (*absorbed food and nutrients*)

लीवर में जाकर रक्त–प्रवाह में मिल जाता है। भोजन पाचन के बाद शरीर में ऊर्जा उत्पादित होती है, जिससे शरीर की रोग प्रतिरक्षी प्रणाली (*immune system*) मजबूत होती है। भोजन का अधिकतर भाग उत्सर्जन प्रणाली द्वारा मल, मूत्र, पसीने के रूप में शरीर से बाहर निकल जाता है। यदि दिनभर में सभी कुछ मिलाकर एक व्यक्ति ने 250–400 ग्राम भोजन खाया है – पानी छोड़कर – तो कुल 40–60 ग्राम ही शरीर में समायोजित (*assimilate*) होता है, बाकी मल बनकर निकल जाता है। किंतु असंतुलित आहार से उत्सर्जन एवं *रोग–प्रतिरक्षा* प्रणाली भी असंतुलित एवं रोग ग्रस्त हो जाती है।

एशिया एवं यूरोप के उत्सर्जन प्रक्रिया की तुलना करते हुए जूलिया एंडर्स लिखती हैं – एशियाई देशों में घुटने के बल उकड़ूं–मुकड़ूं बैठ कर मल त्याग करने से पेट और कमर में मजबूती आती है और मल त्याग सहज हो जाता है। जबकि यूरोपीय देशों में कुर्सीनुमा बैठकी वाली सीट (*commode*) पर आराम मुद्रा में बैठने से बड़ी आंत के नीचे वाले हिस्से कोलन से जुड़े हुए मलाशय (*rectum*) से मल शायद उतनी आसानी से नहीं निकलता साथ ही में, फाइबर रहित एवं सामिश भोजन, जल से गुदा न धोने की आदत से कब्ज, पाइल्स, फिशर आदि रोगों की संभावना भी बढ़ जाती है।

कमजोर पाचन तंत्र और रोग– कुछ लोगों को खास तौर से पश्चिमी देशों में गेहूं के **ग्लूटन** (***gluten***), दूध के **लैक्टोज** (***lactose intolerence***) एवं फलों के ***फ्रक्टोज*** (फल में पाये जाने वाले कार्बोहाइड्रेट लिपिड/प्रोटीन) की प्रतिक्रिया (*allergy*) से पेट फूलने एवं संवेदी आंत्र–रोग (*irritable bowel disease–IBD*) की समस्या के साथ सीलियक एवं क्रोन्स रोग (*Celiac & Crohn's disease*) हो जाते हैं। देखा जाये तो *भोजन की सहनीयता* (*tolerance*) एवं *असहनीयता* अथवा यू कहें कि शरीर में भोजन की सुपाच्यता और उसका शरीर में घुलमिल एवं समायोजित हो जाना (*assimilation*), बहुत कुछ भोजन शैली पर भी निर्भर है। जैसे कि गरिश्ठ भोजन बटर, टोस्ट, बर्गर, बेकरी, पास्ता, नूडल्स, पूरी, कचौरी, मिठाई, जलेबी, खोआ, चीनी, मैदा, छोला, भटूरा आदि के सेवन से आंत की वनस्पति विकृत होती है। छोटी आंत में

बहुत से पाचक रस (*digestive enzymes*) भोजन के साथ मिलते हैं, जो आंत की वनस्पति को सुरक्षित रखने में मददगार होते हैं। मिठाई, चीनी जैसे कार्बोहाइड्रेट हमारे रक्त प्रवाह में तुरंत मिल जाते हैं, जबकि छोटी आंत के एन्जाइम, अन्न से बनी रोटी को छोटे–छोटे अंशों में विभाजित करने के लिये बहुत देर तक कार्य करते रहते हैं जिससे गट फ्लोरा सुरक्षित रहता है। इस प्रकार से भोजन में सुपाच्यता होने के साथ–साथ इसमें कार्बोहाइड्रेट, प्रोटीन, वसा की मात्रा बहुत ही संतुलित होनी चाहिये नहीं तो अतिरिक्त ऊर्जा शरीर की रक्तवाहिकाओं में जमा हो जाने पर धमनी काठिन्य (*atherosclerosis*) का रोग हो जाता है, जिससे बीपी, डायबिटीज जैसे रोग भी होने लगते हैं।

रोज–रोज अतिरिक्त मात्रा में चीनी का उपभोग करने से शरीर में ग्लाइकोजन (*glycogen*) की जटिल श्रंखला बन जाती है जो लीवर में संचित होकर, वसा में परिवर्तित हो जाती है जिससे शरीर में वसा ऊतक (*fatty tissues*) की वृद्धि से विकार उत्पन्न होते हैं। उपभोग की गयी ऊर्जा व्यायाम करने से ईंधन की तरह जलकर इस्तेमाल हो जाती है जिससे हमारा स्वास्थ्य सुरक्षित रहता है। हमारे द्वारा उपभोग एवं संचय की हुयी अतिरिक्त ऊर्जा धीरे–धीरे रोग–प्रतिरक्षा प्रणाली (*immune system*) की लसीका प्रणाली (*lymphatic system*) को कमजोर करने लगती है जिससे विभिन्न रक्त वाहिकायें संकरी हो जाती हैं। यद्यपि प्रकृति की हरियाली से प्राप्त होने वाली मौसमी सब्जियां, फल एवं इनकी वसा गट फ्लोरा के लिये स्वास्थ्यवर्धक (*healthy*) हैं, किन्तु शाक–सब्जी, अनाज में पाई, घुन एवं उनके पराग को साफ करके ही इनका प्रयोग करना चाहिये नहीं तो इन वनस्पतियों में रहने वाले हानिकारक जीवाणु छोटी आंत के छिद्रयुक्त स्थान (*crypts*) में पनप कर पेट में रोग उत्पन्न कर देते हैं। जैसे अत्यधिक चीनी, अत्यधिक प्रोटीन गट फ्लोरा को नुकसान पहुंचाती हैं, ठीक उसी प्रकार से अत्यधिक चिकनाई भी गट फ्लोरा को नुकसान पहुंचाती है। जैसे कि सरसों, मूंगफली एवं काजू तथा काजू का तेल गट फ्लोरा को कुछ नुकसान पहुंचाते हैं किन्तु अखरोट, तिल, गरी, अलसी (अलसी में ओमेगा–3 है –*omega-3*), एवोकेडो, जैतून, नीम आदि वनस्पतियों की चिकनाई गट फ्लोरा को सुरक्षित रखती

हैं। अलसी, नीम आदि वनस्पतियों की चिकनाई कोलेस्ट्राल और गठिया के लिये फायदेमंद हैं।

अम्लीय–प्रतिवाह, उल्टी एवं कब्ज *Reflux, Vomiting, Constipation*– संतुलित आहार एवं नित्य व्यायाम गट फ्लोरा की रक्षा करते हैं जो हमारे आमाशय एवं आंत को रोगों से बचाते हैं। पेट में जलन, गले में जलन तथा गले तक अम्लीय रस आ जाना आम बात है। सीने और पेट में जलन के साथ उल्टी, मल साफ न होना, कब्जियत बना रहना, मल में आंव (*mucous*), बदहजमी का बना रहना, अक्सर दस्त या पतला झागदार मल आदि लक्षण हमारे आमाशय एवं आंत के विकार हैं। मैदे से बना फास्ट फूड, अधिक चीनी, चिकनाई, ड्रग्ज व्यसन (अधिक कैफीन, पान मसाला, तंबाकू, गांजा, भांग, चरस, अफीम, स्मैक आदि) से संवेदी आंत्र रोग (*irritable bowel disease–IBD*), अल्सरेटिव कोलाइटिस, सिलियक रोग, क्रोन्स रोग आदि हो सकते हैं।

आंत मस्तिश्क अक्ष *GUT Brain Axis*– पेट के रोगों को देखते हुए विभिन्न प्रणालियों के चिकित्सक आंत एवं मस्तिश्क के मध्य *अक्ष का संबन्ध* मानते हैं। डॉ. जूलिया एंडर्स आंत और मस्तिश्क के अक्ष–संबन्ध को वेगस तंत्रिका (*vagus nerve*) के माध्यम से स्पश्ट करती हैं। जैसे कि वेगस तंत्रिका डायफ्राम (*diaphragm*), फेफड़ा, हृदय, भोजन नली एवं गर्दन से होते हुए मस्तिश्क (*brain*) तक पहुंचती है जिसके दबने से उदर की तंत्रिका जाल प्रभावित होकर मस्तिश्क में उलझन और घबराहट पैदा करती है। इसी कारण पेट और आंत में गुड़गुड़ाहट और घबराहट होती है।

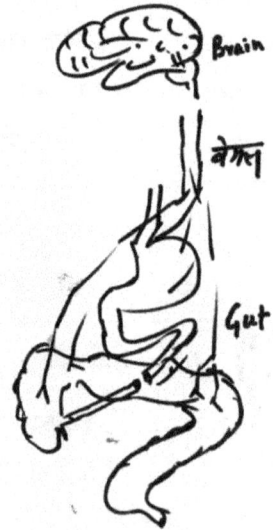

डॉ. जूलिया के मत में वेगस नर्व (*nerve*) दबने का मुख्य कारण समुद्री स्क्वर्ट (*sea squirt*) है जो भोजन के माध्यम से पेट में पहुंच जाती हैं और पेट तथा आंत में गुड़गुड़ाहट और घबराहट का एहसास देती हैं। डॉ. जूलिया **आंतों की तंत्रिका–जाल** को **गट का मस्तिश्क** मानती हैं, उनकी

राय में ***gut's network of nerve is called gut brain***। डॉ. जूलिया कहती हैं कि बहुत से यूरोपीय देश अवसाद रोग से ग्रसित रोगियों का इलाज वेगस तंत्रिका को उत्तेजित करके सफलता के साथ कर रहे हैं। कुछ चिकित्सा विज्ञानी डॉक्टर जूलिया के मत को काल्पनिक मानते हैं। कठिन परिस्थितियों की मानसिक व्यथा में भी आंतों का पाचन एवं गतिशीलता प्रभावित होती है। जो भी कहो राजू श्रीवास्तव की यह पंक्तियां, " *पेट सफा हर रोग दफा और मन खुश* " गटा और ब्रेन के इस कनेक्शन को सिद्ध करता दिखता है।

आंतों के मित्र एवं शत्रु जीवाणु *Friendly & inimical microbiota–* हमारे आंतों (Gut) में निवास करने वाले जीवाणुओं अथवा सूक्ष्मजीवियों (माइक्रोबायोटा) में कुछ *मित्र जीवाणु हैं एवं कुछ शत्रु जीवाणु भी हैं – मित्र जीवाणु पाचन शरीर मस्तिश्क एवं रोग प्रतिरक्षा प्रणाली को स्वस्थ रखते हैं।* अब हम जानेंगे कि शत्रु जीवाणु हमारे आंतों को कैसे नुकसान पहुंचाते हैं। जैसे कि ***शत्रु जीवाणुओं*** में *साल्मोनेला* जीवाणु (*Salmonellae bacteria*), समुद्री तरंगों में पाया जाने वाला *हेलिकोबैक्टर* (*Helicobacter*) जीवाणु, मछली सेवन से तथा बिल्ली के आंतों में पलने वाला *टॉक्सोप्लाजमेटा* (*toxoplasmata*) जीवाणु विभिन्न भोजन सामग्री से गट में पहुंच सकता है। विभिन्न शत्रु जीवाणुओं में *हेलिकोबैक्टर* जीवाणु सबसे अधिक खतरनाक है, जिससे छोटी आंत में प्रायः अल्सर इत्यादि हो जाता है। ये शत्रु जीवाणु आंतों के पाचक अम्ल के प्रभाव को समाप्त कर देते हैं। शत्रु जीवाणुओं से ***पार्किंसंस रोग*** (*Parkinson's disease*) जैसे तंत्रिका रोग भी हो सकते हैं। जिनसे हमारी रोग प्रतिरक्षा प्रणाली (*immunity system*) भी नश्ट हो जाती है। चिकित्सा विज्ञान के शोधों से सामने आया है कि ***हेलिकोबैक्टर नामक शत्रु जीवाणुओं के कुछ अच्छे प्रभाव भी हैं*** जैसे कि हेलिकोबैक्टर नामक जीवाणु से हमारे पेट एवं आंत की टी–कोशिका (*t-cells*) नियंत्रित होती है। इसके अतिरिक्त हमारे आंतों में कीड़े भी पाये जाते हैं जो पाचन प्रणाली में रोग उत्पन्न करते हैं। शत्रु जीवाणुओं की भांति हमारे गट में ***मित्र जीवाणु*** भी पाये जाते हैं। ***मित्र जीवाणुओं*** का परिवार दो श्रेणी में बांटा जा सकता है यथा –***प्री–बायोटिक एवं प्रो–बायोटिक*** (***pre-biotic and pro-***

biotic)। प्री–बायोटिक्स हमारी आंत के लाभकारी जीवाणुओं का आहार हैं और इनसे ही गट में मित्र जीवाणुओं की वंशवृद्धि होती है। *प्रो–बायोटिक* स्वयं में जीवित जीवाणु हैं जो दूध, पनीर, देशी घी, हरी शाक–सब्जी, फल इत्यादि में भरपूर मात्रा में पाये जाते हैं, जिनमें लैक्टोबैसीलस (*lactobacillus*) नामक मित्र जीवाणु प्रमुख हैं। रात को आटा सान कर सवेरे उसकी रोटी बनाने पर आंटे में खमीर (*yeast*) नामक मित्र जीवाणु फायदेमंद हैं। खमीर में *सैक्रोमाइसीज सेरिविसी* (*saccharomyces cerevisiae*), क्रिप्टोकोकस (*cryptococcus*) एवं कैंडीडा एलबीकान्स (*candida albicans*) नामक मित्र जीवाणु पाये जाते हैं जिनसे गट जीवाणु सुरक्षित रहते हैं और इम्यूनिटी मजबूत होती है। यद्यपि मित्र जीवाणु गट फ्लोरा की रक्षा करने के साथ–साथ गट फ्लोरा को ताकतवर भी बनाते हैं किन्तु यदि हमारी आहार प्रणाली बिगड़ी हुयी है और जंक खाना अधिक हो तो मित्र जीवाणु भी रोगी हो जाते हैं और उनकी ताकत भी खतम हो जाती है। जैसे कि *लैक्टोज* मित्र जीवाणु है किन्तु दुग्ध उत्पादों का प्रयोग असमय करने, असमय दही का उपयोग करने तथा जरूरत से ज्यादा फास्ट फूड इत्यादि खाने से अथवा मीठा दूध पीने से मित्र जीवाणु कमजोर हो जाते हैं। इसीलिये आज के दौर में लोगों को *लैक्टोज* एवं *फ्रैक्टोज* की एलर्जी हो रही है। जैसे कि अमेरिका के वैज्ञानिकों द्वारा अफ्रीका के मसाय योद्धाओं (*Massai warriors*) पर किये गये सर्वेक्षण रिपोर्ट अनुसार – इस जाति द्वारा कर्डिल्ड दूध (*curdled milk*) के साथ मांस का सेवन करने पर भी इनका कोलेस्ट्राल बहुत न्यून पाया गया तथा इनके गट में लैक्टोबैसीलस (*lactobacillus*) नामक मित्र जीवाणु पिछली कई पीढ़ियों से स्थापित हो चुका था जिससे उनकी पाचन प्रणाली एवं इम्यूनिटी सिस्टम मजबूत हो गयी। इसी प्रकार से एक केला लगातार कुछ महीनों तक खाने पर तथा केले की ऊर्जा के बराबर आधी चॉकलेट कुछ महीनों तक खाने पर बहुत अंतर दिखेगा अर्थात् केला खाने से कोलेस्ट्राल नहीं बढ़ेगा जबकि चॉकलेट खाने से कोलेस्ट्राल बढ़ जायेगा। इससे सिद्ध होता है कि हमारी आंतों के मित्र जीवाणु वनस्पति युक्त आहार पसंद करने के कारण स्वस्थ रहते हैं तथा शरीर को निरोग करते हैं।

गट फ्लोरा

हम सब यही चाहते हैं कि हमारा शरीर स्वस्थ रहे, काया निरोगी रहे। यह तभी संभव है जब हम संयमित आहार, व्यायाम एवं परिश्रम से अपने शरीर के परस्पर–जीवी गट फ्लोरा को सुरक्षित और सुदृढ़ रखें।

25

मादक पदार्थ दुरूपयोग

Addictive Substance Abuse

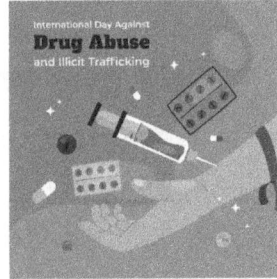

इस अध्याय में हम सीखेंगे कुछ बातें – *Learning Objectives*

- तम्बाकू, एल्कोहॉल, **ड्रग्ज** (कैनाबिस, अफीम, कोकीन आदि) **पदार्थों** के दुरूपयोग एवं व्यसन से होने वाले विकार
- नशा एवं ड्रग्ज से परहेज एवं छोड़ने की पीड़ा

तम्बाकू, एल्कोहॉल, ड्रग्ज आदि पदार्थों का सेवन भोजन या आहार की श्रेणी में नहीं है। इनका सेवन ही पदार्थ दुरूपयोग (***substance abuse***) कहा जाता है। इन पदार्थों के सेवन की कोई पौश्टिक उपयोगिता नहीं है। ये तीनों पदार्थ मादक पदार्थ हैं, इसी प्रकार से अन्य मादक पदार्थों एवं उनके प्रकार की चर्चा हम इस अध्याय में करेंगे। जब इनकी लत पड़ जाती है, तो इसे व्यसन कहते हैं। जब

व्यक्ति दिनचर्या में ऐसे पदार्थों पर निर्भर करने लगे तो देर–सबेर दैहिक, भावनात्मक एवं वैचारिक विकृतियां स्वाभाविक रूप से उत्पन्न होने लगती हैं। घर बेचकर मनुश्य इनके नशे में फंस जाता है और इनको पाने के लिये सामाजिक अपराध में प्रवृत्त होने लगता है – *morbidity due to*

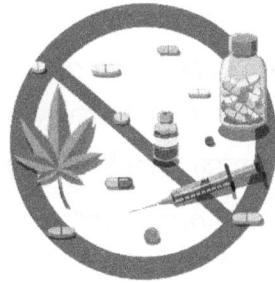

habit, addiction and drug dependence.

मादक पदार्थों के दुरूपयोग अर्थात् नशे से हमारे मस्तिश्क एवं शरीर रोगग्रस्त हो जाते हैं। *पदार्थ दुरूपयोग* को बोलचाल में ***व्यसन*** अथवा ***आसक्ति*** (*addiction*) कहते हैं। मादक पदार्थों का दिन में कई बार दुरूपयोग ***बाध्यकारी व्यसन*** अथवा ***लालसा*** (***compulsive addiction** or **craving***) है। *तुलसीदास* ने विभिन्न पदार्थों के गुण–दोश का सांकेतिक विवरण निम्नवत लिखा है –

"ग्रह भेशज जल पवन पट, पाई कुजोग सुजोग।
होहिं कुबस्तु सुबस्तु जग, लखहिं सुलच्छन लोग।।"

संसार के विभिन्न पदार्थ (ग्रह, औशधियां, जल, पवन, वस्त्र आदि) कुसंग (*bad company*) और सुसंग (*good company*) से ही अच्छे और बुरे पदार्थ कहे जाते हैं। जैसे कि बहुत से रोगों की औशधियों में भांग (*cannabis*), अफीम (*opium*), एल्कोहॉल आदि का लघु मात्रा में प्रयोग होना। किंतु इन मादक पदार्थों का मनमाना व्यसन शारीरिक–मानसिक रोगों के कारक हैं। अतः इनके व्यसन से परहेज करना चाहिये। कैफीन, निकोटीन एवं एल्कोहॉल नामक उत्तेजक पदार्थ **मनोविकृत्तिकारी मादक पदार्थ** नहीं हैं। शिक्षित एवं सभ्य समाज में भी कैफीन, निकोटीन एवं एल्कोहॉल का संतुलित प्रयोग बुरा नहीं माना जाता है, कारण कि इनके संतुलित प्रयोग से समाज में अपराध की प्रवृत्ति नहीं पलती है। *एल्कोहॉल के असंतुलित नशे से* शरीर में रोग पनपते हैं जिससे जीवन अभिशप्त (*life gets cursed*) हो जाता है। मादक एवं मनोविकृतिकारी पदार्थों के लगातार सेवन से विचार शक्ति विलुप्त (*lack of discretion*) हो जाती है। **मादक पदार्थों के विकार** (***addiction-disorders***)– जैसे कि तीव्र नशे से (*acute intoxication*) विचारशक्ति का कम होना; नशा छोड़ने की मनोदैहिक विकृतियां (*psychosomatic effects of withdrawal*); मादक पदार्थ निर्भरता अथवा लत (*addiction-dependence syndrome*) आदि विभिन्न हानिकारक परिणाम (*harmful effects*)।

मादक पदार्थों के विवरण निम्नवत हैं:

1. **कैफीन/निकोटीन (ताम्रकूटी)** ***Caffeine/Nicotine***

i. **कैफीन**– पिछले लगभग 100 वर्शों से चाय–कॉफी का उपयोग घर, ऑफिस, दुकान, शादी, त्यौहार, मेहमान–नवाजी में हो रहा है। बचपन में कुछ बुजुर्ग हिंदुस्तान में चाय पीने की परंपरा सुनाते थे कि जब "शुरू–शुरू में भारतवर्श में चाय आयी थी तो बड़े से टीन के डिब्बे को लटकाकर फिरंगियों के इशारे पर हिंदुस्तानी कारिंदे और फेरीवाले घंटी बजाते हुए, मनचाही मात्रा में फ्री चाय बांटते थे और यहीं से हिंदुस्तान में चाय प्रचलित हुई। कहीं–कहीं फिरंगियों की पहल पर हिंदुस्तानी कारिंदे घर–परिवार में चाय बनाना सिखाते भी थे ......। आजकल प्रायः विभिन्न खाद्य पदार्थों यथा चॉकलेट, केक, हिंदुस्तानी चॉकलेट बर्फी, आईसक्रीम, कोको–कोला आदि में थोड़ा बहुत कैफीन मिलाकर चटखरा (*tang*) बनाया जाता है। इसके सीमित सेवन के दुश्परिणाम देखने में नहीं आये हैं। सॉफ्ट ड्रिंक का सीमित प्रयोग नुकसानदायक नहीं होगा। चाय और कॉफी सोकर जागने, थकावट दूर करने एवं ध्यान लगाने में काम आती है। चिकित्सक मरीजों को थोड़ी मात्रा में चाय–कॉफी पीने को मना नहीं करते। दिनभर में दो/तीन चाय–कॉफी पीने में कोई नुकसान नहीं होता है। थोड़ी मात्रा में निकोटीन या कैफीन से वजन में कमी, मुस्तैदी तथा थकावट दूर होती है। चाहे चाय हो अथवा कॉफी, दोनों की **अधिक** मात्रा नुकसानदायक है विशेश तौर पर उसमें पड़ी चीनी। कैफीन के अत्यधिक प्रयोग से बेचैनी, घबराहट, अतिउत्तेजना, अनिद्रा, लाल–उत्तेजित चेहरा (*flushed face*), अधिक मूत्र (*diuresis*), आंत और पेट के विकार (*gastro-intestinal disturbances*), मांसपेशी फड़कन (*muscle twitching*), असंबद्ध वार्ता, असंतुलित हृदय गति (*arrhythmia*) आदि रोग हो जाते हैं। यद्यपि आज किसी भी देश में कैफीन प्रयोग प्रतिबंन्धित नहीं है।

ii. **निकोटीन**– तंबाकू एवं तंबाकू से बने पदार्थ – विभिन्न विधि और मात्रा में जैसे कि सिगरेट, बीड़ी, हुक्का, सिगार, चुरूट, गुटका, खैनी, नसवार – नाक से तंबाकू सूंघना आदि का प्रयोग विश्व के सभी देशों में आम रूप से चल रहा है। तंबाकू हिन्दुस्तान की पैदावार नहीं है। कहते हैं कि तंबाकू सबसे पहले दक्षिण अमेरिका में पैदा होना शुरू हुई। हिन्दुस्तान में पुर्तगाली 1605 ईस्वी में तंबाकू लेकर आये थे। शुरू में तंबाकू का प्रयोग विशेश अवसरों पर होता था। थकान और तनाव

मिटाने के लिये भी तंबाकू का प्रयोग किया जाता है। अच्छी डकार आने की लालसा में लोग भोजन के बाद खैनी, पान में चूना, कत्था, तंबाकू रखकर खाते हैं। तंबाकू मनोरंजन का तरीका भी है। अपनी जवानी में लोग मित्रों से बतियाते थे *"अमां यार भोजन खाये के बाद सिगरेट पिये का मजा कुछ और है.......।"* लेकिन एक बात जान लें कि तंबाकू प्रयोग रोगजनक व्यवहार है और इसके प्रयोग से आप किसी भी समय नये रोग के शिकार हो सकते हैं। चीन और अमेरिका के बाद तंबाकू की पैदावार और निर्यात में भारतवर्श तीसरे नंबर पर है। भारत के प्रदेशों में गुजरात सर्वाधिक तंबाकू का उत्पादन करता है। *भारत में तंबाकू 4 तरह से प्रयोग* की जाती है—

अ. बीड़ी, सिगरेट, हुक्का, छुट्टा, पाइप, सिगार, चिलम से धूम्रपान

ब. नाक से सूंघकर नसवार

स. पान में चूना, कत्था, तंबाकू रखकर अथवा चूना–तंबाकू मलकर खैनी, गुटका आदि

द. दांत में तंबाकू वाला गुल मंजन रगड़कर।

तंबाकू हानिकारक पदार्थ है, तंबाकू के डिब्बे, सिगरेट आदि सभी वस्तुओं में तंबाकू प्रयोग के दुश्परिणाम चित्र सहित लिखे जाते हैं। तंबाकू नशे से मन–मस्तिश्क पर तुरंत कोई प्रभाव नहीं होता है। विश्व में तंबाकू का प्रयोग 20–30% वयस्क कर रहे हैं। तंबाकू किसी सामाजिक अपराध का कारण नहीं है किन्तु तंबाकू हानिकारक है। सरकार को तंबाकू पर **उत्पाद शुल्क** (*excise duty*) से आमदनी होती है। तंबाकू बीमारी की जड़ है। जैसे कि तंबाकू उत्पादन से जुड़े कामगर भी तंबाकू खाने लगते हैं और रोग पाल लेते हैं। अधिक तंबाकू खाने से शिथिलता आती है। तंबाकू से केंद्रीय नाड़ी मंडल उत्तेजित होता है जिससे उबाऊपन दूर होने का मिथ्या अनुभूति होती है। तंबाकू मुंह में दबा के या धूम्रपान करते हुए लंबी दूरी तक गाड़ी चलाने वाले ड्राइवरों में तंबाकू से होने वाले कैंसर का प्रकोप अधिक है। तंबाकू सेवन से फेफड़ों की बीमारी, हृदय रोग, श्वसन नली की बीमारी एवं कैंसर आदि गंभीर रोग हो सकते हैं। विश्व में प्रतिवर्श 20 लाख लोगों की मृत्यु तंबाकू प्रयोग के कारण हो रही है।

2. **एल्कोहॉल अथवा *शराब*** बनाने का तरीका—

i. खमीर द्वारा (*Fermented Beverages*) – बीयर (*beer*) वाइन (*wine*) आदि

ii. आसुत पेय (*Distilled Liquor*) – शुगर (*sugar*), फल (*fruit*), जड़ी–बूटी (*herbs*), मसाले (*spices*)की शराब जैसे वोदका (*vodka*), व्हिस्की (*whiskey*), रम (*rum*), जिन (*gin*), देशी शराब आदि

iii. वाइन (*wine*) अंगूर की चीनी में *एथनॉल, कार्बनडाईऑक्साइड* एवं ऊश्मा से वाइन बनती है। शराब–सेवन मेलजोल, व्यवहारिकता आदि की औपचारिकता निर्वाह का माध्यम है, जिससे उत्तेजना एवं सुख की अनुभूति होती है जो अल्पकालिक है। शराब तो अमीरों, गरीबों और बौद्धिकों में समान रूप से पी जाती है। यारी–दोस्ती में, मां–बाप की मृत्यु, युवा वर्ग में प्रेम भावना दिखाने तथा बिछुड़न की हताशा–अवसाद आदि में भी पी जाती है। शराब शांतिकर (*sedative*) एवं उत्तेजक (*stimulant*) पदार्थ है। सीमित सेवन नसों को शांत कर तनाव कम करता है किन्तु अधिक मात्रा में सेवन से उत्तेजना होती है जो हानिकारक है। निर्णय क्षमता मंद होने लगती है, भोजन–नलिका, फेफड़ा, पेट, आंत, लीवर, गुर्दा, हृदय आदि रोगग्रस्त हो जाते हैं। प्रतिदिन शराब पीकर उत्तेजना बढ़ाना हानिकारक है, कुछ–कुछ लोग तो आत्महत्या की सीमा तक शराब पीते हैं।

3. **मनोविकृतिकारी–ड्रग *Psycho-active Drugs*–** ड्रग नशे से भावनात्मक, वैचारिक एवं शारीरिक शक्ति धीरे–धीरे नश्ट हो जाती है। ड्रग नशे से पाचन, रक्त संचार, श्वसन, मल–मूत्र उत्सर्जन (*excretory system*), प्रजनन (*reproductive system*) तंत्रिका तंत्र (*nervous system*) आदि प्रणालियां, निश्क्रिय (*inactive*) हो जाती हैं। ड्रग्ज के वशीभूत व्यक्ति समाज से कट जाता है, काल्पनिक दुनिया में जीने लगता है, ड्रग्ज को समाज में स्वीकृति नहीं मिलती है – इसका प्रयोग वर्जित है। गैर सामाजिक तरीके से रेव (*rave*) पार्टी की जाती है। जहां अवैधानिक ड्रग का नशा करते हैं। मनोविकृतिकारी या साइको–एक्टिव ड्रग्ज निम्नवत हैं:

i. **शामक, अवसादक, शांतिकर पदार्थ *Sedatives, Hypnotics, Depressors–*** इनमें *एम्फिटामिन* (*amphetamine*), *लाइसर्जिक एसिड डाईइथिलामाइड* (*lysergic acid di-ethylamide – LSD*) एवं *बार्बीचुरेट* (*barbiturate*) आदि हैं। कुछ विशेश ड्रग्ज पदार्थों की चर्चा यहां करते हैं:

अ. एम्फिटामिन *Amphetamine–* 1887 ईस्वी में एडलीनो (*Edleanu*) द्वारा खोजी गयी। नकसुंघनी (*benzedrine inhaler*) रूप में प्रचलित हुयी। एम्फिटामिन के इस्तेमाल से शुरू में लगा कि यह ड्रग कोराईजा, राईनाइटिस (*coryza, rhinitis*) *अर्थात् आंख–नाक से पानी, खुजली, छींक,* एस्थमा (*asthma*), आवेशिक निद्रा (*narcolepsy*), पार्किंसन (*Parkinson*), मस्तिश्क ज्वर एवं ध्यान आभाव अतिसक्रियता विकार (*attention deficit hyper activity – ADHD*) में फायदेमंद होती है, किंतु बाद में ज्ञात हुआ कि इसके दुश्प्रभाव तो बहुत अधिक हैं और बीमारी में प्रभावशीलता कम। थोड़े–थोड़े दिनों में इसका नशा ***क्रैशेज*** (***crashes***) की तरह भी किया जाने लगा। इसकी ललक (*craving*) से केंद्रीय नाड़ी प्रणाली (*central nervous system – CNS*) एवं रासायनिक दूत (*chemical messenger*) नश्ट होने से विभिन्न हृदय रोग (*cardiac disease*), अतिज्वर (*hyperpyrexia*), गतिभंग दोश (*ataxia*), चरम उत्साह (*euphoria*), **ध्यान अभाव अतिसक्रियता विकार** (*ADHD*), मुहांसे, धुंधली दृश्टि, स्पर्श विभ्रम (*tactile hallucination*), साइकोसिस (*psychosis*) आदि बीमारियां होने लगीं। इस ड्रग नशे से होने वाले रोग लाइलाज हो गये। अब यह ड्रग प्रचलित (*popular*) नहीं है।

ब. बार्बीचुरेट *Barbiturate*– 1903 ई. के आसपास *बार्बीचुरेट* शामक (*sedatives or tranquiliser*) एवं *एनेस्थीसिया* (*anaesthesia*) रूप में प्रचलित हुई। बाद में इस ड्रग के नशे से अचेतन अवस्था (*hypnosis*) में सुख खोजने के लिये होने लगा। धीरे–धीरे यह ड्रग – *सीकोबारबिटल* (*secobarbital*), *पेन्टोबारबिटल* (*pentobarbital*), *एमोबारबिटल* (*amobarbital*) नामों से नशे हेतु बेची जाने लगी। इसके नशे से तुरंत

नींद और शांति का एहसास होता है, जिससे सहजता और सक्रियता क्षीण हो जाती है।

स. ***बेन्जोडाइजीपीन Benzodiazepine***– 1957 ईस्वी में *क्लोरोडाइजीप्ऑक्साइड* (*chlordiazepoxide*) की खोज के बाद चिकित्सा जगत में बार्बीचुरेट के स्थान पर *बेन्जोडाइजीपीन* का प्रयोग प्रचलित हो गया। धीरे–धीरे बहुत से लोग इस ड्रग का नशा और दुरूपयोग करने लगे। इस ड्रग से निकलने वाले *गामा–अमीनोब्यूटिरिक* एसिड (*gamma–aminobutyric acid–GABA*) से मस्तिश्क के *न्यूरोट्रांसमीटर्स* (*neurotransmitters*) नश्ट हो जाते हैं, अतः इसका नशा हानिकारक है, किंतु फिर भी आज गाबा (*GABA*) बहुत से देशों में पूरक आहार (*supplementary diet*) की तरह बिक रहा है।

ii. **स्वापक/तंद्राकार पदार्थ *Narcotics***– गांजा, भांग और चरस (*cannabis*), अफीम, हीरोइन, स्मैक तथा ब्राउन शुगर (*opioids*) एवं कोकीन (*cocaine*) तंद्रा और नींद लाने वाली ड्रग हैं जिससे असक्षमता आने लगती है–

अ. कैनाबिस को **कैनाबिस सतीवा *Cannabis sativa*** भी कहते हैं। भारतवर्श एवं पाकिस्तान में इसका नाम *सतीवा इंडिका* (*Sativa indica*) तथा अमेरिका में इसका नाम अमेरिकाना है। *कैनाबिस हेम्प* बीज (*hemp-seeds*) यानि *मारिजुआना* से निकाला जाता है जिसमें *टेट्राहाइड्रोकैनाबिनोल* (*tetra-hydro-cannabinol*) होता है। हेम्प बीजों में बहुत अधिक मात्रा में प्रोटीन होती है और इसका प्रयोग औशधियों में होता है। इसे *हशीश* भी कहते हैं। कैनाबिस से लगभग 400 प्रकार के रसायन निकलते हैं जिसमें से 50 प्रकार के रसायन **गांजा, भांग, चरस** के दोशों से भरपूर होते हैं। कैनाबिस के नशे की आसक्ति (*lust*) को छोड़ना बहुत मुश्किल है। इसका नशा न मिलने पर शरीर में कंपन, चिड़चिड़ापन, बेचैनी, घबराहट बनी रहती है। शुरू में भूख अधिक लगती है, बाद में भूख घटने लगती है। कैनाबिस के नशे एवं लालसा (*craving*) से अनिद्रा का रोग हो जाता है। इसके नशे की शारीरिक आसक्ति तो नहीं होती है

किन्तु मानसिक आसक्ति बनी रहती है। कैनीबिस की मात्रा मूत्र–परीक्षण से पता चलती है। नशे में धुत्त–लती अपने अस्तित्व का निशेध (*depersonalization*) करते रहते हैं तथा यथार्थ की दुनिया से कट जाते हैं। इसका नशा करते रहने पर आंखे हमेशा लाल रहती हैं, मानो नशेड़ी निद्रा से जागा हो, मुख में सूखापन रहता है।

ब. अफीम पोस्ते के पौधे (*Papaver somniferum*) के बीज से निकाला जाता है। औशधि–गुणों से पूर्ण *अफीम* का नशा हजारों वर्शों से किया जा रहा है। अफीम से ही *हेरोइन* (*heroin*), *स्मैक* (*smack*) एवं *ब्राउन शुगर* (*brown sugar*) बनती है जिसका नशा विश्व में काफी लोगों द्वारा किया जाता रहा है। अफीम से बने ड्रग का व्यापार गैर कानूनी है। भारतवर्श के समीप इलाकों अफगानिस्तान–बर्मा–थाईलैंड–लाओस में अफीम एवं अफीम से बने पदार्थों का गैर कानूनी परिवहन, तस्करी एवं दुरूपयोग बढ़ रहा है। पूरी दुनिया के युवाओं में अफीम का नशा अभिशाप बन चुका है। अफीम से बने पदार्थ मॉर्फीन (*morphine*) दर्द निवारक (*pain killer*) ड्रग की तरह औशधि में प्रयोग होती है। इंजेक्शन के रूप में मॉर्फीन की अपेक्षा हेरोइन का नशा दो गुना अधिक है तथा हेरोइन के नशे की सहनशक्ति भी 100 गुना अधिक है। हेरोइन न मिलने पर नशे की खोज में नशेड़ी (*drug addict*) *मॉर्फीन* ***पैरनटेरल*** (***parenteral***) अर्थात् *इंट्रामस्कुलर/ इंट्रावेनस इंजेक्शन* (*intra-mascular/intra-venous injection*) द्वारा भी लेने लगते हैं। इस विधि द्वारा इसका सेवन धूम्रपान की अपेक्षा अधिक आनन्ददायक है। इस ड्रग के नशे से मंदनाड़ी, अल्प–रक्तचाप (*hypotension*), श्वसन अवसाद (*respiratory depression*), तापमान गिरावट (*subnormal-temperature*), आंख की पुतली का सुराख छोटा होना (*pin point pupils*), विलम्बित स्वाभाविक–क्रिया (*delayed reflexes*) आदि विकार हो जाते हैं। अफीम, हेरोइन, स्मैक आदि नशों को छोड़ना मुश्किल है। इस नशे की लत का तीन तरह से इलाज है, यथा – अत्यधिक मात्रा की ड्रग (***overdose***) देकर, विश हरण (***detoxification***) एवं रोगी के शरीर एवं मस्तिश्क की स्थिरता बनाकर (***maintenance therapy***)। अफीम एवं अफीम से बने ड्रग्ज विश्व के सभी देशों में गैर कानूनी है और इसका परिवहन

दण्डनीय अपराध है।

स. कोकीन कोका झाड़ी से निकाला हुआ क्षाराभ (*alkaloid*) है। वनस्पति विज्ञान (*botany*) में इसे *एरथ्रोजाइलम कोका* (*Erthroxylum coca*) कहते हैं। इसकी पैदावार *बोलीविया* (*Bolivia*) एवं *पेरू* (*Peru*) में होती है। कोकीन 1860 ईस्वी में *अल्बर्ट नीमैन* (*Albert Neimann*) द्वारा खोजी गयी। प्रसिद्ध मनोवैज्ञानिक *सिग्मन फ्रायड* (*Sigmund Freud*) के मित्र *कार्ल कॉलर* (*Karl Koller*) ने 1884 ईस्वी में सर्जरी तथा मरीज के इलाज में इस पदार्थ से बनने वाले ड्रग्ज की चेतना हरण (*anesthesia*) उपयोगिता का महत्व बताया। नशेड़ी कोकीन को ***क्रैक*** (***crack***) कहते हैं। कोकीन भी 4 विधियों से लिया जा सकता है, जैसे – मुख द्वारा, सूंघकर, धूम्रपान एवं पैरेन्टरल (*parenteral*) विधि से। पैरेन्टरल अर्थात् इंजेक्शन लगाकर इसका सेवन धूम्रपान की अपेक्षा अधिक आनन्ददायक है। सूंघकर एवं इंजेक्शन द्वारा लेने पर इसका एहसास तुरंत रगों में तेजी से दौड़ने लगता है जिससे खुशी की लहर दौड़ पड़ती (*impulse of pleasurable sensation*) है। कोकीन केंद्रीय नाड़ी मंडल को उत्तेजित करता है जिससे प्रेरणा (*motivation*) एवं एकाग्रता (*concentration*) जैसे कि ***डोपामाइन*** (*dopamine*), ***नोरेपिनेफ्रीन*** (*norepinephrine*) एवं ***सिरॉटॉनिन*** (*serotonin*) जैसे *न्यूरोट्रांसमीटर* पूरे शरीर में तेज गेंद (*speed ball*) की तरह दौड़ते हुए मस्तिश्क में आनंद की हिलोर (*secretion*) पैदा करने लगते हैं। इससे मस्तिश्क के न्यूरोट्रांसमीटर (*neuro-transmitters*) में आनंद की झोंक उठने लगती है। कोकीन की लत से आंख–पुतली विस्फारण (*pupil-dilation*), तीव्र हृदय गति (*tachycardia*), उच्च रक्तचाप (*hypertension*), मिचली एवं उल्टी (*nausea & vomiting*) आदि विकार आ जाते हैं। इस नशे के प्रभाव से हवा में काल्पनिक चित्र (*hypomanic picture*) दिखायी पड़ने लगते हैं। अति–सजगता (*hyper vigilance*) के कारण नशेड़ी अपने को महत्वपूर्ण मानने (*grandiosity*) लगते हैं। चक्कर, बेहोशी तथा निर्णय दोश (*impaired judgement*), आम बात है। हृदय, फेफड़ा, लीवर, गुर्दे के रोग हो जाते हैं। इसके नशेड़ियों का इलाज ऑक्सीजन

देकर किया जाता है। मांसपेशियों को आराम देने हेतु *थायोपेन्टोन* (*thiopentone*) एवं *डायजीपाम* (*diazepam*) द्वारा उपचार होता है।

iii. **भ्रम उत्पादक पदार्थ *Hallucinogens*–** इस पदार्थ में *लाइसर्जिक एसिड डाईइथिलामाइड* (*lysergic acid di-ethylamide–LSD*) एवं *पेंसीक्लाइडीन* (*phencyclidine–PCP*) ड्रग आते हैं। इस ड्रग के अम्ल (*acid*) की खोज 1938 ईस्वी में हुयी थी। इस प्रभावशाली (*powerful*) ड्रग को *मॉर्निंग ग्लोरी बीज* (*morning glory seed*) से निकाला जाता है। यह ड्रग *ध्यान अभाव अतिसक्रियता विकार* (*attention deficit hyper activity disorder–ADHD*) से पीड़ित रोगियों के इलाज में कारगर है। एलएसडी (*LSD*) के नशेड़ियों में बड़ी सहनशीलता देखी गयी है। इस ड्रग के नशेड़ियों में शारीरिक–मानसिक आसक्ति (*addiction*) नहीं होती है। नशेड़ी इस ड्रग के नशे को छोड़ने में कोई रूचि नहीं रखते हैं। नशेड़ी *LSD* का प्रयोग नशे के लिये करते हैं, लंबे समय तक परहेज करते हैं, पुनः इसका नशा करने लगते हैं। इसके नशेड़ी अपने अस्तित्व का निशेध (*depersonalization*) करते रहते हैं तथा भ्रम एवं मतिभ्रम (*illusion/hallucination*) के कारण बाहर की असलियत से कट जाते हैं। इस ड्रग का नशा करने वालों की अनुभूतियां कई गुना अधिक बढ़ जाती हैं। जैसे कि वे रंगों को सुनते हैं, ध्वनियों के स्पर्श से भाव–विभोर होते हैं। इस ड्रग के नशे से मंदनाड़ी, शरीर में कंपन, कार्यों में समन्वय–अभाव, बढ़ा हुआ तापमान, आंख–पुतली विस्फारण (*pupil-dilation*) आदि विकार आ जाते हैं। दिमागी रूप से सक्रियता (*hyperactivity*) बढ़ जाती है। *LSD* के नशेड़ी नशा करने पर अपने आप पर नियंत्रण खो देते हैं, जो 10–12 घंटे बाद वापस आ जाता है। लगातार नशा करने वालों में तनाव, थकान बनी रहती है।

iv. **वाश्पशील विलायक *Inhalants & Volatile Solvents*–** वायुमण्डल में तुरंत वाश्पीकृत (*vaporize*) होने वाले पदार्थ वाश्पशील विलायक (*volatile substance*) अपनी मौजूदगी से वातावरण और

स्वास्थ्य को हानि पहुंचाते हैं। इन कार्बनिक यौगिकों (*hydrocarbons*) में टोलीन (*toulene*), बेनजीन (*benzene*), एसीटोन (*acetone*), मिथेन (*methane*), गैसोलीन (*gasoline*) आदि मिले होते हैं। *जैसे कि पेंट, पेंट रिमूवर, वुड प्रिसर्वेटिव्स, एरोसोल स्प्रे* (*aerosol spray*), *पेस्टीसाइड़्स* (*pesticides*), *वार्निश, थिनर,* रासायनिक उर्वरक आदि। इन्हें घर के कमरों में बंद न रखें, घर के खिड़की दरवाजे खोलकर इन्हें उड़ा दें। इनका प्रयोग और व्यवहार रोगजनक है जिनसे आंख–नाक–कान में जलन, अतिरिक्त उत्तेजना, श्वसन संकट एवं अवसाद, दृश्य विकार, तंत्रिका रोग (न्यूरोपैथी), अंग असमन्वय चाल–ढाल असमन्वय, ह्रदय गति असंतुलन, ब्रेन डैमेज, स्मृति हानि, निर्णय दोश, लीवर, गुर्दा डैमेज होना, एवं कैंसर आदि।

v. **कफ सिरप – खांसी के सिरप–** खांसी में कुछ सिरप दिये जाते थे जिनमें *कोडीन* (*codeine*) एवं *ट्रैमाडॉल* (*tramadol*) नामक औशधियां मुख्य थीं। 1970–80 के दशक में ऐसी कुछ कफ सिरप की आदत बच्चों एवं किशोरों में पड़ने लगी वे इसके लती होने लगे। बच्चे कफ सिरप रोटी के साथ खाने लगे। अब ऐसे कफ सिरप बाजार से हटा दिये गये हैं। अब खांसी को शांत करने के लिये कफ सिरप में कोडीन की जगह *डैक्सट्रोमेथॉर्फन* (*dextromethorphan*) मिलाते हैं – इसकी भी अत्याधिक मात्रा *कीटामीन* (*ketamine*) जैसा तेज नशा देती है।

पदार्थ दुरूपयोग रोगजनक व्यवहार है जिससे सामाजिक एवं पारिवारिक संबंधों की सहज स्वाभाविकता नश्ट होने लगती है तथा व्यक्ति उपेक्षित होने लगता है। ड्रग्ज इतनी नशीली हैं कि इनको पाने के लिए नशेड़ी सब–कुछ लगा देता है, अतः इनकी खेती और व्यापार में मोटा मुनाफा है। माफिया ही इस काम को करते हैं। इसकी मांग से राजनीतिक महत्वाकांक्षाओं को नये आयाम मिलते हैं और यह आतंकवाद के पनपने में सहायक हो सकते हैं।

26

हाय–हाय ये कमबख्त मेरा पेट!
गैस, बदहजमी, कब्जियत, मानसिक
तनाव से पेट की समस्यायें

Abdominal problems
Gas, Indigestion, Constipation, Gastro-
Intestinal Manifestations of Stress

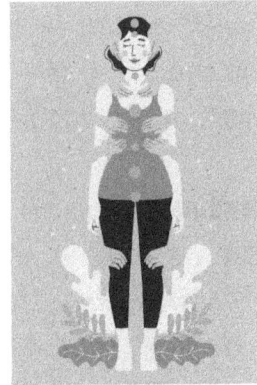

इस अध्याय में हम सीखेंगे कुछ बातें – *Learning Objectives*

- मिचली, उल्टी, डकार, गैस, गले और सीने में जलन, पेट फूलना, पतले दस्त, बार–बार मल त्याग इत्यादि

- आंतों की संवेदनशीलता, एमिबियॉसिस, कोलाइटिस, कब्ज, क्रोन्स रोग, हिर्चस्प्रुंग रोग, आंत में मनोविकार संबन्धी मनचाऊ सिंड्रोम एवं ग्लोबस हिस्टीरिकस रोग

"हाय–हाय मेरा पेट", "हाय–हाय मेरा पेट" कहते हैं न *"किसी को बैंगन बावले किसी को बैंगन पथ्थ"।* कुछ लोग तो कोई परहेज किये बिना हर चीज आराम से खाते पीते पचा लेते हैं और कुछ हैं कि हाय–हाय मेरा पेट के इर्द–गिर्द घूमते हुए अच्छे माहौल को भी विशम कर देते हैं। अक्सर कहते सुने जाते हैं मैं गैस या *कोलाइटिस* का पुराना मरीज हूं, जब से पैदा हुआ हूं आये दिन पेट से झेलता रहता हूं। कुछ भी खाता हूं पेट फूल जाता है – बदहजमी बनी रहती है। चूरन, चटनी, नीम की पत्ती,

जीरा, अजवायन, अदरक, नींबू, लहसुन, प्याज, पपीता, शहद, बबूल छाल, गुगुल, गिलोय, त्रिफला, हड़, बहेड़ा, आंवला, बेल, कपूर, पिपरमेंट, होम्योपैथी की नाइट्रम म्योर एवं एलोपैथी की कुछ दवाएं आदि से स्वयं ही इलाज करते हैं और लाभान्वित भी होते रहते हैं। लगातार डकार, वायु, पतले दस्त, कई बार मल त्याग की हाजत, आंव और खून निकलने की समस्या से परेशान होने पर भी लोग फास्ट फूड, अधिक चीनी, चिकनाई वाला एवं प्रदूशित भोजन करते हैं और उस पर भी ड्रग व्यसन (तंबाकू, गांजा, भांग, चरस) से मानसिक शांति मिलने की कोशिश में अपना स्वास्थ्य खराब कर लेते हैं। पेट एवं आंत (*gastro-intestinal*) की समस्याओं का नियंत्रण और उपचार खर्चीला नहीं है। अल्ट्रासाउंड कराने पर भी प्रायः पेट में कोई समस्या नहीं निकलती है। इसी प्रकार कब्ज और शौचालय में देर तक बैठना, बार–बार शौच जाना पेट की ही *हाय–हाय* है।

मनोविकार के कारण होने वाली पेट की समस्याओं पर **तीखा व्यंग्य** लिखते हुए किसी ने कहा है– *"पेट भावनाओं का आईना है, यह तो शर्मसार होकर लाल, रोश के साथ पीला, क्रोध के कारण उत्तेजित और डर से सिकुड़ जाता है।"* सामने परीक्षा हो, यात्रा करनी हो – टेंशन से दस्त और उल्टी होने लगती है परंतु यह पेट का रोग नहीं है। प्रायः पेट के रोग, चिंता, व्यग्रता, व्याकुलता, अवसाद जैसे मानसिक रोगों से हो जाते हैं। डॉक्टर जूलिया एंडर्स मानती हैं कि आहार नाल में तंत्रिका तंत्र और अपना ही ब्रेन होता है। आहार प्रणाली एवं तंत्रिकाओं (*alimentary and neurogenic*) की बीमारी से होने वाली पेट की समस्या व्यायाम, संयमित आहार से ठीक हो जाती हैं। *पेट एवं आंत* (*gastro intestinal tract–GIT*) *के संचालन* को लेकर कुछ विशेश पेट की समस्याओं का वर्णन निम्नवत है:

1. **जी मचलाना एवं उल्टी *Nausea and Vomiting***– जी मिचलाने और उल्टी के अनेक कारण हैं। कुछ लोगों को छोटी–छोटी बात पर जी मिचलाना और उल्टी हो जाती है जैसे बदबू आने पर, मृत शरीर देखने पर, यात्रा में (*travel nausea*), लंबे समय तक खाली पेट, गर्भावस्था (प्रेग्नैन्सी) में हार्मोन परिवर्तन, अवसाद (*depression*), कुछ औशधियों का सेवन आदि। यात्रा के समय उल्टी की समस्या होने पर

उल्टी के लिये नीबू, नमक, पिपरमिंट या कुछ दवायें लेनी पड़ती हैं।

2. आंत संवदेनशीलता संलक्षण *Irritable Bowel Syndrome IBS*– कोलन संवेदनशीलता से होने वाले रोग को अनियंत्रित मांसपेशी–कोलन (*spastic colon*), म्यूकस कोलाइटिस (*mucuous colitis*), आंत अस्थिरता (*unstable colon*), एडप्टिव कोलन (*adaptive colon*) आदि नामों से जाना जाता है। इस प्रकार की आम पेचिश मानसिक तनाव एवं मन की भावनाओं के विकार से भी होती है। संयम और व्यायाम ही उपचार है। ***आईबीएस की परिभाषा–*** यह बड़ी आंत की आम बीमारी है। इसमें आंत का गति–समन्वयात्मक संचालन (*co-ordinated orchestrated bowel movements*) अनियंत्रित हो जाने से पेट में दर्द, मरोड़, सूजन, गैस, कब्ज और डायरिया की बारी–बारी से शिकायत बनी रहती है। कभी–कभी यह बीमारी गंभीर समस्या के रूप में प्रकट हो सकती है। इस बीमारी में आंत के क्षतिग्रस्त होने पर भी उपचार हो जाता है। कम अवशेश वाले आहार (*low residual diet*) के सेवन से आंतों में ***डायवर्टिक्यूला*** *पाउच* (*diverticula*) बन जाते हैं, इनमें बैक्टीरिया संक्रमण होने से आईबीएस जैसे लक्षण हो सकते हैं जिसे *डायवर्टीक्यूलाइटिस* कहते हैं। कोलन या बड़ी आंत के एंडोस्कोपी परीक्षण एवं बायोप्सी में सिर्फ आंव सहित अतिरक्तता (*mucosal hyperemia*) दिखती है।

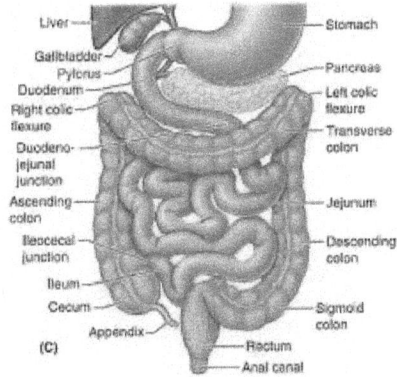

पेट के किसी भी स्थान पर दर्द इत्यादि की शिकायत आईबीएस नहीं है। आईबीएस में नाभि के नीचे बायीं तरफ कभी–कभी दाहिनी तरफ श्रोणी (*pelvis*) *इलियाक फोसा* में मरोड़ या मुर्रेदार दर्द के साथ मल (*tenesmus*) होता है। दस्त होते ही दर्द कम हो जाता है। इसमें कभी पेचिश और कभी कब्ज की शिकायत बनी रहती है। ***डॉ. जूलिया एंडर्स*** के अनुसार आईबीएस की शिकायत में – *"मल कभी लेड़ीनुमा तो कभी पतले*

फीते की तरह होता है, मल में आंव की अधिकता होती है, बार–बार मल जाने से गुदा की चूड़ियों में फिशर का घाव (anal fissure) हो जाता है। गुदा द्वार में दर्द और मल में खून इसके लक्षण हैं। मरीज में मनोरोग के लक्षण हो सकते हैं, पेट में मरोड़, दिल में बेचैनी, थकान एवं सिरदर्द की शिकायत हो सकती है।" संयमित आहार एवं व्यायाम करते रहने पर शुरूआती आईबीएस का इलाज आसानी से हो जाता है – दुग्ध एवं दुग्ध उत्पादों से परहेज, इसबगोल–भूंसी का प्रयोग आदि। चिंता, व्यग्रता एवं अवसाद होने पर *डायजीपाम* एवं *ट्रिमीप्रमाइन* औशधियों से भी आराम मिल सकता है।

आईबीएस जैसे ही लक्षण *अमीबिक एवं बैसीलरी* पेचिस (*amoebic & bacillary dysentery*) में **अमीबा** एवं **शिगेला** (*shigella*) के संक्रमण से होते हैं। *एमीबियासिस* (*amoebiasis*) एवं *आईबीएस* (*IBS*) पेट की अलग–अलग समस्यायें हैं।

3. **प्लीहा गठन विकार *Splenic Flexure Syndrome*–** बड़ी आंत का एक हिस्सा जो बायें भाग में होता है लंबा और घुमावदार होता है जिसे *स्पलिनिक फ्लैक्शर* कहते हैं इसमें जब अधिक वायु भर जाती है और निकलती नहीं तो पेट के बायें भाग (*left iliac fossa*) में दर्द होने लगता है। यह संक्रमण बहुत अधिक भोजन खाने या *डायवर्टिकुलम* से होता है। कभी–कभी इसमें अंटा (*sigmoid volvulus*) पड़ सकता है जिसकी सर्जरी करनी पड़ती है।

4. **श्रोणी के दाहिने इलियक फोसा का दर्द *Pain in the right iliac fossa*–** किन्हीं–किन्हीं महिलाओं की युवा अवस्था में उनके दाहिने श्रोणी *इलियाक फोसा* में दर्द और पीड़ा होती है। इस दर्द का प्रायः आहार एवं मल त्याग से संबन्ध नहीं है। स्त्रियों के दाहिने श्रोणी में मासिक धर्म के समय या माहवारी के बीच में अधिक दर्द हो जाता है। छूने पर दर्द वाला स्थान कड़ा महसूस (*tender*) होता है। रेडियोलॉजी एवं पैथोलॉजी की जांच प्रायः नॉर्मल आती है। कभी–कभी परीक्षण रिपोर्ट में क्रोन्स रोग (*Crohn's disease*) अथवा *एपेंडीसाइटिस* (*appendicitis*) या ओवरी में सिस्ट की डायग्नोसिस बन जाती है।

5. **पेट फूलना *Stomach Bloating***– पेट फूलना एक सामान्य लक्षण है जिसमें कोई खास रोग नहीं निकलता। कभी–कभी जांचों में गंभीर रोग भी निकल सकता है। अल्सर, गॉल ब्लैडर पथरी, गर्भावस्था, ट्यूमर, जलोदर (*ascites*), उदर कैंसर आदि कारणों से पेट के फूलने की शिकायत होती है। कभी–कभी पेट फूलना स्वाभाविक है जैसे भोजन के उपरांत, भूख, कब्ज आदि में। इनमें पेट चाहे न भी फूले पेट फूलने का आभास होता है। हाजमें की गोली और कब्ज के इलाज से यह समस्या दूर हो जाती है। यह आमाशय की गतिशीलता की विशमता है। एमीबियासिस, स्पास्टिक कोलन, म्यूकस कोलाइटिस, आईबीएस आदि में भी पेट फूलने की समस्या होती है। पेट फूले और गैस न पास हो तो आंतों में चिपकन या अवरोध (*intestinal obstruction*) हो सकता है, जिसमें सर्जरी करनी पड़ती है। आंतों में अवरोध के अनेक कारण हैं जैसे हर्निया, टीबी, ट्यूमर आदि।

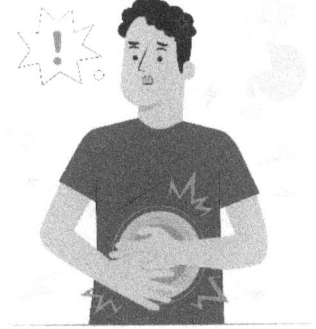

6. **कब्ज *Constipation***– कब्ज का अर्थ और परिभाशा हर व्यक्ति के संदर्भ में अलग–अलग है। मुश्किल से मल त्याग, कड़ा अथवा कठोर मल होना तथा अधूरी तरह से मल होने पर प्रायः पेट भरा–भरा और फूला लगता है। एक सप्ताह में चार बार अथवा एक दिन में चार बार मल त्यागना एक नॉर्मल आदत मानी गयी है। यह मनुश्य के खान–पान और गट फलोरा तथा मानसिक स्थिति पर निर्भर करता है कि वह कितनी बार मल त्यागे। कब्जियत के कारण बवासीर (*piles*), गुदा नीचे सरक जाने (*prolapse*), फिशर (*fissure*), फिश्चुला (*fistula*) आदि की शिकायत हो जाती है। कब्ज अथवा कब्जियत से होने वाले रोगों में अपने मनमानी तरीके से अथवा मिथ्या चिकित्सकों (*quacks*) के नुस्खे पर इधर उधर की औशधियां खाने से पेट और आंत में रोग हो सकते हैं। छोटी–मोटी कब्जियत को अधिक अवशेश

वाले आहार (*residual diet*) अर्थात् रफेज आहार (हरी शाक–सब्जी, फल), तरल पदार्थ सेवन एवं व्यायाम आदि से नियंत्रित एवं ठीक किया जा सकता है। पानी, दूध, दही के साथ इसबगोल की भूसी से कब्जियत नियंत्रित रहती है। कब्जियत को नियंत्रित करने के लिये रासायनिक विरेचन (*chemical laxatives*) का लंबे समय तक प्रयोग करने पर आंतों की पेशी–जाल (*myenteric plexus*) के प्राकृतिक संचालन की सहज क्रिया में जब दुश्वारी आने लगती है तो सर्जरी द्वारा *कोलेक्टॉमी* (*colectomy*) तक करी जानी पड़ सकती है। बच्चों में कभी–कभी **गंभीर कब्ज** *हिर्चस्प्रुंग रोग* या *मिक्सोडेमा* (*hirschsprung/myxoedema*) से होता है। जन्मजात कारणों से बड़ी आंत की तंत्रिका नसें न होने से हिर्स्चर्सप्रुंग बीमारी होती है जिसका इलाज भी सर्जरी से होता है।

*कब्ज पर **अध्याय 38** में भी लिखा गया है। कब्ज एक सामान्य समस्या है। कब्ज की दवाओं पर बड़े–बड़े विज्ञापन होते हैं। पीढ़ियां निकल गईं कब्ज को समझने में मगर कब्ज है कि कमबख्त समझ में ही नहीं आता है, कब्ज है! कि गद्य है! कि काव्य पंक्ति है! – जान लें मूल अधिकार है, भर पेट रोटी पाना –two square meal a day..., यहीं हम जोड़कर कहेंगे कि दिन भर की खुशी के लिये एक या दो सीधा पूरा मल त्याग –one straight stool स्वास्थ्य की निशानी है।*

7. **कब्ज का इलाज देशी दवायें या विरेचक औशधि *Laxatives***– दिनचर्या या खानपान असंयमित होने से कब्ज होता रहता है। कब्ज से बचने के लिये पहले तो खानपान को ही संयमित करना चाहिये। इस पर भी कब्ज न ठीक हो रहा हो तो कुछ देशी दवायें जब तब लेते रहना चाहिये। देशी दवाओं में हरड़, बहेड़ा, आंवला, खजूर, इसबगोल, मुनक्का, छुहारा आदि कब्ज के लिये उत्तम हैं। इन्हीं से त्रिफला चूर्ण और अनेक आयुर्वेदिक दवायें बनती हैं। इन देशी दवाओं को लंबे अर्से तक लेने पर पाचन एवं उत्सर्जन अंगों में क्षति नहीं होती है। वैसे नॉर्मल खाने से पहले यदि 200 से 300 ग्राम सलाद खा लिया जाये और प्रतिदिन 3 से 4 लीटर पानी पी लिया जाये तो अधिकांश लोगों का कब्ज ठीक हो जाता है। अन्यथा *लैक्जेटिव* दवायें जैसे

बिसाकोडिल, सेना, डॉक्यूसेट सोडियम, लैक्टूलोज, मिल्क ऑफ मैग्नीजिया, पैराफीन लिक्विड, सोडियम पीकोसल्फेट, प्रूकैलोप्राइड आदि लेना पड़ता है। कहते हैं कि सामान्य कब्ज के लिये देशी दवायें ही लें और अंग्रेजी दवाओं की आदत न ही डालें। अंग्रेजी दवाओं में विरेचक औशधियां अथवा लैक्जेटिव्ज आती हैं और वक्त जरूरत पर चिकित्सक की सलाह से ही लेनी पड़ें तो ले लेनी चाहिये। इनके अत्यधिक सेवन से मल से पोटेशियम क्षय होने के कारण मिलैनोसिस कोली (*melanosis coli*– गुदा द्वार पर कालीधार) हो जाती है, जिससे गुदा कैंसर भी हो सकता है। अधिक लैक्जेटिव सेवन से छोटी आंत क्षतिग्रस्त होने पर *स्टीटोरिआ* अर्थात् मल में अत्याधिक वसा निकलना एवं *कैल्शियम की कमी* (*steatorrhoea and hypocalcemia*) भी हो सकती है।

8. **मनचाऊ सिंड्रोम *Munchhausen Syndrome*–** जब मरीज ऑपरेशन द्वारा अपने पेट के मर्ज का इलाज कराने के लिये लालायित रहे ऐसी मनोवृत्ति के मरीज की डायग्नोसिस *मनचाऊ सिंड्रोम* बनती है। मरीज से उसकी विलक्षण अनुभूतियों को सुनकर उन्हें संलक्षणों में संजोकर सर्जन भी फंस जाते हैं और रोग न होते हुए भी ऑपरेशन कर पेट खोल बैठते हैं और पेट में रोग नहीं मिलता। ऐसे मरीज प्रायः पित्ताशय या गॉल ब्लैडर का दर्द अथवा *अपेंडिक्स* या गुर्दा पथरी के दर्द का बहाना बनाते हैं। अल्ट्रासाउंड, सीटी जैसी डायग्नोसिस तकनीकी आ जाने के बाद सर्जन पहले से ही सजग हो जाते हैं और सटीक डायग्नोसिस बन जाती है। अतः आजकल मनचाऊ सिंड्रोम में गलत सर्जरी प्रायः नहीं होती है। यह उदर रोग मनोविकार अथवा मानसिक विक्षप्ति के कारण होता है। इस रोग का उपचार मनोचिकित्सक परामर्श एवं काउंसलिंग द्वारा करते हैं।

9. **ग्लोबस हिस्टीरीकस *Globus Hystericus*–** इस रोग में कमजोर

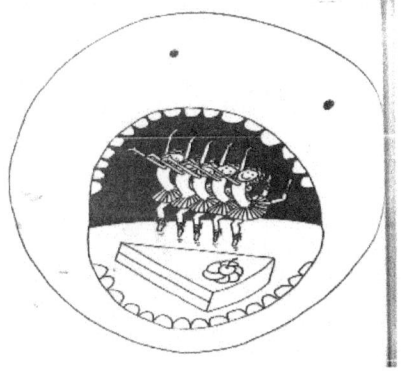

पाचन प्रणाली के कारण खाया हुआ पदार्थ ग्रासानली में वापस आ जाता है जिसे अम्लीय प्रतिवाह (*gastroesophageal reflux*) कहते हैं। अम्ल कम करने वाली दवायें, कैल्शियम, विटामिन एवं आयरन की कमी ठीक की जाती है। यह एक मनोविकार है जिसका इलाज मनोचिकित्सकों द्वारा किया जाता है।

10. एरोफॉगी–खूब डकार आना *Aerophagia and Eructation*– बहुत अधिक हवा पेट में खा जाने को एरोफॉगी कहते हैं और उसी से डकारें आती हैं। कुछ लोग दिनभर या अक्सर बॉम–बॉम डकार लेते रहते हैं। यदि आमाशय और आंतों में रूकावट है जैसे आंतों में सिकुड़न, चिपकन, अंटा या आमाशय में अवरोध हो तो आमाशय की गति उल्टी हो जाती है और खूब डकार आ सकती है जो *एरोफॉगी* की वजह से नहीं होती। परंतु यदि सभी जांच पड़ताल के बाद भी आामाशय एवं आंतों में कोई रूकावट न मिले और बॉम–बॉम डकार आये तो गतिशीलता विकार हो सकता है (*functional disorder of the gastro intestinal motility*), यदि मरीज इसको सामान्य विकार के रूप में न माने तो यह मानसिक विकार हो सकता है। डॉम पैरीडॉन, लैसूराइड, पिपरमिंट तेल आदि दवायें आमाशय की गतिशीलता को संयोजित करती हैं।

सर्वहित में ही विश्व–कल्याण

आज के पर्यावरण में डिप्रेशन अर्थात् खिन्नता, अवसाद या मायूसी में डूब कर युवा ड्रग्ज व्यसन में अपने जीवन के साथ खिलवाड़ कर रहे हैं। प्रतिद्वंद्विता के चलते युवा पीढ़ी आत्महत्या के लिये प्रेरित हो रही है। धर्मांधता और रूढ़ियों के चलते बहुतेरे जन सार्वभौमिक नैतिक मान्यताओं को चुनौती दे रहे हैं और सामाजिक हिंसा को प्रश्रय दे रहे हैं। इस परिवेश में अहिंसा, सृश्टि की रक्षा एवं प्राणियों का कल्याण ही एकमात्र दायित्व एवं धर्म है – Nonviolence, Protection and Preservation of this creation is the highest good and the greatest creed.

27

अतिचाप – उच्च रक्तचाप

Hypertension

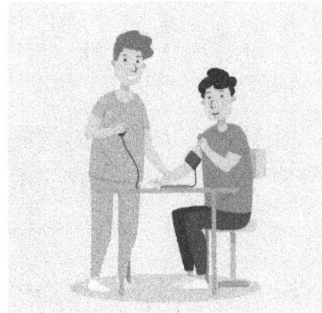

इस अध्याय में हम सीखेंगे कुछ बातें – *Learning objectives*

- धमनियों के लचीलेपन और हाईपरटेंशन में संबन्ध
- सिस्टोलिक और डायस्टोलिक रक्तचाप में अंतर
- शरीर में पानी, रक्त, नमक या सोडियम के अभाव में न्यून ब्लड प्रेशर (*low BP*)
- ब्लड प्रेशर मशीन द्वारा हाईपरटेंशन का मापन
- हाईपरटेंशन की स्टेज I एवं II अवस्थायें तथा प्राइमरी एवं सेकेंड्री हाईपरटेंशन का अंतर

हाईपरटेंशन!! डॉक्टर लोग इसे शॉर्ट में एचटीएन (*HTN*) लिख देते हैं। आम बोली में लोग "मुझे ब्लड प्रेशर है!" कह देते हैं, यह प्रतीकात्मक है – हाई ब्लड प्रेशर या बढ़े हुए रक्तचाप का। वक्ष में बांयी तरफ एक मिनट में 60 से 80 बार धौंकता हुआ **हृदय** (*heart rate or* *pulse rate*) जब अपने रक्त को निचोड़ता (*systole*) है तो धमनियों की दीवार पर जो प्रेशर बनता है उसे **सिस्टोलिक ब्लड प्रेशर** कहते हैं। जब हृदय ढीला (*diastole*) पड़ता है तो जो प्रेशर धमनी (*arteries*) में रह जाता है उसे **डायस्टोलिक ब्लड प्रेशर** कहते हैं। सिस्टोलिक और डायस्टोलिक रक्तचाप के अंतर को नाड़ी दबाव (*pulse pressure*) कहते हैं। उम्र के साथ–साथ वृद्धावस्था में प्रायः सिस्टोलिक ब्लड प्रेशर तो बढ़ जाता है लेकिन डायस्टोलिक दबाव सामान्य ही रहता है। इस स्थिति को सिस्टोलिक हाई ब्लड प्रेशर (*systolic high blood pressure*) कहते हैं। वृद्धावस्था में धमनियों का लचीलापन कम होने से ऐसा होता है।

प्रायः 120 सिस्टोलिक और 80 डायस्टोलिक नॉर्मल या सामान्य रक्तचाप है, इसे *mmHg* या मिलीमीटर मरकरी (पारा) में मापा जाता है। प्रायः क्षमता से अधिक तेज गति से काम करने से मांसपेशियों का अत्यधिक तनाव (*tension*) बढ़ जाने पर ब्लड प्रेशर बढ़ जाता है।

नॉर्मल ब्लड प्रेशर, प्रेशर की वह स्थिति है जिससे हमारी धमनियां कम खराब हों, जीवन लंबा चले, बुढ़ापा देर से आये (*process of biological aging*) व दीर्घ आयु (*longivity*) प्रक्रिया जारी रहे। आमतौर पर 10–15% लोगों में धमनियों की दीवार पर कड़ापन (*atherosclerosis*) आ जाता है और यही कारण है रक्तचाप बढ़ने का।

ब्लड प्रेशर लो होना कोई बीमारी नहीं हैं। जब शरीर में पानी, रक्त, नमक या सोडियम की कमी हो तब बीपी घट (*low BP*) जाता है।

ब्लड प्रेशर की अवस्थायें (*Stages of Blood Pressure*)– *Joint National Committee on Prevention, Detection, Evaluation and Treatment of High Blood Pressure* के मानक[JNC 8] के अनुसार है।

Pre Hypertension BP (mm Hg)	
Systolic	120–139
Diastolic	80 – 89
Stage–I	
Systolic	140–159
Diastolic	90 – 99
Stage–II	
Systolic	≥ 160
Diastolic	≥ 100

प्रीहाइपरटेंशन की समस्या तथा स्टेज I– यदि आहार में नमक कम कर दिया जाये, वजन घटा लिया जाये, भोजन में सात्विकता तथा दिनचर्या में योग–प्राणयाम, व्यायाम, खेल–कूद आदि का समावेश कर दिया जाये तो इस स्टेज का बढ़ा ब्लड प्रेशर औषधि के बिना भी ठीक हो जाता है।

Treat hypertension without medicine

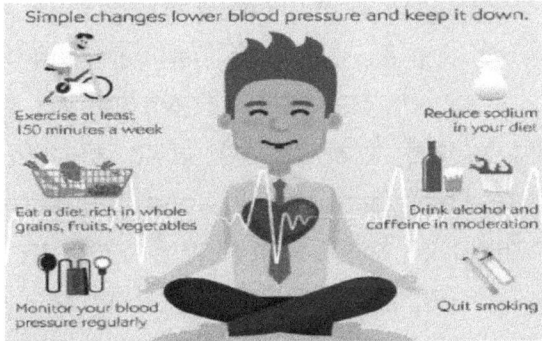

स्टेज II– यदि ब्लड प्रेशर की रीडिंग अलग–अलग समय पर 3–4 बार लेने के बाद भी बढ़ी मिले तो ब्लड प्रेशर की दवा अवश्य लेनी चाहिये, नहीं तो धमनियों के कड़े होने (*atheroscleorosis*) से हार्ट अटैक और *ब्रेन स्ट्रोक* (*stroke*) का खतरा बढ़ जाता है।

लक्षण – हाई ब्लड प्रेशर या बढ़े रक्तचाप का अपना कोई लक्षण नहीं होता है। बढ़े ब्लड प्रेशर के *50%* मरीजों को मालूम ही नहीं रहता कि उनका रक्तचाप (*BP*) बढ़ा है। ऐसे बहुत से लोग हाई ब्लड प्रेशर में रहने के आदी हो जाते हैं, अपने सभी दैनिक कार्य करते रहते हैं। यदि उन्हें अनायास पता चले कि रक्तचाप की रीडिंग अलग–अलग तिथियों में बढ़ी

आ रही है, चिकित्सकों या शुभचिंतकों की राय पर ध्यान नहीं देते, अपनी जिद्द, हेकड़ी और कभी–कभी आजीवन दवा लेने के डर से भी दवा नहीं लेते हैं। यह भी संभव है आयुश एवं अन्य पद्धति की दवायें लेने लगें पर उच्च रक्तचाप का सटीक कंट्रोल न हो पाये। सबकुछ भाग्य भरोसे चलाने के आदी भी होते हैं। ..... तो अचानक ब्रेन स्ट्रोक या हार्ट अटैक की दुर्घटना हो सकती है! यह बातें विशेशकर स्टेज ***–II*** रक्तचाप पर लागू होती हैं। धमनियों में रक्त के बढ़े हुए दबाव के साथ रक्त का प्रवाह बनाये रखने के लिये हृदय को भी सामान्य से अधिक काम करना पड़ता है। एक सजग डॉक्टर उच्च रक्तचाप की जानकारी निम्नलिखित लक्षणों से कर लेता है जैसे बढ़े रक्तचाप का पारिवारिक इतिहास तथा कुछ असहज से लक्षण जैसे – सर में भारीपन, थकान, दिल की धड़कन अत्यधिक तेज महसूस होना, आंखों के सामने अंधेरा आना, मोटापा, झुंझलाहट और गुस्से का बढ़ जाना। जब कभी बीपी नापा जाये और बढ़ा निकले तो हाईपरटेंशन का संशय होता ही है और तब डॉक्टर लगातार 3–4 बार अलग–अलग परिस्थितियों में बीपी नापकर रिकॉर्ड देखते हैं। अन्य लक्षणों की जानकारी भी लेते हैं। कभी–कभी एक–एक महीने के अंतराल पर अलग–अलग 3 बार रक्तदाब मापने पर रक्तचाप बढ़ा हुआ आये, तभी उच्च रक्तचाप या हाई ब्लड प्रेशर से पीड़ित होना (*diagnosis of hypertension*) कहा जाता है और उच्च रक्तचाप की स्थिति के अनुसार सही निदान एवं इलाज किया जाता है। नापने पर एक–दो बार में ही Systolic $\geq$ 160, Diastolic $\geq$ 100 अर्थात् स्टेज ***–II*** निकले तो बीपी का इलाज शुरू कर ही देते हैं। बॉर्डर लाइन मामलों में कुछ–कुछ देर बाद स्वतः रक्तचाप नापने की मशीन शरीर से संबद्ध कर देते हैं जो पूरे 24 घंटे का (*ambulatory BP monitor*) रक्तचाप की सटीक विवेचना देता है। बिना आले (*stethoscope*) की *सेंसर* (*sensor*) वाली मशीन से घर पर भी लोग बताये हुए निर्देश के अनुसार समय–समय पर स्वयं या परिवार के सदस्य की मदद से बीपी नापते हैं।

एक बार रक्तचाप की विवेचना (*diagnosis*) हो गयी तो यह निश्चित करना आवश्यक है कि बढ़ा रक्तचाप **प्राथमिक श्रेणी** (***Benign Essential Hypertension***) का है, जिसमें अन्य कोई कारण या शरीर

में विकार नहीं मिलता अथवा **द्वितीय श्रेणी** (*secondary hypertension*) का है जिसमें प्रायः गुर्दा रोग (*kidney disorder*), अन्तःस्रावी ग्रन्थियों के रोग (*endocrine disorder*), निद्रा अश्वसन (*sleep apnea*) में ऑक्सीजन की कमी हो जाती है, मोटापा, कभी–कभी गर्भावस्था में या बड़ी धमनी (महाधमनी) में संकुचन (*arterial constriction*) हो सकता है। हाईपरटेंशन में सभी कारणों का संज्ञान लेना आवश्यक है। इलाज का उद्देश्य (*aim of treatment*) रक्तचाप को संतुलित करने के JNC^8 के मानक निम्नवत हैं –

सिस्टोलिक तथा डायस्टोलिक बीपी दोनों नियंत्रित हों। ब्लड प्रेशर की रेंज निम्नवत रखनी चाहिये –

- **60 वर्श से कम आयु** – *BP range <140/90 mm Hg*
- **60 वर्श से अधिक आयु** – *BP range <150/90 mm Hg*

रक्तचाप क्यों बढ़ता है? –

धमनियों में रक्त प्रवाह के प्रतिरोध (*increased peripheral resistance in small arteries and capillaries*) से उच्च रक्तचाप होता है। तनाव, बढ़ती उम्र में धमनियों एवं धमनिकाओं की कोशिकाओं में विकार होने से उनका लचीलापन (*elasticity*) कम हो जाता है जिससे रक्त प्रवाह में अवरोध होता है। गुर्दे में रेनिन एन्जियो टेंसिन (*RAAS*) के स्राव की गड़बड़ी से गुर्दे में सोडियम या नमक और पानी को नियंत्रित रखने में अनियमितता हो जाती है। जीवन की आपाधापी, मानसिक तनाव, अनियमित जीवन शैली, धमनियों में *इंफ्लेमेशन*, अस्वस्थ निद्रा आदि से संवेदी तंत्रिका प्रणाली (*sympathetic nervous system*) धमनियों में तनाव यानि *टेंशन* (*tension*) पैदा करती हैं। जो आगे चलकर उच्च रक्तचाप का प्रमुख कारण बनता है।

हाईपरटेंशन के दुश्परिणाम–

उच्च रक्तचाप में छोटी धमनियों और धमनिकाओं (*capillaries*) के संकुचन के कारण रक्तप्रवाह में प्रतिरोध होता है। इसको परिधीय प्रतिरोध (*peripheral resistance*) भी कहते हैं। तनाव, बढ़ती उम्र आदि में

धमनियों का प्रतिरोध बढ़ता है तो वक्ष से आने वाला रक्त प्रवाह (*cardiac output*) भी धीरे–धीरे गिर जाता है। यदि परिधीय प्रतिरोध बढ़ा रहे तो *कार्डियक आउटपुट* गिरता रहता है जिससे हार्ट फेल की स्थिति बनती है, जिससे शरीर के अन्य अंगों में रक्त संचार घट सकता है जिससे कई अंग जैसे गुर्दा, रेटीना आदि रोगग्रस्त हो जाते हैं।

- लंबे समय तक उच्च रक्तचाप बना रहने पर *पैरालिसिस*, ब्रेन स्ट्रोक और कार्डियक एरेस्ट की संभावना बढ़ जाती है।

हाईपरटेंशन जब स्टेज –II का हो तो डॉक्टर जोड़तोड़ बैठाकर जो दवायें मरीज के माफिक आयें लिखते हैं जो निम्नवत हैं – इन दवाओं को फिजिशियन के सुझाव से निरंतर संपर्क में रहते हुए ही लें – यह जान लें कि बीपी की दवा फिजिशियन से बार–बार रेगुलेट करानी पड़ती है। बीपी नियंत्रित करने की दवायें मुख्यतः 4 समूह में हैं –

1. ***डाययूरेटिक्स*** गुर्दे से सोडियम और पानी निकालकर रक्तचाप को कम कर देती हैं
2. **गुर्दों की *रेनिन–एन्जियो टेन्सिन* प्रणाली** को नियंत्रित करती हैं (*Rennin-Angiotensin function control*)
3. **कैल्शियम चैनल को ब्लॉक** कर धमनियों का प्रतिरोध कम करती हैं, और चौथे ग्रुप में
4. **प्रतिरोध कम करने वाली** (***vasodilators***)– वे दवाये हैं जो या तो धमनियों को ढीला और सौम्य बनाकर प्रतिरोध कम करती हैं (*direct vasodilators*) अथवा जो हमारी धमनियों की संवेदी तंत्रिकाओं के ***अल्फा*** और ***बीटा*** ग्राहिता को ब्लॉक (*Alpha/Beta sympathetic inhibitors*) करने का काम करती हैं तथा हाईपरटेंशन में इस्तेमाल होती हैं। कुछ के नाम नीचे तालिका में हैं। ये सभी परिधीय धमनियों के प्रतिरोध को कम कर रक्तचाप को सामान्य करती हैं।

प्रारंभिक उपचार में चिकित्सक द्वारा दी जाने वाली सामान्य औशधियां

Diuretics गुर्दे पर काम कर, नमक व सोडियम के साथ—साथ शरीर से पानी निकालकर रक्तचाप को कम करती हैं	Rennin- Angiotensin function control (RAAS) गुर्दों में रेनिन—एन्जियोटेन्सिन प्रणाली नियंत्रण	Calcium channel blockers कैल्शियम चैनल को ब्लॉक कर धमनियों का प्रतिरोध कम करने वाली दवायें	Vasodilators Alpha/Beta sympathetic inhibitors धमनियों की संवेदी तंत्रिकाओं के अल्फा एवं बीटा ग्राहिता को ब्लॉक कर धमनियों को ढीला और सौम्य करने वाली दवायें
Hydrochlorothiazide Chlorthalidone Frusemide	Captopril Enalapril Lisinopril	Verapamil Diltiazem Nifedipine	**Direct Vasodilators** Diazoxide Hydralazine Nitroprusside Sodium
Torsemide Spironolactone	Ramipril Losartan Telmisartan	Felodipine Amlodipine Nicardipine	**β-Blocker** Propranolol Metoprolol Atenol
	Olmesartan Azylsartan	Cilnidipine	**Alpha & β-Blocker** Labetelol Carvidilol
	Valsartan		**Alpha-Blocker** Prazosin Terazosin Doxazosin Phentolamine

उच्च रक्तचाप की आपात कालीन परिस्थिति *Emergency Hypertension*— जब बीपी अत्याधिक बढ़ जाये (220 / 110 *mm Hg*) तो बीपी की आपात कालीन परिस्थिति कहलाती है। ऐसे में *Nicardipine, Sodium Nitroprusside* आदि दवाओं को नसों (*intravenous*) में देना पड़ता है।

गर्भावस्था में लाभकारी उच्च रक्तचाप की दवाएं (*Drugs safe in pregnancy*)	
Methyldopa	Clonidine
Nifedipine	Hydralazine
	Labetalol

जठरांत्र के जीवाणुओं को कैसे संरक्षित रखें

लैक्टोज मित्र जीवाणु है किंतु दुग्ध उत्पादों का असमय प्रयोग, दूध की चाय, असमय दही का उपयोग, मैदे से निर्मित फास्ट फूड की अत्यधिक मात्रा और मीठा दूध पीने से जठरांत्र (GUT) के मित्र जीवाणु कमजोर हो जाते हैं जिससे लैक्टोज एवं फ्रैक्टोज की एलर्जी हो रही है।

रोज एक केला खाने से कोलेस्ट्राल नहीं बढ़ता है जबकि रोज आधी चॉकलेट खाने से कोलेस्ट्राल बढ़ सकता है।

28

मधुमेह

Diabetes

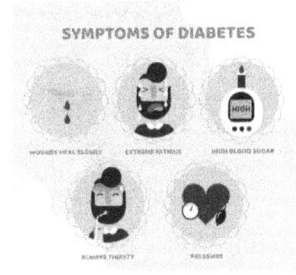

SYMPTOMS OF DIABETES

इस अध्याय में सीखने की कुछ बातें – *Learning objectives*

- डायबिटीज 3 प्रकार की होती है। डायबिटीज इंसीपिडस, डायबिटीज मिलीटस एवं गर्भावस्था में डायबिटीज (*gestational diabetes*)
- शरीर में कार्बोहाइड्रेट, वसा, प्रोटीन द्वारा अधिक कैलरी संचित हो जाने, मेटाबॉलिज्म बिगड़ने, इंसुलिन की कमी या प्रतिरोध बढ़ने से डायबिटीज का संबध
- मधुमेह का कारण – आलस्य, प्रमाद, योग प्राणायाम का अभाव, मानसिक तनाव, असंयमित आहार आदि
- घर में ग्लूकोमीटर द्वारा डायबिटीज मापन, 24 घंटे ब्लड ग्लूकोज मापन चिप
- डायबिटीज नियंत्रित न करने पर त्वचा, आंख, गुर्दे, मस्तिश्क, हृदय, तंत्रिका तंत्र आदि में होने वाले रोगों के गंभीर परिणाम

डायबिटीज प्रमुख रूप से 2 प्रकार की होती है – ***इंसीपिडस*** एवं

मिलीटस। **डायबिटीज इंसीपिडस** का मुख्य लक्षण अधिक मूत्र होना जिसमें *ADH hormone* की कमी हो जाती है और यह एक दुर्लभ बीमारी है जिसका वर्णन यहां नहीं कर रहे हैं। डायबिटीज इंसीपिडस का नाम संशोधित करके नया नाम **आरजीनीन वेजोप्रेसिन की कमी** (*Arginine Vasopressin Deficiency AVP - D*)।

आम चर्चा की बीमारी डायबिटीज मिलीटस है जिसे **डायबिटीज या मधुमेह** कहते हैं। कुछ लोग जिसे शुगर रोग भी कहते हैं। यह हमारे भोजन में कार्बोहाईड्रेट के मेटाबॉलिज्म में गड़बड़ का रोग है। लेकिन *डायबिटीज स्पेशलिस्ट* या *डायबेटोलॉजिस्ट* एवं *इंडोक्राइनालॉजिस्ट* (*diabetologist & endocrinologist*) की मानें तो वे कहेंगे कि इसमें कार्बोहाईड्रेट के साथ–साथ वसा (*fat*) एवं प्रोटीन का मेटाबॉलिज्म भी गड़बड़ हो जाता है। लोग कहते हैं कि डायबिटीज कार्बोहाइड्रेट युक्त भोजन जैसे अधिक मात्रा में चीनी, मीठा, स्टार्च जैसे आलू, गेहूं, चावल आदि के खाने से हो जाती है। इसे मिथ्या नहीं कहा जा सकता है, काफी हद तक यह सच्चाई भी है। **डायबिटीज इंसुलिन की कमी या इंसुलिन के प्रतिरोध (*resistance*) बढ़ने से होती है**। इंसुलिन नामक हार्मोन पैनक्रियाज से निकलता है और ग्लूकोज को कोशिकाओं में प्रवेश कराकर एनर्जी या ताकत देता है। इंसुलिन की *resistance* का मतलब है कि इंसुलिन पर्याप्त मात्रा में होते हुए भी यदि ब्लड ग्लूकोज को कम करना चाहती है तो शरीर की कोशिकाएं इंसुलिन को धता बता (*insulin resistance*) वापस कर देती है और ब्लड ग्लूकोज बढ़ी रह जाती है। यदि ब्लड में ग्लूकोज *200mg/dl* के ऊपर चला जाये तो पेशाब में भी आने लगता है। हिंदी में डायबिटीज को मधुमेह कहते हैं अर्थात् शरीर के रक्त में मधु (ब्लड ग्लूकोज) की वर्शा या पेशाब में शुगर की मात्रा अधिक होना। पेशाब में अगर शुगर टेस्ट करें तो नॉर्मल व्यक्ति में *nil* या बिल्कुल भी नहीं होनी चाहिये। शुगर के 3–4 प्रकार हैं जैसे – *ग्लूकोज (glucose), गैलेक्टोज (galactose), फ्रक्टोज (fructose), सुकरोज (sucrose)*

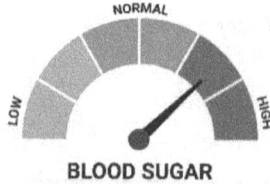

इत्यादि। ग्लूकोज शुगर का वह रूप है जिसको कोशिकाएं इस्तेमाल करती हैं। ग्लूकोज शरीर को सीधे रूप से ऊर्जा (*energy*) देता है। इसे हम इस प्रकार से भी समझ सकते हैं कि शरीर द्वारा काम करने (*physical activity*) की ताकत अर्थात् शरीर को एनर्जी देने वाले अणु – एटीपी (*ATP–adenosine triphosphate*) की खुराक ग्लूकोज है और इसी ऊर्जा से शरीर संचालन एवं क्रियायें सहज रूप से होती रहती हैं। जितना आप व्यायाम, कसरत (*physical activity*) करेंगे उतना ही ग्लूकोज खपेगा। सेडेंट्री हैबिट (*sedentary habit*) अर्थात् आलस एवं प्रमाद (*lack of physical exercise and activity*) की जीवन शैली में ग्लूकोज कम खपेगा और डायबिटीज का खतरा बढ़ेगा। यदि इंसुलिन की मात्रा कुछ कम है और कार्बोहाईड्रेट पदार्थ जैसे चीनी, मिठाई ज्यादा खा लिया तो बुन जायेगा शरीर में डायबिटीज का ताना–बाना। मानसिक कार्य अथवा *मेंटल एक्टिविटी* (*mental activity*) में शरीर या खून से थोड़ी ही ग्लूकोज इस्तेमाल होती है। जो लोग केवल बैठे–बैठे काम करते हैं कम मात्रा में ही ग्लूकोज या कार्बोहाइड्रेट युक्त भोजन करें। ग्लूकोज शरीर में *ग्लायकोजेन* (*glycogen*) नामक अणु या *मॉलीक्यूल* (*molecule*) के रूप में लिवर में संचित रहता है। जब शरीर हरकत करता है तो ग्लायकोजेन टूट के ग्लूकोज बनता है। कोशिका को *ATP* मिलती है और खाया–पचाया कार्बोहाईड्रेट ग्लूकोज से ग्लायकोजेन में पुनः परिवर्तित एवं संचित होता रहता है। मानसिक तनाव या स्ट्रेस (*tension & stress*) इंसुलिन के स्राव को कम करके डायबिटीज को बढ़ावा देता है। डायबिटीज मलायटस 2 प्रकार की होती है। *Type–I* जन्म से ही पैनक्रियाज में इंसुलिन की कमी से होती है और यह उतनी कॉमन नहीं

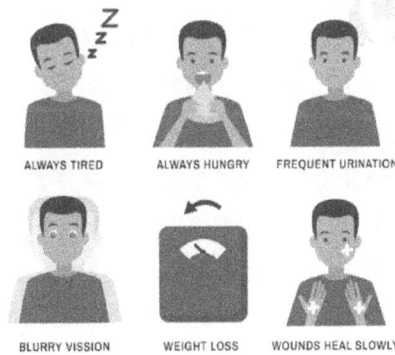

SYMPTOMS OF DIABETES
ALWAYS TIRED
ALWAYS HUNGRY
FREQUENT URINATION
BLURRY VISSION
WEIGHT LOSS
WOUNDS HEAL SLOWLY

है। टाइप *I* प्रायः बचपन से होती है और इसमें इंसुलिन लेनी ही पड़ती है। जबकि **टाइप *II*** प्रायः 40 की उम्र से शुरू होती है और यदि हल्की हो तो जीवन शैली बदलाव से अथवा खाने वाली दवाओं से ही नियंत्रण में रखी जा सकती है।

डायबिटीज का कारण जानिये–

सब कुछ जोड़ के कह लें तो भोजन में कार्बोहाईड्रेट एवं वसा (गेहूं की रोटी, चीनी, मिठाई, चावल, आलू, तेल इत्यादि) की अधिकता, प्रोटीन की कमी, तनाव भरा जीवन, शारीरिक कार्य एवं व्यायाम की कमी समाज में डायबिटीज का कारण हो गया है। डायबिटीज प्रायः पारिवारिक (*familial*) एवं अनुवांशिक (*genetic*) रोग भी है। बहुत सी बीमारियां बहुघटकीय या अनेक कारणों वाली (*multifactorial cause*) होती हैं। थोड़ा–थोड़ा, कुछ–कुछ एवं सभी कुछ जैसे माँ–बाप, मामा, चाचा में किसी एक को डायबिटीज, आदत में मिठाईबाजी और खेल–व्यायाम से दूरी रखना डायबिटीज की संभावना बढ़ा देती हैं।

डायबिटीज के लक्षण– जहां पेशाब करके आये हों और उसमें चीटियां–चीटे पेशाब में चिपके दिखते हैं तो यह डायबिटीज का लक्षण हो सकता है, पर *medical science* में इसे सही नहीं माना गया है। डायबिटीज का मुख्य/क्लासिक (*classic*) लक्षण है, बार–बार पेशाब आना (***polyuria***), खूब प्यास लगना (***polydipsia***), भूख बढ़ जाना (***polyphagia***) एवं साथ ही वजन कम होना है। डायबिटीज या **बढ़ी हुयी ब्लड शुगर** अधिकांश लोगों में **लक्षण रहित** होती है। कहते हैं बढ़ी हुयी शुगर अर्थात् डायबिटीज का अपना कोई लक्षण नहीं होता वह एक छुपे हुए घुन के समान है जो शरीर को अंदर ही अंदर घायल करती है। गुर्दे, आँखों, तंत्रिकाओं, रक्त वाहनियों के रोग, फोड़े–फुंसी–छाले आदि (***nephropathy, retinopathy, neuropathy, vasculopathy, skin infections, boils and carbuncle*** – नैफ्रोपैथी, रेटिनोपैथी, न्यूरोपैथी, वैस्कुलोपैथी, स्किन इंफेक्शंस, ब्वाल्स एंड कारबंकल आदि) हो जाते हैं। इन रोगों की तकलीफ तभी होती है जब डायबिटीज के इलाज में संयमिता और औशधि का पालन न किया जाये। कभी–कभी इन रोगों के होने पर ही शरीर में डायबिटीज का पता चलता है। डायबिटीज में

प्रायः जननांग में जलन, खुजली, लाली एवं पेशाब में संक्रमण हो सकता है।

डायबिटीज की जांच– यदि 8 घंटे निहार (खाली पेट) रहें और ब्लड ग्लूकोज ***126 mg/dl* से अधिक** निकले या किसी भी समय ब्लड ग्लूकोज *200 mg%* से ऊपर हो, पेशाब में शुगर हो, हीमोग्लोबिन A_{1c} *6.5%* से अधिक (HbA_{1c} *more than 6.5*) हो तो डायबिटीज होने की संभावना है। ऐसे में कई बार ***ग्लूकोज टॉलरेंस टेस्ट*** अर्थात् *75 gm* ग्लूकोज देने के 2 घंटे बाद, कोई शारीरिक श्रम किये बिना ब्लड शुगर अगर मानकों के ऊपर है तो डायबिटीज की डायग्नोसिस बन जाती है।

डायबिटीज की परिभाशा– डायबिटीज शरीर की चयापचय क्षमता अर्थात् आंतरिक क्रियाओं (*metabolism*), इंसुलिन एवं रक्त की शिराओं (*vascular*) का रोग है। जिसमें खून में शुगर बढ़ जाती है और कार्बोहाईड्रेट, फैट यानि वसा और प्रोटीन तीनों का चयापचय अर्थात् मेटाबॉलिज्म (*metabolism*) विकृत हो जाता है।

इंसुलिन नामक हार्मोन ब्लड ग्लूकोज के उपचय (केटाबॉलिज्म) से कोशिकाओं एवं शरीर को ऊर्जा मिलती है। डायबिटीम में इंसुलिन **या तो कम** हो जाती है **या कम असरदार** हो जाती है। अनियंत्रित डायबिटीज में धीरे–धीरे शरीर की त्वचा, गुर्दे, आँखों की रेटिना, हार्ट एवं धमनियों का भी क्षय होता रहता है। पिछले दो दशकों में भारतवर्श और अन्य विकासशील देशों में डायबिटीज का प्रकोप बढ़ा है और भारत में लगभग 8–10 करोड़ लोगों में डायबिटीज है। *Type–II* डायबिटीज जो प्रायः उम्र के 40वें के दशक में होती है और अब लगभग *10%* वयस्कों में होने लगी है। *Type–II* डायबिटीज से बचाव भी किया जा सकता है। डायबिटीज को शुरूआती दौर में खान–पान, व्यायाम, दिनचर्या, योग–प्राणायाम से कंट्रोल में रखा जा सकता है।

एक तीसरी प्रकार की डायबिटीज है; ***जेस्टेशनल डायबिटीज*** (***Gestational Diabetes***) या गर्भावस्था (*pregnancy*) के समय डायबिटीज होना, जो अब काफी मात्रा में देखी जा रही है। इसे गर्भकालीन मधुमेह मिलीटस (*GDM or Gestational Diabetes Mellitus*) कहते हैं। महिला में थोड़ा मोटापा, पिछली *pregnancy* में

डायबिटीज या पेट में बच्चे का अधिक बड़ा होना जैसे *3.5* या *4* किलोग्राम का नवजात बच्चा, *ovary* में अनेकों रसौली (*polycystic ovary – PCOS*), पेशाब में शुगर आना, परिवार के सदस्यों में डायबिटीज, बढ़ा रक्तचाप या हाईपरटेंशन, एचडीएल (*HDL–High Density Lipo-protein*) की कमी, और आलसी जीवन जेस्टेशनल डायबिटीज को जन्म देती है। आजकल गर्भावस्था की शुरूआती दौर तथा 24–28 सप्ताह पर ब्लड ग्लूकोज और HbA_{1c} की जांच कर लेनी चाहिए। बच्चे के जन्म के बाद भी जब डायबिटीज प्रायः ठीक हो जाती है, तब पर भी हर दूसरे–तीसरे वर्श ब्लड ग्लूकोज एवं HbA_{1c} देखते रहें क्योंकि ऐसी महिलाओं को बाद में डायबिटीज की संभावना रहती है।

शरीर में भोजन 2 प्रक्रियाओं में पचता है – भोजन का **प्राथमिक पाचन** आंतों (*intestine*) में होता है। आमाशय के अम्ल एवं संचालन प्रक्रम में भोजन की लुगदी छोटी आंत में अनेक पाचक रसों के किण्व (*enzymes*) से मिलती है। अब यह लुगदी ग्लूकोज, एमिनो अम्ल (*amino acid*) तथा वसा अम्लों (*fatty acids*) में परिवर्तित हो जाती है। यहां से इसका अवशोषण शुरू होता है। अवशोशित खाद्य तत्व आंत से *पोर्टल* रक्त संचालन (*portal blood circulation*) द्वारा यकृत (*liver*) में पहुंचते हैं जहां इनका निस्तारण होता है। भोजन के पचे कुछ अंश को खर्च करने योग्य बना कर रक्त में रहने दिया जाता है जिससे शरीर के विभिन्न ऊतक तथा अंग इसको चालू खाते (*current account*) की तरह खर्च कर सकें, और कुछ अंश जमा खाते में (*term deposit*) ग्लाइकोजन और वसा के रूप में जमा कर दिया जाता है।

द्वितीयक पाचन– भोजन का द्वितीय पाचन ऊतकों तथा कोशिकाओं (*cells*) के स्तर पर होता है जहां ग्लूकोज का पाचन इंसुलिन की सहायता से होता है जिससे ऊर्जा (*energy*) तथा कार्बन डाई ऑक्साइड का उत्पादन होता है। वास्तव में मधुमेह, पाचन की इस स्तर पर होने वाली गड़बड़ी के कारण होता है। हमारे शरीर को ग्लूकोज चलाता है अर्थात् ग्लूकोज शरीर का ईंधन या पैट्रोल है। मगर ज्यादा ईंधन भी शरीर को बर्बाद कर देता है।

रोग का कारण– मधुमेह मुख्यतः इंसुलिन की कमी के कारण होता है जो एक अन्तःस्राव रस (*endocrine secretion or hormone*) है जिसका उत्पादन अग्नाशय (*pancreas*) के बीटा कोशिकाओं में होता है। किसी कारण से यदि अग्नाशय खराब या नश्ट हो जाए जैसे अग्नाशय प्रदाह (*pancreatitis*) में तब इंसुलिन उत्पादन कम हो जाता है। डायबिटीज ज्यादा मीठा, चीनी, चिकनाई से बने खाद्य पदार्थ (*high carbohydrate food*) और कम परिश्रम वालों को अधिक होता है। आमतौर पर जितना भोजन हमारा शरीर रोज खर्च करता है, यदि हम रोज उससे अधिक भोजन करें और सालों–साल करते रहें तब मधुमेह होने की प्रबल संभावना हो जाती है। यदि हम गाड़ी में पैट्रोल तो रोज डलवाते रहें और उसको चलाएं नहीं तब पैट्रोल *ओवर फ्लो* तो करेगा ही। उदाहरण के लिए आजकल के परिवार में सक्रिय सदस्य की जीवन शैली और *रूटीन* कुछ इस प्रकार है – प्रातः शीघ्रता से तैयार होकर अच्छा नाश्ता तृप्त होकर करना, घर के दरवाजे पर ही खड़ी सवारी से कार्यस्थल पहुँचना और वहां गुदगुदी कुर्सी पर धंसकर दिन भर काम करना तथा बीच–बीच में चाय, कोल्ड ड्रिंक्स तथा स्नेक्स आदि लेते रहना। फिर शाम को होटलों, पार्टियों आदि में गरिश्ठ भोजन – ऐसा जीवन क्रम जहां 15–20 वर्श चला तो मधुमेह हुआ। मानसिक तनाव डायबिटीज को बढ़ावा देता है।

डायबिटीज एक खराब रोग– हमारे गुरू डॉक्टर टी.सी. गोयल ने अपनी आत्मकथा *'आद्यंत '* में मधुमेह को कुछ इस प्रकार से समझाया है – ''डायबिटीज यानि मधुमेह एक खराब रोग है। हमारे शरीर का कोई अंग या आकार ऐसा नहीं है जो इस रोग से दुश्प्रभावित न होता हो। अतः यह एक **तरसाने वाला, रूलाने वाला, गलाने–सड़ाने वाला और फिर मारने वाला रोग** है ''।

तरसाने वाला इसलिए है कि एक मधुमेही को जीवन भर खाने का परहेज करना पड़ता है। उसे चीनी और घी की मिठाईयों के परहेज से हमेशा तरसना पड़ता है। नमक भी प्रायः कम कर दिया जाता है क्योंकि मधुमेह में प्रायः रक्तचाप बढ़ा होता है। मधुमेह नपुंसकता का एक आम कारण है। **रूलाने वाला** इसलिए कहा जाता है कि इस रोग में प्रायः *एथिरोसिल्रोसिस*

हो जाता है जिसमें धमनी काठिन्यता के साथ–साथ धमनियां संकरी और अवरूद्ध (*atherosclerosis*) हो जाती हैं। पैरों में गैंगरीन, हृदय में दर्द अथवा *एंजाइना* होता है जो बहुत से रोगियों को रूलाता है। रेटिना की रक्तपूर्ति में बाधा पड़ने से अंधापन हो सकता है।

गलाने–सड़ाने वाला– इस रोग में संक्रमणों का खतरा बढ़ जाता है जिससे शरीर में फोड़े–फुंसियां, *कारबंकिल* (*carbuncle*) तथा पैरों में विगलन (*gangrene*) हो सकते हैं। पैरों में विगलन होने पर कभी–कभी पैर को काटना (*amputation*) करना पड़ता है। पेशाब में भी संक्रमण होता रहता है।

मारने वाला– वृक्कीय अपकर्मता (*kidney failure*) इस रोग का एक आम उपद्रव है जो एक मारक समस्या है। अतः इस रोग को होने से रोकिए और यदि हो गया है तो उपद्रवों की रोकथाम के लिए रोग को हमेशा नियंत्रण में रखिए।

मधुमेह से बचाव (*Prevention of Diabetes*)– कहते हैं कि यदि डायबिटीज की जानकारी हो और मन में इच्छा शक्ति हो तो इस रोग से बचा जा सकता है। पहले भी कहा जा चुका है कि यदि आहार, विचार, दिनचर्या में सात्विकता, धैर्य और व्यायाम, प्राणायाम, टहलना आदि किया जाये तो डायबिटीज की संभावना कम रहती है जब तक कि अनुवांशिकता की जीन बहुत तगड़ी न हो (*unless born with a strong genetic predisposition to diabetes*)। मधुमेह से बचने के तरीके, जैसे कि – 1. संतुलित खान–पान और नियमित जीवन से यह रोग प्रायः नहीं होता है, 2. रोज कसरत करें और 2–4 कि.मी. पैदल चलें। ज्यादा पैदल चलने वाले और योगासन करने वालों को यह रोग बहुत कम होता है, 3. चीनी, मिठाई, गेहूं की रोटी, चावल तथा आलू कम ही खाना चाहिये, 4. मट्ठा, करेला, मेथी, बेल, पपीता तथा जामुन, ब्रोकली – इनमें मधुमेह रोधी गुण (*diabetic resistance property*) होते हैं। अतः इनका खाने में अवश्य उपयोग करें।

रोकने के लिए जो नियम बताए गए हैं, उन सबका पालन करें। मोटापा हो तो वजन कम करें। भरपूर व्यायाम, योग, खेलकूद, चलना–फिरना कर शरीर में जमा चर्बी कम करें। बहुत से लोगों में डायबिटीज इन्हीं उपायों

से नियंत्रित हो जाती है।

यदि रोग ज्यादा बढ़ा है तब रक्त शर्करा को कम करने के लिए औशधि या चिकित्सा की आवश्यकता होती है। अच्छा है कि ऐसे डायबिटीज रोगियों को स्वयं भी रोग के बारे में ठीक से समझ लेना चाहिए और घरेलू ग्लूकोमीटर खरीद लेना चाहिए (₹800 से ₹1500) तब रोग लगातार नियंत्रण में रखना सरल हो जाता है। निरंतर ग्लूकोज निरीक्षण चिप (*continous glucose monitoring sensor device*) एक ऐसी सॉफ्टवेयर तकनीकी है जिसमें सुई से खून निकाले बिना ***सेंसर*** रक्त शर्करा की मात्रा आपके मोबाइल ऐप पर सूचित करता रहता है, तुरंत ही चेतावनी आ जाती है कि ब्लड ग्लूकोज बढ़ रहा है – बदपरहेजी देख लीजिये। आँखों का ख्याल रखें और समय–समय पर नेत्र रोग विशेशज्ञ को दिखाते रहें। पेशाब में भी शुगर एवं प्रोटीन की जांच कराते रहें। पैरों में चोट लगे या किसी प्रकार का संक्रमण हो, तो तुरन्त चिकित्सा कराएं। पैर के घाव की लापरवाही न करें।

डायबिटीज का कब पता चलता है– कभी–कभी डायबिटीज का पता ही नहीं चलता जब तक स्वास्थ्य संबन्धी कोई शारीरिक समस्या न आ जाये। रूटीन या अनायास ब्लड चेक कराने पर शुगर बढ़ी निकलती है। फोड़े–फुंसी होने लगते हैं, कोई घाव खासतौर पर पैर का घाव न भरे, पेशाब में ग्लूकोज (*glucose*) आ जाये, गर्भपात (*abortion*) होने लगते हैं या साढ़े तीन किलो से ऊपर का बच्चा पैदा हो तो माँ में डायबिटीज हो सकती है जिसे जेस्टेशनल डायबिटीज (*gestational diabetes*) कहते हैं। डायबिटीज में अक्सर ब्लड प्रेशर (*BP*) बढ़ा निकलता है।

डायबिटीज की जांच– निहार ब्लड ग्लूकोज (*fasting plasma glucose*) *126 mg%* से कम हो व पूरे भोजन के 2 घण्टे बाद *200 mg%* से कम हो तो डायबिटीज की संभावना नहीं है।

डायबिटीज का इलाज – आप स्वयं डायबिटीज का इलाज न ही करें तो अच्छा है। डायबिटीज मेडिकल साइंस में गहन अध्ययन का विशय है और इसके विशेशज्ञ डायबिटीज के अलग–अलग पहलुओं पर शोध और इलाज करते हैं। वैसे डायबिटीज का इलाज अधिकांश लोगों में सामान्य है और इसे बखूबी आपके फैमिली फिजिशियन डॉक्टर कर सकते हैं।

डायबिटीज का बिना दवाओं के इलाज– संभव हो तो घूमना–टहलना,

खेल–कूद, योग–व्यायाम की आदत अवश्य डाल लें। खाने में कार्बोहाइड्रेट बिल्कुल कम कर दें। कार्बोहाइड्रेट खाते ही ब्लड में ग्लूकोज शुगर बढ़ती है। कार्बोहाइड्रेट भी कई प्रकार के होते हैं जिनसे अधिक शुगर बढ़ती है उनको *हाई ग्लायसेमिक इंडेक्स* (*glycaemic index*) वाले भोजन कहते हैं। जिस कार्बोहाइड्रेट भोजन खाने से तुरंत शुगर बढ़ रही है, यह उसके हाईग्लायसेमिक इंडेक्स की पहचान है। यदि भोजन की मात्रा को ग्लायसेमिक इंडेक्स से गुणा कर दें तो *ग्लायसेमिक भार* (*glycaemic load*) की वैल्यू पता लगती है।

ग्लाइसेमिक इंडेक्स से यह पता लगाया जाता है कि भोजन में कार्बोहाइड्रेट कितने समय बाद ग्लूकोज में परिवर्तित हो जाता है व किस गति से रक्त में शुगर की मात्रा बढ़ती है इसी अनुपात को *इंडेक्सिंग* कहते हैं। इसमें वसा वाले खाद्य पदार्थ शामिल नहीं होते हैं।

Glycaemic Index (GI)	Glycaemic Load (GL)
कार्बोहाइड्रेट भोजन जिस तेजी से खून में ग्लूकोज बढ़ाता है	कार्बोहाइड्रेटयुक्त भोजन जिस मात्रा में खून में ग्लूकोज बढ़ाता है
यह कार्बोहाइड्रेटयुक्त भोजन का अपना गुण है –*it is a measure of quality of carbohydrate*	कार्बोहाइड्रेटयुक्त भोजन और उसकी मात्रा मिलाकर ग्लायसेमिक भार पैदा करते हैं *both quality and quantity of carbohydrate food determine the glycaemic load*
High GI food > 70 चीनी, गुड़, तला/उबला आलू, चावल, गेहूं का आटा, मैदा आदि *Medium GI 56 – 69* मिस्सी का आटा, बेसन, ज्वार आटा, सूजी, चना, मक्का, शहद, कंदमूल – शकरकंद, आम आदि *Low GI < 55* लगभग सभी सब्जियां, बेर (*berries*), वंज, पॉपकॉर्न, टमाटर, अमरूद, कीवी जैसे फल आदि	*High GL > 20* *Medium GL 11 – 19* *Low GL < 11* **How to calculate glycaemic load:** *Glycaemic Index* x *Weight of Carbohydrate in Gram* / *100*

खाद्य समूह	कम ग्लाइसेमिक इंडेक्स (0–55)	मध्यम ग्लाइसेमिक इंडेक्स (55–69)	ज्यादा ग्लाइसेमिक इंडेक्स (> 70)
अनाज	जौ, ओट्स, किनोआ, दलिया	गेहूं–आटा, राई, ब्राउन राइस एवं बासमती चावल	सफेद चावल, ब्रेड, मुरमुरा, पोहा, मैदा, इंस्टेंट्स ओट्स, कॉर्नफ्लेक्स, केक, बिस्कुट, मैगी, बेकरी
दालें एवं फलियां	मूंग, अरहर, मसूर, लोबिया, सोयाबीन, छोले, राजमा		
सब्जी	हरी पत्तेदार सब्जियां जैसे – पालक, मेथी, चौलाई, बैंगन, हरी बींस, गोभी, खीरा, ककड़ी, कच्चा पपीता, टमाटर, ब्रोकली	मटर, जिमीकंद, शकरकंद	कद्दू, आलू
फल	खुबानी, सेब, मौसमी, संतरा, कीवी, आलू बुखारा, नाशपाती, बेरी, आम, केला	पपीता, केला, खरबूजा, आम, अंजीर, अनानास, किशमिश	तरबूज, खरबूजा, खजूर
दूध एवं दूध से बनी चीजें	दूध एवं दूध से बनी चीजें जैसे दही एवं छाछ	आइसक्रीम	रबड़ी, मलाई खुरचन
अन्य	सब्जियों का सूप, मूंगफली, अलसी के बीज, बादाम, अखरोट, काजू कद्दू के बीज और सूरजमुखी के बीज, जलीय पौधे, अंडा, मीट, मसाले	सॉफ्ट ड्रिंक्स, शहद	एनर्जी ड्रिंक, पिज्जा, फास्ट फूड, चीनी, गुड़, चॉकलेट

चीनी दिन भर में 5–20 ग्राम तक सामान्य लोग खाते हैं पर आलू दिन भर में 100–200 ग्राम भी खाया जा सकता है – इन दोनों पदार्थों का ग्लायसेमिक इंडेक्स अधिक है और थोड़ा भी खायेंगे तो ग्लायसेमिक लोड भी बढ़ जाता है। कुछ भोज्य पदार्थों में पानी की मात्रा बहुत अधिक होती है जैसे तरबूज, कद्दू अतः इनकी अधिक खायी हुई मात्रा भी उतनी शुगर नहीं बढ़ाती अर्थात् इनका ग्लाइसेमिक लोड कम ही रह जाता है।

कम ग्लाइसेमिक इंडेक्स वाले भोज्य पदार्थ इंसुलिन के प्रति संवेदनशीलता को प्राकृतिक तरीके से बढ़ा देते हैं जिससे रक्त शुगर नियंत्रित होती है। कम ग्लाइसेमिक इंडेक्स वाले भोज्य पदार्थ भूख को

नियंत्रित करने के साथ–साथ टाइप II मधुमेह, कोलेस्ट्रॉल, हृदय रोग का निवारण करते हैं। हमें अपने भोजन में धुली हुई दालों की तुलना में साबुत दालों का अधिक सेवन करना चाहिये। सफेद चावल, सफेद ब्रेड और कम फाइबर वाले अनाज से बचें। ब्राउन ब्रेड केवल भूरे रंग वाली नहीं, ब्राउन ब्रेड तो फाइबर से भरपूर होनी चाहिए। फाइबर से भरपूर सब्जियां जैसे हरी बीन्स, बैंगन, गाजर, फूलगोभी, टमाटर, खीरा, ब्रोकली और हरे पत्तेदार सब्जियां शामिल करें। आलू जैसी स्टार्च वाली सब्जियों के सेवन कम करें। अखरोट, बादाम, मूंगफली, नट्स तथा अलसी और सूरजमुखी के बीज का सेवन अच्छा है। कम वसा वाले डेयरी उत्पाद और मांसाहारी खाद्य पदार्थ जैसे समुद्री भोजन, वसा रहित मांस और अंडे की सफेदी में भी कम ग्लाइसेमिक इंडेक्स होता है। डिब्बाबंद एवं फास्ट फूड के सेवन से बचना चाहिये।

यदि बिना दवाओं के डायबिटीज ठीक रखनी है तो छोड़ दीजिये अधिक ग्लायसेमिक इंडेक्स वाला भोजन और कम कर दीजिये अपना ग्लायसेमिक लोड अर्थात् कार्बोहाइड्रेटयुक्त भोजन कम ही खाईये। नोट कर लें यहां कोलेस्ट्रॉल की बात नहीं की जा रही है। शाकाहारी अर्थात् पेड़ पौधों से मिलने वाला लगभग समस्त भोजन कोलेस्ट्रॉल नहीं देता। मांसाहारी भोजन और पोल्ट्री से कोलेस्ट्रॉल बढ़ता है।

डायबिटीज का दवा द्वारा इलाज– औपचारिक चिकित्सा– यदि डायबिटीज ऊपर लिखे हर प्रयास से कम न हो तो डायबिटीज की औपचारिक चिकित्सा इंसुलिन या दवाओं द्वारा अवश्य कर लें वर्ना याद रखें यह **तरसाने वाला, रूलाने वाला, गलाने–सड़ाने वाला और फिर मारने वाला रोग** है। डायबिटीज का इलाज 2 प्रकार की दवाओं से होता है –

1. **इंसुलिन दवाएं *Insulin Agents,***
2. **खाने वाली डायबिटीज की दवायें–*Oral hypoglycaemics***

इंसुलिन की कार्य क्षमता और इसकी संचालन प्रक्रिया को 4 श्रेणियों में बांटा गया है

1.	**तुंरत** काम करने वाली *5–15 मिनट में काम करती है, असर रहता है – 2 से 4 घंटा*	*Insulin Lispro, Insulin Aspart, Insulin Glulisive*
2.	**थोड़ी देर में** काम करने वाली *30 मिनट से 1 घंटा में काम करती है, असर रहता है – 3 से 6 घंटा*	*Isophane Insulin, Lante Insulin, Regular Insulin*
3.	**देर में काम** करने वाली *1 से 2 घंटा में काम करती है, असर रहता है – 14 से 24 घंटे*	*Insulin - Glargine Detemir & Degludac*
4.	**मिली–जुली इंसुलिन पेन** *5 घंटे में काम करती है, असर रहता है – 10 से 24 घंटे*	*Insulin Lispro Protamine & Insulin Lispro, Insulin Aspart Protamine & Insulin Aspart, NPH Insulin & Regular Insulin*
5.	**इंसुलिन पाउडर** के रूप में भी आता है जिसे हम श्वांस में स्प्रे द्वारा ले सकते हैं।	

I. खाने वाली डायबिटीज की दवायें – *Oral Hypoglycaemics*

SN	***Group*** किस ग्रुप की हैं	***Effect*** कैसे काम करती हैं	***Side Effect*** कुछ दुश्परिणाम
1.	***Biguanides*** *Metformin*	लीवर से ग्लूकोज निकलना कम करना इंसुलिन के रिस्पांस (कार्य) को बढ़ाना ब्लड ग्लूकोज कोशिकाओं में भेजना	हांथ पैरों में दर्द, गैस, पेट में असहजता या बेचैनी, कब्ज, पतले दस्त
2.	***Sulfonylureas*** *Glibenclamide, Glimepiride, Tolbutamide, Gliclazide*	पैनक्रियाज से इंसुलिन अवमुक्त कर *(release)* ब्लड में ग्लूकोज कम करना	ब्लड शुगर एकदम से कम हो जाता है। इंसुलिन बढ़ जाती है जिससे *Hypoglycemic* हो जाता है।
3.	***Meglitinides*** *Repaglinide, Nateglinide*	पैंक्रियाज में इंसुलिन की मात्रा को बढ़ाना	इंसुलिन बढ़ जाने से ब्लड शुगर एकदम से कम हो सकती है जिससे *hypoglycemia* हो जाना
4.	***Thiazolidinediones*** *Pioglitazone Rosiglitazone*	ये ब्लड सेल्स में इंसुलिन के रिस्पांस (कार्य) को बढ़ाती है।	*पैरों में सूजन – fluid retention, ankle swelling*
5.	***Dipeptidyl Peptidase DPT-4 inhibitors***	**इंसुलिन बढ़ाने वाली दवायें** ये *gut hormone (GLP-1)* के	*त्वचा में समस्यायें –skin problems*

	(expensive medicine) *Teneligliptin* *Sitagliptin* *Saxagliptin* *Vildagliptin* *Linagliptin* *Alogliptin*	ब्रेक डाउन को *DPT–4* एंजाईम के द्वारा रोकता है। इससे हार्मोन का रक्त संचरण (ब्लड सर्कुलेशन) लंबे समय तक रहता है ये इनक्रेटिन को बढ़ाता है जो इंसुलिन के स्राव (*secretion*) को बढ़ाता है। जब ब्लड शुगर हाई होता है तो ये लिवर को सिग्नल देता है कि ज्यादा ग्लूकोज न बनाये।	
6.	***Alpha Glucosidase inhibitors*** *Acarbose,* *Miglitol,* *Voglibose*	*Glucosidase enzyme inhibit* कर कार्बोहाइड्रेट को तोड़कर ग्लूकोज एब्जॉर्बषन धीमा करके ब्लड शुगर स्तर(*spike*) को रोकती है कार्बोहाइड्रेट के अवशोशण (*absorption*) को कम करके खाया हुआ कार्बोहाइड्रेट आंतों द्वारा मल से निकल जाता है	पेट में गैस
7.	***SGLT2 inhibitors*** ***Sodium glucose*** *Co-transporter* इनके नाम के आगे (*suffix*) *Gliflozin*लगा होता है *Dapagliflozin,* *Canagliflozin*	पेशाब से शुगर निकाल ब्लड में शुगर कम कर देती है। डायबिटीज के इलाज में ये नयी पीढ़ी की प्रभावी प्रायः नुकसान रहित दवाएं हैं।	पेशाब में संक्रमण या इंफेक्शन की अधिक संभावना कभी–कभी बीपी कम होना
8	***Incretin Mimetics*** *Exenatide,* *Liraglutide,* *Dulaglutide,* *Lixisenatide,* *Semaglutide*	इंक्रेटिन एंजाइम इंसुलिन को भोजन के बाद बढ़ाता है यह दवायें इंक्रेटिन जैसा काम करती हैं।	जी मिचलाना एवं उल्टी
9	***Combination Drugs*** (मिश्रित दवायें) बहुत सी दवायें ऊपर लिखी दवाओं का मिश्रण होती हैं।		

ऊपर लिखी तालिका की दवा डॉक्टर की सलाह पर ही लें। यह जानकारी मोटे तौर पर दी गयी है। कभी–कभी एक से अधिक दवायें या इंसुलिन के अतिरिक्त अन्य खाने वाली दवायें तीव्र डायबिटीज में दी जाती हैं। डायबिटीज के इलाज में निरंतर एवं कुछ–कुछ अंतराल में निरीक्षण होना चाहिये।

***हाईपोग्लायसेमिया* (*Hypoglycaemia*) ब्लड शुगर का कम होना**– डायबिटीज वैसे तो बढ़ी ब्लड शुगर का रोग है परंतु डायबिटीज रोगियों

को कभी–कभी ब्लड शुगर कम भी हो जाती है जिसे हाईपोग्लायसेमिया कहते हैं। खासतौर से जब डायबिटीज की कुछ दवाओं का प्रयोग जारी हो और भोजन शायद कम खाया हो ब्लड शुगर कम हो जाती है। यह कभी–कभी प्राण लेवा हो सकती है। कमजोरी, बेहोशी, माथे पर पसीने की बूंदे, *कंफ्यूजन,* अनाप–शनाप बोलना इसके लक्षण हैं। तुरंत घर की मशीन से ही ब्लड शुगर करें या बिना ब्लड शुगर करे ही ग्लूकोज, चीनी का पानी, घर में रखी मीठी चीज तुरंत खा लें। आसपास के अस्पताल चले जायें और वहां बतायें कि मरीज को डायबिटीज है साथ में डायबिटीज की दवायें और डॉक्टर पर्चे भी ले जायें।

इन सब के अलावा *साइड इफेक्ट* की लिस्ट बहुत लंबी है। कुछ कॉमन साइड इफेक्ट इस प्रकार हैं – चक्कर आना, उल्टी, पेट में गड़बड़ी, त्वचा पर चकत्ते, एलर्जी, अधिक हृदय गति, भूख मरना। दर्द की कुछ दवाएं भी ऐसी होती हैं जो डायबिटीज की दवाओं के साथ नही खानी चाहिये। *sulfonylueras & glitazone group* की दवाएं इस्तेमाल करने वाले मरीजों को अपनी अन्य दवाओं के बारे में भी डॉक्टर को बताना चाहिये क्योंकि कुछ दवायें ऐसी होती हैं जो डायबिटीज को बढ़ाती हैं और इसकी दवाओं के साथ खाने पर कुछ साइड इफेक्ट हो सकते हैं। ऐसी दवायें जैसे : *blood thinning agents like warfarin, beta-blockers like metoprolol, diuretics, corticosteroid, lipid* कम करने वाली दवायें यदि आप खा रहे हों तो डॉक्टर को इसकी जानकारी अवश्य दें। डायबिटीज की दवायें प्रायः कुछ भी खाने के आधा घंटा पहले खानी चाहिये जिससे ब्लड शुगर लेवल एकदम से कम न हो जाए।

सर्जरी द्वारा डायबिटीज की चिकित्सा– सेंसरयुक्त इंसुलिन पंप शरीर में पेसमेकर की तरीके से लगा दिया जाता है जो खून में ग्लूकोज की मात्रा के अनुसार स्वतः ही इंसुलिन डालता रहता है। **इंसुलिन के स्रोत** *पैनक्रियाज* का प्रत्यारोपरण (*transplant)* भी किया जा सकता है जिससे शरीर में इंसुलिन पुनः बनने लगती है परंतु यह प्रयोगात्मक और जटिल सर्जरी है। मोटे लोगों में मोटापे की बैरियाट्रिक सर्जरी का वर्णन **अध्याय 23** में भी किया जा चुका है। बैरियाट्रिक सर्जरी से डायबिटीज प्रायः ठीक हो जाती है।

29

हृदय रक्त वाहिका एवं मस्तिश्क रक्त वाहिका रोग

Cardio-vascular & Cerebro-vascular diseases

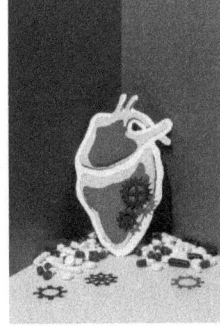

इस अध्याय में हम सीखेंगे कुछ बातें – *Learning Objectives*

- हृदय एवं रक्त–वाहिकाओं द्वारा रक्त संचार
- हृदय एवं रक्त–वाहिकाओं द्वारा संक्रमणों से रक्षा, पोशण, ऑक्सीजन पहुंचाना, तापमान संतुलन
- रक्त वाहिकाओं में धमनी–काठिन्य (*atherosclerosis*), धमनी संकुचन (*stenosis*) से होने वाले विभिन्न रोग
- हृदय के विभिन्न रोग – हाइपरटेंसिव हार्ट, कन्जेस्टिव हार्ट फेलयर, पलमोनरी हार्ट डिजीज, एरिदमिया, हृदय–वाल्व रोग, रियूमैटिक हार्ट डिजीज, बच्चों में हार्ट डिफेक्ट आदि
- हृदय रोग परीक्षण

शरीर की रक्त वाहिका प्रणाली (*vascular system*) को संचार प्रणाली (*circulatory system*) भी कहते हैं। इस प्रणाली में **हृदय**

(*heart*), **रक्त वाहिकायें** (*blood vessels*) एवं **रक्त** (*blood*) आदि 3 अंग हैं। रक्त वाहिकाओं में 3 प्रकार की वाहिकायें, यथा – **धमनियां** (*artries*), **शिरायें** (*veins*) एवं **लसीका वाहिकायें** (*lymph vessels*) हैं। हार्ट को ***कार्डियक*** (*cardiac*) नाम से भी जाना जाता है। हृदय रक्त वाहिका प्रणाली (*cardio-vascular system*) के महत्वपूर्ण कार्य निम्नवत हैं, यथा –

1. रक्त संचार की निरंतरता बनाते हुए शरीर के विभिन्न अंगों को ऑक्सीजन (O_2) पहुंचाना एवं *कार्बन डाई–ऑक्साइड* (CO_2) को बाहर निकालना।
2. शरीर की कोशिकाओं (*cells*) को रक्त द्वारा **पोशाहार** (*nutrients*) के माध्यम से ऊर्जा देकर शरीर को स्वस्थ रखना (**अध्याय 22**)।
3. चयापचय (*metabolism*) द्वारा शरीर के बने **अपशिश्ट** (***waste***) पदार्थ को मल, मूत्र, बलगम, आंख–कान गंदगी के माध्यम से बाहर निकालना।
4. संक्रमणों एवं रोगों से रक्षा।
5. चोट के रक्त स्राव (*bleeding*) को जमाना (*clotting*)।
6. शरीर में रस (*hormones*) उत्पादन को विभिन्न अंगों में पहुंचाना
7. शरीर–तापमान संतुलित रखना। हृदय एवं रक्त वाहिकायें (*cardio-vascular system*) हमारे शरीर के सभी तत्वों की संवाहक अर्थात् ट्रांसपोर्टेर हैं जिससे हृदय अनिवार्य रूप से निरंतर संचालित रहता है और हृदय नामक मांसपेशी जीवन पर्यन्त कार्य करती है।

कार्डियोवस्कुलर सिस्टम के प्रमुख अंग –

1. **रक्त *Blood*–** रक्त *45%* ठोस (कोशिका) एवं *55%* द्रव (*plasma*) से बना है। रक्त–प्लाज्मा में अधिकतर पानी होता है जिसमें प्रोटीन, पोशक तत्व, *हार्मोन्स, एन्टीबॉडीज* (*antibodies*) एवं वेस्ट पदार्थ घुले होते हैं। **रक्त– कोशिकाएं** 3 प्रकार की होती हैं जिनकी फैक्ट्री हड्डियों के अंदर की मज्जा (*bone marrow*) में होती है।

1.1 **लाल रूधिर कणिकायें** (***RBC** or **Erythrocytes***) आकार में छोटी किंतु ये कोशिकाएं बहुत ही सक्षम होती हैं। इन रूधिर कणिकाओं में

हीमोग्लोबीन (*hemoglobin*–लौह तत्व प्रोटीन) होता है जो हमारे अंग प्रत्यंग को अहिर्निश ऑक्सीजन पहुंचाती हैं।

1.2 रक्त में **श्वेत रक्तकण** (***WBC*** *or* ***White Blood Cell*** *or* ***Leukocytes***) भी होती हैं। ये श्वेत रक्त कोशिकाएं जीवाणुओं / विशाणुओं / संक्रमणों (*viruses/bacteria/infection*) से युद्ध कर हमारे शरीर की रक्षा करती हैं। *ल्यूकोसाइट्स* हड्डियों में ही बनते हैं, जो 5 प्रकार के होते हैं जैसे कि– *न्यूट्रोफिल* (***neutrophils***), *लिम्फोसाइट्स* (***lymphocytes***), ***स्नोफिल*** (***eosinophils***), *बैसोफिल* (***basophils***), *मोनोसाइट* (***monocytes***)।

1.3 ***प्लैटलेट्स*** या ***थ्रामबोसाइट्स*** (***Platelets*** *or* ***Thrombocytes***) रक्त में तीसरे प्रकार की ये कोशिकाएं चोट लगने पर होने वाले रक्त स्राव को रोकती हैं। रक्त सदैव द्रव अवस्था में होना चाहिये कारण कि वाहिकाओं द्वारा ऑक्सीजन एवं पोशक तत्व शरीर के अंग–अंग को पहुंचाया जा सके। संक्रमण से प्रहरी की तरह रक्षा करने वाली श्वेत रूधिर कणिकायें शरीर के हर भाग में पहुंचती रहती हैं। *थ्रामबोसाइट्स* या *प्लैटलेट्स* चोट लगने पर शरीर में रक्त के थक्के (*blood clots*) बनाने की क्षमता रखती हैं। **प्रायः हार्ट अटैक में खून जमने की प्रक्रिया को कम रखने के लिये *एस्प्रीन* जैसी दवाओं का प्रयोग किया जाता है।**

2. ***प्लाज्मा Plasma–*** रक्त का 55% द्रव प्लाज्मा है। इसमें तमाम पोशक तत्व जो भोजन के पाचन से प्राप्त होते हैं शरीर के अंग–अंग तक पहुंचता है। प्लाज्मा में ही तमाम हार्मोन, एंजाइम एवं अपशिश्ट अभीश्ट स्थान पर पहुंचता है। अधिकांश अपशिश्ट गुर्दों से छनकर बाहर निकल जाता है।

3. ***लिम्फ Lymph–*** *सर्कुलेटरी सिस्टम* में ही लसीका प्रणाली (*lymphatic system*) होती है जिसमें निरन्तर लसीका (*lymph*) का बहाव (*flow/circulation*) बना रहता है। लिम्फ द्वारा रक्त के *प्लाज्मा* की *रिसाइकिलिंग* (*recycling*) की जाती है जिससे रक्त शुद्ध होता रहता है। **लसीका प्रणाली में** लसीका (*लिम्फ*), लसीका ग्रंथि (*लिम्फ नोड्स*) एवं लसीका वाहिका (*lymph vessels*) हैं।

4. **रक्त वाहिकायें** ***Blood Vessels***– रक्त वाहिकायें 2 प्रकार की हैं जो हृदय से रक्त शरीर के विभिन्न अंगों में ले जाती हैं उन्हें, **(4.1) धमनी** (***artery***) कहते हैं और जो अंगों की परिधि से वापस रक्त को हृदय में पहुंचा देती हैं, **(4.2) शिरा** (***vein***) कहते हैं। **धमनियों में बहने वाला रक्त** ऑक्सीजन युक्त (*oxygenated blood*) होता है। यही *ऑक्सीजीनेटेड ब्लड*, हृदय से पूरे शरीर में पहुंचता है तथा कोशिकाओं एवं अंगों को जीवनी शक्ति (*vitality*) देता है। धमनियां *इलास्टिसिटी* (*elasticity*) से भरपूर खोखली नलिकायें (*tubes*) होती हैं जो शाखाओं में विभक्त होते हुए पतली होती चली जाती हैं। धमनियों का छोटा रूप **धमनिका** (***arteriole***) तथा धमनिका का छोटा रूप **केशिकाएं** (***capillaries***) हैं। धमनिकायें ही कैपीलरीज को ऑक्सीजन युक्त रक्त पहुंचाती हैं। ***एओर्टा*** (***aorta***) शरीर की सबसे बड़ी धमनी है जिसे **महाधमनी** कहते हैं। महाधमनी ही हृदय से रक्त लेकर धमनियों के माध्यम से रक्त को पूरे शरीर में पहुंचाती है। *कैपीलरीज* शरीर के ऊतकों (*tissues*) को *न्यूट्रिएन्ट* एवं ऑक्सीजन देती हैं। **शिराओं में बहने वाला रक्त** ऑक्सीजन रहित (*deoxygenated blood*) होता है। शिरायें ऊतकों (*tissues*) से *डीऑक्सीजेनेटेड* रक्त लेकर हृदय को पहुंचाती रहती हैं। दो शिराओं का कार्य भिन्न है, जैसे कि फुफ्फुसीय शिरा (*pulmonary vein*) एवं गर्भवती स्त्रियों के भ्रूण नाल एवं बच्चे की नाभि के साथ जुड़ी हुयी शिरा (*umbilical vein*) हृदय को ऑक्सीजेनेटेड ब्लड पहुंचाती हैं। केशिकायें (*कैपीलरीज*) शरीर के ऊतकों (*tissues*) को न्यूट्रिएन्ट एवं ऑक्सीजन पहुंचाने, के अतिरिक्त, शिराओं (वेन्स) को ऑक्सीजन रहित रक्त भी पहुंचाती हैं। शिरा प्रणाली (*venous system*) दो बड़ी शिराओं में बंट जाती है, यथा – (i) प्रधान महाशिरा (*superior vena cava*) एवं (ii) निम्न महाशिरा (*inferior vena cava*)। प्रधान महाशिरा शरीर के ऊपरी अंगों के ऊतकों (*tissues*) से डिऑक्सीजनेटेड ब्लड लेकर हृदय में पहुंचाती है तथा निम्न महाशिरा शरीर के निचले अंगों के ऊतकों (*tissues*) से डिऑक्सीजनेटेड रक्त लेकर हृदय में पहुंचाती हैं। दोनों बड़ी शिरायें

(*large veins*) ह्रदय के दाहिने अलिंद (*right atrium*) में ऑक्सीजन रहित रक्त निरंतर पहुंचाती रहती हैं। शिराओं में इलास्टीसिटी कम होती है और शिरायें त्वचा के नीचे एवं कुछ मोटी शिरायें मांसपेशियों के नीचे होती हैं। त्वचा के नीचे की शिरायें दिखाई पड़ती हैं, इन्हीं में सुईं से पंचर कर जांच आदि के लिये खून निकाला जाता है और इंट्रावीनस दवायें चढाई जाती हैं। शिराओं मे वॉल्व (*valve*) होते हैं जो एक ही दिशा में ह्रदय की तरफ रक्त के बहाव को बनाये रखते हैं। कभी–कभी शिराओं के एक दिशा वाले कपाट अर्थात् *वॉल्व* (*valve*) खराब हो जाते हैं और पैर की त्वचा के नीचे हल्का रक्त रिसाव होता रहता है जिसे वेरीकोज वेन्स या अपशिश्ट शिरायें (*venous insufficiency or varicose veins*) कहते हैं जिसमें पैरों में काले धब्बे, खुजली, जख्म, सूजन, दर्द आदि होने लगता है (**अध्याय 39**)।

5. **ह्रदय *Heart*–** *सर्कुलेटरी सिस्टम* का तीसरा अंग ह्रदय (*heart*) है। ह्रदय मोटी एवं कभी न थकने वाली मांसपेशी का बना हुआ खोखला अंग है। ह्रदय पूरे दिन में लगभग एक लाख बार से अधिक धड़कता (*beat*) है। ह्रदय की लगातार धड़कन अर्थात् रक्त पम्पिंग से एक दिन में वाहिकाओं में रक्त लगभग 60,000 मील की दूरी तय करता है। ह्रदय का दाहिना भाग (*right side*) ऑक्सीजन रहित रक्त प्राप्त कर उसे फेफड़ों में ऑक्सीजन संचित (*oxygenate*) होने के लिये भेज देता है, जबकि ह्रदय का बांया भाग (*left side*) फेफड़ों से ऑक्सीजनपूर्ण रक्त (*oxygenated blood*) प्राप्त कर, उसे पूरे शरीर के ऊतकों (*tissues*) को लगातार पहुंचाता रहता है। ह्रदय में तीन पर्तें (*layers*) होती हैं, यथा – अन्तर्ह्रदकला (*endocardium–inner layer*), अधिह्रदस्तर (*epicardium–outer layer*) एवं सबसे मोटी ह्रदयपेशी (*mayocardium–middle layer*)। ह्रदय एक आवरण से सुरक्षित होता है जिसे ह्रदय आवरण या परिह्रद आवरण (*pericardium*) कहते हैं। ह्रदय का आवरण झिल्ली (*membrane*) से बना होता है। ह्रदय के चार कक्ष (*four chambers*) होते हैं।

हृदय के निचले भाग में दाहिना एवं बांया निलय (*right and left ventricles*) तथा हृदय के ऊपरी भाग में दाहिना एवं बांया अलिंद (*right and left atria*) होता है। हृदय की प्रत्येक सामान्य धड़कन के साथ ही हृदय के *ऐट्रिया* एवं *वेन्ट्रीकल* का संकुचन एवं विश्राम होता है। हृदय के चारों *चैम्बर्स* में *वॉल्व* (*valve*) होते हैं, यथा – (i) त्रिकुस्पिड वॉल्व (*tricuspid valve*), (ii) *पल्मोनरी वॉल्व* (*pulmonary valve*), (iii) *मिट्रल वॉल्व* (*mitral valve*), (iv) *एओर्टा वॉल्व* (*aortic valve*)। जब रक्त किसी कक्ष से बहकर आगे बढ़ता है तो उसको इन्हीं वॉल्वों से होकर गुज़रना पड़ता है। ये वॉल्व वास्तव में ढकने (*flap*) के समान होते हैं। हृदय मांसपेशी (मसल्स) के संकुचित एवं उसके आराम की अवस्था में आने के साथ ही वॉल्व खुलते और बंद होते हैं। ये वॉल्व एकल दिशा कपाट हैं। वॉल्व माध्यम से प्रवाहित रक्त पीछे की ओर नहीं लौटता है। हृदय के दोनों वेन्ट्रिकल्स एवं दोनो ऐट्रिया एक मोटी दीवार से विभाजित होते हैं जिन्हें क्रमशः वेन्ट्रीक्यूलर सेप्टम (*ventricular septum*) एवं एट्रियल सेप्टम (*atrial septum*) कहते हैं। हृदय के स्पंदन को और हृदय में आने जाने वाली धमनियों और शिराओं तथा इनके वॉल्व के कार्य क्षमता का *ड्यूप्लेक्स अल्ट्रासाउंड* या *कलर डॉप्लर* मशीन द्वारा आंकलन होता है।

शरीर का उपर्युक्त सर्कुलेटरी सिस्टम दो मार्गों से संचालित होता है, प्रथम **प्रणालीगत संचार** (***systemic circulation***) जिसमें हृदय से आखिरी उंगली तक रक्त संचरण एवं दूसरा **फुफ्फुसीय संचार** (***pulmonary circulation***) जिसमें हृदय से फेफड़ों तक तथा फेफड़ों से वापस हृदय तक रक्त संचरण होता है जिससे रक्त में ऑक्सीजन और कार्बन डाईऑक्साइड का आदान प्रदान होता है।

3. **रक्त वाहिका रोग–** रक्त वाहिका संचालन प्रणाली के रोग, यथा–

1.1 परिहृद धमनी रोग *CAD or Coronary Artery Disease*– इस रोग को स्थानिक अरक्तता रोग (*ischemic heart disease*) भी कहते हैं। हृदय आजीवन लगातार स्पदंन करता है – इसे हर समय

पोशण एवं ऑक्सीजन चाहिये। ह्रदय की मांसपेशियों (*muscles*) में रक्त प्रवाह की कमी आने से धमनियों की दीवारों पर वसा युक्त मोम, कोलेस्ट्रॉल एवं कैल्शियम जैसे पदार्थ अर्थात् प्लाक (*plaque*) जमाव के कारण धमनियां संकरी (*narrow*) एवं कड़ी होकर लक्कड़ सी हो जाती हैं और इनकी तन्यता (*इलास्टीसिटी*) कम हो जाती है। इसे धमनी काठिन्य (*atherosclerosis*) कहते हैं। प्लाक को फाइब्रिन (*fibrin*) कहते हैं जिससे धमनियों में फटन आ जाती है और रक्त का प्रवाह अवरूद्ध हो जाने से सप्लाई किये जा रहे ऊतक (*tissues*) में ऑक्सीजन एवं पोशण की कमी आ जाती है। उच्च रक्तचाप, उच्च एलडीएल कोलेस्ट्रॉल (*high LDL cholesterol*) एवं धूम्रपान के कारण धमनियों का अन्दरूनी अस्तर (*inner lining*) जिसे इण्डोथिलियम (*endothelium*) कहते हैं, में सूजन (*inflammation*) आ जाती है। वक्ष में दर्द उठता है, साथ ही साथ कंधे, भुजायें, पीठ, गर्दन, जबड़े आदि में भी दर्द होता है। इसे इंजाइना (*angina*) दर्द कहते हैं। ह्रदय में जलन, दर्द का एहसास एवं श्वास–अल्पता (*shortness of breath*) होती रहती है। इसमें तुरंत *एस्पिरिन*, *नाइट्रोग्लिसरीन* की गोली और *क्लोपीडॉग्रिल* देते हैं जिससे खून का थक्का नहीं जमता और ह्रदय की धमनी संकुचन मुक्त रहती है। यदि ह्रदय की मांसपेशी में रक्त का आभाव कुछ देर बना रहे तो ह्रदय का ऊतक प्रभावित हो जाता है जिसे हार्ट अटैक (*myocardial infarction*) कहते हैं।

1.2 परिधीय धमनीरोग *PAD or Peripheral Arterial Disease*– जिस प्रकार से ह्रदय की धमनी में काठिन्य (*atherosclerosis*) हो जाती है उसी तरह फीमोरल धमनी जो पैरों को रक्त सप्लाई करती है में पीएडी (*PAD*) हो जाता है जिसमें पांव में दर्द होता है (**अध्याय 39**)। परिधीय धमनी रोग (*PAD*) पैरों के अतिरिक्त कभी–कभी भुजाओं (*arms*), गर्दन (*neck*) एवं गुर्दे (*kidney*) को भी प्रभावित करता है। कभी–कभी *PAD* के कारण मस्तिश्क में *सेरीब्रोवस्कुलर डिजीज* (*cerobrovascluar disease-CVD*) एवं मस्तिश्क आघात

(*brain stroke*) भी हो सकता है। यह स्थिति धूम्रपान, ड्रग्ज दुरूपयोग, चले आ रहे मधुमेह, उच्च रक्तचाप, गुर्दा रोग, उच्च रक्त कोलेस्ट्रॉल के कारण धमनी काठिन्य (*atherosclerosis*) से होता है।

1.3 मस्तिश्क वाहिकीय रोग *CVD or Cerebro-vasclular Disease*– इस रोग में मस्तिश्क की धमनियां (रक्त वाहिकायें) प्रभावित हो जाती हैं। मस्तिश्क में रक्त संचार की कमी हो जाती है। मस्तिश्क को ऑक्सीजन एवं पोशण पहुंचाने वाली धमनियां क्षतिग्रस्त एवं विकृत हो जाती हैं। इस रोग में स्थानिक धमनीय अरक्तता आघात (*ischemic stroke*), लघु आघात (*mini stroke*) तथा गंभीर स्थिति में रक्तस्रावी आघात (*hemorrhagic stroke*) हो सकता है। उच्च रक्तचाप (*high blood pressure*) ही मस्तिश्क आघात का मुख्य कारण है। लगातार उच्च रक्तचाप बने रहने पर रक्त वाहिकाओं (*blood vessels*) की टेक्सचर (*texture*) बदल जाता है एवं मस्तिश्क की धमनियों में एथेरोस्केलेरोसिस (*atheresclerosis*) हो जाती है। मस्तिश्क धमनियों की दीवारों पर वसा युक्त मोम, कोलेस्ट्रॉल एवं कैल्शियम जैसे प्लाक (*plaque*) जमाव के कारण धमनियां संकरी (*narrow*) एवं कड़ी होकर लक्कड़ सी हो जाती हैं और इनकी तन्यता (*इलास्टीसिटी*) खत्म हो जाती है। मस्तिश्क के ऊतक (*tissues*) ऑक्सीजन एवं पोशण रहित हो जाते हैं। इस प्रकार से मस्तिश्क स्ट्रोक से मस्तिश्क में स्थायी क्षति, दीर्घकालिक विकलांगता अथवा आकस्मिक निधन भी हो सकता है। **आघात (स्ट्रोक) 3 प्रकार के होते हैं:**

i. **क्षणिक *इस्कीमिक अटैक TIA* *or Transient Ischemic Attack*–** इसे चेतावनी या मिनी स्ट्रोक (*warning or mini stroke*)भी कहते हैं। छोटे–छोटे खून के क्लॉट मस्तिश्क में जाने से ऐसा होता है। यह प्रायः औशधि और संयम से ठीक हो जाता है। बढ़ा ब्लड प्रेशर, डायबिटीज एवं तंबाकू की आदत सुधार लेनी चाहिये

ii. ***इस्कीमिक स्ट्रोक Ischaemic Stroke*– लगभग *80%* लोगों को इसी प्रकार का स्ट्रोक होता है।** यह आघात *एथेरोस्केलेरोसिस* (*atherosclerosis*) से होता है जिसमें रक्त के थक्के

मस्तिश्क–धमनियों में रक्त प्रवाह को रोकते हैं। यह आघात दिल के दौरे के समान ही है। **दो प्रकार के *इस्कीमिक* स्ट्रोक**, यथा –

अ. अन्तःशल्यीय स्ट्रोक (*embolic stroke*) जिसमें शरीर के अन्य अंगों के रक्त–थक्के अथवा हृदय के रक्त–थक्के मस्तिश्क तक पहुंच कर मस्तिश्क में रक्त प्रवाह को रोकते हैं

ब. घनास्रता (*thrombotic stroke*) जिसमें मस्तिश्क–रक्तवाहिकाओं में ही रक्त–थक्के बन जाते हैं

iii. **रक्तस्रावी आघात *Hemorrhagic Stroke*–** इस आघात में मस्तिश्क–रक्तवाहिका फट जाती है जिससे रक्त आसपास के ऊतकों में फैल जाता है। **दो प्रकार के *हेमरेजिक स्ट्रोक*,** यथा –

अ. धमनी विस्फार (*aneurysm*)– मस्तिश्क की धमनी में एन्यूरिज्म (*bulging*) अर्थात् फैलाव के साथ कमजोरी आ जाती है जो कभी–कभी फट भी सकती है और ऐसा आघात जानलेवा भी हो सकता है

ब. धमनी–शिरा त्रुटिपूर्ण संयोजन (*arteriovenous malformation*)– धमनी–शिरा में गलत जुड़ाव हो जाने के कारण धमनी और शिरा फट जाने पर दिमाग में रक्तस्राव हो जाता है जो जान–लेवा हो सकता है। धमनी–शिरा में गलत जुड़ाव जन्मजात भी हो सकता है। अन्य किन्हीं कारणों से एथेरोस्केलेरोसिस की गंभीर समस्या होने पर अल्प मस्तिश्कीय आप्लावन (*decreased cerebral perfusion*) हो जाता है जिससे मस्तिश्क के कुछ अंश की धमनियों में ऑक्सीजनयुक्त रक्त नहीं पहुंच पाता है जिससे उस स्थान के टीशू मृत्यु को प्राप्त हो जाते हैं। इसका परीक्षण सेरीब्रल परफ्यूजन प्रेशर (*CPP – cerebral perfusion pressure*) के मापन द्वारा होता है। अल्प मस्तिश्कीय आप्लावन, आन्तरिक कपालिक दबाव (*intracranial pressure*) के कारण से भी होता है। *इन्ट्राक्रेनियल* प्रेशर बढ़ने के कारण रक्तचाप भी कम हो जाता है और मरीज गंभीर समस्या से जूझने लगता है। इस कारण से होने वाले ब्रेन अटैक से तंत्रिका विकार भी हो जाता है जिससे, *हेमीपैरेसिस* अथवा *हेमीप्लेजिआ* (*hemiparesis or hemiplegia*) हो जाता है। हेमीपैरेसिस में शरीर के बायें अथवा दाहिने भाग में लकवा मार जाता है। लकवा की जगह पर सुन्न्ता का एहसास (*numbness*) होता है। इसमें वाक् आघात

(*aphasia*), भाशा हानि दोश (*loss of speech*) एवं शारीरिक–गतिविधि–समन्वय दोश (*ataxia*) हो जाता है। मरीज का पूरा–पूरा पुनर्वासन (*rehablitation*) नहीं हो पाता है।

मस्तिश्क रक्तवाहिका रोग उपचार– एन्टीप्लैटलेट (*antiplatelet*), ब्लड थिनर (*blood thinner*), एन्टीहाइपरटेंसिव (*antihypertensive*) एवं एन्टीडायबिटिक (*antidiabetic*) औशधियों से उपचार होता है। मस्तिश्क धमनी फटने पर वाहिकीय सर्जरी (*vascular surgery*) की जाती है। कभी–कभी बेहोशी की हालत में लंबे अर्से तक मरीज पड़े रहते हैं। बेहोशी में एवं लकवे की अवस्था में शरीर की सघन देखभाल, मल–मूत्र त्याग, भोजन आदि तीमारदारों को करनी पड़ती है।

1.2 गुर्दा धमनी संकुचन रोग *Renal Artery Stenosis*– इस रोग में एक अथवा दोनों गुर्दों को रक्त पहुंचाने वाली धमनियां संकुचित (*stenosis*) हो जाती हैं जिससे गुर्दों को पर्याप्त मात्रा में ऑक्सीजन युक्त रक्त न मिल पाने के कारण शरीर का अपशिश्ट पदार्थ एवं द्रव गुर्दे के माध्यम से बाहर नहीं जा पाते हैं। यह रोग भी एथेरोस्केलेरोसिस (*atherosclerosis*) के कारण से होता है। गुर्दों द्वारा अपशिश्ट पदार्थ बाहर न निकल पाने पर भी रक्तचाप बढ़ जाता है जिसे ***रीनोवस्कुलर हाइपरटेंशन*** (*renovascular hypertension*) जो द्वितीय प्रकार का उच्च–रक्तचाप (*secondary high BP*) है। इस रोग के कारण से जीर्ण गुर्दा रोग (*chronic kidney disease*) तथा परिहृद धमनी रोग (*CAD or coronary artery disease*) भी हो सकते हैं। यह रोग किसी भी उम्र में हो सकता है किन्तु लम्बे समय तक इस रोग के लक्षण दिखाई नहीं देते हैं। इसके कुछ लक्षण निम्नवत हैं, यथा – बार–बार मूत्र समस्या, औशधियों के बाद भी उच्च रक्तचाप बना रहना, मूत्र में झाग एवं खून तथा मूत्र–मार्ग में दर्द, जलन, पेट के एक हिस्से में दर्द एहसास आदि।

1.3 महाधमनी वृद्धि संबन्धी रोग *Aortic Aneurysm*– महाधमनी शरीर की सबसे बड़ी मुख्य धमनी है जिससे ऊपर भुजाओं, नीचे पैरों तथा सभी ऊतकों (टीशूज) को लगातार ऑक्सीजनयुक्त रक्त पहुंचता है। महाधमनी हृदय से वक्ष तक, वक्ष से उदर तक तथा उदर से शरीर के श्रोणी (*illiac/pelvic*) भाग तक विस्तृत रूप से फैली हुयी है। महाधमनी अपनी

सामान्य माप से 1.5 गुना अधिक फुलाव एक स्थान पर हो जाने पर, रोगग्रस्त हो सकती है, जिसके शुरूआती लक्षण स्पश्ट नहीं होते हैं। महाधमनी के आकार में अधिक वृद्धि होने पर कभी–कभी उदर (*abdomen*), पीठ (*back*) एवं पैर (*leg*) में दर्द का एहसास तो होता है किन्तु कारण स्पश्ट नहीं होता है। क्षतिग्रस्त होने से कभी–कभी महाधमनी की दीवार इतनी कमजोर हो जाती है कि उसमें से ब्लड लीक करने लगता है। बाहर तो कोई रक्तस्राव दिखाई नहीं पड़ता परंतु महाधमनी के रिसाव से शरीर में अन्दरूनी रक्तस्राव (*bleeding*) होने लगता है। जब कभी यह रक्तस्राव अधिक मात्रा में हो जाये तो रक्त वाहिकाओं में द्रव की कमी अर्थात् हाइपोवॉल्मिक शॉक (*hypovolemic shock*) हो जाता है। जिसका समय से उपचार न होने पर मृत्यु भी हो सकती है। हाइपोवोलेमिया में रक्त तथा अन्य द्रवों की मात्रा में कमी आने के कारण हृदय से शरीर के अंगों में रक्त पहुंचना अवरूद्ध हो जाता है। हाइपोवोलेमिया में निम्न बीपी, दिल की धड़कन बढ़ना, घबराहट, उलझन, पेशाब कम आना, बार–बार प्यास लगना, मुख व नाक का सूख जाना, त्वचा का लचीलापन कम होना, त्वचा में पीलापन, महिलाओं का मासिक धर्म रूक जाना आदि लक्षण रोगी में दिखने लगते हैं। नस में द्रव चढ़ाये जाते हैं, औशधियों से रक्तचाप संतुलित करते हैं परंतु इन सबसे उपचार न होने पर, रक्तस्राव (*bleeding*) को रोकने के लिये सर्जरी की जाती है।

2. हृदय रोग (***Heart Diseases***) – **निम्नवत हैं, यथा–**

2.1 हृदय मांसपेशी रोग *Cardiomyopathy*– इस रोग के शुरूआती लक्षण स्पश्ट नहीं होते। किंतु धीरे–धीरे रोगी को श्वसन अल्पता (*shortness of breath*), थकान, पैरों में सूजन और दर्द बना रहता है। रोग लक्षण उभरते ही अनियमित हृदय धड़कन (*irregular heart beat*) से एकाएक मरीज बेहोश हो सकता है, कभी–कभी हृदपात (*heart failure*) से आकस्मिक निधन भी हो सकता है। विभिन्न देशों के लोक स्वास्थ्य/जानपदिक रोगों (*public health/epidemiological diseases*) के शोधों के अनुसार, ये रोग–समूह अनुवांशिकी कारणों से भी हो सकते हैं। इस रोग में गर्दन

की नसों एवं पेट में सूजन आ सकती है। पोशक आहार की कमी एवं कैंसर कीमोथिरैपी आदि इस रोग के महत्वपूर्ण कारण हैं। शरीर में ऑक्सीजनयुक्त रक्त न पहुंचने, पोशाहार की कमी, विशाक्तता अथवा गंदगी (*toxins*) बाहर न निकलने से हार्ट फेलियर और आकस्मिक निधन होने की संभावना रहती है। हाइपोथायरॉयडिज्म (*hypothyroidism*) तथा मेटाबॉलिक डिसऑर्डर्स (*metabolic disorders*) के कारण हाई बीपी, डायबिटीज, मोटापा आदि से रोग गंभीरता बढ़ती है। सार्कोइडियोसिस (*sarcoidiosis*) से हृदय–मांसपेशियों में प्रोटीन जमने लगता है, मांसपेशियों में छोटी–छोटी गांठ भी बन जाती हैं जिसे एमिलॉयडॉसिस (*amyloidosis*) कहते हैं।

हृदय–मांसपेशी रोग (*कार्डियोमायोपैथी*) के प्रकार– (i) *अतिपोशी हृदय मांसपेशी रोग* (*hypertrophic cardiomyopathy*) – हृदय के इस अनुवांशिक बीमारी में मांसपेशी मोटी हो जाने से हृदय से रक्त पम्प नहीं हो पाता है। (ii) *विस्फरित हृदय मांसपेशी रोग* (*dilated cardiomyopathy*) – हृदय का बांया निलय (*left ventricle*) आकार में बड़ा हो जाने के कारण ठीक से रक्त संचरित नहीं कर पाता है। ड्रग्ज सेवन (अधिक एल्कोहल, गांजा, चरस, कोकीन), वायरस संक्रमण, कभी–कभी आनुवांशिकी कारणों से, हार्ट अटैक, कोरोनरी धमनी रोग (*CAD*), मरकरी (*mercury*), लेड (*lead*), बिस्मथ (*bismuth*) के वातावरण में टॉक्सीनेटेड इफेक्ट (*toxinated effect*) से रोग हो सकता है। (iii) *प्रतिबन्धात्मक हृदय मांस पेशी रोग* (***restrictive cardiomyopathy***) – प्रायः औद्योगिक स्थलों में लोहे का काम करने वाले तथा अनियमित जीवन के कारण जब हृदय मांसपेशी में लोहा (आयरन) जम जाये तो इसे हिमोक्रोमैटोसिस (*hemochromatosis*) कहते हैं। यह रोग एमिलोइडोसिस (*amyloidosis*), कीमोथिरैपी से भी हो सकता है, इसमें वेन्ट्रिकल्स कठोर एवं अकड़कर कमजोर हो जाते हैं, रक्त प्रवाह में ऑक्सीजन का इस्तेमाल नहीं हो पाता है। आमतौर पर यह रोग बुजुर्गों को अथवा आनुवांशिकी कारणों से होता है। (iv) *टेकॉसूबो कार्डियोमायोपैथी/ब्रोकेन हार्ट सिन्ड्रोम* (***Takotsubo***

Cardiomyopathy* or *broken heart syndrome*)** – हृदय–मांसपेशी का कोई एक हिस्सा एकाएक कमजोर हो जाता है किन्तु रक्त प्रवाह की बहुत कमी नहीं आती है। इस रोग को नॉन–इस्कीमिक कार्डियोमायोपैथी (*non–ischaemic cardiomyopathy*) भी कहा जाता है। प्रायः यह रोग शारीरिक एवं भावात्मक तनाव से होता है। सेप्टीसीमिया (*septicemia*), प्रिय के आकस्मिक निधन के बिछोह (*bereavememnt*) अथवा अन्य किसी कारण से शोक संतप्त (*extreme agony*) होने पर यह रोग हो सकता है। (v) *अतालता के कारण हृदय मांसपेशी रोग* (ACM* or *arrhythmogenic cardiomyopathy***) – यह बीमारी दिल की असामान्य धड़कन अथवा हृदय–प्रत्यारोपण (*heart-transplantation*) से हो सकती है। यह बीमारी अनुवांशिकी कारणों से भी हो सकती है। जैसे कि डेसमोसोम (*desmosome*) प्रोटीन कोशिकाओं के हानिकारक उत्परिवर्तनों (*mutations*) से वसा और रेशेदार ऊतक पैदा हो जाते हैं जिससे वेन्ट्रिकल्स एवं मायोकार्डियम (*myocardium*) रोगग्रस्त हो जाते हैं। **अतालता नियंत्रण** जीवनशैली परिवर्तन, औशधि सेवन तथा पेसमेकर (*pacemaker*), डिफिब्रिलेटर्स (*defibrillators*) प्रत्यारोपण एवं वेन्ट्रिक्यूलर असिस्ट डिवाइस (*ventricular assist device*) द्वारा निवारण।

2.2 उच्च रक्तचाप हृदय रोग *Hypertensive Heart Disease*– लगातार उच्च रक्तचाप बने रहने से ***उच्च रक्तचाप हृदय रोग*** हो जाता है जिसका प्रायः पता नहीं चलता जब तक कि हृदय पर अधिक असर न हो। इसीलिये उच्च रक्तचाप को संतुलित रखना चाहिये (**अध्याय 27**)। जब कभी हृदय में पहले से रयूमैटिक हृदय रोग (*Rheumatic Heart disease*), हृदय एथेरोस्क्लेरोसिस (*atherosclerosis*), इस्कीमिक हार्ट डिजीज (*ischaemic heart disease*), कारोनरी आर्टरी हार्ट डिजीज (*CAD*) आदि की गंभीर एवं क्रॉनिक (*chronic*) स्थिति हो और रक्तचाप भी बढ़ा रहे तो हार्ट फेलियर की संभावनायें बढ़ जाती हैं जो आकस्मिक निधन का कारण बन सकती हैं।

इंटरनैशनल क्लासिफिकेशन ऑफ डिजीज (*ICD or International Classification of Disease*) में स्पश्ट किया गया है कि ***उच्च रक्तचाप हृदय रोग*** में, हार्ट फेलियर की घटना से रोगी की मृत्यु तभी मानी जायेगी जब उसके मृत्यु–प्रमाणपत्र में मृत्यु का कारण ***उच्च रक्तचाप हृदय रोग*** लिखा जाये। कारोनरी आर्टरी हार्ट डिजीज (*CAD*) में हृदय की मांसपेशियों को रक्त पहुंचाने वाली धमनियां संकरी हो जाती हैं, उच्च रक्तचाप के कारण बांया निलय वृद्धि रोग (***LVH*** *or* ***left ventricular hypertrophy***) से हृदय की दीवार मोटी होकर सूज जाती हैं। हृदय धड़कन संबन्धी अतालता रोग (*arrhythmia*), स्थानिक हृदय अरक्तता रोग (*ischaemic heart disease*), हृदय आघात (*heart attack*), हृदय गतिरोध (*sudden cardiac arrest*), हृद–पात (*heart failure*) एवं मस्तिश्क आघात (*brain stroke*) आदि से पीड़ित क्रॉनिक मरीज का उपचार समय से कराना चाहिये। उच्च रक्तचाप हृदय रोग के मुख्य लक्षणों में एन्जाइना (*angina*) है जिसमें वक्ष में दर्द, वक्ष में तंगी/कसेपन (*tightness*) एवं तनाव का एहसास, श्वसन अल्पता (*shortness of breath*), थकान, गर्दन, पीठ, भुजाओं एवं कंधों में दर्द तथा लगातार खांसी, पैर एवं एड़ी में सूजन तथा भूख में कमी का एहसास बना रहता है। औशधि द्वारा उपचार के उपाय असफल हो जाने पर, हृदय में *कार्डियोवर्टर डिफिब्रिलेटर्स* द्वारा अतालता नियंत्रित की जाती है। कारोनरी धमनी के अवरूद्ध होने पर कारोनरी आर्टरी की जांच (*coronary angiography*) में सफाई एवं विस्तारीकरण (*angioplasty*), स्टेंट अथवा बाइपास ग्राफ्ट सर्जरी की जाती है।

2.3 हृद–पात *Heart Failure–* हार्ट फेलयर को रक्त संकुलन हृदयपात (*CHF or congestive heart failure*) भी कहते हैं। मेटाबॉलिक डिस्ऑर्डर के कारण जब हृदय की मांसपेशियां रक्त पम्प न कर पाये तो हृद–पात अथवा हार्ट फेलियर हो जाता है। हार्ट फेलियर में श्वसन अल्पता (*shortness of breath*), थकान एवं पांवों में सूजन बनी रहती है। व्यायाम अथवा आराम के समय में भी अक्सर श्वसन अल्पता और अधिक बढ़ जाती है। इस रोग के हो जाने पर रात

में सोते–सोते जाग जाना, व्यायाम क्षमता में कमी आ जाना मुख्य हैं। **हार्ट फेलयर** के अनेक कारण हैं जैसे– कारोनरी आर्टरी डिजीज (*CAD*), हृदयपेशी रोध गलन (*myocardial infarction*), उच्च रक्तचाप, हृदय–वॉल्व संबन्धी रोग, अधिक एल्कोहल सेवन, संक्रमण, कार्डियोमायोपैथी आदि। हृदय पात/हार्ट फेलयर की अवस्था में लेफ्ट वेंट्रिकल के संकुचन एवं विश्राम प्रभावित हो जाता है। हार्ट फेलियर के गंभीरता का मूल्यांकन, मरीज के व्यायाम के समय किया जाता है। हार्ट फेलियर एवं हार्ट अटैक (*cardiac arrest*) भिन्न–भिन्न प्रकार की अवस्थायें हैं। हार्ट अटैक के कारण हृदय गति अवरोध एक विशेश आपातकालीन स्थिति है। किन्तु हार्ट फेलियर एक ऐसी दीर्घकालीन रूग्ण अवस्था है (*it is a chronic heart disease*) जिसमें मरीज को सजग रहकर अपने चिकित्सक के परामर्श से औशधि एवं सात्विक आहार के सेवन के साथ हल्के–फुल्के व्यायाम करते हुए गुणवत्तापूर्ण जीवन जीना है। इसका **परीक्षण** समय–समय पर *इकोकार्डियोग्राफी* (*echocardiography*) एवं *चेस्ट रेडियोग्राफी* (*chest radiography*) द्वारा हो जाता है। इसका **उपचार** औशधियों, पेसमेकर (*pacemaker*), कार्डियक डिफिब्रिलेटर्स (*defibrillators*), वेन्ट्रीक्यूलर असिस्ट डिवाइस (*ventricular assist device*) एवं हृदय प्रत्यारोपण द्वारा किया जाता है। जीवन शैली बदलाव जैसे नियमित सात्विक भोजन, हल्का–फुल्का व्यायाम, बिना किसी तनाव के व्यवसाय एवं कार्य को सुविधापूर्वक करना आदि हार्ट फेलियर की अवस्था में जीवन को लंबे अर्से तक सुरक्षित रखते हैं। इस प्रकार से हार्ट फेलियर की अवस्था से थोड़ा संघर्श करते हुए मरीज का पुनर्वासन (*rehabilitaion*) हो जाता है।

2.4 फुफ्फुसीय हृदय रोग *Pulmonary Heart Disease*– चिकित्सा विज्ञान में पल्मोनरी हार्ट डिजीज को कॉर–पल्मोनली (*cor pulmonale*) भी कहते हैं। यह रोग फेफड़ों में उच्च रक्तचाप अथवा फुफ्फुसीय संकीर्णता (*pulmonic stenosis*) से होता है। फुफ्फुसीय संकीर्णता एवं रक्त वाहिकाओं का प्रतिरोध बढ़ जाने से ***राइट वेंट्रिकल*** पर जोर पड़ता है और उसका आकार बढ़ जाता है, उसकी कार्य क्षमता

घट जाती है। इस रोग में फेफड़ों की छोटी–छोटी रक्त वाहिकायें मोटी, संकरी, अवरूद्ध होकर क्षतिग्रस्त होती हैं, फुफ्फुसीय रक्तचाप उच्च हो जाता है, जिसे फुफ्फुसीय धमनी उच्च रक्तचाप (***pulmonary arterial hypertension***) कहते हैं। इसके **मुख्य लक्षण** श्वसन अल्पता (*shortness of breath*), थकान, चक्कर, बेहोशी, वक्ष में तंगी एवं दर्द, एड़ी व पांव में सूजन, **जलोदर** (***ascites***), ओंठ, त्वचा का नीला–बैंगनी रंग, हृदय–गति क्षिप्रता आदि हैं।

2.5 हृदय अतालता *Cardiac Dysrhythmias*– हृदय में ***साइनस नोड*** होता है जिसे **प्राकृतिक हृदय पेसमेकर** (*sinus node*) भी कहते हैं। साइनस नोड ही हृदय गति एवं विद्युत आवेगों को नियंत्रित कर स्थिर करता है। *साइनस नोड* में *डिफेक्ट* अथवा असक्षमता (*sinus node dysfunction*) आने पर हृदय गति में क्षिप्रता अथवा मंदता आ जाने से विभिन्न प्रकार के हृदय अतालता रोग हो सकते हैं। इस रोग को हृदय अतालता (*cardiac arrhythmia*) भी कहते हैं। हृदय द्वारा रक्त पम्प किये जाने की गति ही हृदय गति या हृदय–धड़कन (हार्ट–बीट) है, जिसे हांथ की नाड़ी को देखकर अथवा व्यक्ति के सीने/वक्ष (*chest*) पर कान लगाकर सुना जा सकता है तथा चिकित्सक द्वारा स्टैथोस्कोप (*stethoscope*) से सुना जाता है। हृदय की गति एक नियमित तालबद्धता (*rhythm*) है और हृदय में रोग हो जाने पर यही तालबद्धता हृदय अतालता के नाम से जानी जाती है। हृदय अतालता ऐसा रोग–समूह है जिसमें हृदय की धड़कन जरूरत से ज्यादा तेज (*too fast*) अथवा जरूरत से ज्यादा मद्धिम (*too slow*) हो जाती है। यदि हृदय की धड़कन एक मिनट में 100 धड़कन से अधिक है तो इसे **हृदय क्षिप्रता** (*tachycardia*) कहते हैं और यदि यही धड़कन एक मिनट में 60 धड़कन से कम है तो इसे **हृदय मंदता** (*bradycardia*) कहते हैं। आमतौर पर हृदय अतालता रोग में कोई लक्षण नहीं होते हैं और न ही इसे कोई स्थायी समस्या मानी जाती है। यदि हृदय में होने वाली घबराहट भरी धुकधुकी (*palpitation*) लंबे अर्से तक बनी रहे अथवा हृदय की दो धड़कनों के बीच में रूकावट

अथवा अवरोध हो तो इसे हृदय अतालता रोग कहते हैं। इसके **लक्षण** में सर चकराना, बेहोशी, श्वसन अल्पता एवं वक्ष में दर्द का एहसास आदि हैं। आमतौर पर यह रोग गंभीर नहीं है किन्तु कभी–कभी हृदय अतालता के कारण मस्तिश्क आघात (**ब्रेन स्ट्रोक**), हृद–पात (**हार्ट फेलयर**) एवं आकस्मिक निधन (***sudden death***) की दुर्घटना हो सकती है। मोटे तौर पर **हृदय अतालता रोग 4 समूहों में बांटा जा सकता है**, यथा –

i. हृदय में सामान्य धड़कनों से अधिक धड़कन अर्थात् 1 मिनट में बहुत अधिक *हार्ट बीट*
ii. अधिनिलय हृदय क्षिप्रता (*supraventicular tachycardia*)
iii. निलय अतालता (*venticular arrhythmia*)
iv. मंद हृदय अतालता (*bradyarrhythmia*)।

उपरोक्त के **लक्षण** हैं – अलिंद (*एट्रिआ*) अथवा निलय (*वेन्ट्रिक्यूलर*) संकुचन (*contraction*), स्पंदन (*flutter*), विकंपन (*fibrillation*), क्षिप्रता (*tachycardia*), मंदता (*bradyarrhythmia*) एवं हृदय अवरोध (*heart block*) आदि। **दीर्घ क्यू टी सिन्ड्रोम (*long QT syndrome*)–** हृदय पेसमेकर साइनस नोड जब सुचारू संचालन करता है तो ईसीजी पर संचरित होने वाली विद्युत *PQRST* वेव होती है। जब *Q* और *T* के बीच विद्युत संचरण धीमा हो तो यह दिल धड़कन की विशेश स्थिति है, जिसमें **हृदय–मांसपेशी** कोशिकाओं के विद्युत संचरण संकेत ही ***क्यू टी सिन्ड्रोम*** हैं। इस सिन्ड्रोम में किसी भी व्यक्ति का किसी भी समय हार्ट अटैक अथवा हार्ट फेलयर हो सकता है। यह सिन्ड्रोम आनुवांशिक (*inherited*) कारणों से अथवा किसी रोग की औशधि–सेवन–दुश्प्रभाव (*side effect*) एवं ड्रग्ज व्यसन से भी हो सकता है। इस सिंड्रोम से अपस्मार (**dementia**), मिर्गी (**epilepsy**), **सीजर** (*seizure*), बेहोशी (*fainting or synocope*) एवं **हार्ट फेलयर** आदि हो सकता है।

2.6 हृदय प्रदाहक रोग *Inflammatory Heart Disease*– विशाणु (*viruses*), जीवाणु (*bacteria*), कवक (*fungus*), परजीवी (*parasite*), विशाक्त–पदार्थों (*toxic materials*) आदि संक्रमणों से हृदय में विभिन्न रोग होते हैं **जो निम्नवत हैं**, यथा –

i. **अन्तः हृदयशोथ** ***Endocarditis–*** हृदय की आन्तरिक मांसपेशी जो *इन्डोकारडियम* कही जाती है, में प्रदाह अथवा संक्रमण ही *एन्डोकारडिटिस* है। मुंह, मसूड़ों, आंतों आदि के रोग अथवा असुरक्षित यौन के कारण वाइरस, बैक्टीरिया आदि रक्त प्रवाह से हृदय तक पहुंचकर हृदय को संक्रमित कर देते हैं। रोग गंभीरता से हृदय वॉल्व संक्रमित होकर नश्ट हो जाते हैं। इस रोग में हृदय में घाव (*lesions*) हो जाते हैं जिनपर धीरे–धीरे प्लैटलेट्स (*platelets*), फाइब्रिन (*fibrin*), सूक्ष्मजीवियों (*micro organism*) की छोटी कॉलोनी बन जाती है जिसे **वेजीटेशन्स** (***vegetations***) भी कहते हैं। इसके **लक्षण** हैं – तिल्ली (*spleen*) पर दबाव और दर्द, पसली में संक्रमण, अंगुलियों, हांथ–पैर की त्वचा पर लाल धब्बे, शरीर में पीलापन, लगातार खांसी, टांगों और पेट पर सूजन, ठंड लगना, बुखार, दिल में तेज रक्त प्रवाह, रात को पसीना तथा सांस फूलना आदि। **उपचार**– *एंटीबायोटिक इंट्रावीनस इंजेक्शन* (*intravenous antibiotics injection*) तथा हृदय वॉल्व सर्जरी।

ii. ***कार्डियोमेगली Cardiomegaly–*** यद्यपि यह कोई विशेश रोग नहीं है, संक्रमण से हृदय का आकार बड़ा हो जाता है। आमतौर पर हृदय आकार निम्नलिखित कारणों से बढ़ सकता है, यथा – थायरॉयड, मोटापा, कारोनरी धमनी रोग (*CAD*), हीमोक्रोमैटोसिस (*haemochromatosis*), हृदय–मांसपेशी रोग, पेरीकार्डियल एफ्यूजन (*pericardial effusion*–दिल के चारों तरफ तरल पदार्थ आना), एनीमिया (*anemia*), हृदय–वॉल्व रोग, हार्ट अटैक एवं **हार्ट फेलयर स्टेज** आदि के कारण हृदय आकार बढ़ जाने पर रोग गंभीर एवं जीर्ण (*chronic*) हो जाता है। इसके **लक्षण** हैं – सांस फूलना, हृदय अतालता तथा शरीर में सूजन आदि। **उपचार**– *एन्टीकाग्यूलेंट* (*anticouglants*) से रक्त–थक्का नहीं जमता, अतालता (*arrhythmia*) होने पर शरीर में सोडियम एवं पानी की मात्रा नियंत्रित करने हेतु डाइयूरेटिक्स (*diuretics*), तथा हृदय–वॉल्व की सर्जरी।

iii. **हृदय पेशी रोग** ***Myocarditis–*** हृदय की मुख्य मांसपेशी अर्थात् मायोकार्डियम (*mayocardium*) में संक्रमण, सूजन, लालिमापूर्ण प्रदाह ही

मायोकारडिटिस है। आमतौर पर यह रोग विशाणु संक्रमण (*viral infection*) जैसे कि पेट में *इकोवायरस* (*echovirus*), *मोनोन्यूक्लिओसिस* (*mononucleosis*), *एप्सटीन–बार* (*epstein-baar*) तथा जर्मन खसरा रूबेला से होता है। कभी–कभी यह रोग जीवाणु संक्रमण (*bacterial infection*) से भी हो जाता है। जैसे कि *स्ट्रेप्टोकोकस* (*streptococcus*) तथा *डिप्थीरिया* (*diphtheria*), *पैरासाइट ट्रिपनोजोमा क्रूजी* (*parasite trypanosoma cruzi*) एवं *टोक्सोप्लाज्मा* (*toxoplasma*), कैंसर कीमोथिरैपी, मिर्गी (*इपलिप्सी*), औशधि, *कार्बन मोनोऑक्साइड* (*carbon monoxide*), विकिरण उत्सर्जी पदार्थ *रैडिएशन* (*radiation*), विशाक्त एवं नशीले ड्रग्ज दुरूपयोग तथा स्वप्रतिरक्षी रोग (*autoimmune disease*) जैसे कि *लुपस* (*lupus*) आदि। गंभीर अवस्था में *मायोकार्डिटिस* हृदय–विद्युत–आवेग (*electrial impulse*) को भी प्रभावित करता है, जिससे हृदय रक्त–पम्पिंग में सक्षम नहीं हो पाता है और दिल की धड़कन अनियमित (*arrhythmia*) हो जाती है। **लक्षण**– श्वसन अल्पता (*shortness of breath*), वक्ष में जलन और दर्द (*chest pain & burning*) तथा हृदय अतालता इत्यादि। समस्या कभी–कभी दो–चार घंटों में ठीक हो जाती है और कभी–कभी कई महीनों तक बनी रहती है। गंभीरता की स्थिति में विस्फारित हृदय मांसपेशी रोग (*dilated cardiomyopathy*) के कारण हृदय गति अवरोध (*cardiac arrest*) तथा हार्ट फेलयर के कारण से आकस्मिक निधन हो सकता है। हृदय में खून के थक्के जमने लगते हैं जिससे मस्तिश्क आघात (ब्रेन स्ट्रोक) एवं हार्ट अटैक इत्यादि हो सकते हैं। जब कभी सही डायग्नोसिस नहीं हो पाती है तो एडिनोवायरस (*adenovirus*), *हेपेटाइटिस बी* और सी वायरस (*hepatitis B & C virus*) तथा *पारवोवायरस* (*parvovirus*) आदि लक्षणों के अनुसार इलाज किया जाता है। **उपचार**– एंटीबायोटिक (*antibiotics*) औशधि, इन्ट्रावीनस इंजेक्शन (*intravenous injections*), *वेंट्रीक्यूलर एसिस्ट डिवाइस* (*ventricular assist device*), *इंट्रा–एरोटिक बैलून पंप* (*intra-arotic balloon pump*) तथा *एक्सट्राकार्पोरल मेम्ब्रेन*

ऑक्सीजनेशन (*extra corporeal membrane oxygenation – ECMO*) द्वारा प्रायः *ICU* में किया जाता है

1. **हृदय वॉल्व रोग *Valvular Heart Disease*–** मानव हृदय के अंदर कुल चार वॉल्व होते हैं जो अलिंद और निलय के बीच में और हृदय की महाधमनी एओर्टा के उद्‌गम में एवं दाहिने हृदय से फेफड़े को उन्मुख मुख्य धमनी पलमोनरी आर्टरी के उद्‌गम पर स्थित है। वॉल्व शरीर के रक्त को उचित समय में, उचित दिशा में, उचित बल के साथ प्रवाहित करने में मददगार होते हैं। वॉल्व हृदय के घने संयोजी ऊतकों (*dense connective tissue*) के अंश हैं तथा **इन्हें हृदय कंकाल** (***cardiac skelton***) भी कहा जाता है। ये वाल्व हृदय में दाहिने अलिंद में प्रविश्ट रक्त जो प्रधान महाशिरा (*superior vena cava*), निम्न महाशिरा (*inferior vena cava*) से दाहिने निलय में त्रिकुस्पिड वॉल्व (*tricuspid valve*) एवं पल्मोनरी वॉल्व (*pulmonary valve*) द्वारा फुफ्फुसीय धमनियों (*pulmonary arteries*) से फेफड़ों में शुद्ध होने जाता है को नियंत्रित करते हैं। इसी प्रकार बायें अलिंद में फुफ्फुसीय शिराओं (*pulmonary veins*) एवं महाधमनी (*aorta*) के माध्यम से रक्त प्रवाह मिट्रल वॉल्व (*mitral valve*) एवं एओर्टा वॉल्व (*aortic valve*) द्वारा नियमित एवं नियंत्रित होता है। हृदय वॉल्व रोग में एक या एक से अधिक वॉल्व खराब हो सकते हैं। वॉल्व संकुचित एवं कठोर होने के कारण ठीक से खुल या बंद नहीं हो पाते हैं। यद्यपि बढ़ती उम्र में हृदय वॉल्व रोग हो सकता है किन्तु यह रोग जन्मजात असामान्यताओं (*congenital abnormalities*) से भी होता है। कभी–कभी यह रोग रियूमैटिक हार्ट डिजीज (*rheumatic heart disease*) में भी हो सकता है। हृदय वॉल्वों की संरचना एवं कार्य प्रणाली के अनुसार हृदय वॉल्वों में दो प्रकार के रोग हो सकते हैं, यथा – (i) वॉल्वों का संकरापन (*valvular stenosis*), (ii) वॉल्वों से रक्त प्रवाह उल्टी दिशा में लौटना (*valvular regurgitation or reflux*)। अतः चारों वॉल्वों में से जिस वॉल्व में *स्टेनोसिस* अथवा *रिगरजीटेशन* की समस्या है,

चिकित्सक द्वारा उसी वॉल्व की स्टेनोसिस अथवा रिगरजीटेशन लिखा जाता है, जैसे कि–**त्रिकुस्पिड वॉल्व स्टेनोसिस** (*tricuspid valve stenosis*), **त्रिकुस्पिड वॉल्व रिगरजीटेशन** (*tricuspid valve regurgitation*) अर्थात् शेश 3 वॉल्वों में भी, 3 रोग स्टेनोसिस वाले एवं 3 रोग रिगरजीटेशन वाले हो सकते हैं, अर्थात् वॉल्व संबन्धी कुल 8 रोग हैं। एओर्टा वॉल्व एवं मिट्रल वॉल्व (*aorta valve and mitral valve*) के रोग हृदय के बायें भाग के रोग हैं। प्रायः इन्हीं दोनों वॉल्वों में रोग होते हैं, कारण कि हृदय के बायें भाग में अधिक दबाव रहता है। वॉल्व पर कैल्सीफिकेशन होने के कारण वॉल्व में संकरापन अथवा स्टेनोसिस हो जाती है और वॉल्व पथरा जाते हैं। कभी–कभी वॉल्व की यह कमी जन्मजात (*congenital*) भी हो सकती है। जैसे कि एओर्टा वॉल्व में रिगरजीटेशन के कारण बायें निलय (वेंट्रिकिल) में रक्त पहुंचने के स्थान पर पीछे की ओर लौटने लगता है। कभी–कभी **वॉल्व रिगरजीटेशन**, स्वप्रतिरक्षी रोग (*auto immune disease*) के कारण से भी होता है, जिनमें मारफन सिंड्रोम (*Marphan syndrome*) एवं लूपस (*lupus*) आदि रोग हैं। **उपचार**– बीटा ब्लॉकर (*betablocker*), डाइयूरेटिक्स (*diuretics*) एवं वैसोडाइलेटर (*vasodilator*) औशधियों द्वारा। रोग गंभीरता में सर्जरी द्वारा वॉल्व मरम्मत (*repair*) अथवा प्रतिस्थापन (*replacement*)। **वॉल्व प्रतिस्थापन विधि** – पशुओं अथवा मानव शरीर के ऊतकों (टीशूज) से बने जैविक वॉल्व 8–10 साल में खराब हो जाते हैं। इस समय यांत्रिक वॉल्व से प्रतिस्थापन हो रहा है जिसमें आजीवन रक्त पतला करने की औशधि लेनी पड़ती है।

2. **रूमैटिक हार्ट डिजीज *Rheumatic Heart Disease***– इस रोग में रूमैटिक ज्वर (*fever*) से हृदय के एक अथवा सभी वॉल्व क्षतिग्रस्त हो सकते हैं। यह ज्वर स्ट्रेप्टोकोकस बैक्टीरिया (*strteptococus*) के संक्रमण (*infection*) से होता है। इस संक्रमण से गले में खराश (*sore throat*) अथवा गले में खरोंच (*scratchy throat*) से स्ट्रेप थ्रोट (*strep throat*) हो जाता है। **उपचार**– एन्टीबायोटिक औशधि।

ध्यान न देने पर *रूमैटिक हार्ट डिजीज* हो सकती है। इस संक्रमण से शरीर की त्वचा, मस्तिश्क एवं हृदय की मांसपेशियों के संयोजी ऊतक (*connective tissue*) के रोग ग्रस्त होने पर रोग प्रतिरोध क्षमता (*immune system*) भी कमजोर हो जाती है और हृदय के वॉल्व क्षतिग्रस्त हो जाते हैं। हृदय के वॉल्व संकरे होने लगते हैं, लीक करने लगते हैं तथा शरीर को ऑक्सीजनयुक्त रक्त न मिल पाने के कारण विभिन्न कोशिकाएं रोगग्रस्त होने लगती हैं तथा एकाएक हार्ट फेलयर से आकस्मिक निधन भी हो सकता है। **लक्षण**– आराम के समय अथवा हल्के व्यायाम में ही सांस फूलना, बुखार, नींद में जाग जाना और लगातार बैठने या खड़ा होने का मन करना, जोड़ों में सूजन, लालिमा, अत्यधिक दर्द, घुटने व कोहनी के जोड़ों में आवश्यकता से अधिक दर्द, एक जोड़ से दूसरे जोड़ में सूजन और दर्द का संचरण (*fleeting arthritis*), चेहरे व पैरों में सूजन, त्वचा में गांठ बनना, थकान, कमजोरी, बेहोशी, हृदय अतालता संबन्धी समस्यायें, हृदय में खून के थक्के बनने के कारण मस्तिश्क आघात (*brain stroke*) तथा हृदय आघात (*heart attack*) आदि हो सकता है। **उपचार**– पेनीसिलीन जैसी एंटीबायोटिक लंबे अर्से तक लेनी पड़ती है, ***बैलून वॉल्वोप्लास्टी* (*balloon valvoplasty*)**, सर्जरी द्वारा जैविक अथवा यांत्रिक वॉल्वों का प्रतिस्थापन।

3. **जन्मजात हृदय रोग *CHD or Congenital Heart Disease*–** यह रोग हृदय तथा रक्त वाहिकाओं की संरचना संबन्धी त्रुटि से होता है। जन्म के समय लक्षण प्रायः स्पश्ट नहीं होते हैं। श्वसन प्रक्रिया तीव्र, त्वचा का रंग नीला, बच्चे की उम्र तो बढ़ती है किन्तु वजन नहीं बढ़ता। बच्चे में कमजोरी व थकान बनी रहना। जन्मजात हृदय रोग में वक्ष में दर्द न होने पर भी हार्ट फेल का खतरा होता है। अनुवांशिकी (*genetic conditions*) कारणों से होने वाले *सीएचडी* का उपचार के निवारण का शोध चल रहा है। 2 प्रकार के ***सीएचडी*–सायनोटिक एवं नॉन–सायनोटिक हार्ट डिफेक्ट (*cyanotic & non–cyanotic heart defect*)**।

i. ***सायनोटिक हार्ट डिफेक्ट– डीऑक्सीजनेटेड*** ब्लड फेफड़ों के रक्त

प्रवाह मार्ग से होकर बहने के स्थान पर सीधे प्रणालीगत (*systemic*) मार्ग में प्रवाहित होने लगता है और कभी–कभी तो सिस्टमिक सर्कुलेशन में **ऑक्सीजनेटेड** एवं **डीऑक्सीजनेटेड** ब्लड एक दूसरे से मिल जाते हैं, जो हृदय की संरचनात्मक त्रुटि की वजह से होता है। रक्त प्रवाह की ऐसी दिक्कत, *एओर्टा* (*aorta*) नाम की बड़ी धमनियों एवं फुफ्फुसीय धमनी (*pulmonary artery*) की गलत स्थान पर संरचना (*malpositioning*) होने से होती है। फुफ्फुसीय वाहिका प्रतिरोध (*pulmonary vascular resistance*) भी बढ़ जाता है।

ii. *नॉन–सायनोटिक हार्ट डिफेक्ट*– शरीर से फेफड़ों में आया हुआ डीऑक्सीजनेटेड ब्लड, शुद्ध (ऑक्सीजनेटेड) होकर, हृदय के बांयी तरफ से पूरे शरीर में पम्प/प्रवाहित होने के स्थान पर, हृदय के दाहिने तरफ से बहने लगता है, जिससे शरीर की कोशिकाएं एवं अंगों को ऑक्सीजनेटेड ब्लड नहीं मिल पाता है। गलत दिशा में रक्त प्रवाह *हृदय की संरचनात्मक त्रुटि* से ही होता है। इस संरचनात्मक त्रुटि में हृदय के अन्तर्निलय सेप्टम (*interventricular septum*) में छिद्र होता है। किन्तु अब **नॉन–सायनोटिक** हार्ट डिजीज को अलग रोग नहीं माना जाता है क्योंकि इस रोग में भी त्वचा का रंग हल्का नीला ही होता है।

हृदय रक्त वाहिका रोग परीक्षण– रक्त वाहिकाओं एवं हृदय रोगों में अनेक लैब टेस्ट एवं परीक्षण होते हैं उनकी कुछ जानकारी यहां दी जा रही है जैसे–

सीएडी (*CAD*) में इन्डोथीलियम में सूजन आने, कन्धों, भुजाओं, पीठ, गर्दन, जबड़ों में दर्द हृदय में जलन तथा श्वसन अल्पता होने पर बेसलाइन इलेक्ट्रोकार्डियोग्राफी (*ECG*), व्यायाम अथवा स्ट्रेस ईसीजी (*strees-ECG*), स्ट्रेसरहित इकोकार्डियोग्राफी (*stressless-ECG*), मायोकार्डियल मार्कर ट्रोपोनिन–टी, हार्ट का न्यूक्लियर स्कैन, सीटी स्कैन द्वारा कारोनरी एन्जियोग्राफी (*coronary angiography*) एवं हांथ या जांघ की धमनियों के मार्ग से डायरेक्ट कोरोनरी एन्जियोग्राफी (*direct coronary angiography*) तथा साथ ही में स्टेंट भी डाला जा सकता है, नसों के अन्दर का अल्ट्रासाउंड (*intravascular ultrasound*) एवं

एमआरआई (*MRI*) आदि। **पैड** (***PAD***) में एंकिल–ब्रेकियल–इन्डेक्स (*ankle brachial index-ABI*–एड़ी एवं भुजा के सिस्टोलिक बीपी का अनुपात), डॉपलर अल्ट्रासाउंड एवं एन्जियोग्राफी। **सीवीडी** (***CVD–सेरीब्रल वस्कुलर डिजीज***) में तंत्रिका प्रणाली संचालन, संवेदनशील स्नायुतंत्र (*sensory neuron*), प्रेरक प्रतिक्रियाओं (*motor responses*–हांथ–पांव की संचालन–गति), सहज प्रतिक्रियाओं (*reflexes*) आदि का क्लीनिकल परीक्षण। सेरीब्रल परफ्यूजन प्रेशर (***CPP***) के कारण आन्तरिक कापालिक दबाव (*intracranial pressure*) हेतु तंत्रिका प्रणाली–छायांकन (*neuro-imaging*) एवं मस्तिश्क–आघात छायांकन (*acute stroke imaging*)। **गुर्दा धमनी संकुचन** (***renal artery stenosis***) – गुर्दे के आस–पास सूजन होने पर प्रोटीन स्तर, हाई केलोस्ट्रॉल, सेकेंड्री बीपी, गुर्दे के आकार/संरचना की जांच, मूत्र जांच, रक्त वाहिकाओं का एमआरआई। **महाधमनी वृद्धि रोग** (***aortic aneurysm***) में *हाईपोवोलेमिया* (**hypovolemia**) के कारण सेकेंड्री बीपी, खून, पेशाब, अल्ट्रासाउंड, एमआरआई जांच। **हृदय मांसपेशी रोगों** (***cardiomyopathy***) में स्ट्रेस–नॉन स्ट्रेस ईसीजी, कभी–कभी जेनेटिक टेस्टिंग आदि। **हाईपरटेंन्सिव हार्ट डिजीज** में ईसीजी, कारोनरी एन्जियोग्राफी तथा न्यूक्लियर स्ट्रेस टेस्ट (*nuclear stress test*) आदि। **हार्ट फेलयर** में रक्त परीक्षण, ईसीजी, चेस्ट रेडियोग्राफी आदि। एरिदमिया (*arrhythmia*) में स्ट्रेस–नॉन स्ट्रेस ईसीजी, **टिल्ट टेबल टेस्ट** (***tilt table test***–हृदय–रक्तचाप का विभिन्न मुद्राओं में परीक्षण), इलेक्ट्रोफिजियोलॉजिकल टेस्ट (हृदय विद्युत संवेग परीक्षण)। हृदय संक्रमण रोग (*inflammatory heart disease*) में एनीमिया (*anemia*) टेस्ट, ईसीजी, **ट्रांसइसोफेगल** इकोकार्डियोग्राम (***transesophageal*** *echodiogram*), चेस्ट एक्स–रे, बायोप्सी, सीटी स्कैन आदि। **हृदय वाल्व रोग** में स्ट्रेस नॉन–स्ट्रेस ईसीजी, एक्स–रे, एमआरआई, रेडियोन्यूक्लाइड स्कैन, एन्जियोग्राम हेतु **कन्ट्रास्ट डाई** (***contrast dye***) परीक्षण। **रूमैटिक हार्ट डिजीज** में गले के म्यूकस का परीक्षण एवं रक्त जांच, *ASO titre* के अलावा ईसीजी, चेस्ट एक्स–रे, एमआरआई आदि।

स्वास्थ्य मूल्यांकन के मानकों को समझना

गुणवत्ता समायोजित जीवन स्वस्थ रहने की ऐसी अवस्था है जिसमें व्यक्ति दुर्बलता एवं असक्षमता का निराकरण करते हुये उत्कृश्ट सामाजिक जीवन जीते हैं। चिकित्सा विज्ञान में इसे क्वालिटी एडजस्टड लाईफ इयर्स (QALY) एवं असक्षमता समायोजित जीवन वर्श (DALY) कहते हैं। दुर्बलता, असक्षमता एवं रोग का जीवन में समायोजन वही व्यक्ति कर सकते हैं जो दिन प्रतिदिन में खान–पान परहेज, आचार विचार संयम, व्यायाम एवं निरंतर सक्रियता को महत्व देते रहें।

30

श्वसन रोग

Respiratory Diseases

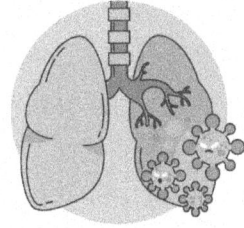

इस अध्याय में हम सीखेंगे कुछ बातें – *Learning Objectives*

- श्वसन में ऑक्सीजन लेने एवं कार्बन डाई–ऑक्साइड बाहर निकालने की जैविक प्रक्रिया
- ऊपरी श्वसन मार्ग में फैरन्जाइटिस, लैरन्जाइटिस, टांनसिलाइटिस, साइनोसाइटिस तथा निचले श्वसन मार्ग में न्यूमोनिआ, प्ल्यूरल एफ्यूजन, न्यूमोथोरेक्स, टीबी, कोविड–19 आदि
- श्वसन अल्पता – सांस फूलना, कोलेप्स्ड लंग, फुफ्फुस धमनी हाईपरटेंशन, कॉर पल्मोनेल जैसे श्वसन रोग
- दमा, जीर्ण अवरोधात्मक फुफ्फुस रोग (COPD), इन्टरस्टीशियल लंग डिजीज, फेफड़ों में इम्बोलिजम, जन्मजात फुफ्फुस कुरूपता
- फेफड़ों का कैंसर
- श्वसन रोग–परीक्षण

सांस लेना (*inhaling*) एवं छोड़ना (*exhaling*) श्वसन है। प्रायः सभी जीवधारियों द्वारा शरीर में ऑक्सीजन (*oxygen*) युक्त वायु खींची

जाती है एवं कार्बन डाई–ऑक्साइड (*carbon dioxide*) युक्त वायु बाहर निकाली जाती है। शरीर की श्वसन प्रणाली में **ऊपरी श्वसन मार्ग** (*upper respiratory tract*) में नाक (*nose*), मुँह (*mouth*), गले में फैरानिक्स (*pharynx*), लैरानिक्स (*larynx*–आवाज–बॉक्स), वायुनलिका (*trachea*) हैं।

निचले श्वसन मार्ग (*lower respiratory tract*) में श्वसनी अर्थात् ब्रॉन्कस (*bronchus*) एवं सूक्ष्म श्वसनी अर्थात् ब्रॉन्किओल्स (*bronchioles*) होते हैं। ब्रॉन्कियोल्स कोशिकाओं से बने सूक्ष्म वायु कोश अथवा एल्वियोलाई (*air sacs or alveoli*) में खुलते हैं जो एक प्रकार के छोटे गुब्बारे हैं और जिनके चारों–ओर रक्त नलिकाओं का जाल होता है। वायु मंडल की हवा में इन्हीं एल्वियोलाई द्वारा श्वसन प्रक्रिया में ऑक्सीजन स्थानांतरित होकर रक्त में चली जाती है और कार्बन डाईऑक्साइड श्वसन अंगों से बाहर निकल जाती है। एल्वियोलाई फेफड़े को स्पंजनुमा बनाते हैं। संपूर्ण बड़े एवं छोटे श्वसन मार्ग जैसे नाक एवं साइनस में श्लेश्मिक झिल्ली होती है जो श्वसन मार्ग को सदैव श्लेश्मिक पदार्थ (*mucus*) से परिपूरित रखती है। श्लेश्म श्वसन मार्ग को साफ–सुथरा कर खुला एवं सुरक्षित रखता है। दैनिक जीवन में धूल, मिट्टी, जीवाणु तथा विशाणु सांस के साथ श्वसन मार्ग में प्रवेश करते रहते हैं। पहले तो यह नाक के बालों में फंस जाते हैं फिर श्लेश्मिक पदार्थ में फंस कर समाप्त होकर बाहर निकल जाते हैं। श्लेश्मिक झिल्ली (*lining mucus membrane*) की कोशिकाओं में अनेक लड़ियां ऊपरी दिशा में दोलन करती रहती हैं (*flagella that beat out the infected mucus*) जो संपूर्ण श्वसन मार्ग में – नीचे ब्रॉन्किओल से लेकर ऊपर नाक तक निरंतर झाड़ू करते रहते हैं जिससे म्यूकस, धूल, मिट्टी, बैक्टीरिया समेटे हुए बलगम (*phlegm*) के रूप में बाहर निकल जाता है। गला खखारके, छिनककर, अनायास खांसी अथवा छींककर संक्रमित म्यूकस बाहर निकलता रहता है।

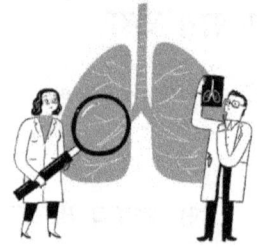

वक्ष अथवा सीना *Chest or Thorax* में अधिकतर स्थान फेफड़ों का ही

होता है। शंकु आकार (*cone shaped*) में बने फेफड़े स्पंजी, गुलाबी–भूरे ऊतकों (*tissues*) के होते हैं। फेफड़ा **प्ल्यूरा (*pleura*)** नाम की **झिल्ली (*membrane*)** से चारों तरफ से घिरा होता है। सीने के मध्य में **मध्यस्थानिका (*mediastinum*)** ही सीने (*thoracic cavity*) को दाहिने और बांये फेफड़ों में बांटती है। मध्य में हृदय (*heart*), बड़ी रक्त वाहिकायें (*large vessels*), ट्रेकिया, ग्रासानली (*esophagus*), थाइमस ग्रंथि (*thymus gland*) एवं लसीका ग्रंथि (*lymph node*) आदि होते हैं। दाहिने फेफड़े में तीन लोब्स (*lobes*) तथा बांये फेफड़े में दो लोब्स होते हैं। श्वसन क्रिया में वायु, नासिका द्वार अथवा मुख द्वार से प्रवेश कर, गला अथवा थ्रोट से, लैरानिक्स एवं ट्रेकिआ से, ब्रांकाई से, ब्रांकस से होते हुए लंग्स में प्रवेश करती है। ब्रांकस दाहिने एवं बायें लंग्स में बंटता है। दाहिने एवं बायें ब्रांकस छोटे–छोटे कई ब्रांकाई में विभाजित होती है और ब्रांकाई छोटे–छोटे ब्रांकीओल्स में विभाजित होते हैं। नासिका द्वार अथवा मुख द्वार से ली हुयी सांस, ब्रांकीओल्स से छोटे–छोटे वायु कोश (एल्वियोली) में प्रवेश करती है जहां पर ऑक्सीजन एवं कार्बन डाई–ऑक्साइड एक–दूसरे को स्थानान्तरित (*exchange*) करते हैं, कार्बन डाई–ऑक्साइड नासिका द्वार से बाहर हो जाती है तथा ऑक्सीजन कोशिकाओं (*cells*) को जीवन देते हुए रक्त प्रवाह में मिल जाती है। श्वसन चिकित्सा–शास्त्र पल्मोनोलॉजी (*pulmonology*) अथवा न्यूमोलॉजी (*pneumology*) कही जाती है तथा श्वसन चिकित्सक को **पल्मोनोलॉजिस्ट** कहते हैं। यह चिकित्सा आन्तरिक चिकित्सा (*internal medicine*) तथा सघन देख–भाल चिकित्सा (*intensive care medicine*) से संबन्धित है।

श्वसन रोग – श्वसन रोगों के **7 प्रकार** निम्नवत हैं:

1. **अवरोधात्मक फुफ्फुस रोग *Obstructive Lung Disease*–** वायु मार्ग में अवरोध से संबन्धित, जैसे कि दमा (*asthma*), जीर्ण ब्रोंकाइटिस (*chronic bronchitis*), ब्रोन्किइक्टेसिस (*bronchiectsis*), जीर्ण अवरोधात्मक फुफ्फुस रोग (*chronic obstructive pulmonary disease–COPD*) आदि। एमफाईजिमा

(emphysema), जीर्ण अवरोधात्मक फुफ्फस रोग (COPD), एवं ब्रोन्किइक्टेसिस जैसे रोग धूल, घुन (dust mite), धूम्रपान आदि से होते हैं।

2. **प्रतिबन्धात्मक फुफ्फुस रोग** *Restrictive Lung Disease–* इस रोग को फेफड़ों के अपूर्ण विस्तार (incomplete lungs expansion) अथवा फुफ्फुस संचालन न्यूनता (loss of lung compliance) का रोग भी कहते हैं। इसमें फुफ्फुस के ऊतक (tissues) मोटे और कठोर हो जाते हैं। ऊतकों की वृद्धि नहीं हो पाती है – एक प्रकार से स्पंजनुमा फेफड़ों की तन्यता कम हो जाती है। कभी–कभी नवजातों एवं बच्चों में **श्वसन संकट संलक्षण** (respiratory distress syndrome) देखने को मिलता है। रिस्परेट्री सिस्टम में श्वसन में कठिनाई उत्पन्न हो जाती है, फेफड़ों में सूजन आ जाती है। सूजन आने से आसपास के ऊतकों की स्वतः मृत्यु हो जाती है, तंत्रिकायें निश्क्रिय (neuromuscular dysfunction) हो जाती हैं एवं छाती के दीवार की गति अनियमित हो जाती है।

3. **जीर्ण श्वसन रोग** *Chronic Respiratory Disease- CRDs–* फेफड़ों की संरचना अथवा स्ट्रक्चर (structure) में किसी प्रकार का दोश उत्पन्न हो जाने पर किसी भी प्रकार की संचालन निश्क्रियता आसानी से हो सकती है जिससे आसपास की कोशिकाएं रोगग्रस्त हो जाती हैं और सूज भी जाती हैं। फेफड़ों के इस रोग में **इन्फ्लैमेट्री सेल का रेक्रूटमेंट** बड़ी मात्रा में होने लगता है जिसे **न्यूट्रोफिल** (*neutrophil or acute inflammatory cell recruitment*) कहते हैं। संक्रमित कोशिकाओं की तैनाती बढ़ जाने तथा समय से उचित उपचार न होने पर मरीज **स्यूडोमोनास एरूजिनोसा** (*pseudomonas aeruginosa*) का शिकार हो जाता है और उसका आकस्मिक निधन हो सकता है। इस रोग समूह में दमा (asthma), जीर्ण अवरोधात्मक फुफ्फुस रोग (COPD) एवं तीव्र श्वसन संकट संलक्षण (acute respiratory distress syndrome) आदि हो सकते हैं।

उपचार– यद्यपि उपर्युक्त तीनों रोग समूह का पूर्ण उपचार नहीं है, फिर भी औशधि एवं आसन–प्राणायाम से **वायुमार्ग** सुगम हो जाते हैं और एल्वियोलाई खुल जाते हैं जिससे ऑक्सीजन और कार्बन डाईऑक्साइड का पारस्परिक स्थानांतरण सहज हो जाता है और श्वसन न्यूनता (*shortness of breath*) में सुधार हो जाता है। खांसी, बलगम कम हो जाता है। शारीरिक सक्रियता उन्नत हो जाती है।

4. श्वसन मार्ग संक्रमण *Respiratory tract infections*–

i. ऊपरी श्वसन मार्ग संक्रमण *Upper Respiratory Tract Infections*

क. साइनोसाइटिस *Sinusitis*– नाक के आस–पास चेहरे की हड्डियों के भीतर नम हवा के रिक्त स्थान को "**वायुविवर**" (साइनस) कहते हैं। सर्दी, जलवायु परिवर्तन, एलर्जी, वायु प्रदूशण के संक्रमण अथवा नाक की संरचनात्मक त्रुटियों से ***साइनोसाइटिस*** हो सकता है। **लक्षण**– नाक में म्यूकस, नाक का बंद होना तथा चेहरे पर हल्के–फुल्के दर्द के साथ बुखार, सरदर्द, सूंघने में कठिनाई, गले में खराश, खांसी आदि। तीव्र अथवा एक्यूट (*acute*) साइनोसाइटिस 4 हफ्ते में तथा जीर्ण अथवा क्रॉनिक (*chronic*) साइनोसाइटिस प्रायः 12 हफ्ते में ठीक हो जाती है। कभी–कभी साइनोसाइटिस से दमा (*asthma*) रोगी बहुत अधिक परेशान हो सकते हैं। ऐसे संक्रमण स्ट्रांग (*strong*) लोगों को नहीं होते हैं कारण कि उनकी रोग प्रतिरोध क्षमता (*immunity*) ही उन्हें सुरक्षा देती है। **परीक्षण**– क्रॉनिक रोगी का एक्स–रे, सीटी स्कैन आदि। **उपचार**– गरारा (*gargle*), नाक द्वारा जलनेति एवं भपारा (स्टीमिंग), एंटीबायटिक एवं दर्दनिवारक औशधि, सर्जरी द्वारा **बैलून साइनोप्लास्टी** (*balloon sinoplasty*) आदि। साइनस की श्लेश्मिक झिल्ली में यदि म्यूकस और उसके निश्कासन अवरोधित हो तो प्रायः साइनोसाइटिस की बारंबारता बनी रहती है।

ख. टान्सीलाइटिस *Tonsillitis*– गले में टॉन्सिल का संक्रमण ही टान्सीलाइटिस कहलाता है। टॉन्सिल हमारे शरीर की लसीका प्रणाली (*lymphatic system*) का हिस्सा है जो बाहरी संक्रमणों से लड़ने में मदद करता है। हेमोफाइलस इन्फ्लूएनजाई (*haemophylus* *influenzae*), स्ट्रैप्टोकोकस (*streptococcus*) आदि विशाणु (*virus*) अथवा जीवाणु (*bacteria*) संक्रमण से **टॉन्सिल में सूजन** हो जाती है। **उपचार**– गरारा, भपारा, पैरासेटीमॉल, एंटीबायटिक आदि औशधियां। सर्जरी द्वारा **टॉन्सिलेक्टॉमी (*tonsillectomy*)** कराने पर इम्यूनिटी प्रभावित हो सकती है। टॉन्सिल की तरह गले के ऊपरी भाग में **एडेनॉइड्स** (***adenoids***) होते हैं जिसका संक्रमण **एडोनॉइडिट्सि** (***adenoiditis***) है। एडेनॉइड्स भी शरीर की लसीका प्रणाली (*lymphatic system*) का हिस्सा है जो बाहरी संक्रमणों से लड़ने में मदद करता है। इसका इलाज टॉन्सिलाइटिस की तरह से किया जाता है।

ग. **फेरेन्जाइटिस *Pharyngitis*–** गले के पीछे की ओर फेरिंक्स (*pharynx*) का संक्रमण ही फेरेन्जाइटिस है। **लक्षण**– गले में खराश–गड़न, बुखार, बहती हुयी नाक (*runny nose*), खांसी (*cough*), सरदर्द, आवाज में कर्कशता (*hoarse voice*) आदि। धूम्रपान, धुयें, एलर्जी तथा एसिडिटी आदि से भी तीव्र संक्रमण होता है। प्रायः 3 से 5 दिन में आराम मिल जाता है। इस संक्रमण से **साइनोसाइटिस** एवं **ओटीटिस मीडिया** (*otitis media*) की गंभीरता बढ़ सकती है।

घ. **लेरेनजाइटिस *Laryngitis*–** गले में स्वर बॉक्स (*voice box*) का संक्रमण ही लेरेनजाइटिस है। लंबी चलने वाली लेरेनजाइटिस गले में आमाशय से अम्लीय प्रतिवाह (*reflux of the acid*) के कारण हो सकती है। **लक्षण**– बुखार, खांसी, स्वर रज्जु (*vocal cord*) में दर्द और जलन (*irritation*), निगलने की समस्या आदि। धूम्रपान, धुयें, एलर्जी तथा एसिडिटी आदि से भी तीव्र संक्रमण होता है। 2–3 सप्ताह में ठीक हो जाता है। क्षय रोग, गठिया (*rheumatoid arthritis*) आदि से संक्रमण तीव्र हो जाता है। **उपचार**– स्वर विश्राम (*vocal rest*), एंटीबायटिक, आवश्यकतानुसार एंटीफंगल औशधि। रोग एक्यूट अथवा क्रॉनिक हो जाने पर **एंटीसेक्रेट्री मेडिसिन्स** (*antisecretory medicines*), **प्रोटॉन पंप इनहिब्टर्स** (*proton pump inhibitors*), इम्यूनोथिरैपी सर्जरी द्वारा **एंटी–रिफलक्स** (***anti-reflux***) उपचार,

छ. **मध्य कर्ण शोथ *Otitis Media*–** कान के पीछे मधुमक्खी के खोखले

छत्ते जैसी ध्वनि संचार की मैस्टॉयड हड्डी में संक्रमण हो जाता है। इसमें बच्चों के कान खींचने पर दर्द होता है, ठीक से नींद नहीं आती। यह ***एक्यूट ओटीटिस मीडिया*** की शिकायत है। कर्ण के अंदर संक्रमण–रहित द्रव भर जाने से ***रिसाव वाले ओटीटिस मीडिया*** (***otitis media effusion***) की शिकायत होती है एवं मध्य कान की दरार में स्ट्रैप्टोकोकस न्यूमोनाइ (*streptococcus pneumonae*), हेमोफाइलस इन्फ्लूएनजी (*haemophylus influenzae*) आदि बैक्टीरिया के गंभीर संक्रमण से **क्रॉनिक सप्यूरेटिव ओटीटिस मीडिया** (***chronic suppurative otitis media–CSOM***) का रोग हो जाता है। **लक्षण**– तीनों प्रकार की ओटीटिस मीडिया के लक्षण कम–ज्यादा एक ही तरह के होते हैं, गंभीरता की पहचान क्लीनिक परीक्षण से होती है। 3 महीने अथवा इससे भी अधिक समय तक कान में बहाव हो सकता है किंतु दर्द नहीं रहता है। सुनने में कठिनाई होने पर **ऑडियो मीटरी** करना पड़ सकता है। **परीक्षण**– सीटी स्कैन, एमआरआई। **उपचार**– एंटी वायरल, एंटीबायटिक औशधि तथा सर्जरी द्वारा।

च. **श्वसनीशोथ *Bronchitis*– लक्षण**– श्वसन नलियों (*bronchial tubes*) में सूजन, जलन, बलगम (*phlegm*) लगातार खांसी (*stubborn cough*), सरदर्द, नाक बहना (*runny nose*), सांस लेने में कठिनाई (*shortness of breath*) आदि। ब्रोंकाइटिस 2 प्रकार की होती है –**एक्यूट ब्रोंकाइटिस** (*acute bronchitis*) वायरस संक्रमण से होती है एवं **क्रॉनिक ब्रोंकाइटिस** (*chronic bronchitis*) धूम्रपान, धूल–मिट्टी, जहरीली गैस से होती है। **ब्रोंकाइटिस और दमा में अंतर**– ब्रोंकाइटिस मौसम बदलाव से होती है, जिसमें श्वसन नली में सूजन, जलन (*inflammation*) होती है किन्तु दमा मौसम बदलाव के कारण **उभर** जाता है, जिसमें वायु मार्ग में सिकुड़न (*spasm*), सूजन होती है। ब्रोंकाइटिस वातस्फीत (*emphysema*) के साथ होता है। **परीक्षण**– बलगम की जांच, *इमेजिंग* जैसे वक्ष एक्स–रे, सीटी स्कैन आदि। **उपचार**– एंटीबायटिक औशधि, इन्हेलर तथा ऑक्सीजन द्वारा थिरैपी। सूक्ष्म श्वसनी विस्फारण औशधि – ***bronchodialator drugs*** देनी

पड़ती हैं। छोटे बच्चों (*young children & infants*) में इसी प्रकार का रोग कहलाता है –**ब्रोंकियोलिटिस** (***bronchiolitis***)। ब्रोंकाइटिस की तरह फेफड़ों में छोटी वायु कोश्ठिका (**ब्रोंकियोल्स**) में सर्दी के समय श्वसन सम्बन्धी **सिन्शियल विशाणु** (***respiratory syncytial virus***) के संक्रमण से ब्रोंकियोलिटिस हो जाती है। **लक्षण**– सूखी खांसी अथवा बलगम वाली खांसी (*phelgm*), हल्का बुखार, नाक में बलगम जमना, नाक बहना आदि। यह रोग अविकसित जन्में नवजातों (*under developed new born*), कमजोर इम्यून प्रणाली, तथा निकट सम्पर्क (*close contact*) से होती है।

ii. **निचला श्वसन मार्ग संक्रमण *Lower Respiratory Tract Infections*** – निम्नवत रोग मुख्य हैं

क. **निमोनिया *Pneumonia*–** आमतौर पर निचले श्वसन मार्ग में छोटी वायु कोश्ठिकाओं (*small air sacs/alveoli*) में स्ट्रेप्टोकोकस निमोनाई जीवाणु (*Streptococcus pneumonae bacteria*) के संक्रमण से फेफड़ों में सूजन (*inflammation*) आने से निमोनिया होता है, कभी–कभी यह रोग विशाणुओं (*viruses*) एवं कवकों (*fungi*) के संक्रमण से भी हो सकता है। वृद्धजन एवं नवजात शिशुओं में यह अधिक होता है। **लक्षण**– सूखी खांसी (*dry cough*) अथवा बलगम सहित खांसी, वक्ष में दर्द (*chest pain*), बुखार एवं श्वसन कठिनाई (*difficulty in breathing*)। क्रॉनिक निमोनिया से टीबी (*tuberculosis*) भी हो सकती है। निमोनिया में रोगी को गंभीर श्वसन संलक्षण (*severe acute respiratory syndrome*), कोविड–19 एवं **न्यूमोसिस्टिस निमोनिया** (***pneumocystis pneumonia***) आदि संक्रमण भी हो सकते हैं। (**नोट**– *न्यूमोसिस्टिस निमोनिया खमीर (yeast) वाले फंगस से होता है, जिसे निमोसिस्टिस जीरोवेकली निमोनिया अथवा पीजेपी (PJP) कहते हैं*।) यह संक्रमण कमजोर इम्यूनिटी वालों को कभी भी हो सकता है। इस रोग में फेफड़ों में मवाद (*lung abscess*) आ जाता है, जो फुफ्फुसीय गुहा

(*pleural cavity*) में भी फैल जाता है। कभी–कभी मसूड़ों के जीवाणुओं से भी फेफड़े संक्रमित हो जाते हैं। इस रोग के बढ़ जाने पर **न्यूमो सिस्टिक फाइब्रोसिस** (***pneumocystic fibrosis***) हो जाती है। यह रोग जीर्ण अवरोधात्मक फुफ्फुस रोग (*COPD*), दमा, डायबिटीज, हार्ट फेलियर, धूम्रपान, लगातार खांसी और कमजोर इम्यून सिस्टम से उभर जाता है। **परीक्षण**– वक्ष एक्स–रे, रक्त परीक्षण तथा थूक आदि द्वारा। रोग की रोकथाम वैक्सीन, स्वच्छता, हाईजीन द्वारा होती है। **उपचार**– तंबाकू एव धूम्रपान परहेज, ऑक्सीजन थिरैपी एवं एंटीबायटिक औशधि। प्रतिवर्श विश्व जनसंख्या के 7% लोग अर्थात् 45 करोड़ लोग निमोनिया से संक्रमित हो रहे हैं जिसमें लगभग 40 लाख लोगों का निधन भी हो जाता है।

ख. तपेदिक/क्षय रोग *Tuberculosis TB*– माइकोबैक्टीरियम ट्यूबरक्लोसिस जीवाणु (*mycobacterium tuberculosis–MTB*) संक्रमण से होता है। टीबी सामान्य रूप से फेफड़ों का रोग है किन्तु शरीर के अन्य अंगों में भी हो सकता है। छिपी हुयी टीबी (*latent TB*) में लक्षण स्पशट नहीं होते हैं। **लक्षण –** रक्त मिले हुए बलगम की क्रॉनिक खांसी, बुखार, रात्रि में पसीना एवं वजन में कमी आदि। टीबी को **क्षय रोग** (***consumptive disease***) भी कहते हैं क्योंकि इसमें वजन घटता रहता है। **फैलाव**– सम्पर्क, एचआईवी, एड्स, धूम्रपान आदि से संक्रमण फैलता है। **परीक्षण**–वक्ष एक्स–रे, सूक्ष्मदर्शी परीक्षण, शरीर–द्रव परीक्षण तथा ट्यूबरक्यूलिन स्किन टेस्ट (*tuberculin skin test*), जीन एक्सपर्ट *RTPCR* टेस्ट अदि। संक्रमण इलाके में स्क्रीनिंग, बचपन में ही बैसीलस कैमिट गुयरन (*BCG or bacillus calmette guerin*) वैक्सीन द्वारा रोकथाम की जाती है। **उपचार**– टीबी के उपचार में पोशाहार को प्राथमिकता दी जाती है ताकि मरीज की रोग प्रतिरोध क्षमता अच्छी रहे। प्रोटोकॉल के अनुसार टीबी की 4–5 एंटीबायटिक एक साथ दी जाती हैं। टीबी उन्मूलन भारत के स्वास्थ्य नीति की प्राथमिकता है। कभी–कभी टीबी का कीटाणु सामान्य एंटी टीबी दवा से प्रतिरोध कर कई दवाओं को नाकाम कर देता है (*MDR TB or multiple drug resistant tuberculosis*)। इसका इलाज टीबी जीवाणु प्रतिरोधी बहुउद्देशीय

औशधि द्वारा किया जाता है, जो दूसरी कड़ी की एंटी टीबी दवाएं हैं।

ग. श्वसन मार्ग के अन्य रोग *Other diseases*

दमा *Asthma*– दमा लंबी अवधि तक परेशान करने वाला एक क्रॉनिक और जीर्ण रोग है जिसमें श्वसन नली में सिकुड़न के साथ सूजन हो जाती है, सांस लेना दूभर हो जाता है। **लक्षण–** श्वसन कठिनाई, घरघराहट, सीने में जकड़न, खांसी के साथ बलगम, हफनी आदि। **कारण**– यह एक पर्यावरण प्रतिक्रियात्क अर्थात् एलर्जी रोग माना गया है। पर्यावरण जैसे कि खटमल, सीलन की महक, वायु प्रदूशण, वाश्पशील पदार्थ (*volatile substance*) जैसे कि रासायनिक पदार्थों की धांस, पेंट–महक की एलर्जी, अनुवांशिकी जैसे कि दमे का पारिवारिक इतिहास, धूम्रपान एवं कमजोर इम्यूनिटी आदि। विश्व एज्मा रिपोर्ट के अनुसार भारत में इस समय 6% बच्चों और 2% व्यस्कों को यह रोग है। दमा के 07 प्रकार – वातावरण प्रतिक्रिया दमा (***allergic asthma***), **नॉन–एलर्जिक अस्थमा**, व्यवसायिक दमा (***occupational asthma***), व्यायाम के कारण दमा, रात्रिकालीन दमा (***nocturnal asthma***), खांसी वाला दमा, एवं एस्पिरिन (*aspirin*) साइड इफेक्ट दमा। **परीक्षण**–खांसी के बलगम, लार, स्पाइरोमीटरी द्वारा पल्मानेरी फंक्शन टेस्ट (*PFT*), मेथाकोलीन (*methacholine*) तथा नाईट्रिक ऑक्साइड (*nitric oxide*) द्वारा एलर्जी टेस्ट, व्यायाम द्वारा वायुमार्ग रूकावट परीक्षण आदि। दमा अक्सर आजीवन चलने वाली व्याधि है। **उपचार**– रोजमर्रे में हफनी की शिकायत और संकट से आराम पाने हेतु इन्हेलर अथवा नेब्यूलाइजर (*nebulizer*) औशधि द्वारा ब्रांकोडायलेशन (*bronchodilatation*), स्टीरॉयड (*steroid*), एंटीइन्फलेमेट्री ड्रग (*anti inflammatory drug*) आदि।

श्वासनलिका विस्फार – ब्रॉन्किएक्टेसिस *Bronchiectasis* यह रोग स्टैफिलोकोकस (*staphylococcus*), क्लेबसिला (*klebsiella*) तथा बोर्डेटेला (*bordetella–काली खांसी इसी संक्रमण से होती है*) जैसे जीवाणुओं के संक्रमण से होता है। संक्रमण के घाव से श्वसन नलियां (*bronchial tubes*) चौड़ी और मोटी हो जाती हैं, लगातार बहुत अधिक मात्रा में बलगम बनता है। जैसे–जैसे यह रोग बढ़ता है तो वातस्फीत

(*emphysema*), ब्रोंकाइटिस और सिस्टिक फाइब्रोसिस (*cystic fibrosis*) की भी गंभीर समस्या उत्पन्न होने लगती है। **ब्रोन्किइक्टेसिस**, ब्रोंकाइटिस, सिस्टिक फाइब्रोसिस, अनुवांशिकी कारणों (*genetic*) तथा स्वरोग प्रतिरक्षा प्रणाली (*autoimmune disease*) से भी हो सकती है (**नोट**– *ऑटोइम्यून डिजीज में रोग प्रतिरक्षा प्रणाली अपनी ही कोशिकाओं को नश्ट करने लगती है*)। **लक्षण**– बार–बार संक्रमण, रोजाना खांसी, गाढ़ा बलगम, खांसी में खून, घरघराहट, छाती में दर्द, सांस फूलना, वजन घटना, नाखूनों के नीचे मोटी त्वचा आदि। **परीक्षण**–एक्स–रे, सीटी स्कैन। **उपचार**– श्वसन व्यायाम, ऑक्सीजन थिरैपी औशधि द्वारा फुफ्फुसीय पुनर्वासन (*pulmonary rehabilitation*), योग–प्राणायाम।

5. **सौम्य फुफ्फुसीय अर्बुद *Benign Tumors or Neoplasms of Lungs*–** निम्नांकित प्रकार के होते हैं –

i. **हेमारटोमा *Hamartoma*–** जेनेटिक कारणों अथवा गुणसूत्र कुरूपता (*chromosomal aberrations*) से फेफड़ों की कोशिकाओं में कुरूपता (*malformation of cells*) आ जाने से फेफड़ों में हेमारटोमा हो जाता है। ऐसे हेमारटोमा सौम्य अर्बुद ही कहे जाते हैं, जिसमें आसपास के टीशू (ऊतक) यत्र तत्र फैलकर कुव्यवस्थित हो जाते हैं।

ii. **जब्ती रोग *Pulmonary Sequestration*–** फेफड़ों के कुछ भागों के ऊतक मूल संरचना के बाहर निकलकर विकसित हो जाते हैं जिससे धमनियां अविकसित रह जाती हैं, श्वसन एवं रक्तसंचार प्रक्रिया में भागीदारी नहीं कर पाती हैं। यह रोग नवजात में जन्मजात (*congenital*) हो सकता है। इसका परीक्षण जन्म से पूर्व गर्भाशय में किया जा सकता है। इस रोग को फुफ्फुस डिसप्लेसिया (*lung dysplasia*) भी कहते हैं, जिसमें पूर्व कोशिका कैंसर (*pre–cancerous cells*) के विकार भी उत्पन्न हो सकते हैं।

iii. **जन्मजात फुफ्फुसीय वायुमार्ग कुरूपता *Congenital Pulmonary Airway Malformation*–** यह रोग भी फेफड़ों की संरचना की कुरूपता है। कभी–कभी फेफड़ों के कुछ ऊतक संक्रमित हो जाते हैं

जिनसे फेफड़े की कार्यप्रणाली बिगड़ जाती है और फेफड़ों का कोई एक लोब/सेक्शन (*lobe/section*) खराब हो जाता है। 30,000 गर्भधारणों में से किसी–किसी नवजात को यह रोग हो सकता है। भ्रूण शल्य क्रिया अथवा बाल शल्य क्रिया द्वारा इसे हटा दिया जाता है।

6. **दुर्दम अथवा घातक अर्बुद *Malignant Lung Tumors*–** पुरूशों में मुख के कैंसर के बाद फेफड़ों का कैंसर सर्वाधिक पाया जाता है। इसका मुख्य कारण तम्बाकू और धूम्रपान है। महिलाओं में स्तन, गर्भाशय ग्रीवा, ओवरी एवं मुखगुहा के कैंसर के बाद फेफड़ों का कैंसर होता है। फेफड़ों का कैंसर मुख्यतः 2 प्रकार का है –

i. **लघु कोशिका फुफ्फुस कैंसर *Small Cell Lung Cancer*–** जो 10–15% में होता है। यह तेजी से बढ़ता है जिसमें कोशिका की वृद्धि और रूप परिवर्तन (*growth & metastasis of cells*) तीव्र गति से होती है। स्मॉल सेल लंग कैंसर की डायग्नोसिस अक्सर इसके फैले हुए विक्षेपित रूप (*extensive or metastatic stage*) में ही होती है। यह एक गम्भीर बीमारी है।

ii. **नॉन–स्मॉल सेल लंग कैंसर *Non–small Cell Lung Cancer*–** फेफड़ों के उपकला कोशिका (*epithelial cells*) का कैंसर है। यह कई प्रकार के हो सकते हैं जैसे ग्रंथि कर्कटता फुफ्फुस कैंसर (***adenocarcinoma of the lung***), स्क्वैमस सेल कार्सीनोमा ऑफ द लंग (***squamous cell carcinoma of the lung***)

iii. **बृहद कोशिका फुफ्फुस कार्सीनोमा *Large Cell Lung Carcinoma LCLC*–** फेफड़ों का यह कैंसर नॉन–स्मॉल सेल लंग कैंसर का आक्रामक प्रकार है। यह कैंसर फेफड़े की एपिथीलियल कोशिका (*epithelial cell*) से विकसित होता है। **लक्षण**– सभी प्रकार के फेफड़ों के कैंसर के लक्षण एक जैसे होते हैं। न ठीक होने वाली खांसी, मरीज का वजन घटने लगता है, फेफड़े और वक्ष में दर्द, बलगम के साथ खून एवं कैंसर के फैलाव के कारण होने वाले दुर्दम लक्षण सामने आने लगते हैं। आरंभिक अवस्था में सर्जरी इसका एक अच्छा उपचार है। स्टेज के अनुसार सर्जरी की जाती है – जैसे कि फेफड़े की आंशिक सर्जरी अर्थात् लोबेक्टॉमी, सेग्मेनटेक्टॉमी,

वेज–रिसेक्शन (*lobectomy, segmentectomy, wedge-resection*) अथवा पूर्ण रूप से फुफ्फुस उच्छेदन (*pneumonectomy*) कहते हैं। कीमोथिरैपी एवं रेडियोथिरैपी (*chemotherapy and radiotherapy*) द्वारा **सहगामी उपचार** (***adjuvant therapy***) किया जाता है, अधिकांश मरीज विलंब के बाद लेट स्टेज में डायग्नोज हो पाते हैं जब सर्जरी संभव नहीं हो पाती है, तब कैंसर कीमोथिरैपी करते हैं जिससे एक से दो वर्श का जीवन बढ़ सकता है। हाल में आशा की किरण जागी है। फेफड़े के कैंसर में नये–नये मॉलीक्यूलर और जेनेटिक टेस्ट जैसे *Ros*, *Alk* एवं *EGFR* की जांच कर टारगेटेड थिरैपी की जा रही है जिससे फेफड़े के कैंसर के कुछ मरीज, जिनमें ये मॉलीक्यूल पाये जाते हैं, वे लंबे समय तक जीवित रह रहे हैं।

7. **फेफड़ों के अन्य प्रकार के कैंसर**– फेफड़ों में कुछ अन्य प्रकार के कैंसर पाये जाते हैं। जैसे कि तंत्रिका अन्तःस्रावी या न्यूरो एंडोक्राइन कैंसर (*neuroendocrine carcinoid*), **फुफ्फुसीय मेसोथेलिओमा** (***pleural mesothelioma***), फाइब्रोमा एवं सार्कोमा आदि। इनके लक्षण और इलाज ऊपर जैसे होते हैं।

8. **फुफ्फुसीय गुहा रोग *Pleural cavity disease*–**

i. **प्ल्यूरल एफ्यूजन *Pleural Effusion*–** फेफड़ों को चारों तरफ से घेरने वाली झिल्ली (*membrane*) प्ल्यूरा होती है जिसमें कुछ मात्रा में द्रव होता है जिससे फेफड़े आजीवन श्वसन कार्य बिना घर्शण के करते हैं। फुफुसीय गुहा (*pleural cavity*) में अधिक द्रव इकट्ठा होना ही **प्ल्यूरल एफ्यूजन** कहा जाता है जिसे पहले **प्ल्यूरिसी** (*pleurisy*) भी कहते थे। फुफ्फुस गुहा की केशिकाओं (*capillaries*) से स्रावित (*secreted*) द्रव (*fluids*), फुफ्फुसीय गुहा के रिक्त स्थान में लगातार एकत्रित होता रहता है, जिसको लसीका प्रणाली (*lymphatic system*) द्वारा निरंतर अवशोशित (*absorb*) किया जाता है तथा शेश अतिरिक्त द्रव छोड़ दिया जाता है जिससे फेफड़ों का संचालन बना रहता है। प्ल्यूरल एफ्यूजन टीबी का पहला लक्षण हो सकता है।

फुफ्फुस गुहा में आवश्यकता से अधिक द्रव एकत्रित हो जाने पर फेफड़ा दबकर निश्क्रिय होने लगता है। कभी–कभी शरीर के विभिन्न रोगों के कारण फेफड़े में प्ल्यूरल एफ्यूजन बढ़ जाता है। जैसे कि हृदय की धमनियों में रक्त इकट्ठा होने से हार्ट कन्जेशन (*heart congestion*), लीवर सिरोसिस (*liver cirrhosis*), विभिन्न अंगों में संक्रमण, फुफ्फुसीय अंतःशल्यता (*pulmonory embolism*), टीबी (*TB*), फेफड़ों में मेसोथेलिओमा कैंसर आदि में फुफ्फुसीय गुहा में प्ल्यूरल एफ्यूजन बढ़ जाने से फुफ्फुसीय गुहा रोगग्रस्त हो जाती है।

ii. **वातिल वक्ष *Pneumothorax*–** फुफुसीय गुहा (*pleural cavity*) में फेफड़ों के फूलने और संकुचित होने अर्थात् श्वसन प्रक्रिया को गतिमान रखने के लिये कुछ तरल पदार्थ (*pleural fluid*) रहता है परंतु इसमें यदि वायु आकर एकत्रित हो जाये तो फेफड़ों पर दबाव बन जाता है और फेफड़े पिचकने लगते हैं। सीने के किसी एक तरफ तीव्र दर्द तथा सांस में कमी (*air hunger*) का एहसास होने लगता है। इस प्रकार से फुफ्फुसीय कैविटी में एकत्रित वायु का दबाव अधिक बढ़ जाने पर टेंशन न्यूमोथोरैक्स (*tension pneumothorax*) हो जाता है। यह आपातकालीन स्थिति है जिसमें रक्तचाप गिर जाता है और ऑक्सीजन की कमी हो जाती है तथा फेफड़े निश्क्रिय होकर ध्वस्त हो जाते हैं – इसे **ध्वस्त फेफड़ा** (***collapsed lung***) भी कहते हैं। ध्वस्त फेफड़ा को **श्वासरोध** (***atelectasis***) भी कहते हैं। इसमें तुरंत प्ल्यूरल कैविटी में पसलियों के बीच से नली डालनी पड़ती है (*ICD-inter costal drainage*) ऑक्सीजन एवं वेंटीलेटर की व्यवस्था करनी पड़ती है। शीघ्र इलाज न मिलने पर मृत्यु हो सकती है।

9. फुफ्फुसीय रक्त वाहिका रोग *Pulmonary Vascular Disease*–

i. **फुफ्फुसीय अन्तःशल्यता *Pulmonary Embolism*–** इम्बोलिज्म शब्द का अर्थ है कि रक्त का थक्का धमनी के किसी एक स्थान पर बनता है और यह थक्का रक्त संचार के साथ बहते हुए धमनी के किसी दूसरे स्थान पर पहुंच जाता है। जब यही रक्त का थक्का छोटी धमनी को अवरूद्ध या ब्लॉक कर देता है तो रक्त के प्रवाह में रूकावट (*block*) आ जाती है। रक्त का ठहरा हुआ थक्का **थ्रॉमबोस**

(***thrombus***) कहा जाता है। लंबी हवाई यात्रा में, शरीर में पानी की कमी, कैंसर आदि में पल्मोनरी धमनियों में रक्त के थक्के आ जाते हैं और ऑक्सीजन की कमी से तेज सांस फूलने लगती है – यह पल्मोनरी इम्बोलिज्म है। **लक्षण**– सांस में कमी (*shortness of breath*), सीने में दर्द, खांसी में रक्त, रक्त थक्कों से पैर में सूजन, दर्द, ऑक्सीजन की कमी, तीव्र श्वसन, तीव्र हृदय गति एवं हल्का ज्वर आदि। पल्मोनरी इम्बोलिज्म में अलग–अलग प्रकार के एंबोलस होते हैं जैसे – **वसा जमाव** (***fat embolism***), **द्रव जमाव** (***fluid embolism***), **एमनियोटिक द्रव जमाव** (***amniotic fluid embolism*** – मां के भ्रूण का रोग) एवं **वायु अवरोधन** (***air embolism***) आदि की समस्या हो सकती है।

ii. **फुफ्फुसीय धमनी उच्च रक्तचाप *Pulmonary Arterial Hypertension–*** जब कभी फुफ्फुसीय धमनी का रक्तचाप बढ़ जाता है तो इसे फेफड़े की धमनी का उच्च रक्तचाप कहते हैं। इस रोग को अज्ञात कारणों वाला अथवा इडियोपैथिक डिजीज (*idiopathic disease*) भी कहा जाता है। कभी–कभी यह समस्या *COPD* के कारण से भी होती है। इस रोग से हृदय के दाहिने भाग पर तनाव (*strain*) हो सकता है जिसे **कॉर–पल्मोनेल** अथवा **फुफ्फुसीय हृदय रोग** (***cor-pulmonale or pulmonary heart disease***) भी कहते हैं। फेफड़ों का रक्तचाप बढ़ जाने से हृदय के किसी एक भाग की गति रूक जाने पर **हृदपात** (***heart failure***) भी हो सकता है।

iii. **फुफ्फुसीय शोथ *Pulmonary Oedema–*** जब कभी फेफड़ों की केशिकाओं (*capillaries of the lung*) का द्रव रिस–रिसकर फेफड़ों की वायु कोश्ठिका (*air sacs or alveoli*) में पहुंच जाने से फुफ्फुसीय सूजन हो जाती है तो इसे **पल्मोनरी एडिमा** कहते हैं। इससे फेफड़ों की मांसपेशियों में दर्द का एहसास एवं थकान महसूस होती है। पल्मोनरी एडिमा से **रक्ताधिक्य हृदपात** (***congestive heart failure***) भी हो सकता है। **लक्षण**– पैर एवं पेट में सूजन, गले में घरघराहट (*wheezing*) और लगातार खांसी (*cough*) आदि।

iv. **फुफ्फुसीय रक्त स्राव *Pulmonary Hemorrhage*–** निमोनिया, टीबी, सिस्टिक फाइब्रोसिस अथवा अन्य किसी बीमारी से फेफड़ों की रक्त केशिकाओं (*cappillaries of the lung*) में सूजन (*inflammation*) होने से कैपीलरीज क्षतिग्रस्त (*damage*) हो जाती हैं जिससे वायु कोश्ठिका (एल्वियोली) एवं वायु नलिका (ट्रेकिआ) में रक्त रिसाव (*leakage*) होने लगता है, फेफड़ों में रक्त भर जाता है क्योंकि खून की नलियां लीक होने लगती हैं, जिसे **पल्मोनरी हैमरेज** कहते हैं। रोगी को वेंटीलेटर द्वारा सांस देनी पड़ती है और मूलभूत बीमारी का इलाज करते हैं। पल्मोनरी हैमरेज बच्चों में स्वप्रतिरक्षी रोग (*autoimmune disease*) के कारण होता है। इस रोग में कभी–कभी **गुडपॉश्चर सिंड्रोम** (*Goodpasture syndrome*) हो जाता है। **लक्षण**– लगातार खांसी और कफ में खून, कान, नाक, गला, फेफड़ों एवं गुर्दों में निरन्तर रक्त बहाव बना रहना।

10. **अंतः आकाशीय फुफ्फुस रोग *ILD or Interstitial Lung Disease*–** इन्टरस्टीशियम फेफड़ों में ही कुछ प्रकार के द्रवों (*fluid*) से भरा हुआ खाली स्थान (स्पेस–अंतः आकाश) है जो फेफड़ों के कोशिका के बाहर प्रतिरोधी क्षेत्र (*buffer*) की तरह काम करता है। इन्टरस्टीशियम या आन्तरिक स्पेस के रोग **इन्टरस्टीशियल लंग डिजीज** अथवा **डिफ्यूज पैरेन्काइमल लंग डिजीज** (***DPLD** or **diffuse parenchymal lung disease***) कहे जाते हैं। इस रोग समूह से फेफड़ों की वायु कोश्ठिकाओं (*alveoli*) की इन्टरस्टीशियम (*interstitium*) रोगग्रस्त हो जाती है। इस रोग में वायु कोश्ठिकाओं के चौतरफा घाव और सूजन (*inflammation*) हो जाती है – रक्त में ऑक्सीजन का निर्बाध प्रवाह नहीं हो पाता है। शरीर में ऑक्सीजन की कमी बनी रहती है। इस रोग समूह में फेफड़ों के ऊतकों (टीशू) में किसी भी कारण से घाव बन जाते हैं। **आईएलडी** (***ILD***) **ईडियोपैथिक** (***idiopathic-unknown etiology***) **रोग** कहा जाता है अर्थात् इसका कोई स्पश्ट कारण ज्ञात नहीं होता न ही कोई सटीक उपचार है, दिनभर ऑक्सीजन लगाये रखना पड़ता है। कुछ लोगों मे आईएलडी औद्योगिक स्थलों में एसबेसटस, कोयले की धूल अथवा राख के सूक्ष्म

कण (*asbestos, fly ash*) श्वसन में जाने से तथा स्वप्रतिरक्षी रोगों (*autoimmune disease*) के कारण फेफड़ों में घाव बन जाने से होना कहा जाता है। ऑटो इम्यून डिजीज वाली गठिया (*rheumatoid arthritis*) भी इसी प्रकार का रोग है। आईएलडी में हीलिंग तो होती है किन्तु बार–बार घाव उभरता रहता है। आईएलडी का सटीक कारण मेडिकल साइंस में ज्ञात नहीं है। **लक्षण**– सांस हवा हो जाती है (***when breath becomes air!***), बिना बलगम की खांसी, सदैव थकान, वजन में कमी, आदि। मरीज का जीवन 3 से 5 वर्श तक सीमित रह जाता है। बच्चों की आईएलडी (*ILD*) **सीएचआईएलडी** (***ChILD***) कही जाती है। आईएलडी रोग समूह में फुफ्फुसीय तंतुमयता (***pulmonary fibrosis***), दुसाध्य फुफ्फुसीय निमोनिया (***pulmonary pneumonia***), श्वासनली में दुसाध्य सूजन/प्रदाह (**bronchiolitis**) एवं लसीका कोशिका की निमोनिया (***lymphoid pneumonia***) आदि भी हैं। संक्रामक फुफ्फुसीय रोग जैसे टीबी, निमोनिया आदि को छोड़ दें तो इन्टरस्टीशियल लंग डिजीज का अनुपात बहुत अधिक है। *इंडियोपैथिक आईएलडी* के अलावा कभी–कभी **सेकेन्ड्री (*secondary*) आईएलडी** भी होती है जिनका कारण लैब परीक्षण से स्पश्ट हो जाता है। जैसे कि – फेफड़ों के संयोजी ऊतकों (*connective tissues*) में विकार, ऑटो इम्यून रोग, खतरनाक अकार्बनिक पदार्थों (सिल्का, एसबेसटस, बेरीलियम, प्रिटिंग केमिकल आदि) का श्वसन, एंटीबायोटिक, कीमोथिरैपी, हृदय गति अतालता (*arrhythmia*), ड्रग्ज दुरूपयोग, कोरोना वायरस–19, कुछ विशेश प्रकार की निमोनिया, कुछ विशेश प्रकार के क्षय रोग, लसीका प्रणाली (लिम्फैटिक सिस्टम) के घातक कैंसर, **सीएचआईएलडी** (***ChILD***) आदि। फुफ्फुसीय उच्च रक्तचाप, दायां भाग का हार्ट फेलियर, कॉर–पलमोनेल (*cor-pulmonale*) एवं श्वसन फेलियर (*respiratory failure*) के कारण से आईएलडी की गंभीरता (*acuteness*) बढ़ जाती है जिससे रोगी का एकाएक निधन भी हो जाता है। **परीक्षण–ट्रांस ब्रांकियल बायोप्सी**, शल्य द्वारा बायोप्सी, चेस्ट

एक्स–रे, सीटी स्कैन, प्ल्यूरल एफ्यूजन, अनुवांशिक रोग की पहचान, रक्त जांच आदि। **उपचार –** कार्टिकोस्टीरॉयड (*corticosteroid*), प्रेडनीसोलोन (*prednisolone*), प्रतिरक्षादमन औशधियां (*immunosuppressant drugs*), फुफ्फुसीय पुनर्वासन (*pulmonary rehabilitation*) एवं ऑक्सीजन थिरैपी (*oxygen therapy*) आदि।

श्वसन रोगों का परीक्षण

1. **द्रव परीक्षण *Fluid test*–** श्वसन प्रणाली संक्रमण होने पर रक्त, थूक (*sputum*), लार, बलगम आदि के नमूनों से माइक्रोस्कोप द्वारा सूक्ष्मजीवी परीक्षण के अतिरिक्त इसमें बैक्टीरिया के टेस्ट एवं *RTPCR* जैसे टेस्ट करके जीवाणु, विशाणुओं का पता लगाया जाता है।
2. **फेफड़ों एवं फुफ्फुसी आवरण (*pleura*) की *बायोप्सी* (*biopsy*)** एवं ***ब्रांकोस्कोपी* (*bronchosopy*)–** ब्रांकोस्कोपी यंत्र को मुंह अथवा नाक मार्ग से वायु नली (*airways*) जैसे ब्रांकस, ब्रांकाई एवं ब्रांकीओल्स आदि का निरीक्षण कर रोग का आंकलन किया जाता है। ब्रांकोस्कोपी में फेफड़े अथवा प्ल्यूरा का रीयल टाइम (*real time*) छायांकन अथवा वीडियो छायांकन प्राप्त होता है तथा नमूना निकाल कर बायोप्सी भी होती है। कभी–कभी मरीज के गले के सामने की ओर से (*anterior aspect of neck*) एक चीरा (*incision*) लगाकर ट्रैकिआ अथवा वायुनलिका का सीधा वायुमार्ग बना दिया जाता है जिसे **ट्रैकिओस्टोमी** (***tracheostomy***) कहते हैं। इससे सांस लेने का प्रयास आसान हो जाता है। खास प्रकार की कोर काटने वाली नीडिल से बायोप्सी की जाती है।
3. **विकिरण–छायांकन** (***radiology***) **एक्स–रे, सीटी** एवं ***अल्ट्रासाउण्ड*** (***ultrasound***) **द्वारा परीक्षण**– फेफड़े के अनेक रोग जैसे *पल्मोनरी एडिमा, न्यूमोथोरैक्स, प्ल्यूरल एफ्यूजन* तथा *कैंसर* आदि में सटीक डायग्नोसिस एक्स–रे, सीटी स्कैन एवं एमआरआई द्वारा होती है। सर्जिकल टेक्नोलॉजी का प्रयोग करके एक्स–रे, सीटी स्कैन अथवा

अल्ट्रासाउण्ड के माध्यम से वक्ष–वेधन (*thoracocentesis*) की प्रक्रिया द्वारा श्वसन मार्ग में एकत्रित द्रव तथा वायु की निकासी (*pleural drainage*) की जाती है। नीडिल एस्पीरेशन एवं कैथीटर (*catheter*) द्वारा भी एकत्रित द्रव निकाला जाता है जिसे इंटरकास्टल ड्रेनेज (*intercostal drainage*) कहते हैं।

4. **फुफ्फुसीय संचालन परीक्षण *Pulmonary Function Test-PFT–*** *स्पाईरोमीटरी* (*spirometry*) द्वारा **फेफड़ों का चार तरह से विस्तार क्षेत्र** (***volume***) एवं **क्षमता** (***capacity***) मापी जाती है, यथा–

अ. टाइडल वॉल्यूम (***tidal volume–V_T***)**–** सामान्य तौर पर फेफड़ों द्वारा ली हुयी सांस अथवा छोड़ी हुयी सांस = फेफड़ा विस्तार (*volume*),

ब. इन्सपाईरेटरी रिजर्व वॉल्यूम (***inspiratory reserve volume–IRV***)**–** कसरत, योग, व्यायाम के समय पूरी ताकत के साथ खींची गयी सांस = फेफड़ों का द्वितीय प्रकार का वॉल्यूम,

स. एक्सपायरेटरी रिजर्व वॉल्यूम (***expiratory reserve volume–ERV***)**–** कसरत, योग, प्राणायाम के समय पूरी ताकत के साथ निकाली हुयी सांस = फेफड़ों का तृतीय प्रकार का वॉल्यूम,

द. रेजीडुअल वॉल्यूम (***RV** or **residual volume***)**–** कसरत आदि में पूरी ताकत के निकाली हुयी सांस के बाद फेफड़ों में अवशेश वायु = फेफड़ों का चतुर्थ प्रकार का वॉल्यूम।

फेफड़ों की क्षमता (***capacity of lungs***) –

क. वाइटल कपैसिटी (***VC** or **vital capacity***)**–** फेफड़ों द्वारा ली हुयी अधिकतम सांस के बाद पूरे जोर से फेफड़ों द्वारा छोड़ी हुयी अधिकतम सांस फेफड़े की चतुर्थ प्रकार की क्षमता है।

ख. टोटल लंग कपैसिटी (***TLC** or **total lung capacity***)**–** फेफड़ों से पूरी ताकत से सांस निकालने के बाद बची हुयी वायु का वॉल्यूम और पूरे प्रयत्न से खींची हुयी सांस का वॉल्यूम है – वह फेफड़े की प्रथम क्षमता है = RV+VC

ग. इन्सपाईरेटरी कपैसिटी (***IC** or **inspiratory capacity***)**–** सामान्य श्वसन में छोड़ी हुयी सांस के बाद सामान्यतः ली हुयी सांस ही फेफड़े की

द्वितीय क्षमता है।

घ. फंक्शनल रेजीड्अल कपैसिटी (FRC or functional residual capacity)– सामान्य तौर पर निकली हुयी सांस के बाद फेफड़ों की अवशेष वायु का वाल्यूम फेफड़े की तृतीय प्रकार की क्षमता है।

दमा इत्यादि रोगों के होने पर, श्वसन परीक्षण में कार्बन मोनोऑक्साइड का श्वसन कराके रक्त–हीमोग्लोबीन में कार्बन मोनोऑक्साइड के प्रसार का परीक्षण **डीएलसीओ (DLCO or diffusing capacity of the lungs for carbon monoxide)** होता है। परीक्षण के दौरान मरीज को हल्का व्यायाम अथवा 6 मिनट चलवाकर उसके रक्त प्रवाह में ऑक्सीजन न घुलने की स्थिति (desaturation) का परीक्षण होता है। स्पाइरोमीटरी की रीडिंग **न्यूमैटोग्राफ (pneumatograph)** पर अंकित होती है। स्पाइरोमीटरी के द्वारा ऊपर लिखे आंकड़ों से फेफड़ों के विभिन्न रोग की गंभीरता का आंकलन करते हैं।

5. वेंटीलेशन–परफ्यूजन स्कैन Ventilation-Perfusion Scan– इस टेस्ट को **सिन्टीग्राफी (scintigraphy)** तकनीक से करते हैं। इसमें **न्यूक्लियर औषधि (nuclear medicine)** की सहायता से छायांकन / वीडियो छायांकन होता है। इस टेस्ट में फेफड़ों में वायु एवं रक्त–संचरण के अनुपात $(V:Q)$ का परीक्षण होता है। (V/Q)– में V– वेंटीलेशन (ventilation) तथा Q– रक्त बहाव (blood flow) अथवा ब्लड परफ्यूजन (blood perfusion) है। जैसे सीटी स्कैन के पूर्व मरीज को रेडियो कन्ट्रास्ट (radio contrast) औषधि दी जाती है, उसी तरह V/Q टेस्ट में मरीज को रेडियो एक्टिव (radio active) औषधि दी जाती है। मरीज को दी जाने वाली रेडियो एक्टिव औषधि से शरीर के रोगग्रस्त अंग अथवा ऊतकों (organs or tissues) में **रेडियो आइसोटोप्स** पहुंचते हैं, एवं इनसे उत्सर्जित गामा विकिरण (gamma radiation) का छायांकन गामा कैमरे से होता है। V/Q टेस्ट में – फेफड़ों के प्रत्येक भाग में V– वायु प्रसार (वेंटीलेशन); तथा Q– रक्त संचरण (परफ्यूजन) का परीक्षण होता है। इस टेस्ट में, वक्ष (chest) एक्स–रे के बाद V/Q स्कैन किया जाता है

तथा V/Q स्कैन एवं एक्स–रे के तुलनात्मक अध्ययन से रोग निर्धारण होता है। इस टेस्ट में पल्मोनरी इम्बोलिज्म (मरीज के फेफड़े में रक्त थक्के) आदि का परीक्षण हो जाता है। वेंटीलेशन परीक्षण में मरीज को गैस–विलय (*aerosol form*) का कोई रेडियोन्यूक्लाइड (*radionuclide*) दिया जाता है। जैसे कि ^{133}जेनॉन ($^{133}Xenon$), ^{18}क्रिप्टन–एम ($^{81}krypton$-m) अथवा ^{99}टेक्नीशियम–एम ($^{99}technetium$-m *DTPA*) में से कोई एक औषधि **मास्क अथवा टेक्नीगैस मशीन** के जरिये मरीज को सुंघा दिया जाता है। परफ्यूजन परीक्षण में मरीज को किसी रेडियोएक्टिव पदार्थ का इंट्रावीनस इंजेक्शन (*intravenous injection*) यथा – टेक्नीटियम मैक्रो एग्रीगेटेड एल्बूमिन (*technetium macro aggregated albumin*–^{99}TCm – *MAA*) लगा दिया जाता है और रोगग्रस्त अंग का छायाचित्रांकन हो जाता है। न्यूक्लियर औषधि से किया जाने वाला V/Q परीक्षण पॉजीट्रॉन एमीशन टोमोग्राफी (*positron emission tomography* – *PET*) तकनीकी से भी किया जा सकता है। इस टेस्ट के माध्यम से पल्मोनरी इम्बोलिज्म, जीर्ण अवरोधात्मक फुफ्फुसीय रोग (*COPD*), न्यूमोनिया (*pneumonia*) आदि रोगों का परीक्षण किया जाता है। टेस्ट रिपोर्ट के आधार पर सर्जरी द्वारा फेफड़ों की लोबेक्टॉमी (*lobectomy*) की जा सकती है। आईएलडी एवं गंभीर अवरोधात्मक फुफ्फुसीय रोग सीओपीडी आदि में आजकल फेफड़े का प्रत्यारोपरण भी होने लगा है। पेट में जिस प्रकार से लैप्रोस्कोप द्वारा सूक्ष्म छिद्र बनाकर सर्जरी करते हैं ठीक उसी प्रकार से वीडियो एंडोस्कोपिक थोरेसिक सर्जरी – (*VATS*) में न्यूनतम सर्जिकल हस्तक्षेप से फेफड़ों के बड़े ऑपरेशन किये जा रहे हैं।

31

स्वस्थ निद्रा – खर्राटे लेना

Sleep Hygiene and Sleep Disorders

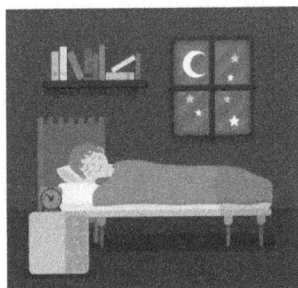

इस अध्याय में हम सीखेंगे कुछ बातें – *Learning Objectives*

- स्वस्थ निद्रा एवं अस्वस्थ निद्रा का अंतर
- निद्रा विकार – स्लीप एपनिया, इनसोमनिया, नार्कोलेप्सी, सॉमनमबुलिज्म
- निद्रा विकार के टेस्ट

निद्रा जीवधारियों की आवश्यकता है। निद्रा से संपूर्ण विश्राम मिलता है। निद्रा शरीर को संवारती है और मन मस्तिश्क की व्यथा और अवसाद को भरती है। निद्रा घाव और सूजन को भरती है। आमतौर पर सोना और जागना सूर्य निकलने–डूबने से जुड़ा है।

स्वस्थ निद्रा पाने के नियम–

i. संतुलित आहार (प्रोटीन, कार्बोहाइड्रेट, वसा, विटामिन, मिनरल, फाइबर, शुद्ध जल)

ii. स्वास्थ्यप्रद आचरण, योग, प्राणायाम, व्यायाम

iii. व्यवसाय अनुसार जीवनचर्या एवं परिश्रम

iv. अधिक मीठा, नमक, चिकनाई से परहेज

v. ड्रग्ज दुरूपयोग (गांजा, भांग, चरस, अफीम, स्मैक, अधिक एल्कोहॉल) एवं आलस्य से दूर रहना

vi. नींद के समय इलेक्ट्रानिक उपकरणों को दूर रखना

vii. शाम का भोजन जल्दी कर लेना और जल्दी सो जाना।

किंतु *बच्चों, वृद्धों, गर्भवती महिलाओं एवं रोगियों* का सोना–जागना असमय होता है। पापुलेशन के इस वर्ग पर स्वस्थ निद्रा (*sleep hygiene*) के सामान्य नियम लागू नहीं होते हैं। समय–असमय अथवा रात्रि शिफ्ट ड्यूटी के बावजूद यदि व्यक्ति अपनी दिनचर्या तय कर ले तो जैविक प्रक्रिया (*biological clock*) स्वतः संतुलित हो जाती है। खर्राटे लेते हुए एवं मोटे व्यक्तियों को प्रायः स्वस्थ निद्रा नहीं आती है। गले में तेजाब और भोजन का प्रतिवाह अथवा रिफ्लक्स होने से, अनेक बार पेशाब करने के लिए उठने से निद्रा बाधित होती रहती है।

निद्रा 3 तरह की हो सकती है –

i. स्वाभाविक या स्वस्थ निद्रा

ii. दवाओं एवं ड्रग्ज के जोर पर तामसी निद्रा

iii. रोग के कारण विकृत निद्रा।

स्वाभाविक निद्रा ही ***स्लीप हाईजीन*** है। आयुर्वेद ने नींद को "**भूताधात्री**" अर्थात् "**संपूर्ण सृश्टि की माता**" कहा है। **नींद**, मां के समान पालती–पोसती है और विश्राम देती है। विभिन्न चिकित्सा प्रणालियों में निद्रा को स्वस्थ जीवन का आधार माना गया है। नींद एंटी–इंफलेमेट्री है एवं शरीर के घाव नींद में जल्दी भरते हैं।

निद्रा में आंखे दायें से बायें गतिशील रहती हैं – इसे रैपिड आई मूवमेंट *REM* कहते हैं।

स्वस्थ निद्रा की दो अवस्थायें होती हैं– नॉन–रेम स्लीप (***NREM sleep***) एवं **रेम स्लीप** (***REM sleep***)। हल्की नींद से गहरी नींद में सोना ***नॉन–रेम–स्लीप*** (***NREM***) कही जाती है, जबकि, आखिरी 90 मिनट की नींद ***रेम–स्लीप*** (***REM***) कही जाती है जिसमें प्रायः आंखों की

गति बहुत तेज होने के कारण हम स्वप्न भी देखते हैं।

निद्रा विकार *Sleep disorder*– *स्लीप डिस्ऑर्डर* निद्रा रोगों का समूह है। आहार संयम न मानने, रोग जनक व्यवहार एवं ड्रग्ज व्यसन से **निद्रा रोग** होता है। निद्रा विकार से अवसाद (डिप्रेशन), तंत्रिकाताप (न्यूरोसिस), मनोविक्षिप्त (साइकोसिस) आदि रोग हो जाते हैं। विभिन्न प्रकार के **निद्रा विकार**, यथा–

1. **निद्रा अश्वसन *Sleep apnea*–** सोते समय सांस रूकना ही निद्रा अश्वसन है। रात में सोते समय श्वसन अवरोध एक या कई बार हो सकता है। नींद में लंबी अवधि तक सांस रूकने से एकाएक जाग जाना निद्रा अश्वसन है। **निद्रा अश्वसन की 3 स्थितियां हो सकती हैं–**

i. **अवरोधात्मक निद्रा अश्वसन *Obstructive Sleep Apnea*–** जब सोते समय कुछ क्षण के लिये सांस रूक जाये और फेफड़ों में ऑक्सीजन न पहुंचे तो यह अवरोधात्मक निद्रा अश्वसन है

ii. **मध्य निद्रा अश्वसन *Central Sleep Apnea*–** जब सोते समय मस्तिश्क द्वारा श्वसन मांसपेशियों को निर्देश न पहुंचे और ऑक्सीजन अभाव से नींद खुल जाये तो यह मध्य निद्रा अश्वसन है

iii. **जटिल निद्रा अश्वसन *Complex Sleep Apnea*–** जब उपरोक्त दोनों स्थितियां एक साथ हों, इसमें लंबी अवधि तक सांस न ले पाने से एकाएक जागने पर पसीना आता है।

निद्रा अश्वसन **लक्षण** *Sleep apnea symptoms*– दिन में गहरी नींद आती है जिसे *हाइपरसोमनिया* (*hypersomnia*) कहते हैं। दिन में चिड़चिड़ाहट बनी रहती है। यह रोग मेटाबॉलिक विकारों, वृद्धावस्था, ड्रग्ज दुरूपयोग तथा अनुवांशिकता के कारण से हो सकता है। आजकल इसका **परीक्षण** ***स्लीप–लैब*** में ***पॉलीसोमनोग्रॉफी*** (***nocturnal polysomnography***) द्वारा किया जाता है। इस उपकरण द्वारा ऑक्सीजन स्तर, हृदय–गति, श्वसन स्तर एवं मस्तिश्क–विद्युत–आवेग अथवा *इलेक्ट्रोइनसेफलोग्राफी* (*brain-waves or electroencephalography–EEG*) का आंकलन किया जाता है। (नोट– गाड़ी चालक, ड्राइवर, पायलेट, मशीन पर काम करने वालों की निद्रा अश्वसन अथवा स्लीप एप्निया और दिन में नींद आने की हमेशा

जानकारी लेनी चाहिए)

2. **अनिद्रा *Insomnia*–** अनिद्रा में बिस्तर पर लेटने के बाद नींद नहीं आती है। कभी–कभी कुछ सप्ताह अथवा कुछ महीनों तक बिल्कुल नींद नहीं आती है। जबकि पूरे दिन रह–रह कर नींद आने से, सुस्ती, ऊर्जा की कमी, चिड़चिड़ापन और अवसाद (डिप्रेशन) बना रहता है। वाहन चलाते समय आकस्मिक निद्रा से दुर्घटना हो सकती है।

अनिद्रा की 3 स्थितियां हो सकती हैं –

i. क्षणिक अनिद्रा (*transient insomnia*)
ii. तीव्र अनिद्रा (*acute insomnia*)
iii. जीर्ण अनिद्रा (*chronic insomnia*)।

अनिद्रा का उपचार औशधि द्वारा होता है किंतु औशधि द्वारा जीर्ण अनिद्रा का केवल नियंत्रण हो सकता है, कोई उपचार नहीं हो पाता है। क्रॉनिक इमसोमनिया से डिप्रेशन, न्यूरोसिस, साइकोसिस, सिजोफ्रेनिया आदि मानसिक रोग हो सकते हैं। अनिद्रा से हाइपरथायरॉयड, हृदय रोग, समय से पूर्व रजस्वला निवृत्ति (*menopause*) आदि हो सकते हैं। ड्रग्ज व्यसन एवं स्लीप एपनिया से भी अनिद्रा रोग हो सकता है।

परीक्षण– मल्टीपिल स्लीप लेटेन्सी टेस्ट (*multiple sleep latency test*) में बार–बार सो जाने तथा ***गहरी निद्रा अवस्था*** (*REM sleep-rapid eye movement sleep*) का परीक्षण होता है। संयम, व्यायाम एवं कागनिटिव बिहेवियरल थिरैपी (*cognitive behavioural therapy*) द्वारा भी इस बीमारी पर नियंत्रण पाया जा सकता है।

3. **रेम स्लीप डिस्ऑर्डर *REM sleep disorder*–** रेम स्लीप गहरी नींद होती है और आंखों की पुतली तेजी से गतिशील रहती हैं। इस गहरी निद्रा में यदि स्वप्न देखते–देखते व्यक्ति तेजी से हांथ–पैर चलाने लगे, चिल्लाने–चीखने लगे अथवा हिंसा वाली गतिविधि करे तो इसे ***रेम स्लीप डिस्ऑर्डर*** कहते हैं। इस रोग की वजह से पार्किंसन, डिमनेशिया, *multisystem–atrophy* जैसे रोग भी हो सकते हैं। अनुभव–इंद्रियों एवं मोटर–ऑर्गन (*sensory and motor organs*) का कमजोर होना ***मल्टीसिस्टम–एट्रॉफी*** कही जाती है।

4. **औंघाई/आवेशिक निद्रा *Narcolepsy*–** रात्रि में स्वस्थ निद्रा पूर्ण न होने पर दिन के समय औंघाई और सुस्ती आना ही इस रोग की शुरूआत है। दिन में मांसपेशियों की क्षीणता (*loss of muscular strength in day time*), मूर्छा जैसी नींद तथा सुध–बुध खोना ***नार्कोलेप्सी*** (***आवेशिक निद्रा***) है जिसे **निद्रा लकवा** (***स्लीप पैरालिसिस***) भी कहते हैं। इसमें ***रेम–स्लीप डिस्ऑर्डर*** तथा मतिभ्रम (*hallucination*) भी होता है। ***नार्कोलेप्सी*** में **प्राकृतिक पेशी–स्फूर्ति अथवा मसल टोन लुप्त हो जाता है** (*loss of muscle tone*) जिसे ***कैटाप्लेक्सी*** (***cataplexy***) कहते हैं। इसमें सड़क दुर्घटना, आकस्मिक निधन आदि कुछ भी हो सकता है। इसका परीक्षण *मल्टीपिल स्लीप लेटेन्सी टेस्ट* द्वारा होता है।
5. **निद्रा में चलना *Somnambulism*–** इस रोग में व्यक्ति सोते हुए चलता है और विभिन्न कार्य कर सकता है। *नॉन–रेम स्लीप* अथवा हल्की तरंग वाली नींद में ही व्यक्ति कुछ कार्य करता है। चेतना–स्तर कम होने पर भी निद्रा में वार्ता करना, बाथरूम जाना, भोजन करना, वाहन चलाना आदि *सॉमनमबुलिज्म* है। इसमें कुछ दृश्टांतों में व्यक्ति द्वारा किये गये हिंसात्मक कार्य यद्यपि न्यायालयों में *सॉमनमबुलिज्म* के रूप में प्रस्तुत किये गये हैं परंतु अभी तक इसपर संज्ञेय अथवा असंज्ञेय अपराध के रूप में स्वीकृति नहीं मिली है। इस रोग का कोई निश्चित परीक्षण एवं उपचार नहीं है। सत्तर के दशक बॉलीवुड फिल्म नीलकमल में इसका सजीव रेखाचित्र दर्शाया है।

मानवता की सेवा – *ट्रीएज!*

कतार के अंत में होते हुए भी – अस्पताल पहुंचे गंभीर रोगी का उपचार शीर्ष प्राथमिकता पर करना ही चिकित्सक का दायित्व है। चिकित्सा विज्ञान में इसे **ट्रीएज** कहा जाता है। ट्रीएज में **गंभीर रोगी** को अंतिम आगत प्रथम सेवा के सिद्धांत पर उपचार देकर न्याय वितरण किया जाना ही मानवता की सेवा है.......... ।

32

रयूमैटिज्म – आमवात गठिया

Rheumatism – Arthritis

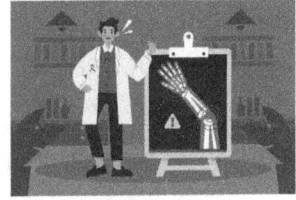

इस अध्याय में हम सीखेंगे कुछ बातें – *Learning Objectives*

- रयूमैटिक डिस्आर्डर, ऑर्टिकुलर, नॉन ऑर्टिकुलर गठिया
- अस्थिसंधि कार्टिलेज विकार, ऑस्टियो अर्थराइटिस, ऑस्टियोपोरोसिस, स्पांडिलाइटिस, रयूमैटायड अर्थराइटिस, जुविनायल गठिया, जोग्रेन सिंड्रोम, ल्यूपस, ऑटोइम्यून अर्थराइटिस, लाईम डिजीज, स्कैलेरोडर्मा, पॉलीमायोसाइटिस, बेचट्स रोग, रिएक्टिव गठिया आदि
- रयूमैटिक विकार का परीक्षण, औशधि एवं सर्जरी

रयूमैटिज्म अस्थि, जोड़ों, टीशू व मांसल भागों का रोग समूह है। गठिया अनेक प्रकार की होती है। उम्र बढ़ने पर अस्थियों की उपास्थियां (*cartilage*) घिस कर कमजोर हो जाती हैं और हड्डियां आपस में रगड़ती हैं जोड़ दर्द करते हैं।

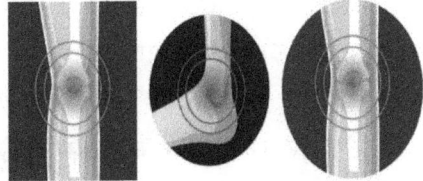

गठिया जोड़ों पर अधिक दबाव अथवा शक्ति प्रयोग, अनियमित खान–पान,

हांथ पांव न चलाने, आलसीपन (*sedentary habits*) तथा अनुवांशिकता से भी होता है। स्टार्च, चिकनाई, अधिक मीठे से मोटापा बढ़ने पर जवानी में भी गठिया हो सकती है। रयूमैटिक विकार (*rheumatic disorders*) एक रोग–समूह है जिसमें अनेक प्रकार के दर्द जैसे कि जोड़ों का दर्द, गर्दन और पीठ का दर्द, मांसपेशी का दर्द सभी शामिल हैं। इसमें जोड़ों एवं संयोजी ऊतकों (*joints & connective tissues*) में दर्द, सूजन एवं लाली बढ़ती घटती रहती है, जिससे गठिया में लक्षण कभी कम कभी ज्यादा होते रहते हैं। यह रोग जीर्ण रोग (*chronic disease*) है। जोड़ों और मांसपेशियों के दर्द के साथ–साथ त्वचा पर लाली, गांठें और अनेक ऊतक प्रभावित हो सकते हैं। गठिया न होने पर भी जोड़ों, हांथ पैरों, मांसपेशियों में दर्द आम है, कभी–कभी हल्की–फुल्की चोट से भी होता है – कुछ दिन में स्वतः या छोटी–मोटी दवा से समाप्त हो जाता है और यह रयूमैटिज्म की श्रेणी में नहीं आता है। *रयूमैटेलॉजी कॉलेज, यूएसए* के *MeSH* पुस्तकालय में 10 प्रकार के रयूमैटिक डिस्ऑर्डर में 200 प्रकार की चर्चा है। जैसे कि अस्थि एवं हड्डी के जोड़ों की गठिया (*arthritis*) तथा कोमल ऊतकों की गठिया (*non articular rheumatism*)। रयूमैटिज्म के अध्ययन को रयूमैटोलॉजी (*rheumatology*) कहते हैं।

रयूमैटिक डिस्ऑर्डर के मुख्य विकार निम्नवत हैं–

1. **गठिया *Arthritis*–** जोड़ अथवा विभिन्न जोड़ों में दर्द, छूने पर कठोरता, लालिमा, गर्माहट, सूजन, आस–पास के प्रभावित अंग में गतिशीलता की कमी बनी रहती है जो रयूमैटिक डिस्ऑर्डर है।
2. **गैर जोड़दार गठिया *Non–articular Rheumatism*–** दर्द की शुरूआत मांसपेशी एवं अस्थि तंत्र (*musculo–skeletal system*) में कहीं से भी हो सकती है। पुट्ठा (*tendon*), स्नायुतंत्र (*ligament*), संयोजी ऊतक (*connective tissue*) आदि संक्रमित होकर दर्द करते हैं। धीरे–धीरे अस्थियां एवं उपास्थियां (*cartilage*) भी प्रभावित हो जाती हैं। इसे ***सॉफ्ट टीशू रयूमैटिक डिस्ऑर्डर*** भी कहते हैं। *नॉन अर्टिकुलर रयूमैटिज्म* को ***आरथ्रोसिस*** (*arthrosis*) भी कहते हैं। यह रोग अनुवांशिकता, चोट, संक्रमण, मेटाबॉलिक डिस्ऑडर्स (*metabolic*

disorders), इम्यून सिस्टम डिस्ऑर्डर (*immune system disorders*), वजन बढ़ने, लंबी अवधि तक उपास्थि (*cartilage*) के घिसने एवं वृद्धावस्था से होता है।

3. **अस्थि संधि शोथ *Osteoarthritis*–** अस्थियों और जोड़ों के छोरों के चारों ओर के लचीले ऊतकों (*flexible tissues*) में विकार होने पर *ऑस्टियोअर्थराइटिस* हो जाती है। गलत तरीके से जोड़ों का इस्तेमाल जैसे सीढ़ियों की अधिक ऊंचाई, फुटबाल जैसे खेल में जोड़ का अत्याधिक उपयोग, मोटापे से घुटनों पर अधिक वजन, लापरवाही और उपचार न करने से जोड़ों में दो हड्डियों के बीच की कार्टिलेज खराब हो जाती है। कार्टिलेज वैसे ही है जैसे नल में वाशर या घर के प्रेशर कुकर में रबर की गास्केट। ऑस्टियोअर्थराइटिस में जोड़ में दर्द और सूजन बनी रहती है। **जीर्ण गठिया** इसी का विकृत रूप है, जिसके 100 से अधिक प्रकार हैं। कार्टिलेज एवं हड्डियां **विरल** (*osteoporosis*) और कमजोर होकर एक दूसरे में **मिलने** (***merge***) लगती है, (*joint space between two bones becomes less*)। अस्थियों का **घनत्व कम होना** ही उसकी **विरलता** है। विरल अस्थि के क्रॉनिक वृद्ध रोगी (*chronic patients*) जोड़ों की गतिशीलता कम होने के कारण चलते–चलते गिर पड़ते हैं, जिससे कभी–कभी फ्रैक्चर भी हो सकता है। स्त्रियों का इस्ट्रोजेन हार्मोन कम होने पर भी अस्थियों में विरलता आ जाती है और गतिशीलता प्रभावित होती है।

4. **रयूमैटायड अर्थराइटिस *Rhemuatoid Arthritis*–** रयूमैटायड अर्थराइटिस किसी एक जोड़ में सूजन और जलन से शुरू होकर अन्य जोड़ों में भी फैल जाता है। जैसे कि उंगली, कलाई, घुटनों, अंगूठों के जोड़। यह रोग अनुवांशिक एवं पर्यावरण (*genetic & ecology*), धूम्रपान, स्वचालित रोगप्रतिरोधी प्रतिक्रिया (*autoimmune reaction*) आदि से प्रभावित होता है (***नोट***–ऑटोइम्यून रिएक्शन में इम्यून सिस्टम अपनी ही कोशिकाओं को संक्रमित कर देता है)। खून की जांच में 3 मॉलीक्यूल जैसे रयूमैटायड फैक्टर *RF*, सीआरपी *CRP* एवं *anti-CCP* का परीक्षण होता है। उपचार हेतु इसमें दर्द एवं सूजन की

दवाओं *NSAIDs and steroids)* के अतिरिक्त नयी—नयी **बायोलॉजिक** और **टार्गेट** थिरैपी आ गयी हैं।

5. **सोरायटिक संधि शोथ** *Psoriatic Arthritis*– लम्बे अर्से तक परेशान करने वाली यह गठिया **त्वचा रोग (नोट**–सोरायसिस अथवा अपरस एक प्रकार का चर्म रोग है) से होती है। सोरायटिक गठिया स्वप्रतिरक्षित रोग (*autoimmune disease*) से पीड़ित मरीजों को होती है। इसमें पैर की उंगलियों एवं अंगूठों में सूजन, नाखूनों में गड्ढा, नाखून मोटे होकर अपने स्थान से अलग होने लगते हैं, त्वचा पर छाले एवं पपड़ी होना आदि इसके लक्षण हैं।

6. **स्पॉन्डिलाइटिस एवं एंकीलोजिंग स्पॉन्डिलाइटिस** *Spondylitis & Ankylosing Spondylitis*– स्पॉन्डिलाइटिस में रीढ़ की हड्डी एवं अस्थि संधियों में सूजन—प्रदाह आ जाने से दर्द रहता है। जबकि एंकीलूजिंग स्पॉन्डिलाइटिस में इस दर्द से नितंब भाग (*pelvis*) भी प्रभावित हो जाता है, जिसमें पीठ एवं नितंब पर तीव्र और असहनीय पीड़ा रहती है। आंख एवं आंत (*bowel*) भी प्रभावित हो जाती है। कमर अकड़ जाती है – कुछ—कुछ झुक जाती है।

7. **बाल्य—युवा गठिया** *Juvenile Arthritis*– **जुवेनायल गठिया** किशोरों एवं युवाओं को होती है। इस रोग से एक या अधिक जोड़ प्रभावित हो जाते हैं, जैसे कि हांथ, पैर, कूल्हा (*hips*), गर्दन, कंधा, जबड़ा (*jaw*) आदि के जोड़। लड़कियों को यह गठिया बाल्यकाल में हो सकती है, जिससे उनके घुटने, एड़ी, कलाई तथा बड़े—बड़े जोड़ भी संक्रमित होकर सूज जाते हैं। कभी—कभी तेज बुखार से सीने, जांघों आदि पर पीले—लाल चकत्ते उभरने लगते हैं। यह रोग **ऑटो इम्यून डिजीज** है, जिसमें जोड़ों का विकास रूक जाता है, जोड़ों का क्षय हो जाता है, बच्चों का मानसिक विकास भी रूक सकता है।

8. **गाउट** *Gout*– कभी—कभी एकाएक शरीर के किन्हीं—किन्हीं जोड़ों में लालिमा, कोमलता, गर्माहट के साथ सूजन आने लगती है जैसे कि पैर के अंगूठे के जोड़ दर्द करते हैं। रक्त और जोड़ों में यूरिक एसिड बढ़ जाता है। गुर्दे में पथरी हो जाने से गुर्दे खराब हो सकते हैं। इस रोग में मेटाबॉलिक सिंड्रोम एवं अंतःस्रावी ग्रंथि

(*endocrine gland*) संबन्धी रोग भी हो सकते हैं। यूरिक एसिड घटाने की दवायें दी जाती हैं और भोजन में प्रोटीन की मात्रा कम कर दी जाती है।

9. **ऑस्टियोपीनिया, ऑस्टियोपोरोसिस एवं ऑस्टियोमलेशिया *Osteopenia, Osteoporosis & Osteomalacia*–** ऑस्टियोपीनिया में कैल्शियम एवं फास्फोरस की कमी से अस्थि का खनिज घनत्व (*bone mineral density*) कम हो जाता है, जिससे हड्डी टूटने का जोखिम बढ़ जाता है। ***ऑस्टियोपीनिया*** ही ***ऑस्टियोपोरोसिस*** भी कही जाती है, जिसमें हड्डियां विरल हो जाती हैं, जिसकी वजह से कूल्हे, कलाई, रीढ़ अथवा किसी भी अंग की हड्डी थोड़ी चोट से भी टूट सकती है। ये रोग रयूमैटिक डिस्ऑर्डर के समूह में नहीं माने जाते हैं। ये रोग वृद्धजनों को अधिक होते हैं। यद्यपि यह रोग दुबले–पतले काठी वालों को होता है किन्तु मोटापा अधिक बढ़ने पर भी इस रोग का खतरा रहता है। **ऑस्टियोमलेशिया** में ***विटामिन–डी*** की कमी होती है। इन सभी का इलाज कैल्शियम, विटामिन डी, बाई फॉस्फोनेट एवं व्यायाम से करते हैं।

10. **प्रस्फुट संयोजी ऊतक रोग *Diffuse connective tissue diseases*–** ये रोग रयूमैटिक विकार के अंतर्गत आते हैं।

i. **रयूमैटॉयड गठिया**

ii. **जूवेनायल गठिया** के विशय में ऊपर बताया जा चुका है

iii. ***ल्यूपस/सिस्टमिक ल्यूपस एरथीमैटोसस SLE*** *or* ***Systemic Lupus Erythematosus***– यह रोग स्वप्रतिरक्षी रोग (**नोट**–ऑटोइम्यून डिजीज–**प्रतिरक्षा प्रणाली अपनी ही कोशिकाओं को नश्ट कर देती हैं**) है, यह रोग पर्यावरण एवं अनुवांशिकी कारणों से भी होता है। शरीर के विभिन्न जोड़ों में सूजन और दर्द होता रहता है। बुखार, वक्ष में दर्द, बालों का झड़ना, मुंह में छाले, सूजी हुयी लिंफ ग्रंथियां, थकान एवं चेहरे पर लाल–काले तितलीनुमा चकत्ते आदि प्रमुख लक्षण हैं। रोग विभिन्न अंतरालों में घटता–बढ़ता रहता है। फेफड़ों, गुर्दों, तंत्रिका तंत्र और रक्त में भी इसका असर आ सकता है

iv. ***जोग्रेन सिंड्रोम Sjogren Syndrome***– यह रोग भी स्वप्रतिरक्षी रोग (ऑटोइम्यून डिजीज) है, जो पर्यावरण के साथ–साथ अनुवांशिकी कारणों से होता है। इस रोग में नेंत्रों की अश्रुग्रंथि (*lacrimal gland*) एवं मुख की लार ग्रंथि (*salivary gland*) के सूख जाने से आंखों में और मुख गुहा में समस्यायें होती हैं। फेफड़े, गुर्दे एवं तंत्रिका तंत्र प्रणाली (*nervous system*) रोगग्रस्त होने लगते हैं। इसमें मुंह, आंखे, त्वचा सूखने के साथ सूखी खांसी आती रहती है। स्त्रियों की योनि में सूखापन हो जाता है। हांथ–पैरों में सुन्नता, थकान, मांसल भागों एवं संधियों में दर्द के साथ थायरॉयड ग्रंथियां भी रोगग्रस्त हो जाती हैं। इस रोग से रक्त कैंसर (*lymphoma*) का खतरा बढ़ जाता है। **परीक्षण**–लार, अश्रु एवं रक्त का परीक्षण तथा बायोप्सी

v. ***स्कैलेरोडर्मा/सिस्टमिक स्कलोरोसिस Scleroderma or Systemic Sclerosis***– संयोजी ऊतक (*connective tissue*) में कोलेजन नामक प्रोटीन अधिक हो जाता है तथा खाल मोटी हो जाती है। रक्त वाहिकाओं की दीवार मोटी हो जाती हैं जिससे त्वचा, ग्रासानली (*esophagus*) आदि, कोलेजन प्रोटीन एवं फाइब्रोसिस के जमाव से मोटे होकर रोगग्रस्त हो जाते हैं। उंगलियों और अंगूठों की त्वचा मोटी हो जाती है। यह रोग स्वप्रतिरक्षी रोग (ऑटोइम्यून डिजीज) है, जो पर्यावरण एवं अनुवांशिकी कारणों से होता है। जोड़ों और मांसल भागों में दर्द के कारण शिथिलता आ जाती है, शरीर के अनेक अंग प्रभावित हो जाते हैं

vi. ***पॉलीमायोसाइटिस एवं डर्मैटोमायोसाइटिस Polymyositis & Dermatomyositis***– इसमें शरीर के कई मांसल भागों, जैसे कि रीढ़ के मांसल भाग आदि में प्रदाह और सूजन (*inflammation*) हो जाती है

vii. ***बेचटस रोग Bechet's Disease***– शरीर के विभिन्न अंगों में प्रदाह एवं सूजन हो जाती है जैसे कि मुंह, जननांगों में छाले–घाव तथा मस्तिश्क एवं रीढ़ में प्रदाह–सूजन, रक्त थक्के जमना, रक्तवाहिका–विस्फार (*aneurysm*), अंधापन तथा रयूमैटिज्म इत्यादि

viii. ***रिलैप्सिंग पॉलीकॉन्ड्रिटिस Relapsing Poly-chondritis***– यह रोग शरीर के विभिन्न अंगों का प्रदाह सूजन है जिसमें उपास्थियां (*cartilage*) रोगग्रस्त हो जाती हैं तथा अस्थि संधियों में कुरूपता और दर्द बना रहता है। रोगप्रतिरक्षा प्रणाली कमजोर होने से श्वसन मार्ग, हृदय वाल्व एवं रक्तवाहिकायें रोगग्रस्त हो जाती हैं

11. **जोड़ के अतिरिक्त विकार संबन्धी गठिया *Extra–articular Disorders*–** इसमें कंधों, कलाई, पैर, भुजा के बल्ले (*biceps*), घुटना कैप (*knee-cap*) आदि के बर्सा (*bursa*), पुट्ठा (*tendon*) एवं स्नायु/अस्थि रज्जु (*ligament*) में ***बर्सीटिस*** (*bursitis*) एवं ***टेंडेनाइटिस*** (*tendonitis*) के कारण सूजन–प्रदाह हो जाने से गठिया की दर्दनाक समस्या शरीर के विभिन्न भागों में उत्पन्न हो जाती है

12. **स्वप्रतिरक्षित रोग जनित गठिया *Autoimmune Arthritis*–** स्वप्रतिरक्षित रोग के कारण से होने वाली रयूमैटिक विकारों में रयूमैटायड अर्थरायटिस, सोरायटिक अर्थराइटिस, एंकीलोजिंग स्पॉन्डिलाइटिस, जूवेनायल अर्थराइटिस की चर्चा की जा चुकी है। अन्य अर्थराइटिस निम्नवत हैं, यथा –

i. **प्रतिक्रियात्मक अर्थराइटिस *Reactive Arthritis*–** संक्रामक रोगों से होने वाली अर्थराइटिस में *लाईम डिजीज* (*Lyme's disease*), *क्लैमीडिया* (*chlamydia*), *साल्मोनेला* (*solmonella*), *शिगेला* (*shigella*), *केमपाइलोबैक्टर* (*campylobactor*), *चिकनगुनिया* (*chikungunya*) आदि हैं। संक्रमण की प्रतिक्रिया लंबे अर्से तक चल सकती है जैसे *रयूमैटिक फीवर* (*rheumatic fever*) आदि

ii. ***पैलेन्ड्रोमिक रयूमैटिज्म Palindromic Rheumatism***– अस्थि संधियों में सूजन–प्रदाह, उंगलियों, कलाई, घुटनों में दर्द, सूजन, कठोरता, बुखार आदि के बाद स्वास्थ्य सुधार तथा फिर पुरानी जीर्ण (*chronic*) स्थिति में लौटना आदि।

रयूमैटिक बीमारियों का उपचार– ऊपर लिखे अनेक रयूमैटिक डिस्ऑर्डर्स के लिये पिछले एक दशक से विशेशज्ञ डॉक्टर उपलब्ध होने लगे हैं जो फिजिशियन से बने ***रयूमैटॉलिजस्ट*** या गठिया रोग विशेशज्ञ कहलाते हैं। विश्व जनसंख्या में सामान्य रयूमैटिक डिस्ऑर्डर का फैलाव है – कहते हैं

25% वयस्कों में यह बीमरी किसी न किसी रूप में होती है। **यह बीमारी है शरीर में हल्के–फुल्के दर्द से शुरू होकर असहनीय पीड़ा बने रहने की, यह बीमारी है गतिशीलता भंग होने से लेकर शिथिलता बढ़ने की, यह बीमारी है जोड़ों और मांसपेशियों में लगातार तनाव बने रहने और तनाव बढ़ने से मानसिक रूग्णता की। रक्त वाहिकाओं, ह्रदय और फेफड़ों के रोगग्रस्त होने और उनके निश्क्रिय होते ही मृत्यु के निकटता के एहसास और आकस्मिक निधन की..........,दिनचर्या में सुधार, डॉक्टर के परामर्श अनुसार थोड़ी–बहुत औशधि, योग–प्राणायाम आदि से गंभीर रोगों का निवारण और आकस्मिक निधन से बचाव हो ही जाता है**। पिछले दो दशक में आधुनिक चिकित्सा शास्त्र में बहुत सी नयी–नयी **टार्गेटेड दवाईयों** की खोज हुयी है और रयूमैटोलॉजी अपने में एक बड़ी विशेशज्ञ चिकित्सा प्रणाली के रूप में उजागर हो रही है। नये बायोलॉकिल एवं टार्गेटेड दवाईयों के प्रयोग से इस बीमारी से रूग्ण व्यक्ति का गुणवत्ता समायोजित जीवन आकांक्षा उन्नत हुई है (*new biologicals and targeted therapy has substantively improved the quality of life in auto-immune rheumatic disease patients*)।

कुछ सामान्य उपचार एवं जीवन शैली के बदलाव सभी प्रकार के गठिया एवं रयूमैटिक विकारों में काम करते हैं जिनका वर्णन निम्नवत है जैसेः ड्रग्ज दुरूपयोग (गांजा, भांग, चरस, अफीम, कोकीन, स्मैक, ब्राउन शुगर) से परहेज, गुलाब की पत्ती, अदरक, हल्दी, मोथा, अश्वगंधा आदि की चाय, ग्रीन टी, हरी सब्जी, मौसमी फल, अण्डा, विटामिन आदि के सेवन एवं व्यायाम–प्राणायाम आदि *एक्सरसाइज* द्वारा वजन घटाने से रयूमैटिक विकार से बचाव हो सकता है। गर्म पानी, भाप, हीटिंग पैड की सिकाई, मलहम/तेल लगाने एवं गांठ–अस्थि की सामान्य गति को कुछ दिनों तक रोककर (*immobilisation*) रखने से आराम होता है। घुटने, कोहनी, गर्दन पर कॉलर अथवा ब्रेसेज (*braces & appliances*) आदि लगाने से उनका ***इममोबोलाइजेशन*** बना रहता है और आराम मिलता है। **औशधि–** गठिया के सूजन–प्रदाह, दर्द में नॉन–स्टीरॉयड (***nonsteroid***) जैसे– *ibuprofen, diclogesic, acetaminophen, indomethacin, piroxicam, etoricoxib, naproxen* आदि डॉक्टर

द्वारा दी जाती हैं। महिलाओं में इस्ट्रोजन हार्मोन की कमी का इलाज। कार्टिको स्टीरॉयड ***(carticosteroid)***, कोलचीसिन, हाईड्रॉक्सी क्वीलोनोन कुछ अन्य औशधियां हैं जिनका समय–समय पर प्रयोग होता है। *कॉनड्राइटिन* एवं जोड़ों में लगाने वाले कुछ इंजेक्शन उपास्थियों (*cartilage*) को सक्षम बनाते हैं। **परीक्षण–** स्वप्रतिरक्षित रोग, अनुवांशिकी–पर्यावरण कारणों वाले *रयूमैटिक डिस्ऑर्डर* में ऊतक, द्रव (*tissue or fluid*) जैसे कि लार, रक्त, बायोप्सी द्वारा परीक्षण, अल्ट्रासाउंड, सीटी स्कैन, एमआरआई छायांकन रिपोर्ट अनुसार उपचार। एंटीबॉडी एवं मॉलीक्यूलर टेस्ट किये जाते हैं। **शल्य क्रिया–** गंभीर रयूमैटिज्म में सर्जरी द्वारा गांठ–अस्थि की विकृति संशोधन अथवा उपकरण प्रतिस्थापन (*prosthetic*) द्वारा उपचार एवं पुनर्वासन (*rehabilitation*) किया जाता है।

33

कैंसर– कारण एवं इलाज

Cancer – Causes and Treatment

इस अध्याय में हम सीखेंगे कुछ बातें – *Learning Objectives*

- कैंसर उत्पन्न होने के विभिन्न कारण
- कोशिकाओं की अनियंत्रित वृद्धि से कैंसर
- जीन मरम्मत क्रिया एवं एपॉपटॉसिस के बाधित होने से कैंसर
- कैंसर बनाने वाले पदार्थ एवं अनुवांशिक उत्परिवर्तन (*carcinogen and gene mutation*) से कैंसर
- कैंसर स्टेजिंग, शरीर में कैंसर प्रसार विधि
- सर्जरी, विकिरण, औशधि, लक्षित एवं नवीन आयामों द्वारा कैंसर उपचार
- कैंसर में क्या खायें एवं अन्य पद्धति में इसका इलाज

मानव शरीर संचालन की विभिन्न प्रणालियों में कोशिका प्रणाली मूलभूत है। कोशिकाएं ही जीवधारी अथवा मानव शरीर की आधारभूत इकाई हैं (*cell is the building block, unit of human body*)। लाखों कोशिकाओं से निर्मित शरीर में कोशिकाएं विभाजित होती हैं जिससे नयी कोशिकाओं की उत्पत्ति होती रहती है। हर कोशिका की निर्धारित आयु है – लाखों कोशिकाएं स्वतः मृत्यु को प्राप्त होती हैं। सेल क्लॉक (*cell clock*) के अनुसार ही शरीर का विकास होता है। कोशिका मृत्यु की इस प्रक्रिया को **"कार्यक्रमित कोशिका मृत्यु"** (***programmed cell death - apoptosis***) कहते हैं। हृदय–मांसपेशी की कोशिकाएं सम्पूर्ण जीवन तक रहती हैं तथा रक्त वाहिकाओं (*blood vessels*) के इर्द–गिर्द की कोशिकाएं कई–कई वर्शों में विभाजित होती हैं। जबकि लाल रक्त कोशिकाओं की जीवन अवधि 120 दिन ही है जिसके बाद नयी कोशिकाओं की उत्पत्ति होती रहती है। **कैंसर विज्ञान** (***oncology***) के अनुसार, एपॉपटोसिस प्रक्रिया में बाधा आने पर शरीर की कोशिकाएं बिना किसी नियंत्रण के तेजी से बढ़ने लगती हैं, जिसके कारण से कोशिकाओं का लोथड़ा इकट्ठा हो जाता है जिसे **अर्बुद अथवा ट्यूमर** कहते हैं। ट्यूमर 2 प्रकार के हैं – सौम्य अर्बुद (*benign tumour*) एवं दुर्दम अथवा घातक अर्बुद (*malignant tumour*)। सौम्य ट्यूमर इलाज से ठीक हो जाता है जबकि घातक ट्यूमर प्रायः कैंसर का रूप ले लेते हैं। इस प्रकार से कैंसर, रोगों का एक वर्ग है जिसमें अनियंत्रित वृद्धि वाली कोशिकाएं ही शरीर का अधिकांश पोशण लेने लगती हैं जिससे शरीर के विभिन्न अंग क्षतिग्रस्त हो जाते हैं। प्रतिरोध क्षमता भी (*immunity*) कम होने लगती है। शरीर के कार्बोहाइड्रेट, प्रोटीन, फैट आदि की ऊर्जा से ही नयी कोशिकाओं के बनने पर प्रत्येक कोशिका 2 **डॉटर कोशिका** (*daughter cells*) में विभाजित हो जाती हैं, और इस प्रकार से प्रत्येक कोशिका की एक नयी प्रतिलिपि बन जाती है, जिससे कोशिका का डीएनए भी दुगना होकर विपरीत भाग में क्रमबद्ध हो जाता है तथा कोशिका मध्य भाग से विभाजित होती है। इस तरह से मूल कोशिका की 2 समानरूपी कोशिकाएं बन जाती हैं। इस प्रक्रिया को **समसूत्री विभाजन** या माइटोसिस (*mitosis*) कहते हैं। कैंसर में माइटोसिस की प्रक्रिया तेज होती है। एक भ्रमित कोशिका (*cancer stem cell*) कैंसर बनकर अनियंत्रित विभाजित होने लगती है और अनेक कैंसर कोशिकओं की उत्पत्ति का कारण बन जाती है।

कैंसर के कारण –

कैंसर बीमारी है शरीर के किसी एक ऊतक की तेजी से अनियंत्रित बढ़ने की। रक्त की कोशिकाएं तेजी से बढ़ें तो रक्त–कैंसर अर्थात् ल्यूकीमिया (*leukaemia*), लिम्फ या ग्लैंड्स की कोशिकाएं बढ़ें तो

लिंफोमा (*lymphoma*) और स्तन, फेफड़े, गर्भाशयग्रीवा, मुखगुहा, आहार नाल, त्वचा आदि में जब कोशिकाएं तेजी से बढ़कर गांठ बना लें तो इन्हें ठोस कैंसर (*solid tumour*) कार्सीनोमा या सार्कोमा कहते हैं। **सभी प्रकार के कैंसर की शुरूआत और फैलाव पर्यावरण, वातावरण एवं अनुवांशिकता की भागीदारी से होता है।** इनकी चर्चा निम्नवत की जा रही है —

1. सूर्य की पराबैंगनी (*ultraviolet*) विकिरणों अथवा किसी प्रकार के रेडियो एक्टिव तत्व (*radium, thorium, uranium*) के विकिरणों अथवा अन्य प्रकार के विकिरणों (*X-rays, Gamma-rays*) अथवा किसी कार्सीनोजेनिक रासायनिक तत्व (*carcinogens*) शरीर सम्मुख (*expose*) होने पर डीएनए के कुछ अंश अर्थात् जीन्स (*genes*) क्षतिग्रस्त हो जाते हैं। कोशिकाओं का विकास और विभाजन अनियंत्रित होने से कैंसर की उत्पत्ति होती है।

2. विभिन्न **विशाणुओं** (*virus*) जैसे कि **मानव पैपीलोमा विशाणु** (*human papilloma virus-HPV*) से गर्भाशयग्रीवा कैंसर (*cervix cancer*), त्वचा, मुख और नाक के पीछे श्लेश्म (*naso-pharynx*) कैंसर, मानव रोगक्षम अपर्याप्तता विशाणु (*human immunodeficiency Virus-HIV*) से कपोसी सारकोमा (*Kaposi's sarcoma*) हो जाता है। हिपैटैटिस 'सी' विशाणु (*hepatitis "C" Virus*) से लीवर में कैंसर होता है।

3. **वृद्धावस्था** होने पर डीएनए में विभिन्न प्रकार के उत्परिवर्तन (*mutation*) से कैंसर होने की सम्भावना बढ़ जाती है। कई प्रकार के मामलों में जीन्स के मामूली म्यूटेशन होने से भी कैंसर की घटनायें सामने आयी हैं। उदाहरण के लिये सिंगल न्यूक्लॉयड पॉलीमार्फिज्म (*single nucleotide polymorphism-SNP*) वाली ऑन्को-जीन्स (*oncogenes*) के कारण किसी भी पीढ़ी में कैंसर होने की संभावना बन जाती है। जीन की स्वाभाविक मरम्मत एवं आत्मरक्षा की प्रक्रिया बाधित होने पर (*defective DNA repair & self defence mechanism*) कोशिकाओं की अनियंत्रित वृद्धि होने के साथ ही कैंसर

फैलने लगता है। इसी प्रकार कैंसर को बढ़ावा देने वाली नियति–निर्धारित प्रोटो–ऑनकोजीन (*proto–oncogene*) अकस्मात ही विकसित हो जाती हैं जिससे कोशिकाओं का अनियंत्रित विभाजन होने लगता है। प्रोटो–ऑनकोजीन (*proto–oncogene*) के कुछ उदाहरण: *PDGF, CerB2, Hras, Kras, bcr-abl, cyclinD, N–myc* आदि हैं। ट्यूमर उत्पत्ति रोकने वाली जीन (*tumour suppressor genes*) जैसे कि *P53, Rb, BRCA1/2* आदि कोशिकाओं में कैंसर को उभरने से रोकती हैं और शरीर की रक्षाकवच हैं। जब यह सप्रेसर जीन विकृत या म्यूटेट हो जाये तो कैंसर हो सकता है।

4. शारीरिक गतिविधियों की कमी यथा व्यायाम, योग, प्राणायाम के अभाव, शरीर में मोटापा बढ़ने, सम्पोशण रहित आहार के प्रयोग तथा पदार्थों के दुरूपयोग (तंबाकू, एल्कोहल, ड्रग्ज) से शरीर में कोशिकाओं की अनियंत्रित वृद्धि को माहौल मिल जाता है। शरीर के अंदरूनी भाग में चोट अथवा क्षति होने पर डीएनए जीन की स्वतः मरम्मत प्रक्रिया के बाधित होने पर, प्रोटो–ऑनकोजीन के उभरने आदि से ट्यूमर बन जाने की संभावनायें बढ़ जाती हैं। प्रोटो–ऑनकोजीन को अपने अनुरूप वातावरण जैसे तंबाकू मिलने पर वे ऑनकोजीन में परिवर्तित हो कैंसर बन जाती है।

अर्बुद (*tumour*) कैसे बढ़ता है– दुर्दम अर्बुद या कैंसर स्वयं ही पनपता हुआ संपुश्ट होता रहता है। कैंसर को संपुश्ट होने के लिये अत्याधिक भोजन, ऑक्सीजन एवं एनर्जी की आवश्यकता होती है। जैसे–जैसे तेजी से बढ़ता हुआ ट्यूमर संपुश्ट होता है, वह अनेक कोशिकाओं का लोथड़ा बन जाता है। तेजी से बढ़ता हुआ ट्यूमर **एन्जियोजेनेसिस पदार्थ** (*angiogenesis factor*) बनाने लगता है। ट्यूमर में *कैपिलरी* अर्थात् छोटी–छोटी रक्त वाहिकाओं का घनत्व और क्षमता बढ़ जाती है जिसे **नियो–एन्जियोजेनेसिस** (*neo-angiogenesis*) कहते हैं। ट्यूमर में रक्त केशिकाओं (*capillary*) की अच्छी मात्रा होती है जिससे ट्यूमर में ऑक्सीजन एवं अन्य पोशाहार का अवशोशण हो जाता है। सौम्य अर्बुद तेजी से नहीं बढ़ता है। जब कभी सौम्य अर्बुद का रूप

परिवर्तित एवं उत्परिवर्तन (*transition and mutation*) होता है, तो नियो–एन्जियोजेनेसिस की प्रक्रिया के साथ ही दुर्दम अर्बुद या कैंसर विकसित और संपुश्ट हो जाता है। ट्यूमर का यही अपरूपांतरण कैंसर है।

कैंसर का प्रसार कैसे होता है– एक स्थान से दूसरे स्थान पर ट्यूमर के जमाव को **सॉलिड या ठोस ट्यूमर विक्षेप** (***metastasis***) कहते हैं। इस प्रक्रिया में कैंसर कोशिकाएं प्राथमिक अथवा मूल ट्यूमर से टूटकर रक्त या लसीका वाहिकाओं द्वारा शरीर के दूसरे भागों में स्थानांतरित हो जाती हैं (*spread via blood or lymphatic vessels*) जिससे शरीर की रोग प्रतिरोध प्रणाली (*immune system*) भी प्रभावित हो जाती है। इसीलिये चिकित्सक लसीका ग्रन्थि (*lymph node*) का कैंसर संक्रमण देखकर कैंसर का फैलाव या स्टेज का पता लगाते हैं। ट्यूमर का लसीका ग्रंथि में फैलाव घातक ट्यूमर का ट्रेडमार्क अथवा पहचान है। प्रायः कैंसर प्रसार में **अपरूपांतरित ट्यूमर** शरीर के दूर स्थित अंगों पर आक्रमण करने के साथ बहुत से महत्वपूर्ण अंगों को निश्क्रिय भी कर देता है। **कैंसर का प्रसार निम्नांकित तरह से होता है जैसे कि–**

i. **सीधे स्थानीय प्रसार *Direct Local Spread–*** शरीर के जिस अंग में कैंसर है वहां पर यही कैंसर केकड़े की तरह पांव फैलाकर जकड़े हुए (*roots like crab*) उस अंग विशेश को तो निगल ही जाता है (*engulfling the organ*), बगल के ऊतक को भी नहीं छोड़ता है

ii. **लसीका माध्यम से *Through Lymphatics–*** अक्सर अंग विशेश का सॉलिड कैंसर आसपास की लसीका अथवा लिंफैटिक्स के माध्यम से शरीर के अन्य भागों में फैल सकता है

iii. **रक्त प्रवाह के माध्यम से *Through Blood Stream–*** कभी–कभी अंग विशेश का कैंसर आसपास की रक्त वाहिकाओं में रक्त प्रवाह के माध्यम से शरीर के अन्य भागों में फैल सकता है

iv. **मूल ट्यूमर के टूटे अंश का शरीर के दूसरे अंग में स्थानांतरण *Embolisation–break away portion of tumour getting organised at another site–*** जब ट्यूमर का एक अंश टूटकर शरीर के दूसरे भाग में भी स्थापित हो जाये और दूसरे अंग में भी कैंसर की बढ़त बनाने लगे जिसे **अन्तः शल्य** (***embolisation***) कहते

हैं। ऐसे कैंसरों में गुर्दा कैंसर (*kidney cancer*) प्रमुख है।

कैंसर के प्रकार– कैंसर छुआछूत (*contagious*) का रोग नहीं है। कैंसर के लगभग 150 प्रकार हैं, जिनमें से कुछ का विवरण निम्नवत है –

i. **कर्कट/कार्सीनोमा *Carcinoma* अंगों के ठोस अर्बुद का कैंसर *Solid cancers of various organs*– *इपीथिलियल सेल्स*** शरीर की बाहरी एवं अंदरूनी सतह पर स्थित होते हैं। इस प्रकार की कोशिकाओं से पैदा होने वाला कैंसर सॉलिड ट्यूमर है। शरीर की बाहरी त्वचा एवं अंदरूनी अंगों की लाइनिंग जिसे म्यूकस मेंब्रेन भी कहते हैं, में उत्पन्न होने वाला कैंसर **स्क्वामस सेल कार्सीनोमा** (*squamous cell carcinoma*) हैं। इस प्रकार का कैंसर त्वचा, स्तन, मुखगुहा, स्वर यंत्र (*larynx*) आदि में हो सकता है। विभिन्न ऊतकों अथवा टीशूज की अंदर की सरफेस (*inner lining of glands*) से उत्पन्न होने वाले कैंसर को ***एडिनोकार्सीनोमा*** (*adeno-carcinoma*) कहते हैं जैसे गॉल ब्लैडर, अग्नाशय (*pancreas*), स्तन, आमाशय (*stomach*), बड़ी आंत–गुदा (*colorectal*), पौरूश ग्रंथि (प्रॉस्टेट), इत्यादि, फेफड़ों में *small cell and non–small cell lung cancer* होते हैं। इनकी जांच बायोप्सी एवं मालीक्यूलर मार्कर (*IHC*) से स्पश्ट हो जाती है।

ii. **सार्कोमा *Sarcoma*–** सॉलिड ट्यूमर की यह दूसरी किस्म है। इसकी शुरूआत संयोजी अथवा सहायक ऊतकों (*connecting or supporting tissues of body*) में होती है। इसके अंतर्गत ऑस्टियो सार्कोमा (*osteo sarcoma*), रक्त वाहिकाओं (*blood vessels*) का एन्जियोसार्कोमा (*angiosarcoma*), आंत का स्ट्रॉमल–अर्बुद–सार्कोमा (*gastrointestinal stromal tumour-GIST*), वसा ऊतक लाइपोसार्कोमा (*liposarcoma*), कपोसी सार्कोमा (*Kaposi's sarcoma*), मांसपेशियों का फाईब्रोसार्कोमा (*fibrosarcoma of muscles*) आदि प्रमुख हैं। इनकी जांच बायोप्सी एवं मालीक्यूलर मार्कर (*IHC*) से स्पश्ट हो जाती है।

iii. **रक्त कैंसर *Leukemia*–** इस प्रकार का कैंसर रक्त बनाने वाले

ऊतक (*tissues*) तथा अस्थि मज्जा (*bone marrow – myeloproliferative neoplasms*) में हो सकता है, जिसमें लिम्फोब्लास्टिक ल्यूकेमिया (*lymphoblastic leukemia*), एक्यूट एण्ड क्रॉनिक माइलॉयड ल्यूकेमिया (*acute and chronic myeloid leukemia*) एवं क्रॉनिक लिम्फोसायटिक ल्यूकेमिया (*chronic lymphocytic leukemia*) आदि मुख्य हैं। जब प्लाज्मा कोशिकाएं (*plasma cell*) कैंसर से संक्रमित हो जाये तो इसको बहुदुर्दम मज्जा ट्यूमर अथवा **मल्टीपल मायलोमा** (*multiple myeloma*) कहते हैं। खून की लाल कोशिकाएं भी रोग–ग्रस्त हो जाती हैं जैसे पॉलीसाईथीमिया वेरा।

iv. **लसीका प्रणाली का कैंसर *Lymphoma*– लिम्फोमा** अर्थात् लसीका प्रणाली के कैंसर से शरीर के सभी अंग रोग–ग्रस्त हो जाते हैं। लसीका प्रणाली में लिम्फ ग्रंथि (*lymph node*), तिल्ली (*spleen*), बाल्य ग्रंथि (*thymus gland*) एवं अस्थि मज्जा (*bone marrow*) सम्मिलित हैं। लसीका प्रणाली के संक्रमित हो जाने पर इम्यमून सिस्टम कमजोर हो जाता है। लसीका प्रणाली के कैंसर में **हॉजकिन एवं नॉन–हॉजकिन लिम्फोमा** (*Hodgkin's & Non–Hodgkin's lymphoma*) प्रमुख हैं। लिम्फोमा का इलाज लिम्फोमा की दवाओं – कीमोथिरैपी, टारगेट थिरैपी एवं बोन मैरो ट्रांसप्लांट द्वारा होता है।

v. **त्वचा का मिलेनोमा कैंसर *Melanoma*–** यह भी सॉलिड कैंसर की श्रेणी में है। जब त्वचा के **मिलैनोसाइट्स** (*melanocytes*) बनाने वाली एपीथीलियल कोशिकाएं अनियंत्रित **माइटोसिस** करने लगें तो त्वचा का मेलेनोमा कैंसर हो जाता है जो कभी–कभी अंदर की लाइनिंग म्यूकोसा में भी उत्पन्न होता है। यह रोग अधिकांश श्वेत वर्ण लोगों में सूर्य की पराबैंगनी विकरणों (*ultra violet radiation*) **मिलैनिन** (*melanin*) **पिगमेन्ट** के उत्पादन एवं मेलेनोसाइट्स के विभाजन बिगड़ने से होता है। जन्मजात मस्सों (*mole by birth*) के आकार बढ़ने, रंग परिवर्तन होने, मोटापन और अनियमित होने अथवा उनमें खुजली इत्यादि से मिलेनोमा कैंसर की आशंका रहती है। त्वचा

में नये मस्से भी बन सकते हैं और गिल्टियां मिलेनोमा से संक्रमित हो सकती हैं। मिलेनोमा आक्रामक कैंसर है।

भारतवर्श एवं विश्व में कैंसर प्रसार का परिदृश्य
Epidemiology of Cancer– कैंसर विश्व के विभिन्न देशों में अलग–अलग रूप में फैल रहा है किन्तु विकासशील देशों में कैंसर तेज गति से अपने पंजे पसार रहा है। विकासशील देशों में तीन व्याधियों के बोझ (*triple burden*) में गैर संचारी रोग जैसे मोटापा, डायबिटीज, बीपी, हृदय रोग, श्वसन रोग, मानसिक रोग के साथ–साथ कैंसर का अतिरिक्त बोझ बढ़ता जा रहा है। सर्वेक्षण रिपोर्टों के अनुसार **विकसित देशों में एक लाख में से 300 से 400 लोगों को कैंसर हो जाता है। भारतवर्श में, चीन, जापान में एवं अफ्रीका के देशों में यह संख्या आधे से भी कम 100 से 200 प्रति एक लाख जनसंख्या में कैंसर होता है।** भारत में प्रतिवर्श 15 से 20 लाख लोगों को कैंसर हो जाता है और 10 लाख लोगों की कैंसर से मृत्यु हो जाती है। भारत में महिलाओं में स्तन एवं गर्भाशय ग्रीवा (*cervix*) के सर्वाधिक कैंसर रोगी हैं। विकासशील देशों में अनियमित जीवन शैली के कारण (व्यायाम का आभाव एवं तंबाकू, एल्कोहाल, ड्रग्ज का दुरूपयोग) एवं जंक फूड और वृद्धावस्था में 60 की आयु पार करते–करते फेफड़ों, मुख कैंसर के अधिकांश रोगी मिलते हैं। विश्व भर में पुरूशों में फेफड़ों और स्त्रियों में स्तन के कैंसर के कारण मृत्यु दर की अधिक घटनायें सामने आयी हैं। विश्व में कैंसर का सबसे अधिक प्रतिशत पुरूशों में फेफड़े का कैंसर *17.6%* है, जिसके बाद स्त्रियों में स्तन–कैंसर तथा इसके बाद पेट (*stomach*) का कैंसर है। इसी प्रकार से विभिन्न अंगों के कैंसर के अंतर्गत गर्भाशय ग्रीवा (*cervix*), मुखगुहा (*oral cavity*), ग्रसनी (*pharynx*), लीवर, आहारनली (*esophagous*) आदि प्रकार के कैंसर होते हैं। भारतवर्श में कैंसर रोग एवं इसके प्रसार पर अस्पताल एवं जनसंख्या आधार पर भारतीय चिकित्सा शोध संस्थान (*ICMR*–इण्डियन काउंसिल ऑफ मेडिकल रिसर्च) द्वारा बनाये गये कैंसर रजिस्ट्री के अनुसार दिल्ली में प्रतिवर्श 1.00 लाख महिलाओं में 29 महिलाओं को स्तन कैंसर हो जाता है। भारतवर्श में मोटे तौर पर 1.00 लाख की जनसंख्या में लगभग 44 से लेकर 96 व्यक्तियों में

कैंसर की घटनाएं प्रतिवर्श (*incidence of new cancer cases per lac population in one year*) होती हैं। यूरोप एवं अमेरिका की तुलना में भारतवर्श में कैंसर रोगियों की संख्या आधे से भी कम है। बड़े नगरों जैसे मुम्बई, दिल्ली एवं भोपाल के रजिस्टरों के मुताबिक पुरूशों में फेफड़े कैंसर की घटनायें अधिक हैं।

भारतवर्श में 18 वर्श के ऊपर के 35% पुरूश और 15% महिलायें किसी न किसी रूप में तंबाकू का सेवन करते हैं। तंबाकू के इस्तेमाल से मुखगुहा, स्वर यंत्र, गला, श्वसन नली, फेफड़ा, ग्रासनली या इसोफेगस एवं आमाशय या स्टॅमक के अतिरिक्त मूत्र ब्लैडर में कैंसर हो जाता है। भारतवर्श में सभी कैंसर–रोग समूह में लगभग 40% कैंसर तंबाकू से प्रभावित हैं।

भारतीय राश्ट्रीय कैंसर शोध कार्यक्रम (*NCRP or National Cancer Research Programme*) के अनुसार भारतवर्श में क्षेत्रीय दूरी के कारण 15 प्रतिशत कैंसर रोगियों का सही समय में परीक्षण, इलाज और पुनर्वासन नहीं हो पाता है। देश के बड़े कैंसर संस्थानों में कैंसर रोगियों का बोझ बहुत अधिक बढ़ा है जिसके दृश्टिगत भारत सरकार एवं प्राइवेट स्तर पर बड़े–बड़े कैंसर संस्थान बनाये जा रहे हैं। जब समय से या प्राथमिक अवस्था में कैंसर का इलाज पूरी तरह से नहीं मिलता तो मरीज इधर–उधर भटक जाते हैं, लाइलाज भी हो जाते हैं और ऐसे में प्रशामक देखरेख (*palliative care*) एकमात्र उपाय बचता है। विडंबना है कि गुणवत्ता की प्रशामक चिकित्सा प्रणाली भारतवर्श में वांछनीय है जिसका संस्थागत विकास नहीं हो सका है।

कैंसर की परीक्षण विधियां –

1. **बायोप्सी *Biopsy*–** बायोप्सी कैंसर की पुश्टि करती है। बायोप्सी कैंसर की प्रमाणिक एवं कसौटी की जांच है। अर्थात् शरीर से ऊतक या कोशिका द्रव निकालकर *हिस्टोपैथोलॉजी* और *आइएचसी* अथवा प्रतिरक्षा ऊतक–रसायन (***Histopathology & Immunohistochemistry IHC***) जैसे मॉलीक्यूलर जांच के बिना अधिकतर कैंसर का इलाज संभव नहीं होता है। ***बायोप्सी*** जांच सर्जन या कैंसर विशेशज्ञ स्वयं करते हैं। यह जांच सर्जरी, खास प्रकार की

कोर काटने वाली नीडिल (*core needle biopsy*), एंडोस्कोप और कभी–कभी अल्ट्रासाउंड या सीटी स्कैन के सहारे अभीश्ट स्थान से ऊतक निकालकर माइक्रोस्कोप द्वारा परीक्षण किया जाता है। ट्यूमर सौम्य अथवा दुर्दम होने की, कैंसर की जाति–प्रजाति की बायोप्सी द्वारा ही चिह्नित होता है। ट्यूमर का ग्रेड अर्थात् ट्यूमर की कोशिकाएं कितनी बिगड़ैल हैं (*grading of the tumour*) हिस्टोपैथोलॉजी द्वारा ही होती है। शरीर से निकला बायोप्सी का टुकड़ा फार्मलीन कैमिकल में रखते हैं और इसको मोम के ब्लॉक में जड़ लेते हैं जिसका परीक्षण बार–बार बहुत सालों तक किया जा सकता है (*biopsy tissue is preserved in formalin and embedded in paraffin wax block which can be examined again and again*)। सावधानी पूर्वक बयोप्सी के दुश्परिणाम नहीं हैं – इससे नाहक ही लोग घबराते हैं। बिना बायोप्सी रिपोर्ट के कैंसर का इलाज शुरू नहीं हो पाता है।

बायोप्सी की निम्नवत विधियां हैं–

i. **एक्सीजनल/इनसीजनल बायोप्सी *Excisional / Incisional Biopsy***– त्वचा पर उभरी हुयी गांठ या त्वचा में छोटा चीरा लगाकर सर्जरी द्वारा ट्यूमर के छोटे से टुकड़े को निकाल लिया जाता है। एक्सीजनल बायोप्सी में छोटा ट्यूमर (प्रायः 10–20 *mm*) पूरा निकाल दिया जाता है जबकि इनसीजनल बायोप्सी में 2 *mm* या 5 *mm* का टुकड़ा ही निकालते हैं, जिसे हिस्टोपैथोलॉली जांच के लिये भेजा जाता है।

ii. **कोर नीडल बायोप्सी *Core Needle Biopsy***– कोर बायोप्सी में ट्यूमर के ठोस भाग में से 2 से 5 *mm* मोटा और 8 से 10 *mm* लंबा टुकड़ा मोटर या स्प्रिंग चालित कोर काटने वाली नीडिल से निकाल लिया जाता है जिसे हिस्टोपैथोलॉली जांच के लिये भेजा जाता है।

iii. **एंडोस्कोपिक बायोप्सी *Endoscopic Biopsy***– मुख से एंडोस्कोप डालकर ग्रासानली, आमाशय और ड्यूडेनम, गुदा द्वार से बड़ी आंत (*rectum and colon*), मूत्रमार्ग से मूत्राशय (*urinary bladder*)

आदि की बायोप्सी एंडोस्कोप में लगे यंत्र से की जाती है जिसमें कोर काटने वाली नीडिल या पंच लगा होता है। कोर या टुकड़े को हिस्टोपैथोलॉली जांच के लिये भेजा जाता है।

iv. **एस्पीरेशन साईटोलॉजी *Aspiration Cytology*–** साईटोलॉजी की जांच बायोप्सी से भिन्न है। बायोप्सी में ऊतक या ट्यूमर का टुकड़ा निकलता है। जबकि साईटोलॉजी में ट्यूमर में सुई डालकर ऊपर–नीचे हिलाते हुए तरल सैंपल बाहर निकाल लिया जाता है जिसमें ट्यूमर कोशिकाएं (*tumour cells*) भी निकल आती हैं। ट्यूमर कोशिकाओं को पैथोलॉजिस्ट द्वारा माईक्रोस्कोप से पहचान कर रिपोर्ट लिखी जाती है। साइटोलॉजी ऊतक के टुकड़े की जांच (*histopathology*) की अपेक्षा कम विश्वसनीय होती है, इसमें पैथोलॉजी परीक्षण के प्रच्छन्न विवरण स्पश्ट नहीं हो पाते हैं। परंतु साईटोलॉजी जिसे एफएनएसी (*fine needle aspiration cytology*) भी कहा जाता है शीघ्र परिणाम देने वाली कुशल विधि है। गर्भाशयग्रीवा (*cervix*) जब चिकिनी और अच्छी नहीं दिखती तो उसके ऊपर के द्रव उठाकर कांच की स्लाइड पर चुपड़कर – स्मीयर बनाकर *पैप* से रंगकर (*Pap smear*) माईक्रोस्कोप में जांच से कुशल पैथोलॉजिस्ट *सर्विक्स* में विकार होने का पता लगा लेते हैं। *पैप टेस्ट स्पेकुलम एंडोस्कोप* द्वारा किया जाता है। कैंसर संस्थानों द्वारा जनसामान्य में गर्भाशयग्रीवा में कैंसर को जल्दी खोज लेने के लिये 30 वर्श के ऊपर सभी विवाहित महिलाओं में स्क्रीनिंग (*population based cancer screening program*) *पैप स्मीयर* द्वारा ही की जाती है।

2. **अन्तः सूक्ष्मदर्शी *Endoscopy*–** फाइबर ऑप्टिक टेक्नोलॉजी से 5–15mm के एंडोस्कोप प्रकाश–पुंज एवं कुछ औजार सहित शरीर के अंदरूनी भागों में – **नैचुरल ऑरफिसेज** (*natural orfices*) अर्थात् प्राकृतिक विवर द्वारा उतार कर परीक्षण एवं सर्जरी होती है। इसमें विशेशज्ञ सीधे अथवा टीवी स्क्रीन पर देख सकते हैं। अनेक प्रकार के एंडोस्कोप उपलब्ध हैं यथा– मुखगुहा, नाक, गले (*oro-pharyngo-laryngo scope*), ग्रासानली, आमाशय एवं ड्यूडेनम (*oesophago-gastro-dudeno scope*), गुदाद्वार से बड़ी आंत (*colonoscope*),

उदर में छेद बनाकर देखना एवं ऑपरेशन करना (*laparoscope*), श्वांस नली एवं फेफड़ों (*broncho-scope*), अस्थि–संधि के भीतर (*arthroscope*) आदि द्वारा परीक्षण होता है। इसके अतिरिक्त छोटे–मोटे अनेक अंतः एवं सूक्ष्मदर्शी एंडोस्कोप होते हैं। एंडोस्कोपिस्ट ग्रासानली एवं श्वसन नली में अंदर की सतह पर होने वाले बदलाव, विकार, घाव आदि को एंडोस्कोप से पहचानकर रिपोर्ट लिखते हैं। चिह्नित करके बायोप्सी यंत्र से टुकड़ा निकालकर हिस्टोपैथोलॉजी के लिये भेजते हैं। एंडोस्कोप से समान्य सर्जरी, लैप्रोस्कोप से बड़ी–बड़ी सर्जरी तथा अनेक लैप्रोस्कोप को रोबोट में जोड़कर विशेशज्ञ कंसोल पर *AI* की मदद से – मरीज से अलग बैठकर रोबोटिक सर्जरी करते हैं।

3. **विकिरण छायांकन *Radiology***– शरीर के अंदर की संरचना बिगड़े हुए अंदरूनी अंग आदि जानने की जिज्ञासा वैज्ञानिकों में हमेशा से थी। इस दिशा में सर्वप्रथम जर्मनी के वैज्ञानिक रॉजन ने कुछ किरणों (*Roentgen Rays 1895*) द्वारा शरीर के अंदर की संरचना का आभास किया था जिन किरणों को उन्होंने **एक्स–रे** (***X–ray***) का नाम दिया। इस दिशा में अभूतपूर्व विकास हुए हैं। शरीर के अंदरूनी अंगों का छायांकन अर्थात् इमेजिंग एक्स–रे किरण (कैथोड किरण), अल्ट्रासाउंड, कम्प्यूटरीकृत चौतरफी एक्स–रे किरण (*computerised axial tomography or CAT Scan or CT Scan*), चुंबकीय अनुनाद (*magenatic resonance imaging MRI*) द्वारा की जाती है। रेडियोलॉजी – इमेजिंग द्वारा अंदरूनी अंगों यथा हड्डी, पेट, किडनी, लीवर, ट्यूमर या कैंसर आदि के आकार, फैलाव एवं रोग को देखा जाता है।

छायांकन विधियां (***X-rays***)– इस विधि में विकिरण पराभासी अंग (*radio lucent organ*) की छवि (*image*) नहीं बन पाती है, कारण कि, एक्स–रे किरणें केवल विकिरण अपारदर्शी अंग (*radio opaque organ*) की ही छवि ले सकती हैं, (त्वचा, मांसपेशी इत्यादि *radio lucent* हैं, अस्थि *radio opaque* है)। अतएव *एक्स–रे इमेजिंग* में निम्नवत प्रक्रिया अपनायी जाती है, जैसे कि, मरीज द्वारा आयोडीन एवं

बेरियम आधारित पदार्थ के घोल को निगलना (*barium swallow*) अथवा नसों में इंट्रावीनस इंजेक्शन द्वारा मूत्र वाहिका पाइलोग्राम (*intravenous pyelogram–IVP*) अथवा गुदा मार्ग से बेरियम एनीमा (*enema by rectum*) आदि पहुंचाकर रोगग्रस्त अंग में काली–भूरी छाया उभर आती है जो एक्स–रे इमेज में स्पश्ट दिखायी पड़ती है। इसे **विपरीत अध्ययन रिपोर्ट** (*contrast study report*) कहते हैं। **अन्य प्रकार की इमेजिंग –पराश्रव्य ध्वनि तरंग** (*ultra sound*), **सीटी स्कैन** (*CT scan or computerised tomography*), **चुम्बकीय अनुनाद छायांकन** (*MRI or magnetic resonance imaging*), न्यूक्लियर मेडिसिन स्कैन, मैमोग्राफी, आदि ध्वनि/विकिरण छायांकन (*imaging*) जो प्रकाश/विद्युत/ध्वनि तरंगों एवं चुम्बकीय क्षेत्र (*magnetic field*) प्रणाली पर कार्य करते हैं, इन तरंगों द्वारा अंदरूनी अंगों के कैंसर तथा विभिन्न रोगों की अनेक स्थितियों का पता लग जाता है। छायांकन की विभिन्न विधियों में महिलाओं के स्तन कैंसर के परीक्षण हेतु *मैमोग्राम* किया जाता है। मैमोग्राम को *ब्रेस्ट इमेजिंग रिपोर्टिंग एण्ड डाटा सिस्टम* (*Bi-RADS or breast imaging reporting and data system*) द्वारा रिपोर्ट किया जाता है। विकिरण छायांकन विशेशज्ञ मैमोग्राम में स्तन के घने ऊतक की विभिन्न गांठों को पहचान लेते हैं। कुछ देशों में महिलाओं को 1–2 वर्शों के अंतराल में मैमोग्राम कराना अनिवार्य होता है जिससे कैंसर की गांठ प्रारंभिक अवस्था में ही पकड़ आ जाये – यह ब्रेस्ट कैंसर स्क्रीनिंग कहलाती है।

4. **पीईटी स्कैन *PET Scan - Positron Emision Tomography***– यह सीटी स्कैन की *बायोलॉजिकल* तकनीक है जो पूरे शरीर में लगभग सभी प्रकार के कैंसर के फैलाव की 90 से 95 प्रतिशत सही जानकारी देती है। यह *CT* स्कैन की परिश्कृत तकनीक है जिसमें ऐसे रेडियो एक्टिव केमिकल (*radio tracer*) को नसों में इंजेक्शन द्वारा दिया जाता है जिसे शरीर में स्थित कैंसर अपने पास अवशोशित कर लेता है और जगह–जगह पर शरीर में फैले कैंसर चिह्नित हो जाते हैं। कैंसर स्टेजिंग की यह एक सटीक तकनीक है।

कैंसर की स्टेजिंग ***Staging of Cancer***– सॉलिड ट्यूमर में उसका आकार और फैलाव को निर्धारित करना स्टेजिंग या उसका आरोही स्तर कहलाता है। स्टेजिंग या कैंसर आरोहण के अनुसार ही उपचार की गहनता होती है। ट्यूमर कहां–कहां है, उसके आकार तथा साइज, लिम्फनोड एवं शरीर के अन्य अंगो में कैंसर फैलाव, ट्यूमर वृद्धि आदि की स्थिति **टीएनएम** (**TNM**) परीक्षण प्रणाली द्वारा ज्ञात होती है, जिसमें **T**–मुख्य **ट्यूमर** (*tumour*) का साइज; **N**–आस–पास के **लिम्फ नोड** (*lymph node*) जहां कैंसर फैलता है; **M** (*Metastasis*– विक्षेपण) अर्थात् मूल स्थान से शरीर के अन्य भागों जैसे फेफड़ों, हड्डियों, यकृत आदि में कैंसर का फैलाव। **TNM** के आधार पर ही कैंसर की स्टेज का आंकलन करते हैं। **स्टेजिंग 1 – 4** की जाती है। सामान्यतः **स्टेज 0** –कैंसर की शुरूआत होने से पहले कोशिकाओं में जो कैंसर बनने के निशान होते हैं उन्हें कार्सीनोमा इन सीटू (*carcinoma in situ*) कहते हैं। **स्टेज 1** – कैंसर शरीर में जहां से उत्पन्न हुआ है वहां पर 1 से 2 से. मी. तक सीमित रहता है जो पहली स्टेज है; **स्टेज 2** – एक ही अंग में सीमित रहकर 2 से.मी. से बड़ा आकार बगल में छोटी गिल्टी कैंसर की दूसरी स्टेज है; **स्टेज 3** – एक ही अंग में सीमित रहकर 4 से.मी. से बड़ा आकार बगल में बड़ी गिल्टी सॉलिड कैंसर की तीसरी स्टेज है; **स्टेज 4** – चौथी स्टेज में कैंसर एक ही अंग में सीमित नहीं रहता विक्षेपण कर रक्त, लसीका के माध्यम से फेफड़ों, हड्डियों, लीवर आदि में फैल जाता है। कैंसर की टीएनएम स्टेजिंग अलग–अलग होती हैं जिनका विवरण पुस्तकों और इंटरनेट में उपलब्ध होता है। लिम्फोमा एवं रक्त कैंसर की गंभीरता स्टेजिंग के स्थान पर अन्य पैमानों पर की जाती है। *UICC* एवं *AJCC* नामक संस्थाओं द्वारा *TNM* निर्धारित मानक चिकित्सा विज्ञान में स्वीकृत हैं। स्टेजिंग से कैंसर के उपचार एवं जीवन वर्श का आंकलन करते हैं। स्टेजिंग के लिए मरीज का विस्तृत परीक्षण एवं कुछ टेस्ट कराने पड़ते हैं।

कैंसर की जानकारी– क्लीनिक अथवा लैब परीक्षण के माध्यम से विशेशज्ञ को कैंसर की जानकारी मिल जाती है। किंतु ऐसे दुःखदायी घटना की जानकारी (*breaking news*) मरीज और उसके तीमारदार को किस शैली में दी जाये – यह जिम्मेदारी डॉक्टर की है। व्यक्ति ठगा

महसूस करता है। अंतर्राश्ट्रीय समझौते के अनुसार चिकित्सक द्वारा रोगी और उसके तीमारदार को कैंसर की सूचना देने में ***स्पाइक्स – SPIKES*** नीति का पालन करना चाहिये। ***स्पाइक्स में S****etting*– रोगी का पूर्ण परीक्षण कुशलता के साथ होना चाहिये, फोन आदि पर अधकचरी जानकारी नहीं देनी चाहिये; ***P****erception*– रोग–गंभीरता, इलाज पर होने वाले व्यय, उपचार में लगने वाला समय आदि का मूल्यांकन विशेशज्ञ द्वारा मरीज और परिवारजनों के दृश्टिकोण से एवं उनके जीवन मूल्यों के अनुसार ही संतुश्टिपरक करना चाहिये; ***I****nvitation*– चिकित्सक द्वारा रोगी, तीमारदारों एवं पणकारों (*stake holders*) को सूचित एवं आमंत्रित करके एक बार में या धीरे–धीरे (*short burst communication*) रोग की गंभीरता, चिकित्सीय आयामों एवं खर्च से अवगत कराना चाहिये; ***K****nowledge*– चिकित्सक द्वारा रोगी को विभिन्न उपचार की जानकारी देना; ***E****mpathy*– चिकित्सक द्वारा रोगी के साथ सह–अनुभूति (*empathy*); ***S****trategy*– चिकित्सक द्वारा रोगी का उपचार करने की व्यवस्था और दिशा देना। कैंसर रोग के उपचार में **चिकित्सा नीति** का पालन होता है। कैंसर रोगी की चिकित्सा की यही नीति कैंसर के अच्छे उपचार (*good treatment practice*) द्वारा गुणवत्तापूर्ण जीवन (*quality of life years*) प्रदान करती है।

कैंसर देखभाल *Cancer Care*– कैंसर एक गंभीर रोग है। लगभग 150 प्रकार के कैंसर रोग–समूह में किसी भी प्रकार का कैंसर दुर्दम स्थिति में आज भी दुसाध्य हो जाता है। विभिन्न प्रकार के कैंसर रोग का उपचार उसकी स्टेज, ग्रेड, मरीज के जीवन–मूल्यों, उसकी अपेक्षाओं, परिवेश एवं उपलब्ध संसाधन के दृश्टिगत ही किया जाता है। विभिन्न प्रकार के कैंसर रोगों में लगभग 40 प्रतिशत कैंसर तंबाकू से उभड़ते और प्रवृत्त (*induced*) होते हैं, जिसके लिये जीवन शैली में बदलाव यानि तंबाकू छोड़ना आवश्यक है। कुछ कैंसर अनुवांशिक होते हैं। अनुवांशिक कैंसर का परीक्षण रोगी की पारिवारिक इतिहास विवरण, हिस्टोपैथोलॉजी, स्टेजिंग, ग्रेडिंग, मॉलीक्यूलर एवं जीन टेस्टिंग द्वारा प्रमाणित होता है। कैंसर उपचार की अनेक विधियां हैं। कैंसर रोग का इलाज प्रायः **बहुआयामी प्रणाली** (*multi modality treatment*) में किया जाता है। **सर्जरी,**

विकिरण अथवा रेडियोथिरैपी, **कीमोथिरैपी** अथवा दवाओं द्वारा इलाज अधिकतर होता है। शरीर में कैंसर को नश्ट कर प्रतिरोधक क्षमता बढ़ाने वाली **इम्यूनोथिरैपी** अब एक नई विधि है। सेल साइकिल (*cell cycle*) अर्थात् एपॉपटोसिस प्रक्रिया में जब कभी कोशिकाओं की कार्यशैली में उत्परिवर्तन के कारण बदलाव हो जाये तो **टारगेटेड** एवं **जीन थिरैपी** सफल उपचार विधि हैं। इस प्रकार से नीतिगत तौर पर कैंसर अस्पतालों में उपरोक्त विधियों के विशेशज्ञों की **ट्यूमर समिति** (*tumour board*) की सम्मति पर उपचार किया जाता है। कैंसर–रोग के बहुआयामी उपचार में अपनायी जाने वाली विधियां क्रमबद्ध एवं सुनियोजित होती हैं।

कैंसर उपचार विधियां– कैंसर उपचार की प्रचलित विधियों का सामान्य विवरण (*general details*) निम्नवत है। प्रत्येक कैंसर का उपचार मरीज की डाटा शीट के अनुसार मरीज विशेश के लिये निर्धारित किया जाता है। इसे **पर्सनलाइज्ड चिकित्सा** (*personalised medicine*) कहते हैं। कैंसर विशेशज्ञ और ऑनकोलॉजिस्ट ट्यूमर समिति की संस्तुति (*recommendation*) पर अलग–अलग मरीज के कैंसर में निम्नलिखित उपचार विधियों का प्रयोग करते हैं।

1. **शल्य क्रिया *Surgery*–** सर्जरी शरीर के एक स्थान पर सीमित कैंसर के लिये की जाती है। सर्जरी द्वारा अंग विशेश में कैंसर होने तथा उसके आस–पास के टीशू के कैंसर ग्रस्त होने पर संबन्धित अंग का अथवा कुछ दूर के टीशू जैसे लिंफ ग्रंथियां आदि का उच्छेदन (*resection*) कर उसे बाहर निकाल दिया जाता है। इसे **वाइड लोकल एक्सीजन** (*wide local excision*) कहते हैं। जब कुछ दूर के टीशू एवं गिल्टियों को भी साथ में निकालते हैं तो उसे **रैडिकल एक्सीजन** (*radical excision*) कहते हैं। जैसे कि महिलाओं के स्तन कैंसर में कभी–कभी स्तन के आंशिक भाग का उच्छेदन कर शेश स्तन की रक्षा कर ली जाती है, इसे *ब्रेस्ट कंजर्वेशन सर्जरी* कहते हैं। जब पूरा स्तन निकालें तो इसे **मेस्टेक्टॉमी** कहते हैं। जब पूर्ण स्तन को निकालकर नये स्तन का निर्माण कर दिया जाये तो इसे ***ऑन्कोप्लास्टिक सर्जरी*** (*oncoplastic breast surgery*) कहते हैं। सर्जरी से निकाले गये अंश की परिधि में पुनः कैंसर कोशिकाओं की

जांच हिस्टोपैथोलॉजी द्वारा होती है। सर्जरी के बाद भी कभी–कभी उसी स्थान पर या किसी और भाग में कैंसर दोबारा (*local and distant recurrence*) भी आ सकता है – इसे रोकने के लिये सर्जरी वाले स्थान पर विकिरण चिकित्सा या कीमोथिरैपी देनी पड़ सकती है।

2. **विकिरण ऊर्जा *Radiotherapy*–** विकिरण चिकित्सा शरीर के एक स्थान पर सीमित कैंसर के लिये की जाती है। अंग विशेश के रोगग्रस्त ऊतकों एवं कोशिकाओं अथवा सेल अथवा टीशू को सीटी स्कैन निर्देशित उच्च ऊर्जा वाली किरण–पुंज के फोकस द्वारा अगल–बगल के ऊतकों को बचाकर कोबाल्ट, लीनियर एक्सीलरेटर, गामा–रे आदि द्वारा नश्ट कर दिया जाता है। कैंसर ग्रस्त अंग के आस–पास के टीशू जहां कैंसर फैलने की संभावना हो, को विकिरण उपचार द्वारा कैंसर कोशिकाओं को नश्ट करते हुए संबन्धित अंग की रक्षा कर ली जाती है। विकिरण ऊर्जा मूलतः 2 प्रकार से दी जाती है; मशीन द्वारा उचित दूरी से **बाह्य विकिरण** (*EBRT or external beam radiation from a distance*) एवं शरीर के अंदर विकिरण उत्सर्जी पदार्थ स्थापित कर आंतरिक उत्सर्जन द्वारा ***ब्रैकीथिरैपी*** (*brachytherapy*)। मस्तिश्क, स्तन, गर्भाशयग्रीवा, आहारनली, फेफड़ा, योनि, त्वचा, पौरूश ग्रंथि (प्रॉस्टेट) तथा गुदा मार्ग आदि के कैंसर में विकिरण थिरैपी की जाती है। मस्तिश्क के कुछ छोटे ट्यूमर को एक मंहगे उपकरण **गामा नाइफ** से विच्छेदित करते हैं।

3. **रसायनिक उपचार *Chemotherapy*–** दवा से कैंसर ठीक हो सकता है, इस बात का सर्वप्रथम आभास ***डॉक्टर डाना फाबर*** को हुआ। वे अमेरिका के बॉस्टन शहर के थे। द्वितीय विश्व युद्ध में इस्तेमाल हुए रसायन – नाइट्रोजन मस्टर्ड का प्रयोग जब उन्होंने ल्यूकीमिया पीड़ित बच्चों पर किया तो इसके चमत्कारी लाभ देखने में आये। इसके बाद धीरे–धीरे कैंसर के इलाज में नई–नई दवाओं की खोज होने लगी। कीमोथिरैपी (*cancer chemotherapy*) जो औशधि द्वारा ही कैंसर उपचार है। यह कैंसर इलाज की अत्यंत सफल विधि है। कैंसर की समस्त श्रेश्ठ औशधियां मानव सुरक्षा (*human safety*) की अग्नि

परीक्षा के समस्त पहलुओं से गुजरती हैं और फार्मास्युटिकल (*pharmaceuticals*) की श्रेणी में ही आती हैं। लेकिन कीमोथिरैपी का नाम सुनते ही कैंसर मरीज भयभीत हो जाते हैं कि उनका इलाज केमिकल से होगा। अतः मेडिकल मानकों पर *फार्मास्युटिकल प्रेपरेशन* (*preparation*) को ***कीमोथिरैपी* कहना उपयुक्त नहीं है**। कैंसर की दवायें समस्त प्रकार के *ड्रग ट्रायल* की कसौटी से होकर प्रभावी क्षमता के लिये प्रमाणित होती हैं।

समय अंतरालों में कैंसर कीमोथिरैपी की औशधि शरीर में अलग–अलग प्रकार से पहुंचायी जाती हैं। मुख्यतः इसे ड्रिप की सहायता से बोतल में औशधि द्वारा नसों में (*intravenous*); त्वचा के नीचे (*subcutaneous*) या मुख द्वारा (*oral*) दी जाती है। कीमोथिरैपी के दुश्प्रभाव (***side effects***) – कम भूख, बालों का झड़ना, मिचली, उल्टी महसूस होना, कब्ज, डायरिया, मुंह सूखना, मुंह में छाले एवं घाव, निगलने में कठिनाई, सर में भारीपन, चक्कर, कमजोरी, पैरों में दर्द, हांथ–पैरों में झुनझुनी, सुन्नता, एनीमिया इत्यादि। आजकल बहुत नियंत्रित कीमोथिरैपी की जा रही है किन्तु फिर भी कभी–कभी कीमोथिरैपी में कैंसर की कोशिकाओं के नश्ट होने के साथ–साथ शरीर की कुछ अन्य कोशिकाएं भी प्रभावित होने लगती हैं। कीमोथिरैपी सर्जरी या रेडियोथिरैपी के पहले दी जाये तो *नियो एड्जुएंट* (***neo adjuvant***), बाद में दी जाये तो *एड्जुएंट* (***adjuvant***) साथ–साथ दी जाये तो **सहगामी** (***concomitant***) कहते हैं। इसी प्रकार रेडियोथिरैपी प्रायः सर्जरी के उपरांत एडजुएंट रूप में दी जाती है। कीमोथिरैपी शरीर में निरंतर विभाजित होती कोशिकाएं जैसे कैंसर की कोशिकाएं, बाल, नाखून, आंतों की श्लेश्मिक झिल्ली (*mucosa*) एवं रक्त कणिकाओं को भी नश्ट कर देती है। कीमोथिरैपी के विभिन्न दुश्परिणामों से सुरक्षित रखने हेतु औशधियां दी जाती हैं। अस्थि मज्जा से रूधिर कणिकाओं ***RBC, WBC, Platelets*** को बढ़ाने के लिये मज्जा हार्मोन के इंजेक्शन देने पड़ते हैं।

4. **रोग प्रतिरक्षा प्रणाली उपचार *Immunotherapy*–** कैंसर के विरूद्ध शरीर को सक्षम बनाने हेतु, रोगप्रतिरक्षा प्रणाली का उपचार (इम्यूनोथिरैपी) भी किया जा रहा है। यह उपचार विधि नये आयाम पा

रही है। ***इम्यूनोथिरैपी*** के अनेक मार्ग हैं। जैसे रोगप्रतिरक्षा प्रणाली को उत्तेजित करके उसे सक्षम बनाने की प्रक्रिया को **प्रतिरक्षा अवरोध मुक्ति** (***imuno–modulation***) कहते हैं और जीवों से निर्मित पदार्थों का उपयोग कर शरीर की रोग प्रतिरक्षा प्रणाली को सक्षम बनाने की प्रक्रिया को **प्रतिरक्षा सशक्तिकरण** (***imuno–potentiation***) अथवा जैव–वैज्ञानिक उपचार (*biological therapy*) कहते हैं।

5. ***हार्मोन थिरैपी Hormone therapy–*** स्तन, प्रोस्टेट और थायरॉयड के कैंसर हार्मोन से पोशित होते हैं। इनका विरोधी हार्मोन ऐसे कैंसर को सीमित कर देता है। हार्मोन थिरैपी में शरीर में आवश्यक हार्मोन स्रावित (*secretion*) होने लगता है, अथवा शरीर में नया हार्मोन जुड़ जाता है अथवा पूर्व का हार्मोन अवरूद्ध (*block*) हो जाता है। उपचार में मुंह से औशधि अथवा नसों द्वारा इंजेक्शन अथवा शल्य हस्तक्षेप द्वारा ग्लैंड निकाल देते हैं। कीमोथिरैपी की भांति हार्मोन थिरैपी एक ***सिस्टमिक*** (*systemic*) थिरैपी है जिसमें हार्मोन पूरे शरीर में संचरित (*circulate*) होते हैं। हार्मोन चिकित्सा स्त्रियों के स्तन कैंसर और पुरूशों के पौरूश ग्रंथि (प्रोस्टेट) कैंसर के उपचार के लिये कारगर है। अन्य प्रकार के कैंसर में भी हार्मोन के रिसेप्टर पाये जाते हैं जिनके इलाज हेतु हार्मोन जोड़–तोड़ की प्रणाली पर निरंतर शोध चल रहा है।

6. **लक्षित एवं जीन उपचार *Targeted and Gene Therapy–*** लक्षित उपचार में नई कैंसर कोशिकाओं के बनने को निम्नवत रोका जाता है जैसे कैंसर कोशिकाओं को जीवन देने वाली नई रक्त वाहिकाओं के विकास को रोकना, इम्यूनोमॉड्यूलेशन द्वारा रोग प्रतिरोध प्रणाली को सक्षम बनाना, कैंसर कोशिका में निर्मित होने वाले प्रोटीन के कार्य व्यवहार को बदलना, कैंसर कोशिकाओं के वृद्धि और विकास की सूचना देने वाले संकेतों (*signals*) को बाधित करना, औशधियों का विशाक्त प्रभाव लक्षित करके केवल कैंसर कोशिका तक ही पहुंचाना आदि। कोशिकाएं अपने बाहरी वातावरण से सिग्नल लेती हैं और कोशिका नाभिका (*nucleus*) तक पहुंचाकर कोशिका के कार्य को निर्धारित करती हैं। इस प्रक्रिया में ***mRNA*** (*messenger ribonucleic acid*) की मुख्य भूमिका है। जैसे कि क्रॉनिक मायलॉयड ल्यूकीमिया,

मल्टीपिल मायलोमा, स्तन, गुर्दा, लंग, पौरूशग्रंथि (प्रॉस्टेट), रेक्टल, थायरॉयड आदि कैंसर रोगों का लक्षित उपचार अति सफलता से हो रहा है। इसके अतिरिक्त कैंसर के लक्षित उपचार ***इम्यूनोपोटेंशियेशन*** एवं **जीन समिश्रण** (*gene fusion*) के माध्यम से **सहगामी** उपचार के प्रयोग चल रहे हैं।

7. **जीन उपचार *Gene Therapy***– कैंसर उपचार में जीन थिरैपी के अभी कुछ आंरभिक ट्रायल चल रहे हैं। **रोग प्रतिरक्षा प्रणाली द्वारा जीन थिरैपी** (***gene therapy through immunotherapy***)– इस प्रणाली में अनुवांशिकी विज्ञान के अनुसार वैक्सीन द्वारा प्रवेश करायी जाने वाली संशोधित या परिवर्धित कोशिकाओं (*modified cells*) एवं विशाणुओं (*viral particles*) द्वारा रोग प्रतिरक्षा प्रणाली को *इम्यूनोपोटेंसियेशन* द्वारा उत्तेजित कर कैंसर कोशिकाओं को नश्ट करने का प्रयोजन किया जाता है। **विशाणुओं द्वारा जीन थिरैपी** (***oncolytic viral therapy***) में विशाणुओं (*viral particles*) के प्रयोग द्वारा उपचार किया जाता है जिसमें वैक्सीन की तरह दिया जाने वाला विशाणु अथवा वायरल पार्टिकल कैंसर कोशिकाओं में अपनी प्रतिलिपि बनाते हुए कैंसर कोशिकाओं को पनपने से रोकता है। इसी क्रम में **जीन स्थानांतरण** (***gene transfer***) से कैंसर कोशिकाओं में वैक्सीन द्वारा नई जीन स्थानांतरित कर आसपास के ऊतकों में पहुंचायी जाती है जिससे कैंसर कोशिकाओं की वृद्धि रूकने के साथ–साथ नश्ट होती जाती हैं। आज फेफड़ा, अग्नाशय (पैनक्रियाज) एवं पौरूशग्रंथि (प्रोस्टेट) के कैंसर आदि का उपचार इसी विधि द्वारा आजमाया जा रहा है।

8. **अस्थि मज्जा प्रतिरोपण *Bone Marrow Transplant***– ल्यूकीमिया, लिम्फोमा, माइलोमा आदि में अस्थि मज्जा प्रत्यारोपण अत्यंत कारगर विधि है। यह कठिन विधि है जिसमें तीव्र कीमोथिरैपी देकर सभी प्रकार के कैंसर रोगों के सेल मारकर नेस्तनाबूद कर दिये जाते हैं और अस्थि मज्जा प्रत्यारोपित कर शरीर में नयी रक्त कोशिकाओं की शृंखला स्थापित की जाती है। *बोन मैरो ट्रांसप्लांट ल्यूकीमिया, लिम्फोमा, अप्लास्टिक एनीमिया* (*aplastic anemia*) जिसमें पर्याप्त मात्रा में रक्त कोशिकाएं नहीं बनती, कैंसर–कीमोथिरैपी के साइड

इफेक्ट, अथवा कुछ जेनेटिक रोग होने पर की जाती है। बोन मैरो ट्रांसप्लांट 2 प्रकार से होता है। ***ऑटोलोगोस*** (*autologous*) जिसमें रोगी की मूल रक्त कोशिका (*stem cell*) को लेकर उसी से अस्थि मज्जा प्रत्यारोपण एवं ***एलोजेनिक*** (*allogeneic*) जिसमें रोगी ब्लड ग्रुप एवं अन्य एंटीजेन को मैच करके प्रायः करीबी रिश्तेदार को ही डोनर के रूप में चुनकर उसका बोन मैरो प्रत्यारोपित करना। बोन मैरो ट्रांसप्लांट के लिए बैरियर नर्सिंग (*barrier nursing*) का विशेश बंदोबस्त होता है।

9. **शीत चिकित्सा उच्छेदन *Cryoablation*–** इस उपचार प्रणाली में कैंसर कोशिकाओं का शीतीकरण करके नश्ट किया जाता है (*frozen probes at extremely low temprature for killing cancer cells*)।

10. **विकिरण–आवृति उच्छेदन *Radiofrequency Ablation*–** इस उपचार प्रणाली में *रेडियोफ्रिक्वेंसी* तरंग द्वारा कैंसर कोशिकाओं को उच्च आवृत्ति की ऊर्जा द्वारा नश्ट किया जाता है।

11. **प्रशामक उपचार एवं पुनर्वासन *Palliative Therapy and Rehabilitation*–** कैंसर के दुसाध्य होने पर दर्द एवं पीड़ा के निवारण के लिये प्रशामक उपचार आवश्यक है। प्रशामक उपचार के नये आयाम विकसित हुए हैं, नये विशेशज्ञ भी आ रहे हैं। कैंसर उपचार की समस्त विधियों के असफल होने पर चिकित्सक द्वारा कैंसर का प्रशामक (*पैलियेटिव*) उपचार किया जाता है। ऐसे में क्लीनिक परीक्षण के बाद चिकित्सक मरीज को सर्जरी, कीमोथिरैपी, रेडियोथिरैपी द्वारा उपचार औपचारिकता सुझाते हैं, ताकि मरीज के जीवन वर्श को कुछ अवधि तक बढ़ाया जा सके और अवशेश आयु में कैंसर रोग की दुर्दमता से होने वाली पीड़ा में उसे आराम मिल सके। पीड़ा हरने वाली औशधियों से अन्तिम अवस्था वाले (*terminal stage*) मरीज को कश्ट और पीड़ा सहने की थोड़ी बहुत ताकत मिल जाती है। कैंसर के पैलियेटिव केयर में चिकित्सक न तो मरीज के रोग का निवारण कर सकते हैं और न ही उसके मृत्यु में जल्दबाजी की जा सकती है। प्रशामक चिकित्सा में अफीम (*morphine*), भांग (*cannabinoid*),

लोकल एनेस्थीसिया, रीजनल ब्लॉक, दर्द निवारक दवायें, सर्जरी, कीमोथिरैपी, हड्डी में हल्की रेडियोथिरैपी आदि अनेक नयी विधियां प्रचलित हैं। चिकित्सक द्वारा मरीज को भावनात्मक, मनोवैज्ञानिक एवं आध्यात्मिक स्तर पर सुदृढ़ बनाकर देखभाल करने का परामर्श दिया जाता है। अब भारत और कई देशों में मरीज के असाध्य रोग की पीड़ा को देखते हुए उसके जीवन के अन्तिम क्षणों में निश्क्रिय दया मृत्य (*passive euthanasia*) की व्यवस्था है (**अध्याय 48**)। प्रशामक अथवा पैलिएटिव केयर एवं जीवन के अंतिम दिनों में चिकित्सीय सेवा देने के लिए बनी सुविधा को प्राण–प्रयाण आश्रय या हॉस्पिस कहते हैं।

कैंसर में क्या खायें, क्या न खायें– कहते हैं कि कुछ लोगों ने कठिन उपवास एवं भोजन सामग्री नियंत्रित करके कैंसर ठीक कर लिया। यह विशय थोड़ा विवादास्पद हो सकता है। यहां पर इसकी थोड़ी ही चर्चा करेंगे। कैंसर मुख्यतः कार्बोहाइड्रेट और ग्लूकोज पर पनपता है। कुछ लोग कैंसर होने पर चीनी मिठाई, कार्बोहाइड्रेट वाले अन्न जैसे गेहूं , चावल आदि पूर्णतः वर्जित कर देते हैं। मौसम के फल सब्जी, हल्दी, नीम, व्हीट ग्रास, क्षारीय भोजन सामग्री जैसे पेठे का जूस, लौकी, तुरई, कद्दू, टिंडा, कटहल, दाल आदि लाभप्रद हैं। दूध एवं दूध के सभी उत्पाद, पोल्ट्री एवं बेकरी उत्पाद कैंसर के रोगियों को मना किये जाते हैं।

प्रकृति में अपनी उपयोगिता बनाकर जीवन यापन करना ही दीर्घायु होने की कुंजी है

हिताहितं सुखं दुःखमायुस्तस्य हिताहितम्।
मानं च तच्च यत्रोक्तमायुर्वेदः स उच्यते।।

आयुर्वेद में 'शरीर', 'मन', 'इन्द्रियों', तथा 'आत्मा' के सम्यक संयोग को हित आयु एवं सुख आयु माना गया है। इसके विपरीत असंयमित जीवन जीने वाला व्यक्ति अहित आयु एवं दुःख आयु के कारण रोग एवं कश्टों को भोगता हुआ आकस्मिक निधन का भागी होता है।

34

महिलाओं के रोग

Women Disorders

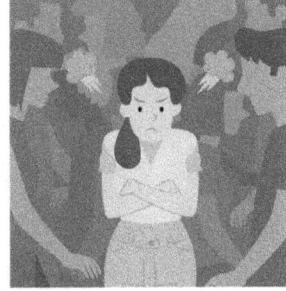

इस अध्याय में हम सीखेंगे कुछ बातें – *Learning objectives*

- महिला प्रजनन अंगों में विकार का कारण – हार्मोन परिवर्तन, एलर्जी, चिंता, व्यग्रता, शिशु स्तनपान, गर्भ निरोधक औशधि
- महिला प्रजनन अंगों में रोग – वेजेनाइटिस, वेजाइनल डिस्चार्ज, बहुकोशीय अंडाशय रोग (PCOS), अत्यधिक बाल उगना (*hersutism*), मासिक धर्म पूर्व पीड़ा (PMS), एंडोमेट्रियोसिस, मूत्र मार्ग संक्रमण (*UTI*), मूत्र की असंयमितता, बारंबारता, तात्कालिकता (*incontinence, frequency, urgency*) आदि
- महिला रोगों का परीक्षण एवं उपचार

तीन शताब्दियों से महिला सशक्तीकरण (*women empowerment*) चर्चा विश्व में चल रही है। नारीवाद के आंदोलनों (*feminist movements*) के बावजूद अधिकांश महिलायें सामाजिक एवं आर्थिक

विशमता से पीड़ित हैं। नारियों के शरीर में कुछ विशेश परेशानियां उभरती हैं, उनकी स्वास्थ देखभाल अपेक्षित है। प्रायः स्त्रियों के विरूद्ध पारिवारिक एवं सामाजिक हिंसा के अतिरिक्त यौन उत्पीड़न की घटनायें होती हैं। नारी समाज की अमूल्य धरोहर है, सांस्कृतिक विकास की कड़ी है। नारी परिवार के स्वास्थ्य संरक्षण की भी कड़ी है। राश्ट्रीय संतति संरक्षण में नारी की अतुलनीय भूमिका है *women health = secured generation conservation* । पारिवारिक–सामाजिक हिंसा एवं अवसाद (*depression*) के परिवेश में स्त्री प्रजनन शक्ति क्षीण होने लगती है।

महिला स्वास्थ्य संबन्धी बीजिंग घोशणा 1995 में महिलाओं को आमतौर पर होने वाले रोगों की चर्चा की गयी है। आज विश्व में **गर्भाशय एवं स्तन कैंसर** से लगभग 5 लाख महिलाओं की प्रतिवर्श मृत्यु हो जाती है। विकासशील देशों में 15 से 44 वर्श की 22 करोड़ (220 मिलियन) महिलायें, गर्भ निरोधक साधनों के अभाव में यौन रोगों का शिकार हैं। प्रसव के समय **एक लाख महिलाओं** में से जितनी मृत्यु होती है उसे **मातृ मृत्यु दर** (*Maternal Mortality Rate–MMR*) कहते हैं। यह किसी देश के स्वास्थ्य मानक का आईना है *maternal mortility rate is a normative parameter of a country's health index* । 100 वर्श पूर्व एक लाख जन्म में **एमएमआर 5 हजार** की उच्च सीमा पर था। विशेश प्रयासों से भारत में एमएमआर की दर आज भी एक लाख में 150 है जबकि यूरोप, ऑस्ट्रेलिया, कनाडा आदि विकसित देशों में यह दर 5 से 10 के बीच है। अफगानिस्तान में यह दर 600 से अधिक है। इनके अतिरिक्त ***ह्यूमन इम्यूनो डेफीशियेंसी वायरस*** (***HIV***) तथा ***ह्यूमन पैपीलोमा वायरस*** (***HPV***) के संक्रमण, **असुरक्षित यौन संचारी रोगों** (***Sexually Transmitted Diseases***) एवं ***एक्वायर्ड इम्यूनो डेफीशियेंसी सिंड्रोम*** (***AIDS***) के कारण महिलाओं की मृत्यु दर हर वर्श बढ़ रही है। जो महिलायें तंबाकू का प्रयोग करती हैं उनमें फेफड़े, मुखगुहा आदि का कैंसर अधिक पाया जाता है।

महिलाओं के आम रोग एवं समस्यायें *Common Disorders in Women*–

1. **शुश्क योनि एवं पीड़ादायक रति क्रिया *Dry Vagina & Painful Sex*–** प्रायः महिलायें अपने जननांगों के विकारों एवं उसके लक्षणों के परीक्षण एवं उपचार के संबन्ध में असहज (*embarrassment*) महसूस करती हैं और जननांगों की परेशानी में भी जीने की आदत डाल लेती हैं। जननांग में बिना किसी कारण दर्द बना रहना, रह–रहकर रक्त आना (*bleeding*), असामान्य तरीके से जननांग से द्रव निकलना, जलन और पीड़ा का एहसास, योनि में खुजली एवं खारिश का बना रहना तथा रति क्रिया में पीड़ा के एहसास के साथ योनि में सूखापन आ जाना तथा रति क्रिया के बाद भी योनि में नमी का अभाव होना, योनि विकार का सूचक है। चिकित्सा विज्ञान में योनि के इस रोग को ***वेजाइनल एट्रॉफी*** (*vaginal atrophy*) या ***वेजनाईटिस*** (*vaginitis*) कहते हैं। उपरोक्त समस्यायें निम्नलिखित कारणों से हो सकती हैं –

i. **हार्मोन में परिवर्तन *Hormonal Changes*–** एस्ट्रोजेन (*estrogen*) नामक हार्मोन स्त्रियों में ही स्रावित (*secrete*) होता है। यह हार्मोन स्त्रियों में यौवन विकास (*puberty*) एवं उनके जननांग प्रणाली विकास एवं उनके संरक्षण को नियंत्रित करता है। **रजोधर्म निवृत्ति** *Menopause*– रजोधर्म निवृत्ति के समय योनि में सूखापन आ सकता है। इसमें प्रायः **जननांग मूत्र संलक्षण (*genito urinary syndrome*)**, वेजाइनल एट्राफी एवं ड्राई वेजाइना हो जाती है।

ii. कभी–कभी तीव्र प्रतिक्रिया (*allergy*) एवं सर्दी जुकाम, दमा (*asthma*), शरीर पर पित्ती (*hives*), छींक (*sneezing*), आंखों एवं नाक से पानी बहना (*watery eyes & runny nose*) में *एन्टीहिस्टामिन* (*antihistamines*) औशधियों के सेवन से भी शरीर में खुश्की (*dryness in body*) आने पर योनि में भी सूखापन हो सकता है

iii. कभी–कभी स्त्रियों द्वारा अपने दोनों अंडाशय (*both ovaries*) की सर्जरी, स्तन के हार्मोन उपचार आदि कराने पर सूखी योनि के रोग के साथ ही जननांग में खुजली (*genital itching*), मूत्र त्याग तत्कालिकता (*urgency in urination*), मूत्र त्याग में जलन

(*burning in micturition*), बार–बार मूत्र त्याग इच्छा (*frequent urination*), मूत्र त्याग असंयमिता (*urinary incontinence*), बार–बार मूत्र मार्ग संक्रमण (*frequent urinary tract infection*) आदि प्रकार के मूत्राशय संबन्धी लक्षण हो जाते हैं

iv. **रतिक्रिया में अपर्याप्तता *Low Libido*–** कभी–कभी रति क्रिया में स्त्रियों की कामप्रवृत्ति–अपर्याप्तता से योनि में प्राकृतिक रूप से सूखापन आ जाता है। कभी–कभी स्त्री–कामप्रवृत्ति न्यूनता पुरूश के शीघ्र वीर्य स्खलन (*early ejaculation*) से भी हो सकती है

v. **महिलाओं में चिढ़न *Irritation*–** घरेलू काम के दबाव, घर और नौकरी की डबल जिम्मेदारी, बिगड़े हुए पारिवारिक सौहार्द, सहयोग की कमी से भी महिलाओं के हार्मोन में बदलाव आदि से चिढ़न और काम प्रवृत्ति असहज होने से भी योनि में सूखापन आ सकता है

vi. **व्यग्रता *Anxiety*–** महत्वाकांक्षा, व्यक्तिगत या पारिवारिक जीवन में असफलता एवं आर्थिक तंगी से हमेशा चिंता, व्यग्रता, तनाव (*stress*) के कारण रतिक्रिया में असहजता से योनि में सूखापन हो सकता है।

उपचार – महिला, परिवार एवं पति को समझाना, अवसाद का इलाज, ऊपर लिखे कारणों के निवारण से स्वास्थ्य ठीक हो जाता है। विशेश परिस्थितियों में एस्ट्रोजन हार्मोन की क्रीम अथवा गोली योनि पर रखे जाने से योनि की नमी बढ़ने से समुचित उपचार होता है। महिलाओं को डॉक्टरी संरक्षण में एस्ट्रोजेन हार्मोन दिया जाता है जिसे हार्मोन प्रतिस्थापन (*HRT or hormone replacement therapy*) कहते हैं।

2. **योनि निस्सरण से उत्पन्न खुजली *Vaginal Itching & Discharge*–** कभी–कभी अधिक वेजाइनल डिस्चार्ज होने पर योनि में खुजली तो होती है किन्तु यह खुजली योनि में सूखेपन के कारण नहीं अपितु योनि की यह खुजली योनि की अत्यधिक नमी (*vaginal discharge*) के कारण से होती है अर्थात् योनि में लगातार बदबूदार द्रव (*foul smelling fluid*) के निस्सरण से होता है जो योनि की प्रकृति प्रदत्त आर्द्रता (*natural moisture*) से भिन्न होती है। चिकित्सा विज्ञान में इस रोग को **वेजनाईटिस** (*vaginitis*) के नाम से जाना जाता है अर्थात् **प्रथम प्रकार की वेजनाईटिस सूखी योनि** के

कारण से होती है जिसे **वेजाइनल एट्राफी** (*vaginal atrophy*) के रूप में चिह्नित किया गया है। जहां प्रथम प्रकार की वेजिनाईटिस में एस्ट्रोजेन हार्मोन का स्रावन (*secretion*) कम हो जाता है वहीं दूसरे प्रकार की वेजिनाईटिस में ओव्युलेशन (***ovulation***), प्रथम रजोदर्शन (*menarchy*) एवं गर्भधारण के पूर्व (*before pregnancy*) एस्ट्रोजेन हार्मोन का स्रावन (*secretion*) बढ़ जाता है। दूसरे प्रकार की वेजिनाईटिस जीवाणु, कवक के संक्रमण अथवा बिना संक्रमण के भी हो सकती है जिसमें योनि में सूजन एवं लालिमा आ जाती है। वेजिनाईटिस में होने वाली सूजन, योनि मुख (*vulva*) पर ही होती है जिसे चिकित्सा विज्ञान में **वल्वो–वेजिनाईटिस** (*vulvo–vaginitis*) कहते हैं। इस रोग में योनि पर जलन, **लाल दाने** (*erythema*) का उभरना सामान्य लक्षण हैं। इस रोग में मूत्र त्याग में जलन और दर्द होता है जिसे **डिसूरिया** (*dysuria*) कहते हैं। प्रथम प्रकार की वेजिनाईटिस के समान ही दूसरे प्रकार की वेजिनाईटिस में भी रतिक्रिया में पीड़ा का एहसास (*dyspareunia*) होता है। इस रोग के वृद्धि के विभिन्न कारण हैं, जैसे कि एंटीबायटिक्स के अधिक प्रयोग अथवा योनि के अन्दर पानी अथवा किसी अन्य मेडिकेटेड लिक्विड से बहुत ज्यादा सफाई करने पर लैक्टोबेसीली (*lactobacilli*) जैसे मित्र बैक्टीरिया की कमी हो जाने से। इस रोग के 3 प्रकार हैं; **बैक्टीरियल वेजिनोसिस** (*bacterial vaginosis*) जो प्रायः योनि वनस्पति (*vaginal flora*) के परिवर्तन से होती है, **कैन्डीडल वेजिनोसिस** (*candidal vaginosis*) जो कैन्डीडा (*candida*) प्रजाति फंगस के संक्रमण से होती है और **ट्राइकोमोनल वेजिनाइटिस** (*trichomonal vaginitis*) ट्राइकोमोनाज नामक परजीवियों के संक्रमण से होती है। योनि परीक्षण एवं लैब रिपोर्ट से चिकित्सक इलाज करते हैं। **योनि में खुजली और लाली महिलाओं में डायबिटीज का प्रथम लक्षण भी हो सकता है।**

3. **बहुकोशीय अंडाशय संलक्षण** *Polycystic Ovary Syndrome–PCOS–* महिलाओं के अंडाशय अथवा ओवरीज में कभी–कभी

छोटे–छोटे सिस्ट अथवा कोश हो जाते हैं जो तरल पदार्थ से भरे होते हैं, किंतु ज्यादातर सिस्ट हानिकारक नहीं होते हैं। कुछ समय बाद ये सिस्ट अपने आप गायब हो जाते हैं। किंतु जब ये सिस्ट गायब न हों और ओवम न छोड़ें तो इनसे कुछ लक्षण उत्पन्न हो सकते हैं। इसी प्रकार से जब कभी ओवरी में बहुकोशीय अंडाशय का संलक्षण उत्पन्न हो जाये तो इससे ओवरीज में बहुत अधिक संख्या में द्रव की भरी थैलियां अथवा सिस्ट उत्पन्न हो जाते हैं। अंडकोशों के सामान्य क्रमचक्र के इस व्यतिक्रम को **पीसीओज** (*PCOS*) कहते हैं। जीवन की आपा धापी, करियर और पढ़ाई की व्यग्रता से 10 से 15 साल की युवतियों में जैविक चक्र (*biological clock*) के बिगड़ने से ओवरी से ओवम डिस्चार्ज न होकर सिस्ट बनते रहते हैं। यह ओवरी का ट्यूमर या कैंसर नहीं है। कभी–कभी पीसीओज में कुछ लक्षण जैसे कि प्रजनन शक्ति में कमी, मोटापा एवं चयापचय रोग (*metabolic disorder*) तथा एन्ड्रोजेन (*androgen*) की अधिकता के कारण ***हाइपरएंड्रोजेनिज्म*** (*hyperandrogenism*) से चेहरे पर मुंहासे और रोयें अधिक होने लगते हैं। मासिक धर्म (*menstruation*) में कमी (*oligomenorrhea*) या मासिक बिल्कुल न होना (*amenorrhoea*) तथा परिपक्व ऐग बनने एवं रिलीज होने में अनियमितता (*irregularity*) होने लगती है। आमतौर पर यह रोग किशोर युवतियों (*adolescent*) में अधिक संख्या में देखने को मिलता है। ओवरी की माप बढ़ जाती है और उसके ऊपर 5 से 8 mm के अनेक सिस्ट होते हैं जिनकी पुश्टि अल्ट्रासाउंड से होती है। मासिक धर्म नियमित हो जाने पर परिपक्व अंडे रिलीज भी होने लगते हैं। मस्तिश्क में स्थित *हाइपोथैलमस पिटीट्यूरी ग्लैंड* (*hypothalamic pituitary gland*) ओवरी को नियंत्रित करता है जिनके सहज तालमेल से नियंत्रित मासिक एवं ओव्यूलेशन होता है। हल्की सी भी असहजता से पीसीओज जैसा विकार पैदा हो जाता है। पीसीओज में अग्नाश्य (*pancreas*) द्वारा अधिक मात्रा में इन्सुलिन (*insulin*) उत्पन्न होने लगती है, जिससे रक्त में शुगर (ग्लूकोज) एवं वसा (*lipid*) के सामान्य वैल्यू को बनाये रखने में अधिक इन्सुलिन प्रयोग होने लगती है जिसके कारण से

इन्सुलिन प्रतिरोध/इन्सुलिन रेजिस्टेंस (*resistance*) बढ़ जाने पर उन्हें हाइपरइन्सुलीनेमिआ (*hyperinsulinemia*) के कारण टाइप–2 डायबिटीज हो जाती है, तथा इसी कारण से उनके अंडाशय (*ovaries*) द्वारा एन्ड्रोजेन नामक पुरूश हार्मोन का भी अधिक उत्पादन होने लगता है। एन्ड्रोजेन हार्मोन की अधिकता के कारण कहीं–कहीं त्वचा का रंग काला पड़ जाता है, महिलाओं में मोटापा बढ़ने लगता है, ऐसी महिलाओं को हृदय रोग, उच्च रक्तचाप एवं स्लीप एपनिआ आदि रोग भी हो सकते हैं। हाईपर–एन्ड्रोजेनिस्म (*hyperandrogenism*) के कारण महिलाओं के शरीर पर बाल आदि उगने लगते हैं जिसे ***हर्सुटिस्म*** (**hirsutism**) कहते हैं। *हर्सुटिस्म* में मुहांसे (*acne*), तैलीय (*oily*) त्वचा, बाल झड़ना, कुछ गंजापन भी हो जाता है। ऐसी महिलायें खराब आत्मछवि (*poor self image*) के कारण चिंता, व्यग्रता तथा अवसाद (*anxiety & depression*) का शिकार हो जाती हैं। पीसीओज में कभी–कभी अवटु अल्पक्रियता (*hypothyroidism*) भी हो जाती है। **जांच** – थायरॉयड, एन्ड्रोजेन, प्रोलैक्टिन (*prolactin*), फ्री टेस्टोस्टीरोन (*free testosterone*) आदि हार्मोन की जांच की जाती है। ***ग्लूकोज टॉलरेन्स टेस्ट*** (*glucose tolerance test*) के द्वारा पीसीओज रोग ग्रस्त महिलाओं के प्री–डायबिटीज/टाईप–2 डायबिटीज तथा रक्त वसा में लिपिड (*lipid*) परीक्षण से कोलेस्ट्रॉल (*cholestrol*) स्तर की जांच होती है। अल्ट्रासाउण्ड छायांकन (*ultrasound imaging*) द्वारा ओवरी के बहुकोशीय संलक्षण (*multiple cyst syndrome*) की जांच होती है। ***CA-125* ब्लड जांच द्वारा अंडकोश में कैंसर की जांच होती है।** **उपचार–** पीसीओज एवं हरसुटिज्म में मासिक अनियमितता, ओव्यूलेशन की कमी आदि के इलाज में गर्भ निरोधक गोलियां सटीक दवा हैं। गर्भ निरोधक गोलियों में महिला हार्मोन एस्ट्रोजेन (*estrogen*) एवं प्रोजेस्टिन (*progestin*) का सही अनुपात मिलने से मैन्सट्रुअल साइकिल नियमित हो जाती है और पीसीओज के अधिकांश लक्षण ठीक हो जाते हैं। *मेटफार्मिन* देने से डायबिटीज भी नियंत्रित हो जाती है।

हर्सुटिज्म में उगे अनअपेक्षित बालों का इलाज कई प्रकार से होता है। जैसे बालों की *शेविंग* (*shaving*), वैक्सिंग (*waxing*), *डिपाईलेशन* (*dipilation*), *ब्लीचिंग* (*bleaching*) आदि। *कॉस्मेटोलॉजिस्ट लेजर* या *इलेक्ट्रोलिसिस* (*electrolysis*) द्वारा अनअपेक्षित बालों के केश–कूपों (*hair follicles*) को नश्ट कर दिया जाता है जिससे ऐसे बाल फिर नहीं उगते।

4. **प्रगार्तव *Premenstrual Syndrome-PMS*–** कुछ महिलाओं को उनके हर महीने के मासिक धर्म शुरू होने के कुछ दिन पहले से ही, शारीरिक और भावनात्मक कमजोरी महसूस होने लगती है। महिलाओं को अलग–अलग लक्षण महसूस होते हैं जो रक्तस्राव (*menstrual flow*) के आस–पास खत्म भी हो जाता है। जैसे कि निचले पेट में दर्द, स्तनों में दर्द, सूजन, लटकना महसूस होना,

पैरों में सूजन, कमर और बदन में दर्द आदि। कुछ महिलायें रजस्वला होने के 8–10 दिन पूर्व चिंता, व्यग्रता (*anxiety*), अवसाद (*depression*) से ग्रस्त हो जाती हैं। कुछ महिलाओं को पीरियड से पहले अत्याधिक मानसिक वेदना होती है। प्री–मैन्सट्रुअल सिंड्रोम महिलाओं की एक ऐसी अनकही तकलीफ है जिससे उनकी मानसिक व्यथा इस हद तक बढ़ सकती है कि ऐसी अवस्था में महिलाओं द्वारा असामाजिक एवं आपराधिक व्यवहार की किंवदंतियां सुनी गई हैं। भारतवर्श के राजस्थान हाई कोर्ट में एक ऐसा ही मामला प्रस्तुत हुआ जिसमें अधिवक्ता द्वारा तथाकथित प्री–मैन्सट्रुअल सिंड्रोम के मानसिक आवेश में एक महिला द्वारा अपने 3 बच्चों को कुएं में धकेल दिया गया था, जिसमें से केवल एक बच्चा ही बच पाया। राजस्थान उच्च न्यायालय ने उस महिला को अपराध मुक्त कर दिया। (*Pre menstrual syndrome was pleaded as the state of mental agony for defence purposes*) पीएमएस की व्यथा में अन्य बहुत

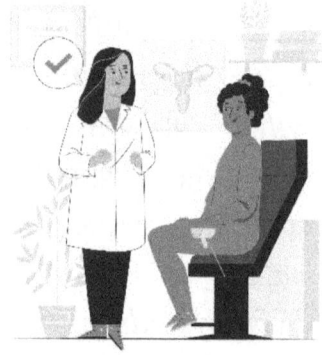

से लक्षण भी होते हैं। जैसे कि मुंहासे निकलना, कब्ज, दस्त, सिरदर्द, थकान, प्रकाश या धवनि से संवेदनशीललता (*sensitivity to light or sound*), थकान, चिड़चिड़ापन (*fatigue and irritation*) आदि। **कारण** – मासिक धर्म के समय हार्मोन परिवर्तन, भोजन में विटामिन बी–6, कैल्शियम और मैग्नीशियम की कमी, अधिक तनाव, स्ट्रेस, परिश्रम, व्यायाम में कमी तथा कैफीन का अधिक सेवन या ड्रग्ज दुरूपयोग। विटामिन बी की कमी से एस्ट्रोजेन (*estrogen*) हार्मोन की वृद्धि, प्रोजेस्टेरोन (*progesterone*) एवं एस्ट्रोजन के अनुपात में असामान्यता, रक्त शुगर का अल्प होना (*hypoglycaemia*), सेरोटोनिन (*serotonin*) की कमी से नींद न आना आदि पीएमएस के कारण हैं।

5. ***एंडोमेट्रियोसिस Endometriosis*– माहवारी के समय असहनीय पीड़ा**– गर्भाशय लाइनिंग को एंडोमेट्रियम कहते हैं। एंडोमेट्रियम नामक ऊतक गर्भाशय से बाहर बढ़ने लगता है तो माहवारी के समय रक्त को शरीर से बाहर निकलने का रास्ता न मिलने पर यह गर्भाशय के आसपास चिपकने लगता है। एंडोमेट्रियम जब ओवरी पर जमावड़ा बनाने लगता है तो वह चॉकलेटी कलर के सिस्ट की तरह लगता है। इसमें जब रक्तस्राव बाहर निकल नहीं पाता है तो अंडकोश पर जमा होकर सिस्ट बनाता है। एस्ट्रोजन हार्मोन पर आश्रित यह एक क्रॉनिक और लगातार बढ़ने वाली बीमारी है। इसकी जद में ओवरी, फेलोपियन ट्यूब और पेल्विस के आसपास के ऊतक आ जाते हैं। एंडोमेट्रियोसिस के कुछ मामलों में गर्भधारण उच्च जोखिम भी हो सकते हैं (*high risk pregnancy*)। प्रत्येक वर्श माह मार्च में विश्व एंडोमेट्रियोसिस जागरूकता माह मनाया जाता है ताकि इसके लक्षण और बीमारी के इलाज के बारे में जनमानस और खास तौर पर महिलाओं को बताया जा सके। इसके इलाज में डैनाजॉल एवं सेंटक्रोमान नामक दवायें कारगर हैं। कभी–कभी सर्जरी करके अस्थानिक (*ectopic*) एंडोमेट्रियम को निकालना पड़ता है।

6. **मूत्र मार्ग संक्रमण *Urinary Tract Infection–UTI*–** यह संक्रमण पुरूशों की तुलना में महिलाओं में अधिक होता है। लगभग

40% महिलाओं एवं *12%* पुरूशों को उनके जीवन काल में कभी न कभी मूत्र मार्ग संक्रमण हो सकता है। **लक्षण**– पेशाब करने की तीव्र इक्षा (*urgency*), पेशाब करते समय जलन, बार–बार पेशाब करने की इक्षा (*frequency*), पेशाब में धूमिलता, पेशाब में रक्त कण और लाली अथवा कोकोकोला जैसा भूरा रंग होने पर पेशाब में रक्त आने का लक्षण है, पेशाब में तीव्र दुर्गंध एवं श्रोणी दर्द (*pelvic pain*)। यह संक्रमण मूत्र प्रणाली के ऊपरी हिस्से जैसे गुर्दा (*kidney*), मूत्रवाहिनी (*ureters*) और निचले हिस्से जैसे मूत्राशय (*urinary bladder*) एवं मूत्रमार्ग (*urethra*) में हो सकता है, जिनमें **मूत्राशय संक्रमण** (*cystitis*) सबसे अधिक है। मूत्राशय में प्रायः ***ऐशेच्रिचया कोलाई*** (*Escherichia coli*) नामक बैक्टीरिया (*bacteria*) जो जठरांत्र मार्ग (*gastrointestinal tract*) में रहता है का संक्रमण हो जाता है। प्रायः महिलाओं को सिस्टाइटिस हो जाता है जिसका मुख्य कारण उनके मूत्रप्रणाली की संरचना है। मूत्रमार्ग (यूरेथ्रा) की लंबाई कम होने की वजह से योनि के बैक्टीरिया आसानी से मूत्राशय में पहुंच जाते हैं। असुरक्षित यौन संबन्ध के कारण मूत्रमार्ग में हरपीस (*Herpes*), गैनोरिआ (*Gonorrhea*) एवं क्लैमिडिया (*Chlamydia*) जैसे यौन रोगों का संक्रमण भी हो सकता है। मूत्राशय (ब्लैडर) में होने वाला संक्रमण जब किडनी तक पहुंच जाये तो **गुर्दा संक्रमण** (*kidney infection or pyelonephritis*) हो जाता है। **गुर्दा संक्रमण** का प्रमुख कारण– प्रायः जठरांत्र (*GIT*) में पाया जाने वाला बैक्टीरिया है। बुखार, पेशाब में खून और गुर्दे वाले स्थान पर कमर में दर्द होता है। गर्भवती महिलाओं में इस संक्रमण की अधिक संभावना होती है। **कारण**– असुरक्षित यौन संबन्ध, मधुमेह, अस्वच्छता, मूत्राशय को खाली न करना, दस्त, मूत्र का अवरूद्ध निकास, पथरी, गर्भावस्था, ड्राई वेजाइना, कमजोर रोग प्रतिरक्षा प्रणाली, एंटीबायटिक औशधियों के अधिक प्रयोग से मित्र जीवाणुओं की कमी आदि। **परीक्षण**– मूत्र कल्चर द्वारा बैक्टीरिया सेंस्टिविटी (*urine culture and sensitivity*) की जांच होती है। आवश्यकतानुसार अल्ट्रासाउण्ड, सीटी स्कैन, एमआरआई, एक्स–रे, मूत्र भंडारण एवं मूत्र निश्कासन हेतु

यूरोडायनामिक्स (*urodynamics*) द्वारा परीक्षण, सिस्टोस्कोपी (*cystoscopy*) द्वारा मूत्राशय (ब्लैडर) का परीक्षण एवं इन्ट्रावेनस पाइलोग्राम (*intravenous pyelogram*) द्वारा हांथ की नसों में इंजेक्शन लगाकर शरीर में डाई पहुंचाकर पेट के एक्स–रे में मूत्रमार्ग का छायाचित्र अंकित हो जाता है। इस रोग का उपचार एंटीबायोटिक, एंटीवायरस, एंटीफंगस औशधियों द्वारा होता है। मूत्र मार्ग संरचना के विकार का उपचार सर्जरी द्वारा भी होता है।

7. **मूत्र असंयमिता** *Urinary Incontinence*– मूत्र असंयमिता की स्थिति में अनैच्छिक रूप से पेशाब का रिसाव (*urine leakage*) होने लगता है। मूत्र मार्ग पर मूत्र नियंत्रण करने वाली मांसपेशियां (*sphincter*) के कमजोर हो जाने पर मरीज को अनचाहे ही पेशाब हो जाती है। जैसे कि खांसने, छींकने पर मूत्र रिसना तथा टॉयलेट जाते समय पेशाब नियंत्रित (*control*) न कर पाना। जमीन पर बैठकर उठने से पेशाब लीक कर जाती है। महिलाओं की गर्भावस्था, उनके प्रजनन एवं रजस्वला में अल्पकालिक मूत्र असंयमिता हो सकती है। यह समस्या मूत्राशय (ब्लैडर) की मांसपेशियों में कमजोरी अथवा मूत्राशय (ब्लैडर) की अतिसक्रियता (*hyperactivity*) से होती है। मूत्र असंयमिता 4 तरह की होती है, जैसे कि – i. **तनाव असंयमिता** (*stress incontinence*) इसमें खांसी, छींक, हंसने, व्यायाम, उठकर बैठने पर पेशाब लीक करती है जो मूत्राशय को खाली करने की प्रक्रिया को नियंत्रित करने वाली पेशी (*sphincter*) के कमजोर होने से होती है। इसका इलाज टेप सर्जरी से किया जाता है। ii. **इच्छा असंयमिता** (*urge incontinence*) इक्षा तीव्र हो, पेशाब लगने पर दौड़कर जाना पड़े, रोकने पर रूके न और जाते–जाते लीक कर जाये। यात्रा करते समय अथवा अन्यत्र व्यस्त होने पर दो–तीन घंटों तक बिना कठिनाई के तेज लगी पेशाब रोक लेना तथा यथोचित काल और स्थान पर मूत्र त्याग करने की स्वाभाविक प्रक्रिया मूत्राशय की क्षमता

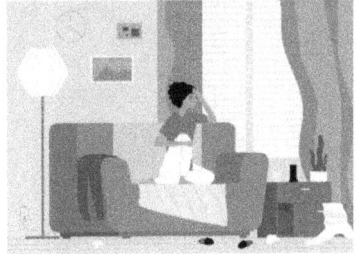

(*receptive dilatation of the urinary bladder*) है। इक्षा असंयमिता या अर्ज इंकॉटीनेंस में पेशाब करने जाना ही पड़ता है। iii. **ओवर फ्लो असंयमिता** (*overflow incontinence*)– पेशाब से भरे ब्लैडर से पेशाब लीक करती रहती है। iv. **शारीरिक निश्क्रियता असंयमिता** (*impaired physique incontinence*)– गठिया, ड्रग दुरूपयोग, एल्कोहॉल, मानिसक व्यथा, शारीरिक दुर्बलता, श्रोणी में ट्यूमर, ब्लैडर के रोग आदि में पेशाब छूट जाती है। **परीक्षण**– मूत्र, रक्त, मानसिक तनाव/स्ट्रेस, *यूरोडायनमिक, पाइलोग्राम* आदि परीक्षण के अतिरिक्त मूत्राशय की *सिस्टोस्कोपी,* पेल्विक/श्रोणी अल्ट्रासाउण्ड आदि परीक्षण पश्चात् असंयमिता के मूल कारण का उपचार दवाओं और सर्जरी से होता है। आधुनिक चिकित्सा में मूत्र असंयमिता की कारगर दवायें आ गयी हैं। यौगिक आसन जैसे मूलबंध–उड्डियान तथा कीगिल (*Kegel excercise*) आदि लाभप्रद हैं। **तनाव असंयमिता** (*stress incontinence*) प्रायः सर्जरी से ठीक होता है।

8. **मूत्र बारंबरता एवं तात्कालिकता *Frequency & Urgency*–** दिन भर में आमतौर पर 6 से 10 बार पेशाब करना सामान्य है। यदि अधिक पानी पीने की आदत है तो पेशाब अधिक बार करना पड़ेगा। आमतौर पर 300–400 *ml* मूत्र एकत्र होने पर मूत्र त्याग करना स्वाभाविक है, किंतु मूत्र संग्रहण 500 *ml* से अधिक होने पर तीव्र इक्षा होती है। दिनभर में डेढ़ लीटर पेशाब करना सामान्य है किंतु अधिक पानी और द्रव के सेवन से 4 लीटर तक पेशाब हो सकती है। अधिक पानी पीकर मूत्र बारंबारता स्वाभाविक है, रोग नहीं है। बिना अधिक पानी पिये दिनभर में 3 लीटर से अधिक पेशाब होना *बहुमूत्रता* (*polyuria*) कही जाती है। मूत्र बारंबारता एवं असंयमिता अलग–अलग विकार हैं किंतु दोनों एकसाथ भी हो सकते हैं। मूत्र बारंबारता अनेक कारणों से हो सकती है। जैसे कि चिंता, व्यग्रता (*anxiety*), डायबिटीज माइलेट्स (टाइप–2), डायबिटीज इंसीपिडस (टाइप–1), पेशाब होने वाली औशधियों यथा डाइयूरेटिक्ट्स (*diuretics*) एवं डाइयूरेटिक खाद्य पदार्थ, मस्तिश्क आघात, विकृत तंत्रिका प्रणाली (*nervous system disorders*), मूत्रमार्ग संक्रमण, श्रोणी में ट्यूमर (*pelvic tumour*),

मूत्राशय दीवार के मध्य खाली स्थान के शोथ (*interstitial bladder wall cystitis & pelvic inflammatory disease*), मूत्राशय अतिसक्रियता (*hyper-active bladder syndrome*), मूत्राशय कैंसर, मूत्राशय अथवा गुर्दा पथरी, मूत्र असंयमिता, कैंसर विकिरण उपचार (*cancer radiation therapy*) आदि। इसका परीक्षण मूत्र असंयमिता के अनुसार होता है।

9. **गर्भाशय की लाईनिंग, अंडकोश एवं ग्रीवा के कैंसर** (***Endometrial cancer, Ovarian cancer and cancer of cervix***)– पेट में दर्द, गांठ या सूजन, असमायिक या अत्याधिक योनि से खराब पानी और रक्त आना इन रोगों के लक्षण हैं। इनकी चर्चा कैंसर के अध्याय में की गई है।

10. **स्तन के रोग**– महिलाओं में स्तन, निपिल आदि में अनेक प्रकार की समस्यायें एवं स्तन कैंसर होते हैं। समस्त विश्व में महिलाओं की असमायिक मृत्यु का पहला कारण स्तन कैंसर है जिसके बारे में जानकारी अगले अध्याय में दी जा रही है।

योग, प्रणायाम, आसन, शुद्ध एवं संतुलित आहार करते रहने पर स्त्रियों को शारीरिक मानसिक विकार कम होते हैं। किसी प्रकार के रोग होने पर उसका उपचार भी हो जाता है। युवतियों एवं नारियों को आयरन, कैल्शियम, विटामिन डी, प्रोटीन आदि पूरक आहार दिये जाते हैं। नारी समाज के शक्ति की प्रतीक है और उसके अच्छे स्वास्थ्य से ही भविश्य की संतति समर्थ और सक्षम बनती है।

35

स्तन विकार, रोग एवं कैंसर

Breast Disorders and Diseases

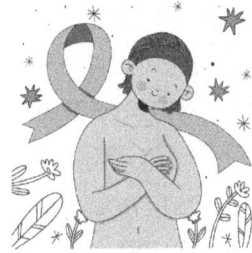

इस अध्याय में हम सीखेंगे कुछ बातें – ***Learning Objectives***

- स्तन गिल्टियों, स्तन दर्द (मैस्टेल्जिया) एवं महिलाओं द्वारा स्वयं के हांथों से स्तन जांच
- स्तन आकार परिवर्तन, स्तन–त्वचा पर डिंपल, खिंचा, दबा या घूमा निपिल, निपल स्राव आदि
- स्तन कैंसर के आरंभिक लक्षण, इसके आणविक प्रकार (molecular sub types) एवं फैलाव
- स्तन कैंसर की मैमोग्राफी, आणविक जांच, तथा स्तन कैंसर उपचार की विधियां

स्तन की जानकारी महिलायें स्वयं भी ले सकती हैं। पुरूशों में स्तन विकसित नहीं होते लेकिन कभी–कभी कुछ पुरूशों को स्तन–रोग और स्तन कैंसर भी हो जाता है। हार्ट अटैक एवं सड़क दुर्घटनाओं से महिलाओं की मृत्युदर पुरूश की अपेक्षा कम है, किंतु ब्रेस्ट कैंसर महिलाओं के असामयिक मृत्यु का प्रथम और मुख्य कारण है। कभी–कभी स्तन में

कुछ सामान्य से विकार हो सकते हैं एवं कभी–कभी स्तन में कैंसर जैसे गंभीर रोग भी होते हैं। वर्श में एक बार महिलाओं को अपने स्तन की जांच फैमिली डॉक्टर या जब भी कोई डॉक्टर साधारण तौर पर जैसे ब्लड प्रेशर या थायरॉयड आदि रोगों का परीक्षण करे तो अपने स्तन की जांच कराने में उन्हें हिचक नहीं रखनी चाहिये। स्तन–जांच में यदि डॉक्टर स्वयं से पहल करें (*initiative*) तो उन्हें रोकना नहीं चाहिये। आईये इस बारे में कुछ जानकारी हासिल करें:

1. **स्तन में सामान्य गिल्टी–** प्रायः स्तन में गिल्टियां पायी जाती हैं जो कि सामान्य ही होती हैं। स्तन का आकार, मोटा–पतलापन – हार्मोन के क्रमिक स्राव एवं मासिक धर्म से नियंत्रित होता है। अधिकांशतः स्तनों का मोटा होना या गिल्टी अथवा सूजन का आभास होना कैंसर नहीं है। ऐसी गिल्टियां जो मासिक से पहले कड़ी या मोटी पड़ जाए, सामान्य गिल्टियां ही होती हैं, जिनमें कभी–कभार कुछ दर्द भी हो सकता है। स्तन में अनेक छोटी–बड़ी गिल्टियां महसूस हो सकती हैं (*breast nodularity*) – यह सामान्य अवस्था है, परेशान होकर घबराना नहीं चाहिये। कुछ महिलाओं में स्तन में अनेक गांठें खासतौर पर मासिक आने से कुछ दिन पहले महसूस होती हैं जिनमें कुछ दर्द भी होता है, इसे स्तन का **सामान्य विपथन एवं अवकुंचन** (*aberration and involution*) भी कह सकते हैं जो कोई रोग नहीं है (*painful nodular breast is not a disease, it is also called ANDI or aberration of normal development and involution*)। स्तन में अलग से गिल्टी (*discrete breast lump*) यदि स्पश्ट लगती है तो उसकी जांच अवश्य करा लें। स्तन 10–12 वर्श की उम्र में विकसित होता है, मासिक के पहले कुछ बदलाव आते हैं, गर्भधारण के समय स्तन पुनः विकसित होता है (*breast developement*), प्रसव के बाद स्तन में दूध उतरता है जो 2 से 3 वर्श में समाप्त हो जाता है, हर प्रेग्नेंसी में स्तन में यही साइकिल होती है और मीनोपॉज के समय स्तन आकार का यथा रूप अवकुंचन (*involution*) हो जाता है। इस क्रमिक बदलाव में स्तन में कुछ गिल्टियां स्वाभाविक रूप से बन जाती हैं और गांठ होने की भ्रांति

पैदा करती हैं। स्तन में मामूली दर्द और गिल्टियों का आभास कोई रोग नहीं है। डॉक्टर पड़ताल करके स्तन की जांच करते हैं, 35 वर्श के ऊपर की महिला का एक्स–रे मैमोग्राम, 35 से कम की अवस्था में सोनो मैमोग्राम करते हैं। स्तन में अलग से गांठ महसूस हो तो कोर बायोप्सी की सलाह दी जाती है। गर्भ निरोधक गोली, टैमाक्सीफेन, सेंटक्रोमान आदि दवाओं से स्तन का दर्द और सामान्य गांठें प्रायः ठीक हो जाती हैं।

2. **स्तन में दर्द–** कुछ महिलाओं को मासिक शुरू होने के कुछ दिन पहले से स्तनों में दर्द या भारीपन महसूस होता है जो प्रायः सामान्य होता है। स्तन के इस दर्द को ***मैस्टेलजिया*** (*mastalgia*) कहते हैं। यह स्तन दर्द मासिक होने पर प्रायः चला जाता है। यदि मासिक से पहले स्तन का दर्द लंबा खिंचे एवं प्रतिमाह महिला की दिनचर्या आदि में व्यवधान करे (*pronounced cyclical mastalgia*) तो *सेंटक्रोमान* या *ऑर्मीलॉक्सीफेन* जैसी औशधियों से आराम मिल जाता है। विटामिन–ई लाभदायक नहीं होता है। जब कभी स्तन में लगातार दर्द हो, लाली और सूजन वाली जगह पर फोड़ा हो सकता है। बुखार भी हो सकता है। विशेशकर दूध पिलाने वाली महिलाओं में दूध जम जाता है व कभी–कभी फोड़े (*puerperal breast abscess*) का रूप भी ले सकता है। जो महिलायें स्तनपान नहीं करा रही हैं और प्रायः 35–40 वर्श से ऊपर की आयु की हैं उनमें भी ब्रेस्ट में फोड़ा बन सकता है जैसे *non puerperal breast abscess, duct ectasia, tuberculosis of breast, chronic granular mastitis* आदि। पसलियों का संक्रमण भी स्तन में दर्द की तरह लग सकता है।

3. **स्तन की अन्य गिल्टियां**– कैंसर के अतिरिक्त स्तन में विशेशतः **युवा** महिलाओं में *फाइब्रो–एडिनोमा* (*Fibroadenoma*) गिल्टी पायी जाती है। यह कभी–कभी एक से अधिक भी होती है। कभी–कभी बढ़कर 4–5 सेमी की भी हो जाती है। इनके परीक्षण के बाद डॉक्टर कुछ न करने की सलाह भी देते हैं या सर्जरी द्वारा निकाल भी देते हैं। एक और प्रकार की गिल्टी को जो आकार में थोड़ी बड़ी भी हो सकती है *फिलॉएड ट्यूमर* (*Phylloides tumour*) कहते हैं। फिलॉयड ट्यूमर कभी–कभी अधिक खतरनाक होता है और इसमें पूरे स्तन को निकालने

की सलाह दी जाती है। प्रायः निपिल के आस–पास लाली, दर्द एवं स्राव होता है। कभी–कभी निपिल के पीछे गांठ भी होती है। चिकित्सा विज्ञान में स्तन की इस बीमारी को ***डक्ट इकटेसिया*** (*duct ectasia*) भी कहते हैं। इस बीमारी में स्तन दुग्ध नलिका (*duct*) फैल जाती है तथा उसकी दीवार मोटी हो जाती है और दुग्ध डक्ट अवरूद्ध हो जाती है। कभी–कभी स्तन में एक्जिमा, क्षय रोग (*tuberculosis*) भी हो जाते हैं। स्तन के ऐसे रोग प्रायः डॉक्टरी जांच और परामर्श से ठीक हो जाते हैं। ऐसे स्तन रोगों में कैंसर की संभावना नहीं बतायी जाती है। इनके अतिरिक्त स्तन में अलग–अलग प्रकार की गिल्टियां पायी जाती हैं जिनका वर्णन यहां आवश्यक नहीं है।

4. **स्तन की जांच** *Clinical Breast Examination* **:** जानकार डॉक्टर या प्रमाणिक नर्स से ही स्तन की जांच करायें। स्तन की जांच चित्र में दिखाये गये निर्देश अनुसार स्वयं ही करें। एक बड़े शीशे के सामने खड़े हो जाएं और सपाट हांथ से स्तन को छाती की दीवार से लगाकर टटोलें। ध्यान रहे स्तन का कोई हिस्सा छूटे नहीं, बगल तथा गले की गिल्टियों को भी टटोलें। यह कार्य लेट कर सपाट हांथों से भी किया जा सकता है।

5. **स्वयं स्तन परीक्षण** ***BSE*** *or* ***Breast Self Examination***– यह आत्मसुरक्षा का एक बेहतरीन तरीका है। स्तन में गांठ होने का पता प्रायः महिलायें स्वयं ही लगा सकती हैं। **स्वयं–स्तन–परीक्षण** एक ऐसी विधि है जिसमें महिलाओं को अपने स्तन की जांच करना सिखाया जाता है और इसके प्रति निरंतर जागरूक रखा जाता है। इस प्रकार से लगातार स्तन की जांच करते रहने पर, स्तन की गांठ का निदान आसानी से हो जाता है। स्वयं द्वारा स्तन के जांच की आदत होनी चाहिये। जिनमें यह आदत होती है वे स्तन के विकार को जल्दी पकड़ लेती हैं और सफल उपचार पाने में सक्षम रहती हैं। महिलायें स्वतः से पहल करते हुए (*self initiative*) अपने स्तन की जांच आराम से कर सकती हैं। आईये! इस बारे में जानते हैं कुछ तौर तरीके:

i. इस विधि द्वारा 20 साल से ऊपर या किसी भी उम्र की महिला नियमित रूप से अपने स्तन की जांच स्वयं ही कर सकती हैं

ii. महीने में एक बार माहवारी शुरू होने से सातवें दिन नियमित रूप से जांच करनी चाहिये, उस समय स्तनों में भारीपन या किसी प्रकार की सूजन नहीं होती है। गर्भनिरोधक गोली लेने वाली महिला को पैकेट की पहली गोली लेने के दिन पर स्तनों का परीक्षण करना लेना चाहिये। यदि माहवारी बंद हो चुकी हो तब महीने की कोई भी एक तारीख निश्चित करके (जैसे महीने की पहली तारीख) स्वतः परीक्षण करते रहना चाहिये

iii. अपने हांथों को ढीला छोड़कर शीशे के सामने खड़े होकर, बाहों को बगल में रखें और दोनो स्तनों को देखें। स्तनों का आकार, निपिल, स्तन के खाल के ऊपर किसी प्रकार की लाली, सूजन या किसी प्रकार का विकार महसूस होने पर, उसे ध्यान से देखें। निपिल से खून मिश्रित स्राव (*blood mixed secretion*) निकले या आकार में कोई बदलाव नजर आये तो स्तन की तुलना दूसरे स्तन से करके देखिये

iv. हाथों को कमर पर रख कर आगे की ओर झुककर स्तनों का निरीक्षण फिर से करें। दोनों हाथों को सिर के पीछे रखकर पुनः देखें

v. बिस्तर पर लेटकर एक छोटा तकिया लेकर उसे अपने बायें कंधे के नीचे रखकर और बायें हांथ को सिर के नीचे रख लीजिये। अब दाहिने हांथ की अंगुलियों से कोमलता के साथ लेकिन थोड़ा दबाव देकर स्तन के ऊपरी हिस्से को सहलाईये। ऐसा आप बाहर से अंदर की ओर यानी स्तन हड्डी (*collar bone*) से लेकर निपिल तक या गोल घुमाकर (*dial of the clock method of breast palpation*) सकती हैं। इसी के साथ–साथ निपिल के इर्द–गिर्द के हिस्से को भी सहलाईये। बारी–बारी से दाहिने और बायें स्तन की बायें या दायीं 3 अंगुलियों से परीक्षण कीजिये। सीधे हांथ की चारों उगंलियों को बायें स्तन पर चारों ओर गोलाकार में दबाकर अंदर के, ऊपरी हिस्से की ओर निपिल का परीक्षण कीजिये

vi. इसी प्रकार कोमल और हल्के दबाव के साथ स्तन को उठाकर निचले हिस्से का परीक्षण कीजिये यदि कोई गठीला मांस या गांठ हो तो ध्यान देने की आवश्यकता है और अपने डॉक्टर से चर्चा करें

vii. इसी प्रकार से बायें हांथ से दायें स्तन का परीक्षण कीजिये

viii. हांथ नीचे लाकर बगल अथवा कांख (*axilla*) की परीक्षा कीजिये

ix. किसी भी प्रकार का संदेह होने पर तुरन्त विशेशज्ञ डॉक्टर को दिखाकर शंका का समाधान अवश्य करें। गांठ साधारण भी हो सकती है पर छुपाएं नहीं – डॉक्टर से परामर्श लें।

6. **स्तन कैंसर *Breast Cancer*–** स्तन कैंसर की शुरूआत स्तन में गांठ बनने से होती है जिसका पता अचानक ही लगता है। स्तन में महसूस होने वाली कोई नई गिल्टी जिसके ऊपर की चमड़ी मोटी पड़ गई हो तथा छूने में कड़ी हो, सूजन हो, निपिल अंदर धंस गया हो या उसमें से खून आता हो, कैंसर का प्रमुख लक्षण है। स्तन का ऊपर उठ जाना, उसका आकार बढ़ जाना, खाल का संतरे के छिलके जैसा दिखना, निपिल से खून निकलना तथा निपिल का अंदर की तरफ सिकुड़ना; स्तन कैंसर के कुछ अन्य लक्षण हैं। याद रखिये! स्तन कैंसर की गिल्टी में प्रायः दर्द नहीं होता। स्तन कैंसर किसी भी उम्र की महिला को हो सकता है। लेकिन 45 से 55 साल की उम्र की महिलाओं में इसके होने की अधिक संभावनायें होती है। ता–उम्र अविवाहित रहने वाली, देर में शादी करने वाली और स्तनपान न कराने वाली महिलाओं को स्तन कैंसर होने की संभावना थोड़ी अधिक होती है। अगर महिला की मां या बहन को स्तन कैंसर हुआ है, तो कैंसर की आशंका सामान्य से दो तीन गुना बढ़ जाती है। एक्स–रे (विकिरण किरणें) से संपर्क भी स्तन कैंसर के खतरे को बढ़ाती है। **स्तन की कोई बड़ी रसौली या गांठ–** इसका पता तो छूने से ही लग जाता है। स्तन में बहुत छोटी गांठ को स्वयं छूने या टटोलने से, इसका एहसास नहीं हो पाता है और यह मैमोग्राफी पर स्पश्ट होती है। विशेशज्ञ या सर्जन इसका पता छूकर (*clinical breast examination*) लगा सकते हैं। शुरूआत में, रसौली या गांठ की जांच मैमोग्राफी (*mammography*) से भी हो जाती है। मैमोग्राफी एक तरह का खास एक्स–रे है, इसमें अलग–अलग दिशाओं से एक्स–रे लिया जाता है जिससे स्तन के अंदर के ऊतकों (*tissues*) की बनावट उभर कर फिल्म या स्क्रीन पर आ जाती है। मैमोग्राफी, साधारण एक्स–रे मशीन से नहीं होना चाहिये – इसकी कम वोल्टेज की डिजिटल एक्स–रे मशीन आती है। 35 वर्श से कम उम्र की महिलाओं में स्तन का

अल्ट्रासाउंड कराया जाता है। विकसित देशों में 50 वर्श की उम्र से 2 वर्श में एक बार मैमोग्राफी कराना अनिवार्य होता जा रहा है तभी स्वास्थ्य बीमा मिलता है। स्तन कैंसर की डायग्नोसिस इन देशों में शुरूआती स्टेज में मैमोग्राफी से बन जाती है। स्तन कैंसर की शुरूआत स्तन के ही ऊतकों (*tissues*) अथवा स्तन की ही गिलटियों (*nodules*) से होती है। महिलाओं को इस बात को ठीक से समझ लेना चाहिये कि स्तन के आकार में परिवर्तन आने लगे अथवा स्तन बड़ा होने लगे, स्तन की त्वचा पर गड्ढा (*dimple*) बनने लगे, स्तन की निपिल से द्रव का रिसाव होने लगे, निपिल उल्टी तरफ घूम जाये या धंस जाये (*retracted nipple*), स्तन पर लाल पपड़ीदार धब्बा (*red scaly skin*), निपिल से खून आता हो अथवा स्तन के गिल्टी की चमड़ी छूने में मोटी और कड़ी लगे तो स्तन का इस प्रकार से परिवर्तन, स्तन कैंसर का लक्षण हो सकता है। अभी इसी अध्याय में स्तन दर्द पर चर्चा करते हुए बताया गया है कि स्तन की गिल्टी में दर्द होना स्तन का कोई बड़ा रोग नहीं माना जाता है, अब यह बात भी ठीक से समझ लीजिये कि **स्तन कैंसर की गिल्टी में प्रायः दर्द नहीं होता है**। स्तन कैंसर में कभी–कभी कैंसर कोशिकाएं (*cells*) कांख की लसीका ग्रंथि (*axillary lymph node*) तथा कभी–कभी कांख (*armpit*) से दूर स्थान (*distant sites*) तक फैल जाती हैं जिसे चिकित्सा विज्ञान में **विक्षेपित कैंसर (*metastatic breast cancer*)** कहते हैं। ऐसे स्तन कैंसर को 4th स्टेज का स्तन कैंसर कहा जाता है और इसका कुछ हद तक ही इलाज संभव है। विक्षेपित स्तन कैंसर के कारण अस्थियों में दर्द, सूजी हुयी लसीका ग्रन्थियां (*swollen lymph node*–स्वोलेन लिंफ नोड), हंफनी (*breath shortness*) तथा त्वचा का पीला पड़ जाना आदि स्थितियों से मरीज पीड़ित रहता है। स्तन कैंसर का जोखिम उन महिलाओं में थोड़ा अधिक तब बढ़ जाता है (*risk factors for breast cancer*); जब उनका वजन अधिक हो, व्यायाम भी कम करें, एल्कोहॉल व्यसन, विकिरण (*radiation*) से एक्सपोजर, कम आयु से ही मासिक धर्म की शुरूआत, गर्भ धारण न कर पाना अथवा अधिक उम्र में पहली प्रेग्नेंसी तथा शिशु को दूध न

पिलाना आदि छोटे–बड़े अनेक कारण हैं। आनुवांशिकता के जीन (*genes*) जैसे कि *BRCA-I/II* नामक जीन भी स्तन कैंसर का कारण हो सकते हैं। स्तन कैंसर पिन्डकों (*lobules*) तथा सीमांत दुग्ध नलिकाओं (*terminal milk-ducts*) की कोशिकाओं (*cells*) में बनता है। नलिकाओं (*ducts*) का कैंसर, डक्टल कार्सीनोमा (*ductal carcinoma*) एवं पिन्डकों का कैंसर, लोब्यूल कार्सीनोमा (*lobular carcinoma*) कहलाता है।

स्तन कैंसर की जांच– स्तन कैंसर की पक्की जांच स्तन ऊतकों (*tissues*) की **बायोप्सी** (*biopsy*) द्वारा की जाती है। स्तन कैंसर की पहचान शरीर के अन्य अंगों में स्तन कैंसर के फैलाव अथवा इसके अपरूपांतरण अर्थात् विक्षेपण (*metastatic breast cancer*) को देखकर भी हो जाती है – उन स्थानों से भी बायोप्सी ले सकते हैं।

स्तन कैंसर का आणविक प्रकार *Breast Cancer - Molecular Sub Types*– स्तन कैंसर के अनुसंधान में चिकित्सा विज्ञान द्वारा एक बड़ा व्यय किया जाता है। स्तन कैंसर के आणविक प्रकार का आविश्कार पिछले दशक में हुआ है, जिसमें स्तन कैंसर के विभिन्न **आणविक प्रकार** (*molecular sub type*) चिह्नित किये गये हैं। विभिन्न प्रकार के आणविक स्तन कैंसर की डायग्नोसिस स्तन की बायोप्सी से प्राप्त ऊतक में हार्मोन ग्राहिता (*harmone receptor – HR*) एवं शरीर में विभिन्न प्रकार के प्रोटीनों (*proteins*) की कार्यवाही के आधार पर किया जाता है। स्तन कैंसर की इसी आणविक जानकारी के आधार पर लक्षित थिरैपी (*targeted therapy*) की प्रक्रिया संचालित होती है। **आणविक स्तन कैंसर के प्रकार**–

i. ***ल्यूमिनल–ए Luminal–A***– इस प्रकार के स्तन कैंसर में *एस्ट्रोजेन* ग्राहिता (*estrogen receptor–ER*) तथा *प्रॉजेस्टिरोन* ग्राहिता (*progesterone receptor–PR*) पाया जाता है। *Her–2 Human epidermal growth factor receptor type 2* नहीं पाया जाता है अर्थात् *ER+ve; PR+ve; Her-2-ve* होता है। टैमॉक्सीफेन, एक्सामेस्टीन, लेट्रोजोल, ऑर्मीलॉक्सीफेन (*tamoxifen,* *exemestane, letrozole, ormeloxifene*) आदि दवायें कारगर होती हैं।

ii. ***ल्यूमिनल–बी Luminal–B***– इस प्रकार के स्तन कैंसर में कुछ मात्रा में तीनों रिसेप्टर पाये जाते हैं – *ER/PR/Her2 all are positive* अर्थात् तीनों रिसेप्टर पॉजिटिव होते हैं।

iii. ***ट्रिपिल निगेटिव* स्तन कैंसर *TNBC or Triple Negative Breast Cancer***– इस प्रकार के स्तन कैंसर में तीनों हार्मोन रिसेप्टर नहीं पाए जाते हैं अर्थात् यह *ER/PR/Her2 all are negative* अर्थात् तीनों रिसेप्टर निगेटिव होते हैं। अतः ट्रिपिल निगेटिव स्तन कैंसर में उपचार के विकल्प सीमित हैं। कभी–कभी इस प्रकार के आणविक कैंसर में जीन टेस्टिंग भी कराना आवश्यक माना जाता है। जैसे *BRCA 1/2*। इनमें *पैम्बरोलिजूमैब, सैसीटूजूमैब, टैलाजोपैरिब, ओलापैरिब* (*pembrolizumab, sacituzumab, talazoparib, olaparib*) आदि नई लक्षित (*targeted*) दवायें प्रभावशाली हैं।

iv. **हर–2 पॉजिटिव/हर–2 समृद्ध *Her2 positive/Her2 – enriched***– इस प्रकार के स्तन कैंसर में *Her-2* ग्राहिता पॉजिटिव होती है जिसमें ***ट्रैस्टूजूमैब, परटूजुमैब*** (*trastuzumab, pertuzumab*) आदि औशधियां अत्याधिक कारगर हैं।

कीमोथिरैपी स्तन कैंसर में *टैक्सेन, प्लेटिनम, एंथ्रासाइक्लीन* (*taxane, platinum, anthracycline like adriamycin*) एवं पार्प इनहिबटर्स ड्रग्ज (*PARP inhibtors drug*) द्वारा कैंसर कोशिका वृद्धि रोककर उपचार किया जाता है। कुछ नई रोगप्रतिरोध सक्षम औशधियां (*immunotherapy*) भी की जाती है। कभी–कभी एंटीबॉडी (*antibody*) ड्रग के संयुग्म के साथ कीमोथिरैपी (*antibody drug conjugate via chemotherapy*) भी की जाती है।

शल्य चिकित्सा स्तन कैंसर के इलाज में सर्जरी की मुख्य भूमिका है। स्तन निकालना अर्थात् *मैस्टैक्टमी* (*mastectomy*) के साथ–साथ बगल की गिल्टियां भी निकाली जाती हैं अर्थात् कांख लसीका ग्रंथि (*axillary* *lymph node*) निकाल दी जाती है, जिसे *एक्सलरी डिसेक्शन* (*axillary dissection*) कहते हैं। यदि स्तन बचाया जाता है तो कैंसर की गांठ को दूर–दूर से निकाल देते हैं जिसे वाइड लोकल एक्सीजन (*wide local exicision*) कहते हैं और बचे स्तन की विकिरण थिरैपी (*radiation therapy*) द्वारा इलाज होता है। अवशेश स्तन संरक्षण कर कई प्रकार से स्तन के आकार को पुनः संशोधित कर देते हैं, अथवा मैस्टेक्टेटमी के बाद पूर्ण स्तन का पुनः निर्माण नये–नये तरीकों से किया जाता है जिसको *आंकोप्लास्टिक ब्रेस्ट सर्जरी* (*oncoplastic breast surgery*) कहते हैं।

स्तन कैंसर की स्टेज निम्नवत अनुसार चित्र से समझायी गयी है:

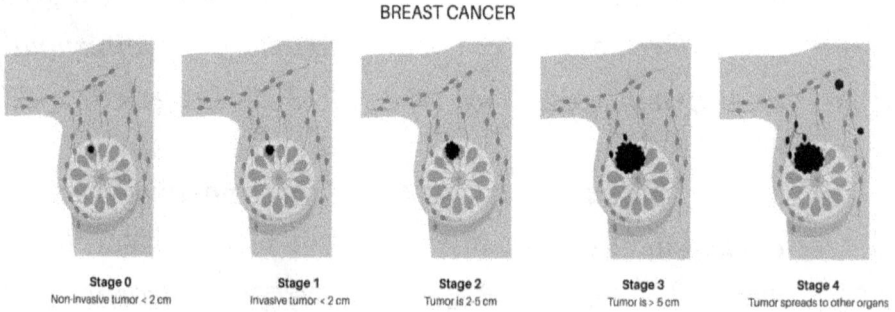

BREAST CANCER
Stage 0
Stage 1
Stage 2
Tumor is 2-5 cm
Stage 3
Tumor is > 5 cm
Stage 4
Tumor spreads to other organs

36

अवटु विकार – गलग्रंथि (थायरॉयड) विकार

Thyroid Problems

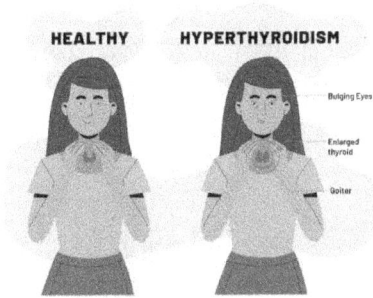

इस अध्याय में हम सीखेंगे कुछ बातें – *Learning Objectives*

- शरीर संचालन में अवटु ग्रंथि (थायरॉयड ग्लैंड) का महत्व
- थायरॉयड रोग से मेटाबॉलिक प्रक्रिया में विकार
- पीयूश ग्रंथि (पिट्यूटरी ग्लैंड) द्वारा अवटु रस (थायरॉयड हार्मोन) का संतुलन
- भोजन में आयोडीन की अधिकता अथवा न्ययूनता के कारण थायरॉयड रोग
- थायरॉयड के आटो इम्यून एवं आनुवांशिकी रोग

थायरॉयड–ग्रंथि महत्वपूर्ण अंतःस्रावी ग्रंथि है जिनसे ग्रंथिरस स्वतः अंतःस्रावित (*hormones are secreted automatically from endocrine glands*) होता रहता है तथा इस ग्रंथिरस से विभिन्न प्रणालियां संचालित होती हैं। *थायरॉयड–ग्रंथि* गले के ठीक सामने ट्रैकिआ (*trachea*) नामक श्वांस नली के तीन तरफ लिपटी तितली के आकार

की होती है। *थायरॉयड–ग्रंथि* द्वारा **अधिक** अथवा **कम** मात्रा में हार्मोन उत्पादन से **अवटु–अतिक्रियता** (*hyperthyroidism*) अथवा **अवटु–अल्पक्रियता** (*hypothyroidism*) हो सकती है। *थायरॉयड* समस्या लंबे समय से हो सकती है। शुरूआत में इसके लक्षण बहुत हल्के (*subtle*) होते हैं। पैरों में हल्की सूजन, बच्चों की वृद्धि में कमी, मोटापा बढ़ना, जरूरत से अधिक दुबला होना, थकावट एवं घबराहट आदि का बना रहना। थायरॉयड संचालन बढ़ना अथवा कम होना ही ***थायरॉयड रोग*** है। थायरॉयड रोग से चयापचय (*metabolism*) विकृत होने पर बहुत से रोग हो सकते हैं।

थायरॉयड–संचालन (*thyroid function*) – *थायरॉयड–ग्रंथिरस* द्वारा समस्त शरीर का मेटाबॉलिजम नियंत्रित एवं संरक्षित होता है। इस ग्रंथिरस में मुख्यतः 2 मॉलीक्यूल्स हैं – ***T4 / टी4*** (*thyroxin*–आयोडीन–चार परमाणु), ***T3 / टी3*** (*tri-iodothyronine*–आयोडीन–तीन परमाणु) जिनसे ऊर्जा उत्पादित होती है। मेटाबोलिजम में थायरॉयड–ग्रंथिरस का निरंतर उपयोग एवं स्थानान्तरण (*replacement*) होता रहता है। थायरॉयड–ग्रंथिरस के उपयोग एवं स्थानान्तरण की निगरानी और नियंत्रण मस्तिश्क (*brain*) में नीचे स्थित पिट्यूटरी ग्रंथि (*pituitary gland*) द्वारा की जाती है। पिट्यूटरी ग्लैंड ही हार्मोन उत्तेजित कर उसकी मात्रा को सुनियंत्रित और सुव्यवस्थित करती है। पिट्यूटरी ग्लैंड अपने ग्रंथिरस (*TSH - thyroid stimulating hormone*) से ***दोनों हार्मोन की मात्रा संतुलित*** करती है।

1. **अवटु–अतिक्रियता** ***Hyperthyroidism–*** थायरॉयड ग्रंथि द्वारा अधिक हार्मोन उत्पादित होने पर, शरीर में ऊर्जा उपभोग बहुत तेजी से होता है, जिससे हृदय की धड़कन बढ़ जाती है, वजन घटने लगता है और मानसिक घबराहट भी बढ़ती रहती है और यही लक्षण हैं *हाईपरथायरॉयडिजम* के, जिसे ***अतिगलग्रंथिता*** भी कहते हैं। इस समूह में निम्नांकित रोग हैं, यथा –

i. **ग्रेव्ज रोग** ***Graves' disease***– वयस्कों को होने वाला *स्वप्रतिरक्षित रोग* (*autoimmune disease*) है, जिसमें शरीर की प्रतिरक्षा प्रणाली (***immune system***) द्वारा टीएसएच (***TSH***) बढ़ाने वाली एंटीबॉडीज

बनती हैं। इस रोग में शरीर की अपनी ही कोशिकाएं थायरॉयड नामक ग्रंथि को क्षतिग्रस्त करती रहती हैं। यह बीमारी अनुवांशिकी (**genetic**) कारणों से भी होती है। अनुवांशिकी कारणों से होने वाली इस बीमारी को **प्रसारित विशाक्त गण्डमाला** (*diffuse toxic goiter*) के नाम से जाना जाता है। आमतौर पर यह बीमारी *हिमालय–उपक्षेत्र में आयोडीन की कमी* से होती है।

ii. **थायरॉयड गांठ** *Thyroid nodules*– थायरॉयड ग्रंथि में द्रव भरी (*fluid filled*) अथवा ठोस गांठ बन जाती हैं, जो *सौम्य* (*benign*) अथवा *दुर्दम* (*malignant*) हो सकती हैं। कुछ ठोस गांठें विशाक्त गांठ (***toxic nodule***) होकर अवटु–अतिक्रियता (*hyperthyroidism*) उत्पन्न करती हैं। अनेक गांठें मिलकर बहुकोशिकीय गण्डमाला (***multinodular goiter***) बन सकती है। कभी–कभी थायरॉयड गांठ में कैंसर भी होता है।

iii. *अवटु–शोथ* *Thyroiditis*– थायरॉयड संक्रमण एवं सूजन के इस रोग में थायरॉयड–ग्रंथि अतिक्रियता से अधिक मात्रा में हार्मोन उत्पादित हो सकता है, पूर्व संचित हार्मोन भी रिसने (*leakage*) लगता है। इससे *हाइपरथायरॉयडिजम* अथवा *हाइपोथायरॉडिजम* दोनों ही हो सकते हैं।

iv. **आयोडीन की अधिकता** *Excess Iodine*– असंतुलित आहार, ड्रग्ज प्रभाव के कारण *आयोडीन की अधिकता होने पर* हाइपरथायरॉयडिजम, हाइपोथायरॉयडिजम, गण्डमाला तथा थायरॉयड स्वप्रतिरक्षित रोग हो सकते हैं।

2. **अवटु–अल्पक्रियता** *Hypothyroidism*– थायरॉयड ग्रंथि द्वारा कम मात्रा में हार्मोन उत्पादित होने पर थकावट, वजन बढ़ना तथा ठंडक व कंपन होना *हाईपोथायरॉयडिजम* के लक्षण हैं। इस समूह में निम्नांकित रोग हैं, यथा –

i. *अवटु–शोथ* *Thyroiditis*– थायरॉयड संक्रमण एवं सूजन के इस रोग में थायरॉयड–ग्रंथि अल्पक्रियता से न्यून मात्रा में हार्मोन उत्पादित होता है।

ii. **हैशिमोतो अवटु प्रदाह अथवा थायरॉयडिटिस** *Hashimoto's Thyroiditis*– स्वप्रतिरक्षित रोग (ऑटो इम्यून डिजीज जिसमें शरीर

की अपनी ही कोशिकाएं थायरॉयड नामक ग्रंथि को क्षतिग्रस्त कर देती हैं) अथवा वंशानुक्रम (*genetic*) से होता है।

iii. **पोस्टपारटम थायरॉयडिटिस** ***Postpartum Thyroiditis***– कभी–कभी शिशु जन्म के बाद 5% से 9% महिलाओं में अस्थायी रूप से यह रोग हो जाता है, जो धीरे–धीरे स्वतः ठीक हो जाता है।

iv. **आयोडीन अल्पता** ***Iodine Deficiency***– थायरॉयड ग्रंथि आयोडीन का उपयोग करके ही हार्मोन उत्पादित करती है। आयोडीन की कमी के कारण विश्व में बहुत से लोग थायरॉयड रोग से ग्रसित हैं।

v. **निश्क्रिय थायरॉयड ग्रंथि** ***Non-Functioning Thyroid Gland***– कभी–कभी जन्म से थायरॉयड ग्रंथि का संचालन बिगड़ा हुआ होता है जिसे क्रेटेनिज्म (*Cretinism*) कहते हैं। 4000 नवजात शिशुओं में से किसी एक को यह रोग हो सकता है। थायरॉयड ग्रंथि की नॉन फंक्शनिंग से बच्चों का शारीरिक–मानसिक विकास रूक जाता है। आजकल अस्पताल में नवजात शिशुओं की रक्त जांच करके इस रोग की स्क्रीनिंग करी जाती है। देखा गया है कि थायरॉयड रोग किसी को भी हो सकता है, जैसे कि पुरूश, स्त्री, बच्चे, किशोर, जवान, वयस्क, वृद्ध आदि।

थायरॉयड रोग के कारण– विभिन्न शारीरिक रोगों जैसे कि रक्त अल्पता (*anaemia*), टाईप1 डायबिटीज, प्राथमिक एड्रीनल (*adrenal*) हार्मोन की कमी, वंशावली, पुरूशों की वृद्धावस्था में तथा स्त्रियों के मासिक धर्म रूक जाने आदि कारणों से थायरॉयड संचालन विकृत हो सकता है। बच्चे की पैदाईश के समय हाईपोथायरायडिजम हो सकता है। पुरूशों की अपेक्षा स्त्रियों में थायरॉयड समस्यायें अधिक देखने को मिलती हैं। विभिन्न स्वप्रतिरक्षी रोगों (ऑटो इम्यून डिजीज) जैसे कि ल्यूपस (*lupus*), रयूमैटायड अर्थरायटिस (*rheumatoid arthritis*), जॉगरेन सिंड्रोम (*Sjogren's syndrome*), टर्नर सिंड्रोम (*Turner syndrome*–एक एक्स क्रोमोजोम वाली महिलायें), बहुत आयोडीन वाली औशधि, कैंसर के कारण थायरॉयड ग्रंथि की शल्य क्रिया अथवा विकिरण चिकित्सा आदि विभिन्न कारणों से थायरॉयड रोग हो सकता है। अमेरिका में लगभग 2 करोड़ लोगों को थायरॉयड समस्या देखी जाती है। **आयोडीन वाले**

भोजन– थायरॉयड की अधिकतर समस्या आयोडीन की कमी से होती है। खाने के कुछ अन्य पदार्थों में भी भरपूर आयोडीन मिलता है, जैसे कि स्ट्राबेरी, करौंदा, अनानास, हरी बीन्स, सफेद बीन्स, टुना एवं कॉड मछली, दूध, पनीर, चीज, योगहर्ट, अंडे की जर्दी आदि। लगभग 100 वर्श पूर्व बहुत लोगों को थायरॉयड की अल्पक्रियता रहती थी। विशेशकर नेपाल, बिहार, पूर्वोत्तर उत्तर प्रदेश और दक्षिण के राज्यों में आयोडीन की कमी थी। विशेशज्ञों ने अल्प मात्रा में प्रतिदिन आयोडीन देने का माध्यम नमक को चुना। उन दिनों ढेला वाला नमक (*salt stone*) मिलता था जिसे घर में पीसकर उपयोग करते थे। ***नमक अल्प मात्रा में प्रतिदिन खाया जाता है और आयोडीन उसमें स्वाद और मात्रा के हिसाब से आसानी से मिलाया जा सकता था। अतः अब भारतवर्श में चूरे के नमक पैकेट में आयोडीन मिला होता है जिसे आयोडेटेड सॉल्ट कहते हैं*** । इससे ग्वॉयटर – गले में बढ़ा हुआ थायरॉयड ग्लैंड अब कम देखने को मिलता है।

थायरॉयड टेस्ट –

शारीरिक जांच– चिकित्सक द्वारा गले में देखकर, उंगलियों से टटोलकर थायरॉयड ग्रंथि देखी जाती है। **रक्त जांच –*थायरॉयड हार्मोन की नॉर्मल वैल्यू*** निम्नवत हैं:

1.	*T4* (थायरॉक्सिन)	*5.0 – 11.00 ug/dl* (माइक्रोग्राम / डेसीलीटर)
2.	*T3* (ट्राईआयडोथाइरोनिन)	*100 – 200 ng/dl* (नैनोग्राम / डेसीलीटर)
3.	*TSH* (थायरॉयड–स्टीमुलेटिंग हार्मोन)	*0.5 – 5.0 mIU/L* (मिली इंटरनेशनल यूनिट / लीटर)
4.	*FT4* (प्रोटीनमुक्त थायराक्सिन)	*0.9 – 1.7 ng/dl* (नैनोग्राम / डेसीलीटर)
5.	*FT3* (प्रोटीनमुक्त ट्राईआयडोथाइरोनिन)	*2.3 – 4.1 pg/ml* (पीकोग्राम / मिली लीटर)

यदि रक्त परीक्षण में तालिका क्रमांक 1 से 5 तक पर अंकित नॉर्मल वैल्यू में थायरॉक्सिन अथवा ट्राईआयडोथाइरोनिन एवं प्रोटीनमुक्त थायरॉक्सिन अथवा ट्राईआयडोथाइरोनिन कम अथवा अधिक हैं तो हाईपो अथवा हाईपर थायरॉयडिजम का रोग माना जाता है। *थायरॉयड ऑटो–इम्यून डिजीज* की जांच रक्त में थायरॉयड की विभिन्न एंटीबॉडीज की जांच (*antibodies test*) से पता चलता है।

थायरॉयड से ही चिपकी हुयी कुछ अन्य कोशिकाएं पायी जाती हैं जिन्हें *C*-कोशिका कहते हैं जिनसे कैल्सीटोनिन (*calcitonin*) हार्मोन स्रावित

होता है। *C*-कोशिका अतिवृद्धि (*C–cell hyperplasia*) भी होती है जिससे मैडूलरी थायरॉयड कैंसर (*medullary thyroid cancer*) हो सकता है, इनमें कैल्सीटोनिन बढ़ जाता है।

थायरॉयड कैंसर की जांच अन्य प्रकार के कैंसर रोगों की तरह होती है। ***एस्पिरेशन साइटोलॉजी (aspiration cytology)***, अल्ट्रासाउंड, एक्स–रे, एमआरआई द्वारा **छायांकन** (***imaging***) आदि, रेडियोएक्टिव आयोडीन एवं टेक्नीशियम द्वारा थायरॉयड कैंसर के गांठ की जांच, गांठ की साइज, आकार तथा ग्रेडिंग एवं स्टेजिंग का पता लगता है (**अध्याय–33**)।

उपचार– औशधि द्वारा– थायरॉयड–ग्रंथिरस का *थायरॉक्सिन* एवं *लीवोथायरॉक्सिन सॉल्ट* माइक्रोग्राम मात्रा में खूब प्रयोग होता है। यह औशधि प्रतिदिन खानी पड़ती है और यह सस्ती है। समय–समय पर टीएसएच हार्मोन को रक्त में नापकर इसकी खुराक को निर्धारित करते हैं। थायरॉयड अतिक्रियता में *मेथीमोजोल* (*methimazole*) एवं *प्रापिलथायोयूरेसिल* (*propylthiouracil*) औशधियों का प्रयोग होता है। गंभीरता में रेडियो एक्टिव आयोडीन से इलाज भी किया जाता है। इस उपचार में कभी–कभी थायरॉयड से हार्मोन उत्पादन समाप्त हो जाता है। बीटा–ब्लाकर औशधि से हृदय की बढ़ी हुयी धड़कन कम की जाती है। **सर्जरी–*थायरॉयडेक्टमी*** (*thyroidectomy*) में थायरॉयड ग्रंथि को आंशिक अथवा पूर्ण रूप से निकाल दिया जाता है। थायरॉयड सर्जरी करके हार्मोन उत्पादन को नियंत्रित भी किया जाता है और साथ ही औशधियों से संतुलित किया जाता है। सर्जरी दो विधि से होती है, यथा –(i) गले के सामने चीरा लगाकर सर्जरी, (ii) बांह के नीचे कांख (*armpit*) से अथवा मुख से चीरा लगाकर थायरॉयड ग्रंथि तक सुरंग बनाकर सर्जरी जिसे एंडोस्कोपी से करते हैं।

अपने शरीर के प्राकृतिक सौंदर्य का संरक्षण कर जीवन यापन करना संयम का उत्कृश्ट मानक है

क्वेस्ट फॉर एक्सीलेंस मानव मात्र में छिपी हुयी एक ऐसी महत्वाकांक्षा है जिसके वशीभूत होकर प्रायः व्यक्ति अपनी हाईट बढ़ाने, खिलाड़ी अपना प्रदर्शन सामर्थ्य बढ़ाने के लिये हार्मोन थिरैपी, बैठे–बैठे बिना हिले डुले जीवन जीने वाले मोटे हो रहे लोग उदर–प्लास्टिक सर्जरी, प्रौढ़ अवस्था में प्रवेश कर रहे युवक–युवतियां अनेक प्रकार की प्लास्टिक सर्जरी के बाद अपने प्राकृतिक सौंदर्य को बिगाड़ लेते हैं।

37

अनुवांशिक व्याधियां, पारिवारिक संचरित रोग एवं विकासात्मक विकार

Genetic Diseases, Familial Transmissions & Developmental Disorders

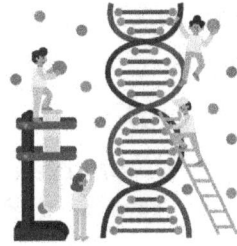

इस अध्याय में हम सीखेंगे कुछ बातें – *Learning Objectives*

- जीन संरचना एवं कार्यप्रणाली को समझना
- हेरिडेट्री रोग, जेनेटिक रोग एवं फैमिलियल रोग में अंतर
- मां–बाप द्वारा शिशु में जीन संप्रेशण से उत्पन्न विकार
- जैविक लक्षण निर्धारण में जीन और पर्यावरण का पारस्परिक प्रभाव
- पर्यावरण प्रभाव के कारण डीएनए म्यूटेशन से उत्पन्न होने वाले रोग
- क्रोमोजोम के पारस्परिक स्थानांतरण से होने वाले रोग, मंगोलियनिज्म, रक्त कैंसर, स्तन कैंसर, फ्रेजाइल एक्स सिंड्रोम, नपुंसकता आदि

इस अध्याय में हम ***जेनेटिक रोग*** (*genetic disease*), ***हेरिडेट्री रोग*** (*hereditary disease*), ***फैमिलियल रोग*** (*familial disease*) की चर्चा करेंगे। पारंपरिक एवं वैकल्पिक चिकित्सा में उपरोक्त 3 श्रेणी के रोग समूह में कोई अंतर नहीं किया गया है। उपरोक्त तीनों प्रकार के रोगों की

डायग्नोसिस डीएनए एवं क्रोमोजोम आदि की जांच पर आधारित होती है। **हेरिडेट्री रोग** एक पीढ़ी से दूसरे पीढ़ी तक पहुंच सकते हैं। **जेनेटिक रोग** वंशावली में लगातार कई पीढ़ियों तक बने रह सकते हैं, जो जीनोम में उत्परिवर्तन (*mutation*) के कारण होते हैं तथा मां–बाप में से किसी एक अथवा दोनों से अपने बच्चों में पहुंच जाते हैं। **फैमिलियल रोग** वंशावली में उपस्थित रह भी सकते हैं अथवा अनुपस्थित हो सकते हैं। आधुनिक चिकित्सा में उपरोक्त **3 श्रेणियों के रोगों की** डायग्नोसिस और उपचार डीएनए एवं क्रोमोजोम आदि की जांच पर आधारित है। इस अध्याय में हम जीन के कारण होने वाले जेनेटिक रोगों की चर्चा करेंगे। **जीन क्या है (*know about Gene*) – जीन अनुवांशिकता की मूलभूत शारीरिक एवं क्रियात्मक इकाई (*physical & functional unit*) है।** जीन ही **डीएनए** (*DNA–Deoxy–ribonucleic–acid*) अथवा **आरएनए** (*RNA–Ribonucleic Acid*) का क्रमांक है। जीन **डीएनए** से बना होता है। **जीन में हमारे अनुवांशिक विशेशताओं की जानकारी होती है**, जैसे बालों अथवा आंखों का रंग, नाक–नक्श–चेहरे से मां–बेटी, बाप–बेटे, भाई–भाई की पहचान के अतिरिक्त कौन सी बीमारियां हो सकती हैं, आदि जानकारियां कोशिकाओं के केंद्र में मौजूद रहती है जिसे डीएनए कहते हैं। मातृत्व एवं पितृत्व की पुख्ता जांच जीन और डीएनए से ही निर्धारित होती है। कुछ जीन प्रोटीन भी बनाते हैं – हर प्राणी और प्रजाति के विशिश्ट प्रोटीन अणु होते हैं और इनका कार्य निर्देश देना होता है। प्रत्येक मनुश्य में 20–25 हजार तक जीन होती हैं। प्रत्येक मनुश्य में प्रत्येक जीन की दो प्रतियां (*copies*) होती हैं, जिसमें से एक–एक जीन मां–बाप दोनों से प्राप्त होती हैं। अधिकांश जीन सभी मनुश्यों में एक ही जैसी होती हैं। मात्र 1% से कम जीन विभिन्न मनुश्यों में अलग–अलग होते हैं, जिनके कारण से विभिन्न मनुश्यों के अलग–अलग शारीरिक–मानसिक विशेशतायें, लक्षण (*traits*) आदि दिखायी देते हैं। प्रत्येक जीन का नाम अलग–अलग दिया गया है और उनके नाम प्रायः लंबे होते हैं जिनके लिये अलग–अलग संकेत (*symbols*) दिये गये हैं जिनको प्रायः अंग्रेजी के अक्षरों अथवा अंकों के समूह से दर्शाया जाता है और इस प्रकार से जीन का नाम सूक्ष्म रूप से लिखा जाता है, जैसे *सिस्टिक फाइब्रोसिस* (*cystic fibrosis*) की

जीन को *CFTR* कहा जाता है। जब किसी जीन के डीएनए में कोई स्थायी परिवर्तन होता है तो उसे **उत्परिवर्तन** (*mutation*) कहते हैं। यह उत्परिवर्तन कोशिकाओं के विभाजन में किसी दोश के आने से होता है जैसे कि विकरण (*radiation*) का प्रभाव, रासायनिक (*chemical*) तत्व की प्रतिक्रिया अथवा वायरस–संक्रमण (*virus*) के कारण से उत्पन्न हो सकता है।

जीन के मुख्यतः दो कार्य होते हैं– (1) अनुवांशिकी संकेतों को धारण करना, (2) द्विगुणन अर्थात् डीएनए–प्रतिलिपियां बनने के कारण जीन–प्रजनन संभव होना। डीएनए की प्रतिलिपियां ***रेप्लीकेशन*** (*replication*) कही जाती हैं। अधिकतर जीन–अभिव्यक्ति (*expressio*n) के समय पहले डीएनए की आरएनए में प्रतिलिपि बनती है, किन्तु कभी–कभी आरएनए अपनी कार्यवाही सीधे करता है और कभी–कभी आरएनए प्रोटीन के *टेम्प्लेट* माध्यम से अपनी कार्यवाही करता है। जीवधारी एवं मानव शिशुओं में जीन संप्रेशण (*transmission*) द्वारा ही अनुवांशिकता (*inheritance*) निर्धारित होती है। इस प्रकार से एक समान जीन के समान लक्षणों का संप्रेशण ***फीनोटायपिक ट्रेट*** (*phenotypic trait*) कहा जाता है। जैसे हर मनुश्य के दो हांथ, दो पैर, दो कान और पैरों पर सीधा चलना मनुश्य जाति का फीनोटाइप है। किंतु विभिन्न डीएनए क्रमांक ***जीनोटाइप*** (*genotype*) कहे जाते हैं, अर्थात जैसे किसी व्यक्ति की चाल–ढाल, बातचीत करने अथवा हंसने–बोलने के अंदाज से ही उसके मां–बाप, भाई–बहन, परिवार की पहचान एवं विशेशता का अनुमान लगाया जाता है जो उनका **जीनोटाइप** है। हर व्यक्ति की फिंगर प्रिंट उसके सटीक (*unique*) जीनोटाइप का उदाहरण है। किन्तु जब जीनोटाइप पर्यावरण और विकास के गुणांकों (*factors*) से निर्धारित हो तो **फीनोटाइप** बदल सकता है। जैसे कि *होमोसेपियन्स* (*Homo sapiens*) के ऊर्ध्व चलने (*erect standing & walking*), अमूर्त सोचने (*abstract thinking*) एवं परिश्रम–क्षमता जैसे लक्षण **फीनोटाइप** हैं। विभिन्न जीनों तथा पर्यावरण के पारस्परिक प्रभाव (*gene enviornment interaction*) से जीवधारियों एवं मनुश्यों के कुछ

जैविक लक्षण निर्धारित होते हैं। जैसे कि त्वचा, आंखों एवं बालों का रंग कुछ भौगोलिक आधार पर होना, हांथ–पैर (*limbs*) की बनावट एवं उनसे काम करने का तरीका आदि।

डीएनए एवं आरएनए क्या होता है (***know about DNA & RNA***)– डीएनए में ही समस्त जीवधारियों के जीवन संचालन की सूचना होती है। कोशिका के केंद्र (*nucleus*) में **गुणसूत्र** (*chromosome*) होता है। डीएनए निरंतर अपनी प्रतिलिपि (*copies*) बनाता रहता है। इस प्रकार से क्रोमोजोम से ही जीन बनते हैं। मनुश्य के शरीर में 22 जोड़े अर्थात् 44 क्रोमोजोम **काय गुणसुत्र** अथवा **अलिंग गुणसूत्र** (*autosomes*) होते हैं। इसके अतिरिक्त एक जोड़ा सेक्स क्रोमोजोम होता है जिन्हें **लिंग गुणसूत्र** (*allosome*) कहते हैं जिससे लिंग निर्धारण होता है अर्थात् पुरूशों में एक्स,वाई (*X,Y*) क्रोमोजोम तथा स्त्रियों में एक्स,एक्स (*X,X*) क्रोमोजोम होता है। डीएनए की दो लड़ियां (*double stranded*) होती हैं जो चक्रदार–अणु (*helical–molecule*) न्यूक्लियोटाइड्स (*nucleotides*) से बनी होती हैं। प्रत्येक लड़ी की 3 लड़ियां होती हैं–**फास्फेट**, **नाइट्रोजन आधार** (*nitrogenous bases*) और **शुगर अणु** की बांडिंग (*bonds*)। ***नाइट्रोजेनस बेस*** ही डीएनए के **4** ***न्यूक्लियोटाइड्स*** हैं–**एडनिन** (***Adenine A***), ***थाइमिन*** (***Thymine T***), ***गुआनिन*** (***Guanine G***), ***साइटोसिन*** (***Cytosine C***)। एक लड़ी पर *A* का बॉन्ड हमेशा *T* के साथ और *C* का बॉन्ड *G* के साथ होता है। जब डीएनए अपनी प्रतिलिपि बनाता है तो ये दोनो लड़ियां *हैलीकल मॉलीक्यूल* से अलग हो जाती हैं, और डीएनए की प्रतिलिपि बन जाती है। डीएनए के समान ही आरएनए नामक अणु के 4 न्यूक्लियोटाइड्स होते हैं–***एडनिन*** (***Adenine A***), ***यूरासिल*** (***Uracil U***), ***गुआनिन*** (***Guanine G***), ***साइटोसिन*** (***Cytosine C***)। आरएनए अणु एक लड़ी (*single strand*) वाला होता है। आरएनए शुगर और फास्फेट के लड़ियों के साथ क्रमानुसार संबद्ध होता रहता है। इस प्रकार से डीएनए से आरएनए की प्रतिलिपि और आरएनए से प्रोटीन बनने की क्रिया चलती रहती है और इसी क्रम में डीएनए अपनी प्रतिलिपि बनाता रहता है अर्थात् डीएनए से आरएनए और आरएनए से प्रोटीन बनने का कार्य होता रहता है। जीवधारी के विकास

एवं जीवन संचालन की यह प्रक्रिया **प्राकृतिक विधान** (*central dogma*) भी कही जाती है।

प्रजनन की जैविक प्रक्रिया *Biological Process of Reproduction*– जीवधारियों में प्रजनन दो तरह से होता है– जैसे कि

i. अलैंगिक (*asexual*) पुरूश एवं स्त्री के समागम के बिना (*without mating*) प्रजनन जो केवल कुछ वनस्पतियों और पौधों में ही होता है,

ii. लैंगिक (*sexual*) पुरूश एवं स्त्री के समागम (*mating*) से प्रजनन होना जिसमें अंडाणु और शुक्राणु हों।

पुरूश एवं स्त्री के समागम में लैंगिक कोशिकाएं (*gametes or sex cells*) जैसे पुरूश शुक्राणु (*sperm*) एवं स्त्री प्रजनन कोशिका अंडाणु

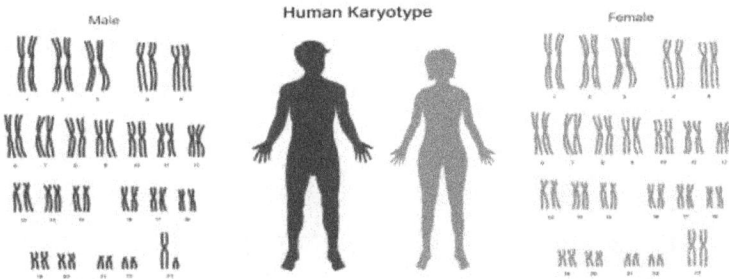

(*eggs or ovum*) गतिमान हो जाने से युग्मक कोशिका (*zygote*) बनती है। पुरूश एवं स्त्री दोनों के शुक्राणु और अंडाणु में क्रोमोजोम की केवल एक–एक प्रति ही जाती है – ऐसे क्रोमोजोम को पुरूश और स्त्री का क्रमशः **अगुणित कोशिका** (*haploid cell*) कहा जाता है। अंडकोशों में होने वाली प्रक्रिया को **अर्ध–सूत्री विभाजन** (*meiosis*) कहते हैं जिसमें स्त्री–पुरूश के क्रोमोजोम की संख्या घटकर आधी हो जाती है। पुरूश शुक्राणु से 23 क्रोमोजोम एवं स्त्री अंडाणु से 23 क्रोमोजोम के समागम से युग्मक कोशिका में पूरे 23 जोड़े (*pairs*) अर्थात् 46 क्रोमोजोम हो जाते हैं जिससे भ्रूण और फिर शिशु का सृजन होता है। समागम (*mating*) के परिणाम स्वरूप एक प्रति मां से और एक प्रति पिता से मिलने की प्रक्रिया

होती है जिससे **द्विगुणित कोशिका** (*diploid cell*) बन जाती है। पुरूश शुक्राणु के 23 क्रोमोजोम में 22 ऑटोसोम एवं एक सेक्स क्रोमोजोम होता है – जो ***X,Y* में से कोई एक होगा**। यदि सेक्स क्रोमोजोम ***XX*** हो तो लड़की और ***XY*** हो तो लड़का होगा। भ्रूण में 22 जोड़ी ऑटोसोम क्रोमोजोम एवं एक जोड़ी सेक्स क्रोमोजोम कुल मिलाकर 23 जोड़ी क्रोमोजोम या कुल मिलाकर मनुश्यों में 46 क्रोमोजोम होते हैं। सामान्य कोशिकाएं विभाजित होते समय **समसूत्रण** (*mitosis*) की प्रक्रिया निभाती हैं जिसमें एक कोशिका 02 समान **अनुजात कोशिकाओं** (*daughter cells*) में विभाजित हो जाती हैं और इस प्रकार से हर कोशिका 23 जोड़ी क्रोमोजोम से बनती है।

जेनेटिक उत्परिवर्तन (***genetic mutation***) से होने वाले कुछ जीन संबंधी रोग जो **विरासत स्वरूप (*Inheritance Pattern*)** प्राप्त होते हैं, का सूक्ष्म विवरण निम्नवत दिया जा रहा है।

1. **एक जीन में विकार *Single Gene Disorder*** जैसे **स्थानांतरण *Translocation***

i. पारस्परिक *Reciprocal*

ii. *रॉबर्टसोनियन Robertsonian*- **उत्परिवर्तन विवरण (*Mutation Detail*)** एक जीन के **पारस्परिक स्थानांतरण** में दो स्थानों के गुणसूत्र एक–दूसरे का स्थानांतरण कर लेते हैं। **रॉबर्टसोनियन स्थानांतरण** में एक स्थान का संपूर्ण गुणसूत्र दूसरे गुणसूत्र से संबद्ध हो जाता है।

स्थानांतरण के कारण होने वाले विकार एवं रोग – गुणसूत्र–21 के स्थानांतरण को *trisomy-21* कहते हैं। इसको *मंगोलियनिज्म* (***Mangolism***) अथवा *डाउन सिंड्रोम* (***Down's syndrome***) भी कहते हैं। इसमें **मंदबुद्धि** (***mental retardation***) के दोश के साथ शरीर विकास अवरूद्ध रहता है। किशोर अवस्था में ही व्यक्ति में बौनेपन, सपाट चेहरा, बांझपन, नपुंसकता।

2. **गुणसूत्र विकार** *Chromosomal Disorders*

i. **काय–गुणसूत्र–प्रभावी *Autosomal Dominant***– मां बाप में से किसी एक की प्रभावी उत्परिवर्तित जीन संतान में लक्षण पैदा करती है।

मां–बाप में से किसी एक के कोशिकाओं की परिवर्तित जीन की प्रति (*one altered copy of the gene in each cell*) अथवा जीन में असंगत भिन्न रूप (*new variant in the gene*) नवजात में विकार/रोग उत्पन्न कर देता है। जैसेः **हटिंगटन रोग** (***Huntington disease*** *#4*) – इस मस्तिश्क विकार में *अल्जाईमर, डिमनेशिया* एवं पार्किन्सन नामक तंत्रिका विकार तथा पेशीशोशी पार्श्व काठिन्य (*Amyotrophic lateral sclerosis*), **मार्फन संलक्षण** (***Marfan Syndrome*** *#15*) – इनमें हृदय, आंख, रक्त वाहिकायें एवं अस्थियां प्रभावित हो जाती हैं।

ii. **काय गुणसूत्र अप्रभावी पुनरावर्ती *Autosomal Recessive***– मां और बाप दोनों में ही असंगत उत्परिवर्तित जीन अर्थात् रेसेसिव जीन का होना आवश्यक है और इनके समागम से संतान में संप्रेशित हो कर लक्षण पैदा करती है। मां–बाप दोनों के जीन की कोशिकाओं में असंगत भिन्न रूप की दोनों प्रतियों (*each parent providing a variant single gene, combine to express the disease in the offspring*) नवजात में विकार उत्पन्न कर देता है। प्रभावित परिवार की हर पीढ़ी में ऐसे रोगों की अभिव्यक्त जरूरी नहीं है। सिस्टिक फाइब्रोसिस (***Cystic Fibrosis***-*7th pair)–CFTR - cystic fibrosis transmembrane regulator gene*; सिकिल सेल एनीमिया (***Sickle Cell Anemia***) – *haemoglobin-beta Gene* क्रोमोजोम 11 पर हो जाती है।

iii. **एक्स संबद्ध प्रभावी *X-linked Dominant Gene***– मां और बाप मे से किसी एक के *X* क्रोमोजोम पर प्रभावी उत्परिवर्तन होने से संतान में संप्रेशित होकर लक्षण पैदा करती है। इस प्रकार के विकार **जीन में एक्स क्रोमोजोम** पर असंगत–भिन्न रूप आ जाने के कारण से होता है (*variant in gene on the X chromosome*)। पुरूशों में केवल एक ही एक्स क्रोमोजोम होता है जबकि स्त्रियों में दो एक्स क्रोमोजोम होते हैं, अतएव स्त्रियों के दोनों जीन प्रतियों में से किसी एक प्रति की विभिन्न कोशिकाओं में असंगत–भिन्न रूप (*variant*) आ जाने से

नवजात को विकार हो जाता है। एक्स संबद्ध लक्षण (traits) की विरासत पिता से पुत्र को नहीं प्राप्त हो सकती है। इस प्रकार के लक्षणों को ग्रहण करने वाली स्त्रियों को पुरूशों की अपेक्षा बहुत ही सीमित/न्यून समस्या हो सकती है। यथा दुर्बल एक्स संलक्षण – *फ्रेजाइल एक्स सिंड्रोम (fragile X syndrome)* के कारण मानसिक विकार।

iv. **एक्स संबद्ध अप्रभावी पुनरावर्ती (X–linked Recessive)–** इस प्रकार के विकार जीन में एक्स क्रोमोजोम पर असंगत भिन्न रूप *(variant in gene on the X chromosome)* आ जाने के कारण से होता है। पुरूशों में केवल एक ही एक्स क्रोमोजोम होता है जबकि स्त्रियों में दो एक्स क्रोमोजोम होते हैं, अतएव स्त्रियों के दोनों जीन की दोनों प्रतियों की विभिन्न कोशिकाओं में असंगत भिन्न रूप *(variants)* आ जाने से नवजात को विकार प्राप्त हो जाता है। एक्स संबद्ध लक्षण *(traits)* की विरासत पिता से पुत्र को नहीं प्राप्त हो सकती है। इस प्रकार के लक्षणों को ग्रहण करने वाली स्त्रियों को पुरूशों की अपेक्षा बहुत ही सीमित/न्यून समस्या हो सकती है। यथा अधिरक्तस्राव रोग *(Hemophilia)*, *फैब्री डिजीज (Fabry Disease)* – इसे *ग्लोबोट्रायोसेलेरामाइड (Globotriaosylceramide)* अथवा *स्टोरेज डिस्ऑर्डर (storage disorder)* के नाम से जाना जाता है।

v. **एक्स संबद्ध (X-linked)–** *एक्स लिंक्ड डॉमिनेंट* **अथवा** *एक्स लिंक्ड रिसेसिव* लक्षणों से दूसरी पीढ़ी को प्राप्त होने वाले रोगों के अतिरिक्त एक्स लिंक्ड ऐसे बहुत से रोग होते हैं जो एक्स डॉमिनेंट अथवा एक्स रिसेसिव के कारण होते हुए नहीं पाये गये हैं। एक्स लिंक्ड रोग पुरूश अथवा स्त्री के एक्स क्रोमोजोम के जीन की एक प्रतिलिपि के प्रत्येक कोशिका में असंगत भिन्न रूप *(variants)* आ जाने पर भी बहुत से विकार होते हैं। पुरूशों में केवल एक एक्स क्रोमोजोम होता है जबकि स्त्रियों में दो एक्स क्रोमोजोम होते हैं जिसकी वजह से क्रोमोजोम की जीन की एक प्रति में परिवर्तन हो जाने से नवजात को विरासत में रोग प्राप्त हो जाता है। एक्स संबद्ध लक्षण *(traits)* की विरासत पिता से पुत्र को नहीं प्राप्त हो सकती है। इस प्रकार के लक्षणों को ग्रहण करने

वाली स्त्रियों को पुरूशों की अपेक्षा बहुत ही सीमित/न्यून समस्या हो सकती है।

vi. **ग्लूकोज–6–फॉस्फेट–डीहाईड्रोजेनेज डेफीशियेंसी** (*Glucose–6 Phosphate-dehydrogenase Deficiency* or G6PD4)– *एक्सलिंक्ड थ्रॉम्बोसाइटोपीनीया* (*X–linked Thrombocytopenia*) प्रायः पुरूशों में ही उपरोक्त दोनों रोग की अधिक संभावना।

vii. **वाई संबद्ध** (***Y-linked***)– स्त्रियों में वाई क्रोमोजोम नहीं होता है। पुरूशों में एक एक्स तथा एक वाई क्रोमोजोम होता है। जिससे स्पश्ट है कि जब वाई क्रोमोजोम पर परिवर्तित जीन हो जिसे *वाई–लिंक्ड–विकार* कहते हैं तो केवल पुरूश में ही लक्षण आयेंगे। जीन में इस प्रकार के असंगत भिन्न रूप (*variants*) केवल पिता से ही पुत्र को विरासत में प्राप्त हो सकती है। यथा वाई क्रोमोजोम संबन्धी नपुंसकता (***Y Chromosome infertility***), स्वियर संलक्षण ***Swyer syndrome***– पुरूशों के इस सिंड्रोम में बाह्य जननांग कुछ–कुछ स्त्रियों जैसे हो जाते हैं। वाई क्रोमोजोम के कारण कान के बालों की जीन होती है।

3. **सहप्रभावी/सह–अधिरोही** (***Co-dominant***)– इस प्रकार के विरासत में किसी एक जीन के दो भिन्न–भिन्न संस्करण अथवा विकल्पी (*two different versions or alleles of a gene*) जब अभिव्यक्त (*express*) होते हैं तो उनके द्वारा अलग–अलग प्रकार की प्रोटीन बनायी जाती है। इस प्रकार से दोनों *एलेलीज जीन* के लक्षणों को प्रभावित एवं निर्धारित करते हैं। जैसे *ABO* रक्त ग्रुप, *अल्फा–1 एंटीट्रिप्सिन डेफीशियेंसी* (***Alpha-1 Antitripsin Deficiency***) में क्रोमोजोम 14 पर *CSARPINA-1* जीन का उत्परिर्तन/म्यूटेशन स्थित होता है।

4. **गुणसूत्र कणिका संलक्षण** (***Mitochondrial Syndrome***)– माइटोकॉन्ड्रिया हमारे कोशिकाओं की ऐसी संरचनायें हैं जो भोजन को ऐसी ऊर्जा में परिवर्तित करती हैं जिनका उपभोग हमारी कोशिकाओं द्वारा आसानी से किया जा सकता है। इस प्रकार से हमारी कोशिकाओं में हजारों माइटोकॉन्ड्रिया होती हैं जो कोशिका नाभि के चारों तरफ

होती हैं (*surrounds the nucleus*)। माइटोकॉन्ड्रिया की विरासत को मातृ विरासत (*maternal inheritance*) के नाम से भी जाना जाता है, अर्थात् इसके अंतर्गत माइटोकॉन्ड्रियल डीएनए संबन्धी विकार के विशय में चर्चा की जायेगी। माइटोकॉन्ड्रिया द्वारा भोजन अणुओं को ऊर्जा में परिवर्तित करने के कारण ही स्त्री अंडाणु के विकसित होते हुए भ्रूण में ही इससे संबन्धित विकार पनपते हैं। नवजातों को इस प्रकार के विकार स्त्रियों से ही विरासत में प्राप्त होते हैं। पुत्र अथवा पुत्री को इस प्रकार का विकार पिता से नहीं प्राप्त हो सकता है। हर पीढ़ी में माइटोकॉन्ड्रियल वेरियंट के कारण डीएनए का परिवर्तित रूप अभिव्यक्त होता है जिससे नवजात को कुछ लक्षण प्राप्त हो जाते हैं। माइटोकॉन्ड्रियल डीएनए संबन्धी कुछ विकार के उदाहरण हैं – लीबर वंशानुगत दृश्टि तंत्रिका विकार (*Leber Hereditary Optic Neuropathy LHON*) –*ND1, MT-ND4, MT-ND4L* एवं *MT-ND6* आदि विभिन्न जीनों (*genes*) में उत्परिर्तन/म्यूटेशन के कारण।

5. **म्यूटेशन *Mutation***– कोशिका के जीन द्रव्यों (*genetic material*) यथा डीएनए एवं आरएनए में उत्परिवर्तन को म्यूटेशन कहते हैं। डीएनए एवं आरएनए विभिन्न न्यूक्लियोटाइड्स से बने होते हैं जिनमें साइटोसिन, गुआनिन, एडनिन, थाइमिन (*DNA*) तथा आरएनए (*RNA*) में थाइमिन के स्थान पर यूरासिल होता है, इस प्रकार से 5 विभिन्न अणु जो न्यूक्लियोटाइड पर नाइट्रोजन आधार (*base*) बनाते हैं – में उत्परिवर्तन की क्रिया होती है। **अर्थात्** उत्परिवर्तन में 5 में से कोई एक न्यूक्लियोटाइड डीएनए अथवा आरएनए में जुड़ जाता है अथवा हट जाता है अर्थात् प्रक्रिया में डीएनए अथवा आरएनए की क्रम या संरचना बदल जाती है जो क्रोमोजोम के पूर्ण भाग को भी परिवर्तित कर देता है। म्यूटेशन दो तरह से हो सकता है – न्यूक्लियोटाइड में नवीन आधार–युग्म (*base–pair*) का **प्रतिस्थापन** (***substitution***) होना अथवा **संबद्ध** होना या **हट जाना** (***insertion and deletion***) है। उदाहरण : *सिस्टिक फाइब्रोसिस* (**Cystic Fibrosis**) –CFTR; *सिकिल सेल एनीमिया* (**sickle cell anemia**); ***टे–सैक्स*** (*Tay-*

Sachs) क्रोमोजोम 15 पर *HEXA gene* तंत्रिका कोशिकाओं का क्षय हो जाता है (*deteriorate*) और ये रोग रिसेसिव/अप्रभावी पुनरावर्ती विकार से होता है।

6. **गौण जीन विकार अथवा रोग *Minor Genetic Defects/Diseases*–** किसी व्यक्ति के जीन में असामान्य उत्परिवर्तन के कारण, असामान्यता गौण (*minor*) रोग से लेकर बृहद (*major*) रोग तक हो सकता है। डीएनए आधार/बेस में छोटे–मोटे उत्परिवर्तन अथवा एक जीन के परिवर्तन से लेकर क्रोमोजोम में गंभीर उत्परिवर्तन/म्यूटेशन से हो सकते हैं जिसमें संपूर्ण क्रोमोजोम समूह जुड़ (*insertion*) सकता है अथवा हट (*deletion*) सकता है, मां–बाप से जीन विकार प्राप्त हो सकते हैं अथवा पहले से मौजूद जीन समूह से गंभीर जीन रोग हो सकता है। ***अ. एक खराब जीन की विरासत Single Gene Inheritance*–** सिस्टिक फाइब्रोसिस, अल्फा–एवं बीटा– थैलेसीमिया (*Alpha – and Beta – Thalassemia*), सिकिल सेल एनीमिया, मार्फन सिंड्रोम, फ्रेजाइल *X* सिंड्रोम, हटिंगटन रोग एवं रक्तलौहवर्णकता (*Hemochromatosys*) ***ब. बहुघटक खराब जीन की विरासत Multifactorial Gene Inheritance*–** हृदय रोग, बीपी, अल्जाइमर रोग, अर्थराइटिस, डायबिटीज, कैंसर एवं मोटापा/ओबेसिटी ***स. गुणसूत्र असामान्यता Chromosomal Abnormalities*–** टर्नर सिंड्रोम (*Turner syndrome–45,X0*), क्लीनेफेल्टर सिंड्रोम (*Klinefelter syndrome–47,XXY*), क्री डू चैट सिंड्रोम/क्राई ऑफ दि कैट सिंड्रोम (*CriDuChat syndrome/ cry of the cat syndrome–46,XX or XY, 5P⁻*) ***द. माइटोकॉन्ड्रियल असामान्यता Mitochondrial Abnormalities*–** लीबर हेरीडेट्री ऑप्टिक न्यूरोपैथी *LHON*, म्योक्लॉनिक मिर्गी (*Myoclonic epilepsy*), माइटोकॉन्ड्रियल इनसैफलोपैथी (*Mitochondrial encephalopathy*)

7. **बहुमूलज जीन लक्षण/रोग** ***Polygenic and multifactorial gene disorders***– बहुत से रोग एवं लक्षण बहुमूलज जीन अपरिवर्तन से होते हैं जिनका हमेशा पता नहीं लगता। एक से अधिक जीन के गतिमान होने से उत्पन्न होने वाला जीन विकार, जीन एवं पर्यावरण के समागम से उत्पन्न विकार (***gene environment***), कई जीनों के एकसाथ गतिमान रहने पर विकल्पी अथवा संस्करण जीन (*alleles/versions*) गतिमान नहीं हो पाते, वास्तव में कई जीनों के गतिमान रहने पर पर्यावरण भी प्रभावी हो जाता है। अलग–अलग जीन को पर्यावरण से भी ऐसे विभिन्न जीनों का भी सहयोग मिल जाता है जो विकल्पी (*alleles/versions*) नहीं होते हैं, इस प्रकार से अलग–अलग मूल/उत्पत्ति के जीन एकसाथ कार्यरत हो जाते हैं तथा कमजोर जीन भी पर्यावरण के जीन के सहयोग के कारण सक्षम हो जाते हैं।

विरासत से प्राप्त होने वाले लक्षण ***Traits From Heredity***– किसी भी व्यक्ति की ऊंचाई (बहुत लंबा/बहुत नाटा), आंखों का रंग (काला/भूरा/हरा/नीला), त्वचा रंग (काले/गेहुंआ/गोरे/लाल) वजन (भारी/हल्का), मोटापा (बहुत ज्यादा चर्बी/कम चर्बी), बालों का रंग/प्रकृति (काला, भूरा, लाल, सफेद – युवा अवस्था में बाल झड़ना/वृद्धावस्था आने पर भी बाल बना रहना) – विरासत से इस प्रकार के लक्षण मिलने पर भी ये लक्षण रोग कारक नहीं माने जाते हैं, ये लक्षण पर्यावरण/ठंडे गर्म देशों अथवा समुद्रतटीय, मरूस्थलीय, कटिबंधीय, पर्वतीय देशों के पर्यावरण से निर्धारित होते हैं तो वे ***जीनोटाईप*** कहलाते हैं किन्तु इसके अलावा बहुत से लक्षण जो किन्हीं–किन्हीं परिवारों के व्यक्तियों में पाये जाते हैं वे ***फीनोटाईप*** कहलाते हैं, किन्तु जब पर्यावरण से निर्धारित होने वाले लक्षण महाद्वीप/देशों के अनुसार वितरित हो रहे हों तो वे भी ***फीनोटाईप*** कहे जा सकते हैं।

विरासत से प्राप्त होने वाले रोग ***Hereditary Diseases***– बीपी, हृदय–धमनी रोग, डायबिटीज टाईप–2, मोटापा आदि। प्रायः संयुक्त राज्य अमेरिका जैसे देशों में बहुत मोटे लोग होते हैं इसे ***पॉलीजेनिक*** **मोटापा** के नाम से भी जाना जाता है।

जीनोम संबन्धी रोगों के अध्ययन के लिये *जीनोम वाइड एसोसियेशन स्टडी* (*Genome wide Association Study*) नामक संस्था है जो विश्व के विभिन्न प्रकार के जीनोम / जीनों का अध्ययन करती है और विभिन्न जीनों / जीनोम के लिये चिन्ह / मार्कर बना देती है जिससे पूरे विश्व में फैलने वाले पुराने / नये रोगों के विशय में जेनेटिक जानकारी प्राप्त होती है। जीनों के अध्ययन के संबन्ध में बड़े–बड़े चिकित्सा विज्ञानी आज भी महत्वाकांक्षी प्रयोगशालाओं में कार्यरत हैं और वे विश्व के रोगों की उत्पत्ति के बारे में जानकारी हासिल करने के साथ–साथ जीन विकार के कारण होने वाले रोगों के उपचार भी उपलब्ध करा रहे हैं। आज कुछ प्रकार के कैंसर की जीन थिरैपी हो रही है, बहुत से कैंसर रोगों के इम्यून थिरैपी, हार्मोन थिरैपी एवं शल्य चिकित्सा के साथ जीन थिरैपी सहगामी / एडजूवेन्ट थिरैपी के रूप में की जा रही है। कैंसर के टीशू में नेक्स्ट जेनरेशन सीक्वेंसिंग (*NGS or next generation sequencing*) करके संभावित जीन थिरैपी की लक्षित चिकित्सा की जाती है।

8. *Genomic imprinting and uniparental disomy* जीन के उद्गम (*origin*) और अभिव्यक्ति के रूप (*phenomenon*) का अध्ययन अर्थात् किसी विशेश जीन की उत्पत्ति स्थल की जानकारी करना ही जिनोमिक इम्प्रिंटिंग है। जिनोमिक इम्प्रिंटिंग में जीन विशेश जिस व्यक्ति को प्राप्त हो जाती है वही जीन उसके संतान को भी मिलती है और इस प्रक्रिया में प्रायः कोई तब्दीली संभव नही है। इस प्रकार से किसी व्यक्ति में जीन विशेश की उत्पत्ति उसकी मां अथवा उसके पिता में से किसी एक से प्राप्त होती है – जीन के इस प्रकार की अभिव्यक्ति ही यूनीपैरेंटल (अर्थात् जीन का उद्गम केंद्र) कहलाती है। इस प्रक्रिया में डीएनए का क्रमांक (*sequence*) परिवर्तित नहीं होता है अर्थात् इस प्रक्रिया में व्यक्ति के शरीर की कोशिकाएं बाह्य एजेंट अथवा पर्यावरण से डीएनए जीन क्रमांक में परिवर्तन किये बिना नियंत्रित करती है। चिकित्सा विज्ञान में इसे *इपीजेनेटिक्स* (*epigenetics*) कहते हैं, जिसमें *Epi* का अर्थ – निर्धारित जीन कोड के बाहर का होता है। दो प्रकार के विकार हो सकते हैं यथा *प्रैडर–विली सिंड्रोम* (*Prader-Willi syndrome*)– मोटापा, बौद्धिक

असक्षमता एवं लंबाई में न्यूनता, एवं ***एंगलमैन सिंड्रोम* (*Angelman syndrome*)** – विकास असक्षमता एवं तंत्रिका तंत्र विकार संबन्धी लक्षण – पिता द्वारा दी गयी जीन के कारण अगली पीढ़ी में क्रोमोजोम 15 के हट जाने (*deletion*) डिलीशन के कारण होती है।

अनुवांशिक रोगों का परीक्षण एवं निदान – *Tests for genetic disorders* नीचे कुछ टेस्ट के नाम दिये जा रहे हैं जिनसे प्रायः लोग परिचित नहीं हैं।

1. कैरियो टाइप – इसमें क्रोमोजोम के 23 जोड़ों को –– जी–बैंडिंग और मेटाफेज में माइक्रोस्कोप में देखकर पहचान लिया जाता है।
2. फिश – *FISH – fluorescence in-situ hybridization*
3. एमएलपीए – *MLPA* – *multiple ligation probe amplification* – यह सिंड्रोम के लिये किया जाता है।
4. क्रोमोजोम माइक्रोऐरे –*cytogenetic microarray* – पूरे जीनोम के सूक्ष्म व्यूह (*microarray*) को परखकर कॉपी नम्बर असंगत–भिन्न रूप (*copy number variation*) की पहचान होती है। मानसिक रोगों के डायग्नोसिस में इस टेस्ट का विशेश महत्व है।
5. समस्त जीनोम की क्रमबद्धता – *sequencing of the gene* – पूरे जीन की क्रमबद्धता का अध्ययन अलग–अलग प्रणाली में किया जाता है – जैसे कि एनजीएस या *next generation sequencing, targeted sequencing, whole genome sequencing, whole exome sequencing* आदि विभिन्न विधियों से अलग–अलग प्रणाली में की गयी जीन स्वीक्वेंसिग के आधार पर विभिन्न प्रकार के अनुवांशिक रोगों का अध्ययन किया जाता है।

38

कब्जियत, दरार, बवासीर एवं भंगदर (नासूर)

Constipation, Anal Fissure, Piles and Fistula

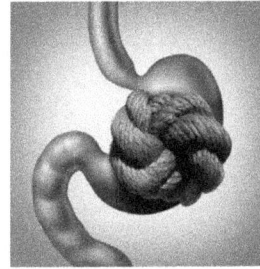

इस अध्याय में हम सीखेंगे कुछ बातें – *Learning Objectives*

- कब्ज, फिशर, पाइल्स एवं फिश्चुला के लक्षण एवं विकार
- चोकर, छिलके, फाइबर वाले भोजन की उपेक्षा। कब्ज बना रहना। बाउल मूवमेंट हल्का होना, मल त्याग में देर तक दम लगाना – फिशर की उत्पत्ति
- खूनी एवं बादी बवासीर की ग्रेडिंग
- बवासीर उपचार विधियां – औशधि इंजेक्शन, हिमोरॉयडेकटॉमी एवं हेमोरॉयड स्टेपलिंग आदि
- क्षारसूत्र द्वारा फिश्चुला का कुशल एवं सक्षम उपचार
- आबदस्त, मल त्याग आदत, परहेज, योग, व्यायाम द्वारा मलद्वार रोगों का सहज–प्राकृतिक उपचार

गुदा (*rectum*), मलद्वार (*anus*) एवं मलद्वार अवरोधनी (*anal sphincter*) पर चर्चा करेंगे। रेक्टम में मल एकत्रित होता है तथा एनस से मल त्याग होता है। *एनल स्फिंक्टर* दो तरह के होते हैं – i. बाह्य

अवरोधनी (बाह्य स्फिंक्टर), ii. आन्तरिक अवरोधनी (आन्तरिक स्फिंक्टर)। बाह्य स्फिंक्टर द्वारा मल निश्कासन नियंत्रण तथा आन्तरिक स्फिंक्टर का संचालन प्राकृतिक रूप से स्वतः होता रहता है। आन्तरिक एवं बाह्य स्फिंक्टर का संचालन साथ–साथ होता है जिसके होते आंतों की गतिशीलता बनी रहती है। पेट (*stomach*) एवं आंतों (*colon*) के बहुत से आम रोग बाउल गतिशीलता (*bowel movement*) में विकार से होते हैं जैसे कि कब्जियत, फिशर, पाइल्स एंड फिश्चुला जिनका वर्णन निम्नवत है। संयमित आहार, गुदा प्रक्षालन, मानसिक संतुलन एवं व्यायाम द्वारा बाउल अर्थात् आंतों की गतिशीलता को नियंत्रित रखने पर कब्ज और गुदा में दरार नहीं होती। गुदा के स्फिंक्टर समान गति से संचालित होते रहें तो मलद्वार पर फोड़ा, अल्सर आदि नहीं बनते और मल असंयमिता जिसमें वायु निश्कासन के साथ कुछ मल भी लीक कर जाये (*fecal incontinence or leakage*) का दोश नहीं होता है।

कब्जियत *Constipation*– कब्ज तो आम है। बहुत से लोग कब्ज से पीड़ित होते हैं। जिसे देखो कब्ज से परेशान होता है। कब्ज दुनिया में सभी जगह देखने को मिलता है, कब्ज यूबीक्यूटस (*ubiquitous*) अथवा आम बीमारी है। कब्ज की दवाएं विज्ञापन से भरी पड़ी हैं – बड़े–बड़े एक्टर कलाकार कब्ज की दवाएं लगातार प्रमोट करते हैं। दवा बनाने वालों के लिये कब्ज एक बड़ा मार्केट है।

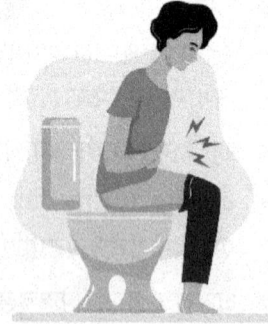

कब्ज का आसान सा इलाज है दिन में 3 से 4 लीटर पानी पिया जाये, हाज़मा अच्छा करने के लिये गुनगुना पानी पियें। फाईबर अर्थात् पत्तेदार सलाद, गाजर, मूली, खीरा, ककड़ी, फलों का सेवन खूब करें। यह मल को सख्त बनने से रोकता है। घी, तेल, मैदा, चीनी, मिठाई आदि का सेवन मल को ठोस कर देते हैं (चित्र में टाइप 1, 2, 3)।

देशी दवाएं त्रिफला, हरड़, आंवला, मुनक्का, छुहारा, अंजीर, खजूर एवं इसबगोल कब्ज में लाभकारी हैं। गुड़ एवं खांडसारी शक्कर की अपेक्षा

अधिक लाभकारी है। चीनी पेट में कब्जियत के साथ–साथ अन्य विकार भी उत्पन्न करती है, चीनी के अधिक सेवन से डायबिटीज हो जाती है (अध्याय 28), गट में मित्र जीवाणु मृतप्राय होने लगते हैं, शत्रु जीवाणु बढ़ने लगते हैं और गट फ्लोरा का अनुपात बिगड़ जाता है (अध्याय 24), कारण कि चीनी प्रसंस्कृत (*processed*) पदार्थ है। हर बार आपको सचेत करना है कि रेगुलर डाइट में प्रसंस्कृत आहार (अध्याय 22) से बचें।

प्रोलेप्स्ड हिमोरॉयड अथवा बवासीर बाहर निकल आने से (*prolapsed haemorrhoids*) की वजह से गुदा–द्वार शुश्कता (*mucous*– म्यूकस अर्थात् श्लेश्मा की कमी) के कारण आंतों की संवेदनशीलता बढ़ जाती है और छोटे–छोटे, लंबे–पतले घाव हो जाते हैं जिन्हें *फिशर* (*fissure*) अथवा दरार कहते हैं। कभी–कभी फिशर के साथ पाइल्स और फिश्चुला भी हो जाता है। गुदा छिले नहीं इसलिये जिनकी गुदा शुश्क हो, खासतौर पर बच्चों की गुदा में चिकनाई लगा देने से मल का निश्कासन आसान हो जाता है और गुदा आहत नहीं होती। देर तक पखाने में नहीं बैठें, चाहें 2 या 3 बार मल त्यागने जाना पड़े। अधिक पानी से आबदस्त अथवा प्रक्षालन (सफाई करना) लेना गुदा को छिलने से रोकता है। यदि भोजन खाने से पेट में *वायरस, बैक्टीरिया* या *अमीबा* का संक्रमण हो जाये और पेट खराब हो जाये, डकार आ रही हो, बदबूदार गैस निकल रही हो (टाइप 6 एवं 7) तो कुछ खुराक *एंटीबायोटिक* खा ही लेनी चाहिये। पुनः बताना जरूरी होगा कि रूटीन अथवा दिन प्रतिदिन में प्रसंस्कृत अथवा संक्रमित भोजन हानिकारक है। पेट एवं आंत में संक्रमण हो जाने पर गुनगुना पानी, दही, खिचड़ी आदि के सेवन से गुदा द्वार की बड़ी परेशानी से बच सकते हैं। अधिकांशतः अपच और कब्ज भोजन में बदलाव, खूब पानी पीने, व्यायाम तथा मंडूक आसन से ठीक हो जाता है। डिप्रेशन में भी कब्ज हो सकता है। थायरॉयड (*thyroid*) हार्मोन की गड़बड़ी से भी कब्ज हो सकता है। रोजमर्रे में बदल–बदल कर भोजन करने से कब्ज नियंत्रित रहता है। प्रतिदिन एक या दो बार मल त्याग कर निवृत्त होने का सुख दैवीय है, परन्तु कहते हैं सामान्य मनुश्य, दिन में 4 बार और 4 दिन में एक बार मल त्याग करे तो वह भी ठीक ही है। मल त्याग के संबन्ध में एक कहावत है – ***एक बार योगी, दो बार भोगी, तीन बार रोगी***।

मल के भी प्रकार हैं जो चार्ट में दर्शाये गये हैं: – चित्र में दिखाये गये मल अथवा टट्टी का क्रम 4 और 5 स्वस्थ व्यक्ति के मल का प्रतीक है, तथा क्रम 6 एवं 7 पतले दस्त का प्रतीक है।

type 1
गुट्टा–2 बकरी, खरगोश जैसी लेड़ीनुमा टट्टी
type 2
बड़े–बड़े गुट्टे जुड़े हुये सूखी
type 3
छोटे गुट्टे जुड़े हुये सूखी
type 4
स्मूथ या बंधी हुयी लंबी टट्टी, कम सूखी
type 5
फोकी – फोकी
type 6
पतली गोबर जैसी
type 7
पतली दस्तनुमा

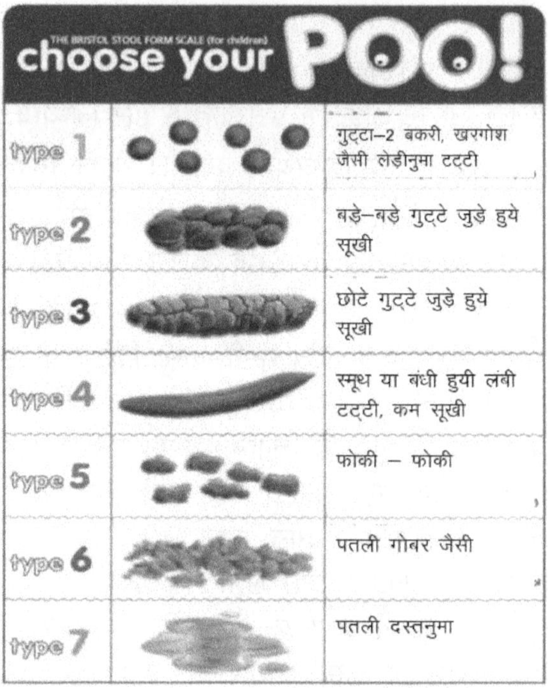

कब्ज/कब्जियत के प्रकार– कब्ज तो स्वस्थ व्यक्ति को भी यदाकदा हो जाता है। इस दृश्टिकोण से कब्ज के दो प्रकार हो सकते हैं –

पहला प्रकार का कब्ज ''*फंक्शनल*'' कब्ज है अर्थात् कभी–कभी मल न होना – कोई कारण नहीं होता है। शरीर की समस्त क्रियायें सामान्य या *नॉर्मल* ही रहती हैं, लेकिन कब्ज हो जाता है। **दूसरा प्रकार** ऐसा कब्ज जिसमें कोई न कोई अन्य विकार जैसे गुदा या बड़ी आंत में रूकावट, गांठ, कैंसर, आंतों में *न्यूरोट्रांसमिशन* या तंत्रिकाओं में रूकावट (*हिर्चस्प्रुंग डिजीज*) अर्थात् क्रमिक वृत्तों में सिकुड़ने वाला आंदोलन (*paristalsis*) न होना। कब्ज बना ही रहता है।

नीचे चर्चा करेंगे गुदा द्वार एवं निचली बड़ी आंत (*anus and rectum*) में होने वाले **4 सामान्य रोगों** की –**मलद्वार की दरार** (***anal fissure***), **बवासीर** (***piles***), **नासूर** अथवा **गुदा मार्ग में फिश्चुला** (***fistula-in-ano***) एवं **मल द्वार में कैंसर** (***cancer anus or rectum***)

1. मलद्वार की दरार *Anal Fissure*– मलद्वार में बने हुए छल्ले अथवा चूड़ीयों अथवा अवरोधनी (*sphincter*) पर चढ़ी श्लेश्म में क्रैक

(*crack in the mucosal lining*) अथवा *टीअर* (*tear*) ही दरार अथवा फिशर है। फिशर मलद्वार नलिका में हो जाती है जिससे मल त्याग (*defaecation*) में पीड़ा होती रहती है। कभी–कभी प्रसूति काल में महिलाओं को फिशर हो जाता है। फिशर कोई गंभीर रोग अथवा समस्या नहीं है और प्रायः संयमित आहार, व्यायाम एवं कतिपय औशधियों से ठीक हो जाता है। घरेलू इलाज से भी 8–10 सप्ताह में ठीक हो जाता है। यदि फिशर लंबी अवधि तक न ठीक हो तो इसे ***तीव्र अथवा जीर्ण फिशर*** (*acute or chronic fissure*) कहते हैं। एनस (*anus*) फिशर आम *(यूबीक्यूटस)* समस्या कही जाती है जो किसी भी उम्र में किसी को भी संयमित आहार न करने, व्यायाम इत्यादि न करने, मैग्नेशियम (*magnesium*) एवं पोटेशियम (*potassium*) की कमी अथवा कब्जियत से हो सकता है। मैग्नेशियम एवं पोटेशियम की कमी से मलद्वार के छल्लों में ऐंठन, मिचमिचाहट एवं दर्द महसूस होता रहता है। एक्यूट फिशर कुनकुने पानी में गुदा डुबोकर बैठने एवं औशधियों से भी ठीक हो जाता है। *क्रॉनिक फिशर,* कब्जियत के कारण लम्बे एवं कड़े मल निकलने, मल त्याग में दम लगाने, बाउल मूवमेंट (*bowel movement*) समस्या, डायरिया (*diarrhoea*), गुदा मैथुन (*anal intercourse*) आदि कारणों से हो सकता है। क्रॉनिक फिशर आंत सम्बन्धी कुछ संक्रमणों जैसे कि क्रोन्स रोग (*Crohn's disease*), एनल कैंसर, एनल टीबी एवं असुरक्षित यौन एवं यौन रोगों से भी हो जाता है। ***क्रॉनिक फिशर*** से गुदा मार्ग में **फिश्चुला,** पेट में अन्य रोग, गुदा कैंसर (*anal cancer*) आदि भी हो सकते हैं।

फिशर के कुछ **सामान्य लक्षण** हैं जैसे कि एनल स्फिंक्टर पर दरार, छोटे–छोटे मस्से (*anal tags*), तथा मलद्वार में हमेशा छरछराहट एवं दर्द, मल में चमकीले लाल रक्त के निशान आदि हैं। फिशर में मलद्वार का खुलाव कम हो जाता है और एनल स्फिंक्टर में कसाव अथवा टाइट हो जाता है। ***क्रॉनिक फिशर*** की जांच एनोस्कोपी (*anoscopy*), सिगमॉयडोस्कोपी (*sigmoidoscopy*) अथवा कोलनोस्कोपी (*colonoscopy*) द्वारा होती है। ***एक्यूट फिशर*** का उपचार

नाइट्रोग्लीसरीन (*nitroglycerin*), *डिल्टियाजेम*, *जाइलोकेन* (*xylocaine*), *लीडोकेन* जैसी तनाव कम करने वाली एवं *एनेस्थेटिक क्रीम* (*anesthetic cream*) आराम देती हैं। ***क्रॉनिक फिशर*** *बाटूलीनम टॉक्सिन इंजेक्शन* (**botulinum toxin injection**) टाइट स्फिंक्टर में लगाकर होता है। सर्जरी में *लैटरल इंटरनल स्फिंक्टरोटॉमी* (*lateral internal sphincterotomy*) द्वारा गुदा द्वार के अंदर के छल्ले में चीरा लगाकर कसाव कम कर दिया जाता है और फिशर का घाव शीघ्र ही भर जाता है।

2. **बवासीर *Piles or Haemorrhoids***– पाइल्स को ***हेमोरॉयड***, **मूलव्याधि** अथवा **महेशी** भी कहते हैं। वैसे तो बवासीर पूरे विश्व की आम बीमारी है, नियंत्रण में रखा जाये तो यह बीमारी ठीक भी हो जाती है, किन्तु नियंत्रण न करने पर यह बीमारी कभी–कभी अत्यंत कश्टदायक हो जाती है। बवासीर से दिनचर्या का सयंम बिगड़ जाने से संघर्श बढ़ जाता है। बवासीर दो प्रकार की बतायी जाती है –

i. **खूनी बवासीर–** खूनी बवासीर में पहले मल में लगकर फिर टपक कर खून आता है, फिर पिचकारी की तरह अलग से भी खून निकलता है। एनस/मलद्वार में रक्त नलिकायें फूल जाती हैं जिनसे रक्त स्राव होता रहता है, ये मस्से पहले अंदर की तरफ, फिर बाहर की तरफ भी निकलने लगते हैं – जो मल–त्याग के बाद अन्दर चला जाता है, जीर्ण (*chronic*) होने पर मस्सा मल त्याग के बाद हांथ से दबाने पर ही अन्दर जाता है, और आखिरी स्टेज पर हांथ से दबाने पर भी मस्सा अंदर नहीं जाता है,

ii. **बादी बवासीर–** लगातार कब्ज रहने से **बादी बवासीर** हो जाती है। इसमें अन्दर की तरफ मस्से बन जाते हैं। पेट में हमेशा गैस बनना, जलन, दर्द, खुजली, बेचैनी, कड़े मल के साथ कभी–कभी खून आना आदि। रोग गंभीरता के कारण मलद्वार की चुन्नट फट जाती है, घाव हो जाता है, चुन्नट फट जाने से मलद्वार में फिशर हो जाता है।

मलद्वार नलिका (*anal canal*) में सूजे हुए ऊतकों (*inflamed tissues*) का एक साथ एकत्रित होना ही पाइल्स है। सूजे हुए ऊतकों की रक्त वाहिकायें (ब्लड वेसेल्स), इनके समर्थक ऊतक (*supporting tissue*), मांस पेशियां (*muscles*) एवं लोचदार तन्तु (*elastic fibres*) आदि मिलकर पाइल्स का रूप धारण कर लेते हैं। **बवासीर सूजे हुए ऊतकों एवं नसों का संग्रह है। बवासीर के कारण**– पुराना कब्ज, पुराना अतिसार (*chronic diarrhoea*), भारी सामग्री ऊपर उठाना, जोर लगाकर (*straining*) मल त्याग करना आदि। स्त्रियों को गर्भ अवस्था में भी पाइल्स की समस्या हो जाती है। आन्तरिक बवासीर मलद्वार के अन्दर 2 से 4 सेन्टीमीटर की दूरी में फैली हो सकती है जबकि बाह्य बवासीर मलद्वार/एनस के बाहरी हिस्सों में फैली होती है। मलद्वार के बाहर की बवासीर जो गांठ की तरह होती है, दर्द करती रहती है, प्रायः ऐसी बवासीर में रक्त जमा हुआ (*coagulated blood*) भी हो सकता है जिसे चिकित्सा विज्ञान में रक्त के थक्के वाली बाह्य बवासीर (*thrombosed external haemorrhoids*) कहते हैं। पाइल्स में मल त्याग के बाद भी पेट और आंत में फूलापन, भरापन महसूस होता रहता है क्योंकि गुदा मुकाम में दर्द और भारीपन बना रहता है। जीर्ण अथवा क्रानिक पाइल्स में मल त्याग में नियंत्रण भी शिथिल हो जाता है, जिसे मल असंयमिता (*fecal incontinence*) कहते हैं। खूनी बवासीर में अधिक खून बह जाने से एनीमिया (*anaemia*) हो जाता है।

बवासीर की ग्रेडिंग–ग्रेड–1 – मलद्वार के अस्तर के अन्दर की ओर रक्त वाहिकायें (ब्लड वेसेल्स), इनके समर्थक ऊतक (*supporting tissue*) की गांठों का बनना; **ग्रेड–2 –** मलद्वार की गांठे, मल त्याग के समय बाहर आ जाती हैं और बाद में स्वतः अन्दर चली जाती हैं; **ग्रेड–3 –** मलद्वार के बाहर निकली हुयी बवासीर गांठ जो मल त्याग के बाद हांथ से दबाकर अन्दर करी जाती है; **ग्रेड–4 –** मलद्वार के बाहर निकली हुयी बवासीर गांठ (*prolapsed haemorrhoids*) दबाकर भी अन्दर नहीं हो पाती और लंबे अर्से तक इलाज न होने पर यही बादी बवासीर बन जाती हैं।

नियंत्रण और उपचार –

i. रेशेदार भोजन (*fibre-food*), हरी शाक–सब्जी, हरे–लाल–पीले फल के सेवन, नमक, घी–तेल, मिर्च–मसाला, खटाई, मिठाई आदि से परहेज, दिनचर्या में योग–आसन, व्यायाम करते रहने, मोटापा घटाकर

रखने से बवासीर नियंत्रित रहती है

ii. बवासीर के नियंत्रित न होने पर बाजार में उपलब्ध दर्द निवारक औशधियों तथा गुदा द्वार के अंदर बवासीर मस्सों पर मलहम लगाने से बवासीर में आराम मिलता है।

मौसमी फल, बेल, जामुन, हर्र–बहेड़–आंवला, इसबगोल–भूंसी, रेचक (*laxative*) आदि कब्ज एवं बवासीर में फायदेमंद हैं। **चिकित्सा**– ग्रेड 2 एवं 3 बवासीर में रबरबैंड लगाकर बवासीर में खून की आपूर्ति रोक देते हैं जिससे बवासीर सूख कर झड़ जाती है – इसे ***बैंडिंग*** (***banding***) कहते हैं। आयुर्वेदिक क्षारसूत्र से बांधकर भी ऐसा इलाज किया जाता है। ग्रेड 1, 2 एवं 3 बवासीर को इंजेक्शन द्वारा औशधि लगाकर पाइल्स को सुखाने की प्रक्रिया को ***स्केलरोथिरैपी*** (**sclerotherapy**) कहते हैं। इसमें *सोडियम टेट्राडोसिल सल्फेट* एवं *पोलीडोकानॉल* मुख्य दवायें हैं। ***इन्फ्रारेड किरणों*** **अथवा** ***रोडियोफ्रिक्वेंसी किरणों*** **की सघन वर्शा** कर बवासीर की गांठ में खून की आपूर्ति को रोक देते हैं जिससे गांठ जलकर सूख जाती है। **शल्य चिकित्सा**– ग्रेड 3 एवं 4 के पाइल्स में मलद्वार के अन्दर एवं बाहर बवासीर गांठों की बहुतायत हो जाती है जिसकी सर्जरी करनी पड़ती है जिसे **हिमोरॉयडेकटमी (*haemorrhoidectomy*)** कहते हैं। इस ऑपरेशन में अंदर और बाहर – खूनी और बादी बढ़े हुए दोनो ही तरफ की बवासीर की गांठों को उनके खून के स्रोत तक साफ करके बांध दिया जाता है जिससे गांठों में रक्त आपूर्ति रूक जाती है और गांठों को हटा दिया जाता है। बवासीर की गांठों में रक्त संचार करने वाली धमनी को *हेमोरॉयडल आर्टरी* कहते हैं – डॉपलर यंत्र की मदद से रक्त संचार करने वाली 3 या 4 *हेमोरॉयडल आर्टरी* अभीश्ट तरीके से बांध देते हैं जिससे बवासीर की गांठें सूख जाती हैं। इस ऑपरेशन को *हेमोरॉयडल आर्टरी लाइगेशन सर्जरी* अथवा *HAL* कहते हैं। एक थोड़ी मंहगी विधि है – इस विधि में गोल आकार की *हिमोरॉयड स्टेपलिंग मशीन* (*haemorrhoid stapling gun*) की मदद से अंदर की *म्यूकस मेंब्रेन* जिसमें बवासीर की गांठें होती हैं को पूरा काटकर निकाल देते हैं और ऊपर नीचे स्टील के स्टेपल्स लगा दिये जाते हैं। इन सभी ऑपरेशनों को दक्षता से करने पर 90–95 प्रतिशत बवासीर के रोगी स्थायी रूप से लाभांवित हो जाते हैं। कभी–कभी सख्त कब्जियत और निरंतर जोर लगाने की वजह से अंदर

और बाहर के बवासीर गुदा द्वार के चारों तरफ बाहर निकल आते हैं – उनसे रक्त, म्यूकस निकलता है, मल लीक कर सकता है और अत्यंत दर्द होता है – इनको ***प्रोलेप्स्ड हिमोरॉयड*** कहते हैं। कुछ समय तक दवा खा और लगाकर इनको शल्य चिकित्सा द्वारा निकालना पड़ता है।

3. **गुदा मार्ग में नासूर** अथवा **फिश्चुला** ***Fistula-in-Ano***– गुदा के बगल में एक नासूर या फिश्चुला हो जाता है, जिसे भगंदर भी कहा जाता है। इसमें काफी दर्द, मवाद, सीरम और खून का रिसाव भी समय–समय पर होता रहता है। गुदा में म्यूकस ग्रंथियां होती हैं जिनसे सख्त मल आसानी से निकल जाता है। म्यूकस ग्रंथि की गुफा में बैक्टीरिया के संक्रमण से गुदा द्वार के बगल में फोड़ा बन जाता है जो बेहद दर्द करता है। यह फोड़ा गुदा के अन्दर और बाहर दोनों तरफ फूट जाता है। इस प्रकार से बाहर का छिद्र गुदा के अन्दर से एक ***संकीर्ण सुरंग*** (***narrow tunnel***) द्वारा जुड़ा होता है। इसमें अन्दर के छिद्र से मल का हल्का रिसाव होता रहता है और रिसाव की एक जीर्ण प्रक्रिया (*chronic process*) बन जाती है। जब कभी गुदा की खूब सफाई कर लेने से, समय–समय पर कब्ज का इलाज करते रहने पर, जरूरत के अनुसार एंटीबायटिक लेकर और गुदा में चिकनाई आदि लगा लेने से फिश्चुला के प्रकोप से बचा जा सकता है। बीच–बीच में फिश्चुला सूख भी जाता है – लगता है ठीक ही हो गया – लेकिन नासूर तो नासूर! इसीलिए इसे ***क्रोनिक रिकरेंट फिश्चुला इन ऐनो*** (***chronic recurrent fistula–in–ano***) कहते हैं। नितंब तो ढीला ऊतक है (*buttocks have loose fibro–fatty–alveolar tissue*) जिसपर खूब चर्बी होती है, और ढीले ऊतक वाली चर्बी पर कीटाणु एक कैविटी में सुरक्षित बने रहते हैं और फिश्चुला का संक्रमण धीरे–धीरे सुलगता रहता है और मौका आनेपर फिर से उसमें सूजन, लाली, इन्फ्लेमेशन एवं पस मल द्वार के बगल से रिसता रहता है।

एनल फिश्चुला, एनस के बगल में हुयी फुड़िया या फिशर से बन जाता है। इसमें एक छेद गुदा के अन्दर और एक छेद गुदा द्वार के बगल में नितंब में होता है। बाहर वाला छिद्र जिससे रिसाव होता रहता है, वह गुदा द्वार से जितना दूर होता है फिश्चुला की गहराई उतनी ही अधिक होती है। फिश्चुला के बाहरी और अंदरूनी छिद्रों को जोड़ने वाली *नैरो टनेल* में

गुफायें (*cavities*) होती हैं जिनमें कीटाणु अपनी कॉलोनी बसा लेते हैं। फिश्चुला का बाहरी छिद्र यदि गुदा के छल्ले (*sphincter*) के नीचे से जा रहा है तो उसे ***सब स्फिंक्टर फिश्चुला*** (***sub sphincteric fistula***) कहा जाता है। यदि छल्ले को भेदती हुयी जा रही है तो ***ट्रांस स्फिंक्टर फिश्चुला*** (***trans sphincteric fistula***) और यदि छल्ले के ऊपर है तो ***सुप्रा स्फिंटर फिश्चुला*** (***supra sphincteric fistula***) होता है। जितना ही गहरा या ऊँचा फिश्चुला होता है उसका इलाज उतना ही मुश्किल और लंबा समय लेता है। फिश्चुला के और भी अन्य प्रकार हैं जिनका विवरण यहां आवश्यक नहीं है। कभी–कभी फिश्चुला की टनेल घोड़े की नाल जैसी घुमावदार (*horse shoe shaped*) होती है। कभी–कभी फिश्चुला के एक से अधिक ट्रैक या सुरंगें और अन्दर की ओर कैविटी भी हो सकती है। ऐसे एनल फिश्चुला को ***कॉम्प्लीकेटेड एनल फिश्चुला*** (***complicated anal fistula***) कहते हैं।

एनल फिश्चुला का उपचार– गुदा की सफाई रखना, पेट के संक्रमण में पेट वाली एंटीबायटिक खा लेना, कब्ज से बचना। फुड़िया और फिश्चुला बन जाने पर प्रायः लोग एंटीबायटिक दवाओं और सिकाई करके फिश्चुला को ठीक करने का प्रयास करते हैं किन्तु इस इलाज से फौरी तौर पर तो आराम मिल जाता है, लेकिन कैविटी (*cavity*) अन्दर ही अन्दर पनपती (*develop*) है। फुड़िया और फिश्चुला ठीक न होने पर यही कैविटी विकृत रूप में सामने आती है जिसका इलाज सर्जरी है। अगर फिश्चुला कम गहराई का है तो उसे सिर्फ खोल कर ही ठीक किया जा सकता है, लेकिन गहरा होने पर उसे काट कर निकालना ही एकमात्र विकल्प है, इसे **नाल व्रण उच्छेदन** (***fistulectomy***) कहते हैं। किन्तु सर्जरी के साइड इफेक्ट भी दिखायी पड़ने लगते हैं। ऐसे में आयुर्वेद और एलोपैथ के फ्यूजन (*fusion*) से तैयार किये गये क्षार–सूत्र विधि इसमें अधिक कारगर है। इसमें विशेश लेप लगाकर तैयार किये गये धागे से फिश्चुला को बांध देते हैं, जो धीरे–धीरे पूरी कैविटी को काटकर बाहर कर देता है। धागे में लगाया गया लेप उच्चस्तरीय कीटाणुनाश्क होता है, इसलिए जल्दी राहत मिलती है। फिश्चुला की कैविटी के कीटाणु क्षार की औशधि से मर जाते हैं और मवाद निकलता रहता है।

4. मल द्वार में कैंसर ***Cancer Anal Canal and Rectum***– बार–बार हाजत होना, मल होने के बाद भी हाजत लगी रहना, मल में रक्त, मांस के टुकड़े, गुदा द्वार में दर्द – फिशर एवं बवासीर जैसे लक्षण कैंसर के भी हो सकते हैं। पेशाब में परेशानी बने रहने के भी कुछ लक्षण होते हैं। निचली बड़ी आंत जिसे रेक्टम कहते हैं में मल एकत्रित होता है, कभी–कभी इस स्थान के जन्मजात पॉलिप भी दुर्दम गांठ अथवा कैंसर में बदल जाते हैं। ऐसे प्रकार का रेक्टल कैंसर किशोर अवस्था में हो सकता है। अक्सर मल द्वार के कैंसर के मरीज फिशर, बवासीर एवं फिश्चुला का इलाज कराते और भटकते रहते हैं और धीरे–धीरे मल द्वार का कैंसर बढ़ता रहता है। सर्जन मरीज से प्रश्न पूछकर, हांथ में दस्ताना पहनकर गुदा द्वार का परीक्षण करके इसकी पुश्टि कर लेते हैं – कैंसर की गांठ या फोड़े में से एक छोटा सा टुकड़ा निकालकर बायोप्सी कराकर बीमारी की सटीक डायग्नोसिस बना लेते हैं। मल द्वार कैंसर के प्रकार और स्टेज के अनुसार, इसका इलाज कीमोथिरैपी, रेडियोथिरैपी, नवीन प्रकार की इम्यूनो थिरैपी एवं शल्य चिकित्सा द्वारा किया जाता है।

39

पैरों में दर्द और सूजन, पैरों की नसों में सिकुड़न, शिराओं में रिसाव, वेरीकोज वेंस

Aching Legs and Feet – Leg Swelling, Prominent, Tortuous, Leaking Varicose Veins

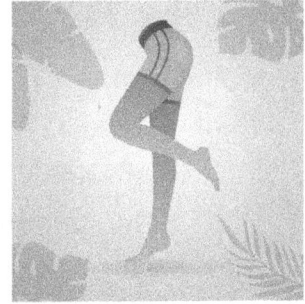

इस अध्याय में हम सीखेंगे कुछ बातें – *Learning Objectives*

- विभिन्न कारणों से पांवों में दर्द बना रहना
- पांवों में दर्द बने रहने का कारण – पेरीफेरल आर्टरी डिजीज (PAD), डीप वेन थ्रामबॉयसिस, पेरीफेरल न्यूरोपैथी, शियाटिका, गठिया, पुल्ड मसल्स, स्प्रेन, मसल क्रैंप, मिरेल्जिया पैरेएस्थेटिका, रेस्टिंग लेग सिंड्रोम, ग्रोइंग लेग पेन आदि
- पांवों के दर्द का परीक्षण और उपचार
- पैरों में वेरीकोज वेन्स अर्थात् अपस्फीत शिरा का टेढ़ा मेढ़ापन, रिसाव से पैरों में सूजन, दर्द, अल्सर, घाव, एक्जीमा एवं काले चकत्ते होना

प्रायः 40–50 की आयु में बहुतेरे लोग टहलते–घूमते अथवा कार्य करते हुए अपने एक या दोनो पांव में रह–रह कर थकान एवं पीड़ा महसूस करते हैं। इस प्रकार के पांव दर्द के बहुत से कारण हो सकते हैं – प्रौढ़ एवं वृद्ध अवस्था में मांसपेशियों के कमजोर हो जाने, युवा अवस्था में पैरों

और घुटनों का अधिक प्रयोग करने जैसे फुटबॉल प्लेयर आदि या रोजमर्रा में ऊंचा जीना चढ़ने वालों अथवा जरूरत से अधिक आरामदेही करने पर अथवा युवा अवस्था में पैरों के जोड़ों, अस्थियों, पुट्ठों/अस्थिबंधों (*tendons/ligaments*) एवं मांसपेशियों के मुलायम ऊतकों (*soft tissues*) में चोट लग जाने से पैरों के जोड़ों की प्राकृतिक चिकनाई (*lubrication*) खत्म हो जाती है। डायबिटीज, वेरीकोज वेन्स (*varicose veins*), कैल्शियम की कमी एवं थायरॉयड आदि में पैरों की शिराओं अथवा धमनियों (*veins/arteries*) में रक्त बहाव मद्धिम पड़ जाने पर भी पैरों में दर्द का एहसास होने लगता है। पांवों के दर्द के कारणों की चर्चा निम्नवत् है –

1. **परिधीय धमनी रोग *PAD or Peripheral Artery Disease*–** पैर की धमनी संकरी हो जाने से धमनियों में रक्त प्रवाह की कमी हो जाती है। चलते समय अथवा विश्राम अवस्था में भी पैरों में कमजोरी, ठंडापन, मरोड़, सुन्नता (*numbness*) का लगातार एहसास, कभी–कभी तेज चलने अथवा दौड़ने पर पैरों में खंजता, पिंडलियों में तेज दर्द होने लगता है जिससे रूकना ही पड़ता है (*claudication*), नसों के खिंचने पर मोच आ जाती है, घुटनों के जोड़ दर्द करने पर कभी–कभी हम लड़खड़ा कर गिर भी सकते हैं। **परीक्षण**– पैरों की रक्तसंचार गंभीरता (*haemodynamic severity*) होने पर ***एंकिल ब्रेकियल इंडेक्स* Ankle Brachial Index - ABI** टेस्ट। पैड (*PAD*) में हृदय एवं मस्तिश्क धमनियों के संकुचित हो जाने तथा रक्त प्रवाह अवरूद्ध होने से स्थानिक अरक्तता (***मसल इस्कीमिया***) के कारण चलने अथवा सीढ़ी चढ़ने में पिंडलियों में दर्द होने लगता है। पैरों में **पैड** (*PAD*) से होने वाला दर्द हृदय धमनी रोग (*coronary artery disease–CAD*) की तरह है, (अध्याय 29)। डायबिटीज में डायबिटिक फुट (*diabetic foot*) की वजह से पैड (*PAD*) रोग होता है, जिसे **गंभीर रूग्णता** (*morbidity*) भी कहते हैं।
2. **गहरी शिरा आघात *DVT or Deep Vein Thrombosis*–** किसी अंग अथवा पैर में चोट लगे स्थान की **शिरा** (***vein***) में **रक्त थक्का**

(***blood clot***) जमने से ***डीप वेन थ्रामबोसिस*** हो जाती है। **डीवीटी** के कारण पावों में दर्द, सूजन, गहराई की शिराओं में रक्त थक्का रूक जाने के कारण लाली और गर्माहट बनी रहती है। यदि डीवीटी में रक्त का थक्का टूटकर फेफड़ों तक पहुंच जाये तो **फुफ्फुसीय अंतः शल्यता** (***pulmonary embolism***) हो सकती है, (अध्याय 30)

3. **परिधीय तंत्रिका रोग *Peripheral Neuropathy***– किसी भी अंग की **परिधीय तंत्रिका व्याधि** में **संवेदी तंत्रिका** (***sensory nerves***), **प्रेरक तंत्रिका** (***motor nerves***) तथा **स्वायत्त तंत्रिका** (***autonomic nerves***) में से **एक अथवा तीनों तंत्रिकायें** शामिल हो सकती हैं। इस व्याधि में शरीर की तंत्रिकायें मस्तिश्क तक सूचना पहुंचाने और वापिस लाने में असमर्थ हो जाती हैं। शरीर में चोट, रोग और संक्रमण होने पर कभी–कभी **मस्तिश्क के सेंट्रल नर्वस सिस्टम** तक शरीर की पीड़ा नहीं पहुंच पाती है जिसे **तंत्रिका शिथिलता** (***पेरीफेरल न्यूरोपैथी***) कहते हैं। शरीर में 100 से अधिक प्रकार की ***पेरीफेरल न्यूरोपैथी*** हो सकती हैं जिनका उपचार एकल अथवा बहु–तंत्रिका व्याधि के अनुसार होता है। ***पेरीफेरल न्यूरोपैथी*** में हांथ–पैरों की झुनझुनाहट, सुन्नता (*numbness*), नसों में तनाव, कमजोरी, अंदर ही अंदर रक्त संचार में बूंद टपकने जैसा छुरी घोंपते जैसे दर्द (*piercing pain*) से हांथ–पैर जाम होना, यौन निश्क्रियता (*sexual dysfunction*), कब्जियत, बिगड़ा पाचन, पेचिश एवं अत्यधिक पसीना बहने की समस्यायें होने लगती हैं।

अत्यधिक मोटापा, बीपी, डायबिटीज, थायरॉयड और गुर्दे रोग से तंत्रिका–ऊतकों (*tissues*) के नश्ट हो जाने की वजह से पांवों में ***पेरीफेरल न्यूरोपैथी*** हो जाती है। ***पेरीफेरल न्यूरोपैथी*** विटामिन E,B1,B6 एवं B12 की कमी, ***कार्पल टनेल सिंड्रोम*** (***carpel tunnel syndrome***– हस्त की मझली तंत्रिका पर दबाव), ड्रग्ज दुरूपयोग, *वोलाटाइल सब्सटेंस* जैसे कीटनाशक औशधियों के वाश्पन, *हरपीज सिमप्लेक्स* (*Herpes simplex*), *एचआईवी* (*HIV*), *एड्स* (*AIDS*) जैसे विभिन्न विशाणुओं के संक्रमण, *रूमोटायड गठिया* (*rheumatoid arthritis*), *ल्यूपस एरिथीमैटोसस* (*lupus erythematosus*) जैसे

विभिन्न स्वप्रतिरक्षित रोगों (*autoimmune disease*–**नोट**– रोग प्रतिरक्षा प्रणाली की कोशिकाएं अपनी ही कोशिकाओं को नश्ट करने लगती हैं) से भी होती है। **परीक्षण**– रक्त परीक्षण द्वारा विटामिन कमी, डायबिटीज अथवा थायरॉयड रोग का पता लगता है। इमेजिंग में सीटी स्कैन, एमआरआई द्वारा कंकाल अथवा तंत्रिका प्रणाली के आस–पास खिसकी हुयी डिस्क (*herniated disk*) की जानकारी मिलती है तथा रोग के गहन परीक्षण के लिये तंत्रिका–ऊतक बायोप्सी (*biopsy*), *इलेक्ट्रोमायोग्राफी* (*electromyography*–मांसपेशी विद्युत परिचालन परीक्षण), त्वचा पर *इलेक्ट्रोड* (*electrode test*–तंत्रिका सूचना प्रसारण) आदि द्वारा जानकारी मिलती है। **उपचार**– प्रारंभिक अवस्था में रोग ठीक हो जाता है। जैसे कि प्रणायाम, योग, ध्यान, मालिश, एक्युपंक्चर द्वारा, पदार्थ दुरूपयोग (तंबाकू, गांजा, भांग, चरस, स्मैक, हीरोईन, शराब) से परहेज, उचित जूते–मोजे के पहनाव से पांव सुरक्षित रखना, सफाई, उचित तापमान के पानी से स्नान एवं दर्द निवारक औशधि आदि। इसकी गंभीरता होने पर रक्त प्रवाह में *प्लाज्माफेरेसिस* (*plasmapheresis*) द्वारा मरीज में नमक एवं एल्बूमिन (*albumin*) का घोल प्रवाहित कर तंत्रिका से समस्या–प्रधान एंटीबॉडी (*antibody*) को बाहर निकाल देते हैं।

4. **खनिज असंतुलन *Electrolyte Imbalance***– प्रायः मल–मूत्र उत्सर्जन, गर्मियों में पसीना निकलने एवं व्यायाम, विभिन्न खेलों यथा क्रिकेट, हॉकी, फुटबॉल, बैडमिंटन, कुश्ती, तैराकी आदि में पसीना निकलने तथा कीमोथिरेपी आदि से शरीर से विभिन्न **खनिजों** जैसे कि सोडियम, पोटेशियम, कैल्शियम, सोडियम क्लोराइड की हानि होने से शरीर में खनिज असंतुलन (*इलेक्ट्रोलाईट इंबैलेंस*) हो जाने से भी प्रायः पैरों में दर्द होता है। खनिज असंतुलन को ठीक करने हेतु खनिजयुक्त पदार्थ (*mineral enriched food*) का सेवन आवश्यक है।

5. **मेरूदण्ड की अस्थियों के बीच स्थान कम हो जाना *Spinal stenosis***– त्रुटिपूर्ण आसन अथवा मुद्रा में काम करने (*bad posture or ergonomics*), तंबाकू, गांजा, भांग, चरस, एल्कोहॉल आदि **ड्रग्ज** दुरूपयोग से रीढ़ अथवा मेरूदंड की अस्थियों के बीच प्राकृतिक रूप से बना हुआ स्थान कम होकर संकरा हो जाता है,

तंत्रिकाओं (*nerves*) पर दबाव पड़ने लगता है, जिससे हांथ–पांव में झुनझुनी व दर्द के बाद धीरे–धीरे पावों की तंत्रिकाओं में कमजोरी एवं सुन्नता (*numbness*), दर्द, खड़े होने में संतुलन बिगड़ने लगता है। इस प्रकार की समस्या प्रायः गर्दन और कमर के निचले हिस्से से शुरू होकर धीरे–धीरे पैरों पर असर करने लगती है। रीढ़ की अस्थियों का संकरापन गर्दन में ***सर्वाइकल स्टेनोसिस*** (***cervical stenosis***) एवं कमर में ***लंबर स्टेनोसिस*** (***lumbar stenosis***) कही जाती है। प्रारंभिक अवस्था में इस रोग के लक्षण बहुत अधिक स्पश्ट नहीं होते हैं। **उपचार**– *फिजियोथिरेपी* (*physiotherapy*), योग, प्रणायाम से आराम मिलता है। मेरूदंड (*spine*) की सर्जरी भी करनी पड़ सकती है।

6. **शियाटिका या कटि–स्नायुशूल *Sciatica***– रीढ़ की हड्डी के निचले भाग की तंत्रिकाओं पर खिंचाव वाले दर्द का एहसास बढ़ते हुए पांव में लगातार दर्द, तीव्र ऐंठन (*cramp*) के तीखे दर्द से खड़े होने अथवा बैठने में कठिनाई होती है। रीढ़ की हड्डी के आस–पास की डिस्क अथवा अस्थि खिसकने से अवस्थापित अथवा ***हर्नियेटेड डिस्क*** (***herniated disk***) तथा ***स्पाइनल स्टेनोसिस*** (***spinal stenosis***) की समस्या भी अपना ठिया बना लेती है, जिससे नितंब की मांसपेशी में ऐंठन (*spasm*) भी होती है। औशधि अथवा फिजियोथिरैपी द्वारा उपचार न हो पाने पर एक्स–रे, एमआरआई इमेजिंग के बाद सर्जरी द्वारा निदान होता है।

7. **गठिया *Arthritis***– गठिया रोग में विभिन्न जोड़ों यथा नितंब, घुटना, एड़ी में दर्द के साथ सूजन एवं कड़ापन होने से चलने, उठने, बैठने, दौड़ने इत्यादि में दिक्कतें बनी रहती हैं। गठिया अनेक प्रकार की होती है जिनका विवरण अध्याय 32 में है। गठिया रोग का पूरा इलाज करना चाहिये। वजन घटाकर, योग, प्रणायाम करना लाभप्रद है ।

8. **मांसपेशी खिंचना *Pulled Muscle***– रोजमर्रे में एकाएक झुककर वजन उठाने, जल्दी–जल्दी सीढ़ी चढ़ने–उतरने, तेजी से दौड़ने–भागने, शारीरिक मेहनत अथवा खेल–कूद से पैर की मांसपेशी, नसें खिंच जाने अथवा चोट लग जाने पर ठीक से देखभाल और उपचार न होने पर

दर्द उभरने से भी पांव दर्द करते हैं। इसका उपचार पैरों को आराम, बर्फ–सिकाई, पट्टी बांधकर दबाव रखने, ऊंचाई पर रखने से ***RICE*** (*rest, ice, compression, elevation*) तकनीकी द्वारा धीरे–धीरे आराम मिल जाता है।

9. **मोच *Sprain*–** प्रायः घर में अथवा सड़क पर तेजी से दौड़ते–भागते चलने अथवा खेलकूद करते समय पांव के घुटनों, ऐड़ी मुड़ने से मांसपेशी एकाएक खिंच जाती है जिसे मोच कह देते हैं। मोच में **अस्थिबंध–ऊतक** (***ligament-tissue***) खिंचकर फट जाते हैं। मोच की वजह से सूजन आने पर पांव पर भार देकर खड़े होने पर पीड़ा होती है। मोच का इलाज *RICE* तकनीकी द्वारा हो जाता है। औशधि आदि से भी आराम मिल जाता है, पांव में उस स्थान पर बार–बार चोट न लगे और उसको स्थिर करने के लिए हल्का प्लास्टर या क्रेप पट्टी भी बांध देते हैं। ठीक से देखभाल न करने पर पुरानी चोट उभरते रहने पर पांव हमेशा दर्द करते हैं।

10. **मांसपेशी ऐंठन *Muscle Cramp*–** कभी–कभी पैरों के घुटने के पीछे नीचे की ओर की मांसल पिंडली (*calf*) एकाएक सूजकर कड़ी हो जाने से चलने, उठने, बैठने आदि में तीव्र खिंचाव एवं नोचे जाने जैसे दर्द को ही **मांसपेशी ऐंठन** (***मसल क्रैंप***) कहते हैं। ऐसा मसल क्रैंप अन्य शारीरिक अंगों की मांसपेशी में भी हो सकता है। पांवों का मसल क्रैंप प्रायः शारीरिक मेहनत के कार्यों, क्रीड़ा मैदान में खेलते समय, दुर्घटना–चोट, वृद्धावस्था अथवा वातानुकूल किये बिना ठंड में आना, धूप से आने पर, द्रव पदार्थ एवं पानी कम पीने के कारण भी हो सकता है। पांव के मसल क्रैंप धीरे–धीरे अपने आप ही ठीक हो जाते हैं। गंभीर ***मसल क्रैंप*** का इलाज *RICE* तकनीकी एवं औशधि द्वारा हो जाता है। बार–बार मसल क्रैंप आने पर थायरॉयड, गुर्दा रोग एवं कैल्शियम एवं लवणों की जांच करा लेनी चाहिए।

11. **पांव के शिन अस्थि पर चोट *Shin splints*–** पांव के घुटने के नीचे पिंडलनी के सामने (*front of leg*) स्थित **शिन** (***shin***) **अस्थि** के अंदरूनी कोर (*edge*) पर लगी चोट से ऊतक (*tissue*) सूजन सहित लालिमा से पांव में तीखा दर्द रहता है। **शिन–अस्थि** पैरों की मुख्य

अस्थि टीबिया का वह सतह जिसपर मांसपेशी नहीं होती खाल चढ़ी रहती है प्रायः हॉकी, फुटबॉल खिलाड़ियों, धावकों में चोटिल हो जाती है और अस्थि में खून के थक्के लंबे समय तक जमा रहकर पांव के दर्द का कारण बने रहते है। **उपचार**– बर्फ सिकाई तथा औशधि से। इस चोट से बचने के लिए हॉकी एवं क्रिकेट में शिन गार्ड पहना जाता है।

12. **अस्थि तनाव–दरार से अस्थि–भंग *Stress fracture***– चोट से अस्थि क्रैक (*crack*) हो जाने पर अस्थि भंग हो जाती है जिसे ***स्ट्रेस फ्रैक्चर*** भी कहते हैं। अस्थियों से जुड़ी मांपेशियों का कुशन प्रभाव, आराम के बिना मेहनत करने से स्ट्रेस के कारण फ्रैक्चर होता है। **परीक्षण**– एक्स–रे, एमआरआई इमेजिंग। **उपचार**– गर्म पट्टी अथवा प्लास्टर द्वारा 6 से 8 सप्ताह में आराम मिल जात है। किंतु व्यायाम, फिजियोथिरैपी न करने पर पांव में दर्द उभरता रहता है।

13. **कंडरा शोथ *Tendinitis*– कंडरा** अथवा **टेंडन** वह ऊतक है जो अस्थि और मांसपेशियों का बंधन का बंधन कसती है। टेंडन में लगी चोट से सूजन आने पर पांव, नितंब, घुटना, एड़ी संचालन में दिक्कत के साथ पांवों में दर्द रहता है। पंजे जमाकर एड़ी को उचकाने वाला टेंडन अत्यंत शक्तिशाली होता है जिससे खिलाड़ी ऊंची छलांग लेते हैं – इसके शोथ को ***एक्लीज टेंडनाइटिस*** (***achilles tendinitis***) भी कहते हैं। **उपचार**– औशधि एवं ***RICE*** तकनीकी द्वारा।

14. **वेरीकोज वेन्स *Varicose Veins*–** शारीरिक–अंगों से ह्रदय तक पहुंचने वाली रक्त वाहिकाओं की सूजन से शिराओं की टेढ़ी–मेढ़ी बनावट ही **अपस्फीत शिरा** (*varicose veins*) है। पैरों की नसों के वॉल्व खराब हो जाने पर पैरों का रक्त ह्रदय तक वापिस नहीं जा पाता है, और पैरों में रिसता रहता है। प्रायः कुछ लोगों के पैर की शिराओं के वॉल्व कमजोर होते हैं। साथ ही बैठे–बैठे, बिना हिले–डुले, दिनचर्या में थोड़ा बहुत

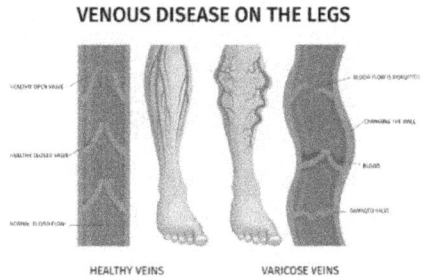

VENOUS DISEASE ON THE LEGS
HEALTHY VEINS
VARICOSE VEINS

व्यायाम न करने पर, **निश्क्रिय जीवन शैली** (*sedentary life style*) से पैरों की शिरायें (*veins*) कमजोर पड़कर फैल जाती हैं, जिससे पैर के वॉल्व खराब हो जाते हैं। पैरों की नसें मुड़–सिकुडकर गुड़ियाए (*tortuous*) जाती हैं जिससे पैरों की शिराओं का रक्त दाब (*hydrostatic pressure*) बढ़ जाता है जिसे वीनस अपर्याप्तता (*venous insufficiency*) कहते हैं। शिराओं को गुरूत्वाकर्शण के विपरीत टांगों से हृदय तक रक्त ले जाना पड़ता है, शिराओं की कपाटिकायें (*valves*) स्वयं ही खुलती और बंद होती हैं जिससे रक्त प्रवाह चलता रहता है। किन्तु इन वॉल्वज के कमजोर हो जाने पर रक्त नीचे से ऊपर तक भली भांति प्रवाहित नहीं हो पाता है। यह रोग एक हजार में 5–10 लोगों को हो सकता है। **लक्षण एवं जांच –** पैरों में हल्का दर्द, थकान, भारीपन, सूजन, खुजली, धब्बेदार त्वचा, पैरों का घाव (*ulcer*), पैरों की त्वचा मोटी होना आदि। पैरों की पिंडलियों (*calf*) का ढीलापन, तन्यता (*elasticity*) कम होना, रक्त में प्रोटीन की मात्रा बढ़ना, वजन ज्यादा होना आदि इस रोग के मुख्य कारण हैं। *कलर डॉपलर* (*Colour Doppler*) टेस्ट के माध्यम से इस बीमारी की विभिन्न अवस्थायें पता चलती हैं जो *C0, C1, C2 C2A, C2S, C3, C4A ,C4B, C5, C6* आदि हैं, *C0*–रोग–लक्षण स्पश्ट नहीं होते हैं, से लेकर *C6* पर त्वचा में लगातार घाव बनने लगता है। बीच की अवस्थायें (*stages*) हल्के से लेकर गहरी होने तक की पहचान है। वेरीकोज वेन्स की उपरोक्त अवस्थाओं में से कुछ अवस्थायें ***वेरीकोज एक्जिमा*** (***varicose eczema***) हैं, जिसमें त्वचा का रंग लाल, त्वचा रूखी तथा दर्दीली होती है; ***वेरीकोज अल्सर*** (*varicose ulcer*) में घाव हो जाता है जो जल्दी से ठीक नहीं होता है; एवं ***लाईपोडरमैटोस्कैलोरोसिस*** (***lipodermatosclerosis***) में पांव की चमड़ी कड़ी, मोटी और परतदार हो जाती है तथा त्वचा का रंग बदल जाता है। **उपचार–** पैरों को ऊंचा रखना जैसे पलंग का पैताना उठाकर या बैठते समय पैर को स्टूल पर रखना, विशेश इलास्टिक के कसे हुए मोजे, क्रेप पट्टी, गहरी सांस लेने व व्यायाम से आराम मिलता है।

दवाएं इस बीमारी में सफल नहीं हैं। अस्पताल में भर्ती की जरूरत नहीं है, ओपीडी में इलाज हो जाता है। **उपचार** 3 तरह से होता है–

i. **स्ट्रिपिंग/लाईगेशन *Stripping/Ligation*–** एनेस्थीसिया देकर सर्जरी में लीक करती हुयी शिराओं को निकाल देते हैं, सफलतादर अधिकतम है;

ii. **स्कैलोरोथिरेपी *Sclerotherapy*–** लीक कर रही नसों को बंद करने हेतु विशेश रसायन/फोम का इंजेक्शन लगाया जाता है, पहले चरण में ही सफल उपचार हो जाता है, 85% तक परिणाम सफल हैं;

iii. **लेजर उपचार *Laser Therapy*–** लीक कर रही नसों को बंद करने हेतु लेजर किरणों या *रेडियो फ्रिक्वेंसी एबेलेशन* (*radio frequency ablation–RFA*) के माध्यम से इंडोवेनस (*endo-venous*) प्रणाली से रोगग्रस्त रिसती शिराओं को नश्ट कर देते हैं जिससे लीकेज समाप्त हो जाता है। इसमें रोगी को नसों में ही एनेस्थीसिया देकर डॉपलर अल्ट्रा साउण्ड से स्कैन कर पैर की दोशी नसों में पतली ट्यूब डाली जाती है और जब ट्यूब सही स्थान पर स्थिर हो जाती है तो लेजर किरणों की बौछार अथवा रेडियो फ्रिक्वेंसी तरंग (*radio frequency waves*) द्वारा नसों को गर्म किया जाता है जिसकी सहायता से नसें बंद हो जाती हैं और रिसाव रूक जाता है। पैरों का रक्त अन्य शिराओं से हृदय में लौट जाता है। **तीनों प्रकार के उपचार** का उद्देश्य रक्त के रिसाव को रोकना है। साथ ही दबावदार पट्टी (*compression bandaging*) बांधते हैं। पैरों से हृदय तक रक्त संचार सुचारू कराने हेतु अनुलोम, विलोम, प्रणायाम आदि द्वारा गहरी श्वसन प्रक्रिया इस रोग में बहुत कारगर है।

15. जांघों में जलन के साथ दर्द *Burning Thigh Pain*– कभी–कभी सामान्य अवस्था अथवा गर्भ–अवस्था में महिलाओं को जांघ के ऊपरी भाग तथा पेट के निचले भाग के बीच में जलन, झुनझुनाहट और सुन्नपन बने रहने से पांव दर्द करते हैं, जिसे ***मिरेल्जिया पैरेएस्थेटिका*** (***meralgia paresthetica***) कहते हैं। सामान्य अथवा गर्भ–अवस्था में अधिक वजन, कसे वस्त्र पहनने अथवा इस स्थान पर पूर्व सर्जरी के

कारण से भी मिरेल्जिया पैरेएस्थेटिका होने से पांव दर्द करता है। औशधि इत्यादि से असानी से उपचार हो जाता है।

16. **आराम करते पांव का दर्द *Resting Leg Syndrome*–** लगभग 50 वर्श पूर्व 40–45 की आयु के बाद अधेड़ अवस्था के बुजुर्ग घर के छोटे बच्चों से अपने पैर कचरवाकर आराम पाते थे। आराम करते समय भी पांव में लगातार दर्द से नींद न आने के कुछ कारण हो सकते हैं जैसे कि, पैरों में शरीर द्रव एकत्रित होना, अत्यधिक कैफीन, एल्कोहॉल एवं ड्रग दुरूपयोग, असमय सोना–जागना, चिंता या एंग्जायटी (*anxiety*), गंभीर गुर्दा रोग, डायबिटिक फुट, एनीमिया (*anaemia*) आदि। **कारण–निश्क्रिय जीवन शैली** (*सेडेन्ट्री लाईफ स्टाईल*) से भी अधेड़ उम्र में पांव दर्द की समस्या हो सकती है। व्यायाम, योग, प्राणायाम एवं मालिश से आराम हो जाता है। **परीक्षण**– बॉडी फ्लूड टेस्ट (*body fluid test*), एक्स–रे, एमआरआई, अल्ट्रा साउण्ड द्वारा। **उपचार**– एनीमिया की वजह से पांव के दर्द का उपचार आयरन, फोलिक एसिड, B12, विटामिन D से, कभी–कभी *बेंजोडायजीपीन* (*benzodiazepine*) का प्रयोग। इलाज की अन्य पद्धतियों में पैरों को कपड़े से लपेटकर रखने, वायुदाब द्वारा पैरों पर दबाव देने (*pneumatic compression device*) तथा पैरों में कंपन पैड (*vibration pad*) आदि के प्रयोग से पैरों का दर्द ठीक किया जाता है। एक साथ ठंडे और गर्म पानी का स्नान, चुंबकीय उत्तेजना (*magnetic stimulation*), विद्युत द्वारा नसों की उत्तेजना (*electrical nerve stimulation*) तथा एक्युपंचर आदि से भी इलाज हो सकता है। स्वस्थ आहार, व्यवहार, परहेज एवं व्यायाम करने से पांव दर्द की समस्या कम कर सकते है।

17. **बाल्य वृद्धि पाद पीड़ा *Growing Leg Pains*–** बढ़ती हुयी आयु अर्थात् ग्रोईंग एज में बच्चे प्रायः हफ्तों, महीनों और वर्शों तक अपने पैरों में तरह–तरह के दर्द की शिकायत करते हैं। हम इसे बच्चों की बहानेबाजी समझकर टाल देते हैं। ग्रोइंग एज में बच्चों के पैरों में यह दर्द जैसे कि उनकी जांघों, पिंडलियों एवं घुटनों के पीछे शाम को अथवा बिस्तर पर सोते समय उठता है जो प्रातः काल स्वतः ही ठीक

हो जाता है, जिसका **उपचार** पैरों की मालिश, तनाव देकर उसको फैलाने, गर्म पैड की सिकाई तथा थोड़ी बहुत औशधियां हैं। बच्चों के पैर में यह दर्द चोट लगने, दिन में दौड़ने भागने, बुखार होने, भूख न लगने, चलने में लंगड़ापन होने, घुटनों में सूजन, लाली, थकान, कमजोरी, वजन घटने, लौह तत्व की कमी (एनीमिया), विटामिन कमी से भी हो सकता है। कैल्शियम, आयरन, विटामिन D, विटामिन B12 के समुचित प्रयोग तथा मालिश आदि से बच्चों के पांवों का दर्द ठीक हो जाता है। जन्म से जमीन पर चपटे पांव (*flat foot*) एवं अंगूठे से ऐड़ी तक पांव–चाप (*feet arches*) कठोर होने तथा गलत डिजाइन के जूते–चप्पल पहनने से भी पांव में दर्द होता है।

40

मूत्र अंगों की समस्यायें – संक्रमण, प्रोस्टेट, पेशाब में पथरी एवं कैंसर

Urinary Tract Problems – Infections, Prostate, Urinary Stones and Cancer

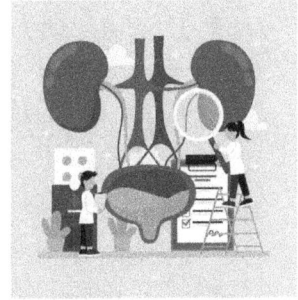

इस अध्याय में हम सीखेंगे कुछ बातें – *Learning Objectives*

- गुर्दों द्वारा पेशाब छनने (*filter*) एवं मूत्र निश्कासन
- **मूत्र अंगों के विभिन्न रोग**– मूत्र मार्ग में संक्रमण (*UTI*), मूत्रांगों में पथरी, प्रोस्टेट ग्रंथि बढ़ना, प्रोस्टेट कैंसर
- बढ़े हुए बीपी, डायबिटीज से गुर्दों की निश्क्रियता, गुर्दा फेलियर एवं डायलिसिस (*dialysis*)
- मूत्र मार्ग में नली – कैथीटर और स्टेंट डालकर पेशाब निश्कासन तथा लिथोट्रिप्सी मशीन द्वारा मूत्र मार्ग से पथरी तोड़कर निकालना

शरीर से बहुत से अवांछित पदार्थ हमारे 2 गुर्दों से छनकर मूत्र मार्ग से निकल जाते हैं जिससे शरीर स्वस्थ रहता है। छोटे शिशु 100–200 मिली ब्लैडर में पेशाब एकत्रित होने पर सहज ही पेशाब कर देते हैं। वयस्क

300–500 मिली पेशाब एकत्रित होने पर जगह और समय देखकर पेशाब करते हैं। 24 घंटे में औसतन 2–3 लीटर पेशाब (*urine*) होना स्वाभाविक है। इस प्रकार 50–100 मिली पेशाब प्रतिघंटा होना चाहिये। यदि पेशाब 30 मिली प्रतिघंटा से कम हो रही है तो हो सकता है शरीर में पानी की कमी (*dehydration*) हो या गुर्दे कम काम कर रहे हों।

गुर्दे एवं पेशाब के रोगों की कुछ जानकारियां निम्नवत हैं –

1. **गुर्दा फेलियर *Kidney Failure or Less Urine Formation*–** हमारे शरीर में सेम के बीज के आकार के 2 गुर्दे कमर में होते हैं। बीपी, डायबिटीज तथा कुछ अन्य रोग यदि कंट्रोल में न रहें तो गुर्दे फेल हो सकते हैं। कभी–कभी गुर्दा फेलियर के लक्षण दिखायी नहीं पड़ते हैं और यदि सजगता से न समझे जायें तो गुर्दा फेलियर विकराल हो सकता है। हल्की–फुल्की कमजोरी, शरीर और पैरों में सूजन, खून की कमी, पेशाब की मात्रा का कम होना आदि गुर्दा फेलियर के लक्षण हो सकते हैं। खून में बढ़ी यूरिया/क्रेटिनिन, हीमोग्लोबीन की कमी, पेशाब में प्रोटीन एवं संक्रमण की जांच करके तथा अल्ट्रासाउंड या न्यूक्लियर स्कैन से गुर्दे को परख कर गुर्दों के फेल (*renal failure*) होने का आंकलन किया जाता है। प्रायः लंबे अर्से तक बीपी और डायबिटीज को यदि कंट्रोल में न रखें तो गुर्दे खराब हो जाते हैं। गुर्दे जब अपना काम बंद कर देते हैं और पेशाब की मात्रा आधा लीटर प्रतिदिन से भी कम हो जाती है तो मशीन द्वारा खून की सफाई कर उसमें से यूरिया एवं अन्य पदार्थ बाहर निकालने की क्रिया को **रक्त–अपोहन या *डायलिसिस* (*dialysis*)** कहते हैं। पूर्णतः फेल गुर्दे के मरीजों को गुर्दा प्रत्यारोपण भी कराया जाता है। **मूत्र त्याग के अतिरिक्त गुर्दे खून बनाने, कैल्शियम, विटामिन डी का संतुलन रखने एवं बीपी सामान्य रखने में महत्वपूर्ण योगदान करते हैं।**
2. **पेशाब रूकना *Urinary Retention*–** पथरी फंसना, मूत्र नली (*urethra*) सिकुड़न (*stricture*), प्रोस्टेट ग्रंथि (*prostate gland*) बढ़ना आदि पेशाब रूकावट के आम कारण हैं। निरीक्षण और परीक्षण कर पेशाब रूकावट के कारण का पता लगाते हैं। नली या कैथेटर डालकर पेशाब निकाली जाती है। जिन लोगों की पेशाब लीक करती

रहती है और उस पर कंट्रोल खतम हो जाता है उन्हें लंबे अर्से तक कैथेटर डाला जा सकता है।

3. **पेशाब में संक्रमण** ***UTI*** *or* ***Infection in Urine***– जलन, चिलकन, रूक–रूक कर बार–बार पेशाब लगना तथा पेशाब करने में दर्द, पेशाब में खून या लालिमा आदि गुर्दे या पेशाब में इन्फेक्शन के लक्षण हैं। पेशाब में इन्फेक्शन महिलाओं में ज्यादा होता है और पुरूशों में यदि प्रोस्टेट बढ़ जाये तो भी इंफेक्शन अक्सर होता है। अधिक पानी पीना, पेशाब के संक्रमण या इन्फेक्शन से बचाव है। पेशाब शरीर से एसिड या तेजाब निकालता है। अतः क्षारीय या एलक्लाईन (*alkaline*) सिरप इसमें दिया जाता है। पेशाब में रूकावट से भी संक्रमण हो जाता है। जैसे मूत्र नली सिकुड़न, बढ़ी प्रोस्टेट ग्रंथि आदि से बार–बार संक्रमण हो रहा हो तो सर्जिकल इलाज किया जाता है।

4. **गुर्दे या पेशाब में पथरी** ***Stone in Kidney or Urine***– पेशाब में छोटी–बड़ी पथरी (*renal stone*) या रेत के कण (*crystals*) प्रायः हो जाते हैं। मूत्र वाहिनी में तीव्र पीड़ा अथवा वृक्क शूल (*uretric-colic or renal-colic*) में कमर से लेकर पेशाब नाल तक न भुलाने वाली असहनीय पीड़ा होती है। दर्द के साथ जी मिचलाना और उल्टी भी हो सकती है। मूत्र में थोड़ा रक्त आ सकता है। दर्द की दवा और साधारण दवाओं से यह पीड़ा शांत तो हो जाती है परन्तु ऐसी पीड़ा बार–बार उठ सकती है। पेशाब नली (*ureter*) में पथरी फंसी रहे तो ऊपरी हिस्से में पेशाब में रूकावट एवं उल्टे प्रेशर की वजह से गुर्दे में सूजन अथवा हाइड्रोनेफ्रॉसिस (*hydronephrosis*) हो सकती है। यूरिया, क्रेटेनिन जैसे हानिकारक पदार्थ जिन्हें शरीर से बाहर निकल जाना चाहिये पेशाब न बनने के कारण बढ़ जाते हैं। 2–5 मिमी की छोटी पथरियां – पेशाब में दर्द के साथ सहज ही कुछ लोगों के मूत्र से निकल (*stone passes on its own*) जाती हैं। **पथरी** गुर्दे में, गुर्दे से मूत्राशय नली (*ureter*) में या मूत्राशय (*urinary bladder*) में कहीं भी फंसी मिल सकती है। छोटी पथरियां प्रायः अनायास निकल जाती हैं। इनको निकालने के लिए सभी चिकित्सा प्रणालियों में अनेक औशधियां एवं नुस्खे प्रचलित हैं, जैसे कि – होम्योपैथी में

बरबैरिस–वल्गैरिस, प्राकृतिक चिकित्सा में कुल्थी का साग, गन्ने के तने का पानी, बीयर, यूनानी चिकित्सा में बजूरी अर्क एवं बाद्यान अर्क (*star anise*) आदि। अधिक पानी पीने से और पेशाब का रास्ता फैलाकर रखने वाली दवाओं से कभी–कभी 7–8 मिमी तक की पथरी भी स्वतः पेशाब के सामान्य रास्ते से निकल जाती है। इससे बड़ी पथरी यदि बार–बार तेज दर्द पैदा करती है तो शल्य चिकित्सा अर्थात् सर्जरी ही करनी पड़ती है। प्रायः गुर्दे की पथरी चूने जैसे पदार्थ *calcium oxalate* या *phosphate* की होती है। कभी–कभी यूरिक एसिड के भी कण होते हैं। गुर्दे में बहुत बड़ी और टेढ़ी–मेढ़ी पथरी (*staghorn calculi*) यदि हो तो पेट में चीरा लगाकर और गुर्दा खोल के ऑपरेशन करना पड़ता है। लगभग 1 से 3 सेमी की पथरी जो कहीं ज्यादा चिपकी न हो शरीर के बाहर ही से शॉक वेव किरणों यानि लिथोट्रिप्सी मशीन (*ESWL–Extra-corporeal Shock-Wave lithotripsy machine*) द्वारा एक या दो बैठकों में तोड़कर चूरा पथरी पेशाब के रास्ते निकाली जा सकती है। ऐसे में मूत्रवाहिनी (*ureter*) में एक स्टेंट डाल देते हैं जिससे उसका मुख खुला ही रहे और पथरी का चूरा और रेत निकलती रहे। कुछ दिन बाद स्टेंट भी निकाल देते हैं। इसके अतिरिक्त कई प्रकार की दूरबीन भी होती हैं जैसेः लैप्रोस्कोप, गुर्दा भेदन दूरबीन (*PCNL–Percutaneous Nephro-lithotomy*) एवं मूत्रनली नीचे से डाली जाने वाली यूरेट्रोस्कोपिक दूरबीन, इनमें कई प्रकार के पथरी तोड़ने वाले यंत्र लगे होते हैं। गुर्दे एवं मूत्र वाहिनी में जैसी पथरी जहां भी फंसी हो इन तीनों दूरबीनों में से जो जहां ठीक से पहुंच जाये और जो सर्जन को ठीक लगे उसी रास्ते से पथरी को तोड़कर उठा लेते हैं या मूत्र के रास्ते उसके छोटे–छोटे टुकड़े और रेत को बह जाने देते हैं। गुर्दे अथवा मूत्र वाहिनी में फंसी हुई पथरी को बिना बड़ा चीरा लगाये 90 प्रतिशत सफलता के साथ निकाल दिया जाता है। ये सभी विधियां पेशाब एवं गुर्दे की पथरी के इलाज में मील का पत्थर (*milestone*) हैं।

5. **प्रोस्टेट *Prostate***– प्रोस्टेट एक अखरोट के आकार की ग्रंथि है जो पुरूशों में प्रजनन का एक अंग है। यह मूत्राशय के ठीक नीचे मूत्र नली के चारों तरफ होती है या कहिये मूत्र नली इसके मध्य से होकर निकलती है। प्रोस्टेट ग्रंथि का रिसाव वीर्य एवं शुक्राणुओं के लिए आवश्यक है। 50 वर्श की आयु के बाद प्रोस्टेट ग्रंथि थोड़ी बड़ी होने लगती है जिससे कुछ लोगों में इसके बीच में जा रही मूत्र नली में दबाव के कारण पेशाब की धार शिथिल पड़ जाती है। पुरूशों में मूत्र की धार का पतला होना, निकट या सीधे गिरना, बूंद–बूंद गिरना, कभी–कभी पेशाब रूक जाना, बढ़े प्रोस्टेट ग्लैंड यानि बेनाइन हाईपरप्लेसिया प्रोस्टेट (*BHP – Benign Hyperplasia of prostate*) की निशानी होती है। कभी–कभी प्रोस्टेट ग्लैंड की यह बढ़त और उसमें कुछ गांठें कैंसर में परिवर्तित हो जाती हैं। ब्लड टेस्ट में *–PSA or Prostate Specific Antigen* नामक मार्कर टेस्ट करने पर प्रोस्टेट के दुर्दम ट्यूमर अथवा प्रोस्टेट कैंसर (*malignant prostate*) होने का संकेत मिल जाता है। गुदा द्वार में डॉक्टर की अंगुली द्वारा जांच, गुदा मार्ग में अल्ट्रासाउंड (*TRUS – trans rectal ultrasonography*) द्वारा जांच एवं बायोप्सी द्वारा प्रोस्टेट ग्रंथि की जांच होती है। पेशाब करते देखकर एवं यूरो–फ्लो मीटर की जांच से पेशाब की धार का आंकलन हो जाता है। पेशाब रूकने पर मूत्र नली (*urethra*) में कैथेटर डाल देते हैं जिसका एक सिरा मूत्राशय से पेशाब को एक थैली में निकालता रहता है। बढ़े हुए प्रोस्टेट ग्लैंड को कभी–कभी सर्जरी द्वारा दूरबीन विधि से छोटे–छोटे टुकड़ों में मूत्र नली मार्ग से ही निकाल देते हैं।

6. ***ब्लैडर ट्यूमर Urinary Bladder Cancer***– गुर्दे से जुड़े हुए यूरेटर मार्ग से निकलकर पेशाब **ब्लैडर** अथवा मसाने (*urinary bladder*) में एकत्रित होती है। जब करीब आधा लीटर पेशाब एकत्रित हो जाती है तो पेशाब लगना स्वाभाविक है। ब्लैडर में कभी–कभी कुकुरमुत्ते जैसी अथवा साईकस (*cycus*) या घास जैसे मांस की उत्पत्ति हो जाती है जिसका मुख्य लक्षण पेशाब में खून आना या कुछ मांस के टुकड़े गिरना है। ब्लैडर के अंदर दूरबीन (*cystoscope*) द्वारा

देखकर टुकड़े की बायोप्सी करके ट्यूमर के घातक होने का अनुमान लगाते हैं। *सिस्टोस्कोप* द्वारा ट्यूमर के टिशू को निकालकर, उसके जड़ों की गहराई मापकर स्टेजिंग और ग्रेडिंग की जाती है। ब्लैडर कैंसर भी सिगरेट पीने वालों को अधिक होता है, सिगरेट का *कारसीनोजेन* (*carcinogen*) पेशाब से निकलकर ब्लैडर को संक्रमित करता है। ब्लैडर में दवा डालकर, सर्जरी, कीमोथिरैपी, रेडियोथिरैपी द्वारा ट्यूमर स्टेज के अनुसार इलाज किया जाता है। ब्लैडर कैंसर का मुख्य इलाज शल्य क्रिया है जिसमें *ट्रांस यूरेथ्ररल रिसेक्शन ऑफ दि ब्लैडर ट्यूमर* (*TURBT – Trans Urethral Resection of the Bladder Tumour*) होता है।

7. **गुर्दा प्रत्यारोपण** *Renal Transplantation* – गुर्दा फेलियर की अंतिम स्टेज आने पर जब डायलिसिस भी नकामयाब हो जाये तो गुर्दा प्रत्यारोपरण की प्रक्रिया अपनायी जाती है। इस प्रक्रिया में ब्लड ग्रुप मिलान (*match*) करने वाले पारिवारिक सदस्य की सहमति पर 2 गुर्दों में से एक गुर्दा निकालकर मरीज में इसे निर्धारित स्वास्थ्य मानकों अनुसार प्रत्यारोपित किया जाता है। इस प्रक्रिया में जीवित व्यक्ति रिश्तेदार होते हैं जिसमें गुर्दा देने वाले (*donor*) का स्वास्थ्य, स्वेच्छा एवं ब्लड ग्रुप का मिलान गुर्दा लेने वाले से (*recipient*) होना आवश्यक है, अन्यथा संबंधित रिश्तेदार का गुर्दा नहीं निकाला जा सकता है। अब विधिक नियमानुसार कोई भी जीवित व्यक्ति भाईचारा अथवा मानवता के दृश्टिगत गुर्दा फेलियर की आकस्मिकता से जूझ रहे इंसान को गुर्दा दान दे सकता है। अब ऐसे प्रयोजन एवं तकनीकी विकसित हो गयी है कि कोई भी व्यक्ति जीवित रहते इच्छा लिख सकता है (*doing the will*) कि वह अपने मृत्यु उपरांत अपनी आंख, लीवर, गुर्दा अथवा अन्य उपयोगी अंग दान करेगा जिसका उपयोग मानव रक्षा में किया जायेगा। इच्छा लिखने वाले व्यक्ति की इच्छा क्रियांवित करने में किसी भी रिश्तेदार अथवा सुहृदजनों द्वारा बाधा नहीं की जायेगी। साथ ही किसी भी अंगदान किये जाने की प्रक्रिया में किसी भी व्यक्ति द्वारा किसी भी प्रकार का भुगतान विधिक रूप से मान्य नहीं हो गुर्दा प्रत्यारोपण एक दुसाध्य सर्जरी है जिसकी प्रक्रिया विशेशज्ञों द्वारा अत्यंत सक्रियता एवं कुशलता से अपनायी जाती है।

41

मानसिक एवं तंत्रिका रोग

Mental and Neurological Diseases

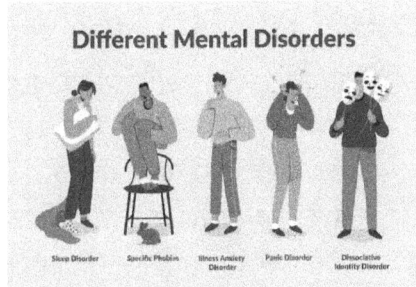

Different Mental Disorders
Sleep Disorder
Panic Disorder

इस अध्याय में हम सीखेंगे कुछ बातें – *Learning Objectives*

- विभिन्न मानसिक रोग – डिप्रेशन, साइकोसिस, न्यूरोसिस एवं हाइपोकॉन्ड्रियासिस
- मानसिक रोगों के कारण सामाजिक जीवन से असम्बद्धता, यथार्थ से बिलगाव, वार्ता तथा विचार की असंबद्धता आदि
- संयमित जीवन एवं आसन प्राणायाम द्वारा मानसिक रूप से स्वस्थ रहने का कौशल

दौड़–भाग, आपा–धापी, व्यस्तता और संघर्श में जूझता इंसान घर–परिवार बसाने की ललक में रिश्तों से छूटता जा रहा है। नगरीकरण और प्रदूशण से जीवन की हरियाली समाप्त हो रही है। उल्लास की खोज में बढ़ती हुयी तड़प, एकल जीवन एवं सीमित लघु परिवार मानसिक रोगों का कारण है। ***छायावाद*** एवं ***रोमैन्टिसिज्म*** (*romanticism*) ***संदेश*** दे रहे हैं हर्श और उल्लास का – ***वापस लौट चलो प्रकृति में*** (*back to nature*)...। प्रकृति से दुराव और कटाव ही.......... विभिन्न मानसिक एवं

तंत्रिका रोगों के रूप में प्रस्फुटित होते हैं........... आईये जानते हैं ऐसे ही **कुछ रोगों** के बारे में –

1. **अवसाद Depression–** ***डिप्रेशन को खिन्नता, अवसाद या मायूसी भी कहते हैं,*** जो व्यक्ति के मन में गहरे तक पैठ जाती है, जिससे धीरे–धीरे अन्य मानसिक एवं तंत्रिका रोग भी हो सकते हैं। अवसाद व्यक्ति की अंदरूनी उदासी, उसके जीवन से कुछ खो जाने का एहसास एवं हर क्षण मनोभावों के बदलते रहने की पीड़ा है। जहां सैडनेस (*sadness*) *छोटी–मोटी तकरार* एवं वैचारिक मतभेद का क्षणिक दुःख है, वहीं डिप्रेशन लंबी अवधि तक उदास रहने की *गहरी अनुभूति* और *मनोदशा* (*mood*) है। डिप्रेशन से व्यक्तित्व अथवा पर्सनैलटी (*personality*) का अधूरापन साफ जाहिर हो जाता है। अमेरिका के लगभग 20 वर्श के 8.0% युवा डिप्रेशन के शिकार होते हैं। डिप्रेशन से रोगियों में कार्य क्षमता की कमी आ जाती है और वे समय कब बीत गया, कैसे बीत गया.......... से प्रायः सजग नहीं रह पाते हैं। डिप्रेशन के कारण संबन्धों में बिखराव आने लगता है। गठिया, दमा, हृदय रोग, कैंसर, मधुमेह, मोटापा आदि डिप्रेशन में अधिक गहरे हो जाते हैं और असहनीय पीड़ा देते हैं। डिप्रेशन के मरीज बेचैनी, चिंता, क्रोध आदि कारणों से प्रत्येक कार्य में शीघ्र थकान महसूस करने लगते हैं। खालीपन के एहसास और अरूचि के भाव में डूबे हुए डिप्रेशन के मरीज मद्यपान और नशे में अधिक सुख पाने लगते हैं, जोखिम भरे कामों में रूचि दिखाकर उत्साह का अनुभव दिखाने लगते हैं.......... ऐसे लोग वैवाहिक संबन्धों को भूलने लगते हैं। दूसरों के प्रति कटुता पालते रहते हैं। आत्महत्या के भाव में डूबते–उतराते रहते हैं। अवसाद पनपने के अलग–अलग कारण हो सकते हैं, जैसे कि

i. हेरीडिट्री में मिल सकता है,

ii. डिप्रेशन नयी नौकरी पाने, विवाह होने, विवाह टूटने, नौकरी छूटने, आर्थिक हानि आदि किन्हीं भी कारणों से उभर सकता है,

iii. टूटते हुए सामाजिक रिश्तों एवं गंभीर रोगों जैसे कि हार्ट अटैक, लकवा, एड्स, कैंसर आदि से भी डिप्रेशन हो सकता है,

iv. अधिक एल्कोहाल अथवा ड्रग्ज (गांजा, भांग, चरस, अफीम, हीरोईन, स्मैक) आदि से मनोदशा बिगड़ जाती है,

v. बचपन की गहरी चोट उभड़ जाने से और कभी–कभी मस्तिश्क की बनावट भी डिप्रेशन का कारण बन सकती है। विश्व स्वास्थ्य संगठन की रिपोर्ट बताती है –

अ) दुनिया में 25 से 30 करोड़ लोग अर्थात् 100 में 3 या 4 व्यक्तियों में डिप्रेशन की समस्या पाई जाती है, जिसमें सभी आयु के लोग आते हैं। डिप्रेशन के 40 व्यक्तियों में से 1 व्यक्ति आत्महत्या करता है। विश्व में प्रति वर्श करीब 8–10 लाख (*one million*) लोग आत्महत्या कर रहे हैं और आत्महत्या की घटनायें बढ़ती जा रही हैं,

ब) विकलांगता से अवसाद होता है। केवल अवसाद से विश्व में बीमारियों का बोझ बढ़ रहा है,

स) पुरूशों की तुलना में महिलायें अधिक संख्या में अवसाद से पीड़ित हैं,

द) मनोचिकित्सा एवं औशधि ही डिप्रेशन का कुछ हद तक उपचार है।

उपचार– सामाजिक संबन्धों, मनोवैज्ञानिक कारणों एवं प्राकृतिक आपदाओं, प्रियजनों से वियोग, बेरोजगारी एवं मानसिक–शारीरिक चोटों से अवसाद उपज सकता है। स्कूली बच्चों को शारीरिक मानसिक रूप से जागरूक एवं मजबूत बनाने से घर–परिवार के वातावरण में परिवर्तन आ रहा है, मां–बाप भी उत्साहित रहने के कारण डिप्रेशन से मुक्त हो रहे हैं। डिप्रेशन के इलाज में *कागनीटिव बिहेवियरल थिरैपी* (*CBT or cognitive behavioural therapy*), *इंटर–पर्सनल साईको थिरैपी* (*inter–personal psycho therapy*) एवं कुछ औशधियां कारगर साबित हो रही हैं। विभिन्न देशों में मानसिक एवं तंत्रिका रोग (*neurological disease*) से पीड़ितों के पुनर्वासन (*rehablitation*) की योजनायें चल रही हैं। केवल एक ध्रुवीय अवसाद अर्थात् ***यूनीपोलर डिप्रेशन*** से प्रत्येक वर्श *5.8%* पुरूश एवं *9.5%* महिलायें प्रभावित हैं। वर्श 2020 तक लगभग *5*–6% डिप्रेशन पेशेन्ट बढ़ जाने से रोग और विकलांगता का बोझ बढ़ गया है, जिससे रोग अर्थात् विकलांगता समायोजित जीवन वर्श (***DALY***) का अंतर्राश्ट्रीय लक्ष्य पूरा हो सकने के संदर्भ में चिकित्सक और वैज्ञानिक विभिन्न संशयों का समाधान खोज रहे हैं............। डिप्रेशन रोग शुरू होता है चीजों को बहुत अधिक सोचने से, छोटी–छोटी रोजमर्रा की बातों पर चिंता जताना, धैर्य की कमी, जल्दबाजी में काम को अंजाम देना – ऐसे में **यदि परिवार और समाज का सहयोग**

मिल जाये तो यह मात्र एक व्यक्तित्व–व्यवहार ही रह जाता है अन्यथा यह अवसाद या डिप्रेशन का रूप ले लेता है। डिप्रेशन के मरीज को भलीभांति ज्ञान होता है कि अन्य लोगों की अपेक्षा वे चिंता अधिक करते हैं और स्वयं ही परेशान रहते हैं।

2. **मनोविक्षिप्ति *Psychosis*–** आभासी संवेदनात्मक अनुभव पर गलत विश्वास ही भ्रम है और इसी से उपजता है मनोविक्षिप्ति का रोग, अंदाज–ए–बयां नीचे लिखी शायरी में –

दूरियां जब बढ़ी तो गलतफहमियां भी बढ़ गई,
फिर उसने वो सुना जो मैंने कहा ही नहीं....!!

साईकोसिस मन की असामान्य दशा (*para normal mental state*) है। रोगी वास्तविकता और आभास में अंतर नहीं कर पाता है। अनुभूतियां वास्तविकता पर आधारित नहीं होती हैं। रोगी अपनी ही कल्पना में जीने लगता है। रोगी भ्रम में ही विश्वास (*false belief*) करने लगता है। जैसे कि रोगी किसी शोरगुल अथवा संगीत को सुने बिना ही ध्वनियां सुनता है, जो वस्तु अथवा रंग दूसरों को नहीं दिखायी देती हैं, रोगी उन्हें देखने लगता है। इसी प्रकार से रोगी सुगंध अथवा दुर्गंध के अभाव में हमेशा किसी न किसी महक का अनुभव करता है। इस प्रकार से साइकोसिस में

i. **मतिभ्रम** (***hallucination***) एवं
ii. **भ्रम** (***delusion***) होता है।

मतिभ्रम (*हैल्यूसिनेशन*) में उत्तेजना (*stimulus*) के अभाव में रोगी अपने इन्द्रियों से आभासी अनुभव करता है, जिसे *आभासी संवेदनात्मक अनुभव* (*apparent sensory experience*) कहते हैं। इस प्रकार से मतिभ्रम में श्रवण अथवा सुनाई पड़ने का, दृश्टि अथवा दिखायी पड़ने का तथा घ्राण अथवा सूंघने का मिथ्या अनुभव होता है, जिसे *ऑडीटरी, विजुअल, स्मेलिंग हैल्यूसिनेशन* (*auditory, visual, smelling hallucination*) भी कहते हैं। भ्रम (*डेल्यूजन*) – मतिभ्रम के कारण ही भ्रम होता है। रोगी घटनाओं के प्रमाण के अभाव में भी घटनाओं के होने पर गलत विश्वास करता है, यही गलत विश्वास ही भ्रम अथवा डेल्यूजन (*delusion*) कहा जाता है। साईकोसिस में रोगी की प्रेरणा (*motivation*) समाप्त हो जाती है। वह परिवेश से कटने और समाज से

अलग होने का एहसास करने लगता है, (*feeling of social alienation*)। समाज से अलग हो जाने के कारण उसमें एकाकीपन (*lonliness*) का अनुभव गहराने लगता है। साइकोसिस के मरीज दूसरों को और कभी–कभी स्वयं को भी हानि पहुंचाने का परिणाम नहीं सोच पाते हैं। साइकोसिस की ऐसी स्थितियों में मनोचिकित्सक का परामर्श आवश्यक हो जाता है। मतिभ्रम, भ्रम एवं एकाकीपन (*loneliness*) के कारण ही साइकोसिस रोगी भव्य अथवा भव्यता (*grandiose*) के भ्रम में जीने लगता है, जो पागलपन (*paranoid*) की स्थिति तक भी पहुंच जाता है – साइकोसिस रोगी किसी के द्वारा पीछा करने अथवा किसी द्वारा गुप्त मैसेज भेजने का अनुभव करते हैं, जो उनके भ्रम के सिवा कुछ नहीं है और यही स्थिति पागलपन को इंगित करती है। भव्यता भ्रम वाले अपने महत्व (एहमियत) से ज्यादा किसी को कुछ नहीं समझते हैं। साइकोसिस में मतिभ्रम (हैल्यूसिनेशन) एवं भ्रम (डेल्यूजन) साथ–साथ ही होता है। *साइकोसिस* के लक्षण तो शारीरिक अथवा मानसिक बीमारी, ड्रग्ज दुरूपयोग, गंभीर तनाव, चोट लग जाने पर भी विकसित हो सकते हैं। ऐसे मानसिक विकार *सिजोफ्रेनिया* (schizophrenia) में भी देखने को मिलते हैं। कुछ बीमारियों से भी साइकोसिस हो सकती है, जैसे कि– *पार्किंसन रोग* (*Parkinson's disease*), *हटिंगटन रोग* (*Hutington's disease*), मस्तिश्क ट्यूमर, *अल्जाइमर रोग* (*Alzheimer's disease*), *डिमनेशिया* (dementia), *सिफलिस* (syphilis), *एचआईवी* (*HIV*), मिर्गी (*epilepsy*), मस्तिश्क आघात (*brain stroke*), कुछ प्रकार के क्रोमोजोम विकार (*chromosomal disorders*), अनुवांशिकी उत्परिवर्तन (*genetic mutation*) आदि। *हैल्यूसिनेशन, डिल्यूजन* के अतिरिक्त **साइकोसिस के अन्य लक्षण**–डिप्रेशन, ध्यान केंद्रित करने में कठिनाई, बहुत देर तक सोना अथवा रात्रि में न सो पाना, चिंता (एंग्जाईटी), शक करना, परिवार और समाज से अलग हो जाना, अव्यवस्थित तरीके से बोलना और रहना, शारीरिक सफाई न करना, श्रृंगार न करना और बोलते समय विशय बदल देना, बार–बार आत्म हत्या का प्रयास आदि।

साइकोसिस के प्रकार –

i. ***ब्रीफ सायकोटिक डिस्ऑर्डर* Brief Psychotic Disorder**– परिवार

में किसी प्रिय की मृत्यु, तलाक, आदि कारणों से कुछ दिनों अथवा कुछ हफ्तों तक मानसिक तनाव से साइकोसिस की समस्या हो जाती है जो अपने आप ठीक हो जाती है।

ii. **लंबी अवधि तक एल्कोहाल एवं ड्रग्ज व्यसन अथवा व्यसन एकाएक छोड़ देने से** साइकोसिस हो सकती है, कारण कि लंबी अवधि तक व्यसन और फिर एकाएक उसे छोड़ देने से बार–बार देखने, सूंघने और सुनने का मतिभ्रम (हैल्यूसिनेशन) बढ़ जाता है। **परीक्षण एवं इलाज –** मनोचिकित्सक अपने अनुभव एवं प्रश्नों से मरीज का वृहद परीक्षण करते हैं। अन्य कोई मेटाबोलिक रोग या ट्यूमर जैसे पैराथायरॉयड ट्यूमर आदि का सुसंगत परीक्षण करते हैं। **उपचार**– जब कभी रोगी हिंसक, उत्तेजित या आत्महत्या के लिये प्रेरित हो तो उसका तत्काल इलाज प्रशामक अथवा *रैपिड ट्रैंक्विलाइजेशन* (*rapid tranquilization*) द्वारा किया जाता है। साइकोसिस में मतिभ्रम (हैल्यूसिनेशन) एवं भ्रम (डेल्यूजन) की स्थिति को कम करने के लिये एंटीसाईकोटिक (*antipsychotic*) औशधियों से भी उपचार होता है। साइकोसिस का इलाज *काग्निटिव बिहेवियरल थिरैपी* एंड *काउंसिलिंग* (*cognitive behavioral therapy & counselling*) से भी होता है। सायकोसिस का बढ़ा हुआ रूप जिसमें मतिभ्रम एवं भ्रम चरम पर हो विखंडित मानसिकता अर्थात् स्कीजोफ्रेनिया (*schizophrenia*) कहलाता है जिसके अनेक प्रकार होते हैं। 150 वर्श पूर्व भारतवर्श में अंग्रेजों के समय में आगरा एवं बरेली में मानसिक रोग चिकित्सालय (*Mental Hospital*) लोगों द्वारा अपभ्रंशित भाशा में *'पागलखाना'* कहा गया। वास्तव में आगरा, बरेली के इस मेंटल हॉस्पिटल में मेंटल एसाईलम निहित था जिसका वर्तमान नाम इंस्टीट्यूट ऑफ मेंटल हेल्थ एंड हॉस्पिटल (*Institute of Mental Health and Hospital*) है। इस संस्थान में मानसिक रोगों से ग्रस्त मानव का पुनर्वासन, चिकित्सा एवं शोध किया जाता है एवं इस पर आने वाला संपूर्ण खर्च राजकीय कोश से वहन होता है। कहते हैं कि लोग अपने परिवार एवं प्रियजन को आगरा और बरेली छोड़कर भूल जाते थे और मानसिक रोग से पीड़ित मरीज अपने व्यथा, अवसाद, पैरानॉयड अथवा पागलपन (*paranoid*) से उबर जाने पर भी उसे स्वस्थ मनःस्थिति के साथ

सामाजिक स्वीकृति नहीं मिलती थी। आज के विशेशज्ञ मनोचिकित्सकों के शोध एवं विशय ज्ञान के अनुसार साइकोसिस के मरीजों की बहुमुखी सफल चिकित्सा उनके अपने ही पारिवारिक परिवेश में कुशल एवं सक्षम होती है।

3. **तंत्रिकाताप *Neurosis*–** अपने व्यक्तित्व को अपने पर्यावरण के अनुकूल न ढाल पाना, सामाजिक जीवन की व्यवहारिकता से परे जाकर अपनी ही जिद्द में कार्य करते रहना ही तंत्रिकाताप है, सजीव चित्रण नवगीतकार उमाकांत मालवीय के निम्नांकित नवगीत में पिरोया गया है –

हम अपने पूरे परिवेश से कटे, भीतर बाहर दो व्यक्तित्व में बँटे
कहां मिले ठांव जहां पांव रोप दूं, अंदर की उमस कहो किसे सौंप दूं

ग्रीक शब्द न्यूरोसिस (*nuerosis*), न्यूरान (*neuron*) एवं ओसिस (*osis*) से बना है। न्यूरान अर्थात् नर्व (*nerve*) की असामान्य अवस्था (*abnormal condition*) ही न्यूरोसिस है। स्कॉटलैंड के डॉ. विलियम कूलेन (*William Cullen*) तंत्रिका प्रणाली (*nervous system*) की असामान्य अवस्था को ही ***न्यूरोसिस*** मानते हैं। बीसवीं शताब्दी में कार्ल जंग एवं सिगमन फ्रॉयड (*Carl Jung and Sigmund Freud*) ने न्यूरोसिस को **कार्यात्मक मानसिक विकार (*functional mental disorder*)** माना है। न्यूरोसिस के रोगी अपने व्यक्तित्व (*personality*) को अपने पर्यावरण के अनुकूल नहीं बना पाते हैं। जहाँ *साइकोसिस* में रोगी मतिभ्रम एवं भ्रम (*हैल्यूसिनेशन* एंड *डेल्यूजन*) के कारण वास्तविक दुनिया से अलग–थलग हो जाता है, वहीं *न्यूरोसिस* की वास्तविक दुनिया से संबद्धता बनी रहती है और वह बाहर के वास्तविक दुनिया के अनुसार अपने पर्सनेलिटी को नहीं ढाल पाता है। साइकोसिस रोगी की अपने समाज में स्वीकार्यता समाप्त हो जाती है, वहीं न्यूरोसिस रोगी की स्वीकार्यता समाज में बनी रहती है। अमेरिका के *डायग्नॉस्टिक एण्ड स्टैटिस्टिकल मैनुअल ऑफ मेंटल डिस्ऑर्डर* (*DSM*

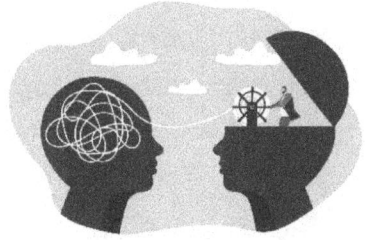

or diagnostic and statistical manual of mental disorder) में न्यूरोसिस शब्द को मान्यता नहीं दी गयी है, किंतु *ICD* (*international classification of diseases*) द्वारा "*न्यूरोसिस*" का प्रयोग किया जाता है। *सिगमन फ्रॉयड* ने ***साइको–एनालिसिस*** (***psycho-analysis***) के सिद्धान्त में न्यूरोसिस के निम्नवत लक्षण बताये हैं, यथा –

i. **मनोग्रसित बाध्यता विकार** ***Obsessive Compulsive Disorder or OCD–*** किसी कार्य को एक से अधिक बार करना, जैसे बार–बार हांथ धोना, घर के दरवाजों में बार–बार ताला चेक करना या लगाना *अथवा* किसी रोग में एक ही औशधि पर विश्वास, गुस्से में हिंसा करना, शांत होने पर अपने को अपराधी समझना आदि।

ii. **मनोदैहिक विकार** ***Somatoform Disorder***– बिना किसी लक्षण के अपने को अंधा, बहरा आदि समझना, कभी–कभी नींद के बाद जागने पर लकवा (*paralysis*) जैसी समस्याओं से परेशान हो जाना आदि।

iii. **आवेग नियंत्रण विकार** ***Impulse Control Disorder***– अपनी ही भावनाओं को सर्वोच्च मानने, अपनी ही भावनाओं में बहते रहने आदि आवेगों के कारण अमर्यादित व्यवहार करना तथा टोके जाने पर तुरंत सुधार लेना आदि।

iv. **चिंता विकार** ***Anxiety Disorder–*** छोटी–छोटी बातों पर चिंता करना, जैसे कि पाचन समस्या, पसीना निकलना, सिरदर्द, ह्रदय धड़कन, बेचैनी, अनिद्रा आदि से परेशान रहना, चिंता का समाधान न कर पाना आदि। ऐसे मानसिक विकारों से डिप्रेशन के साथ दुःख, निराशा, उदासीनता, थकावट आदि बनी रहती है।

v. **आघात तनाव विकार** ***Post Traumatic Stress Disorder–*** प्राकृतिक आपदा, हड़ताल, गृह युद्ध के कारण शारीरिक कश्टों से चिंता और डिप्रेशन के कारण अपनी मृत्यु आदि के बारे में सोचते हुए अपने को ही अपराधी समझना।

vi. **अमानवीकरण विकार** ***Depersonalization Disorder–*** संसार में रहते हुए भी स्वयं को अजनबी समझना तथा चिंता और डिप्रेशन से अपने को रोगी समझना आदि। **उपचार** –***साइकोएनालिसिस*** के सिद्धांत के अनुसार अचेतन मस्तिश्क में दबी हुयी भावनायें और आकांक्षायें जैसे

कि अपूर्ण यौन इच्छायें, भावनाओं की चोट आदि के कारण न्यूरोसिस का विकार होता है। इस सिद्धांत के अनुसार रोगी की मदद करते हुए उसके दबे हुए आवेगों, भावनाओं एवं चोट खाई हुयी स्मृतियों को जागृत कर रोगी को अपने पूर्ण व्यक्तित्व विकास का विभिन्न अवसर दिया जाता है। इस उपचार प्रणाली में रोगी की भूतकाल की प्रतिक्रियाओं को जड़ से समाप्त करने के लिये उसकी भावनाओं को या तो नवीन दिशा (*reconditioning*) दी जाती है अथवा भावनाओं का निःसंवेदीकरण अथवा *डिसेंसीटाइजेशन* (*desensitization*) किया जाता है। रोगी से वार्ता कर उसकी चिंता, दर्द, भय, डर, आशंका को समाप्त करने हेतु रोगी की भावनाओं में संशोधन (*reformation*) हेतु अभ्यास (*exercise*) कराया जाता है। जैसे कि रोगी में ऊंचाई आदि का भय समाप्त करने का प्रयास किया जाता है। कतिपय मनोचिकित्सकों द्वारा रोगी का उपचार *एंटी–एंक्जायिटी* (*anti–anxiety*), *एंटी–साइकोटिक* (*anti–psychotic*) ड्रग द्वारा करते हैं। उपचार में *इलेक्ट्रोकन्वलजिव शॉक* (*electrocunvulsive shock*) भी दिया जा सकता है।

4. **रोग भ्रम *Hypochondriasis*– *हाइपोकॉन्ड्रियासिस*** में स्वस्थ व्यक्ति भी शरीर के किसी भी अंग में रोग की कल्पना करते हुए, निरंतर अपने स्वास्थ्य की चिंता से परेशान रहते हैं। अपने शरीर में किसी रोग होने की शंका से बहुत अधिक व्यग्रता और अतिचिंता की स्थिति को **रोग भ्रम** कहते हैं। अतिचिंता शरीर के एक अंग से दूसरे अंग में स्थानांतरित होती रहती है। उदाहरण के लिये पेट अथवा आमाशय के रोग की चिंता, कभी गुर्दे में और कभी हृदय और कभी फेफड़े के रोग में परिवर्तित हो जाती है और इस प्रकार रोग–भ्रम के कारण सामान्य स्वस्थ मुनश्य भी रोगी की तरह जीवन जीने लगता है। डिप्रेशन, साइकोसिस और न्यूरोसिस, उत्तेजना एवं कामवासना (*libido*) आदि से भी हाइपोकॉन्ड्रियासिस हो सकती है। **लक्षण**– घबराहट के कारण हृदय की धड़कन बढ़ना, पेट की छोटी–मोटी हलचल से आंतों और पेट को रोगग्रस्त समझते रहना, बार–बार चिकित्सक से परामर्श लेना, स्वास्थ्य की जानकारियां खोजते रहना, छोटी–छोटी परेशानियों में तनाव

लेना ही इस रोग के मुख्य लक्षण हैं। यह बीमारी मद्यपान अथवा अनुवांशिकी कारणों से भी हो सकती है। रोगी अलग–अलग चिकित्सकों से परामर्श लेते हैं पर प्रायः उनकी दवाई नहीं खाते हैं – अन्दर ही अन्दर वे जानते हैं कि उनको कोई बड़ा रोग है नहीं बस निश्चिंत होने के लिये हर समय अपने लक्षणों को जोहते रहते हैं और डॉक्टरों से बार–बार आश्वस्त होते रहते हैं। अनावश्यक जांचें कराते हैं। **परीक्षण और इलाज**– रोग भ्रम (हाइपोकॉन्ड्रियासिस) अपने आप में कोई रोग नहीं है, इसलिये इसका कोई टेस्ट नहीं है। एल्कोहाल और ड्रग व्यसन से परहेज, प्राणायाम, योगासन तथा आहार संयम करने से रोग भ्रम रोका जा सकता है।

5. **व्यक्तित्व विलक्षणता एवं अभिव्यंजना *Personality Traits and Expression***– हर व्यक्ति के व्यक्तित्व की अपनी विशेशता होती है और किसी न किसी विशेशता की ओर उसका अधिक झुकाव (*inclination*) होता है। किसी प्रवृत्ति की ओर झुकाव ही व्यक्ति के गुण, अवगुण, ताकत या कमजोरी को इंगित करता है। समाज में व्यक्तियों के कार्यव्यवहार एवं उनके आचरण के अनुसार ही व्यक्तित्व की विशेशतायें पता चलती हैं। इन्हीं विशेशताओं को व्यक्तित्व विलक्षणता भी कहा जा सकता है। जैसे कि कोई व्यक्ति अपने ही सामाजिक, आर्थिक और सांस्कृतिक परिवेश को सर्वोच्च महत्व दे और दूसरे के परिवेश का संज्ञान न ले अथवा आंकलन न करे तो ऐसा व्यक्ति असामाजिक कहलायेगा।

एक व्यक्ति रात में सोते समय घर का ताला 2 या 3 बार चेक करे अथवा हांथ धोने के बाद 1–2 बार धो–धोकर सूंघे तो उसकी मनोबाध्यता (*obsessive thinking*) न्यूरोटिक तब तक नहीं कही जायेगी जब तक उसके अन्य व्यवहारों में ऐसी मनोबाध्यता देखने में न आये। बाल्यावस्था अथवा वृद्धावस्था में अपने स्वास्थ्य और रोगों के बारे में अधिक परेशान होना मनोदैहिक व्यक्तित्व (*somatoform personality*) का लक्षण नहीं कहा जायेगा कारण कि ऐसी शिकायत आयु एवं परिस्थितयों के अनुकूल भी हो सकती है। इस प्रकार की शिकायत तो लोग अक्सर करते हैं और अपनी संतुश्टि के लिये डॉक्टर के पास चले जाते हैं तो इसमे अनाहक व्यक्तित्व विकार या मानसिक रोग के आधार पर व्यक्ति को चिह्नित करना

सामाजिकता एवं न्याय के विपरीत है। हां, अपने शुभचिंतक का ध्यान आकर्शित करना, उसका आश्वासन प्राप्त करना (*attention seeking or reassurance seeking behavior*) एक सजग इंसान की स्वस्थ बने रहने की आंकाक्षा हो सकती है जो सामाजिक दृश्टि से गलत नहीं है।

मनोवैज्ञानिकों ने व्यक्तित्व विश्लेशण अलग–अलग मानकों पर किया है जिनमें से महत्वपूर्ण मानक निम्नवत बताये जा रहे हैं। ग्रीक चिकित्सा विज्ञानी *हेपोक्रेटीज* के चार हयूमर के सिद्धांत पर **चार प्रकार के व्यक्तित्व** की विवेचना है –

i. रक्त की अधिकता **उत्साही** (***sanguine***) व्यक्ति की पहचान है ऐसे व्यक्ति आशावादी, सक्रिय और सामाजिक होते हैं,

ii. पीले पित्त की अधिकता वाले व्यक्ति **कोपशील** अर्थात् **क्रोधी** (***choleric***) होते हैं,

iii. **शांतप्रिय** या फ्लॅम अर्थात् श्लेश्मा प्रधान (***phlegmatic***) व्यक्ति आलसी और निश्क्रिय होते हैं,

iv. काले पित्त की प्रधानता वाले व्यक्ति **एकाकी पसंद** (***melancholic***) होते हैं, ऐसे व्यक्ति बौद्धिकता और विद्वता से परिपूर्ण होते हैं, विश्लेशण की क्षमता बहुत ही गहराई में पैठी होती है।

व्यक्तित्व परीक्षण *Personality Test*– व्यक्तित्व परीक्षण के अनेक सिद्धांत हैं जिनपर अलग से लिखना इस पुस्तक का उद्‌देश्य नहीं है। किंतु यह जान लें व्यक्तित्व परीक्षण का मुख्य उद्‌देश्य व्यक्ति की क्षमताओं की वृद्धि करना है तथा उसकी कमजोरियों को न्यून करना है (*building the strengths and eliminating the weakness*)। आईये जानते हैं कुछ मानक व्यक्तित्व की विशेशतायें। हर प्रकार के व्यक्तित्व को उसके विपरीत भाव में ही समझा जा सकता है। जैसे कि परोपकारी व्यक्ति को कृपण व्यक्ति के तुलना में ही समझा जा सकता है। परिस्थिति के अनुसार व्यक्ति को आवेग (*impulsive behaviour*), चिंता (*anxiety*), नींद न आना (*lack of healthy sleep*) जैसी समस्यायें होती हैं जो स्वतः ही तथा कभी–कभी मित्र और परिवारजनों की संवेदना या कुछ दवाओं से शांत हो जाती हैं। कभी–कभी कुछ लोग निराश होकर या चिंता–ग्रस्त होकर भविश्य की नकारात्मक विवेचना (*negative thinking*) करने

लगते हैं अथवा किसी अधकचरी जानकारी वाले व्यक्ति के मूल्यांकन पर अपने में व्यक्तित्व विकार मान लेना आत्म प्रवंचना है और अपने जीवन के उद्देश्यों से विलग होकर अपने भविश्य को अंधकारमय करना है। पहल करके तपाक से अभिवादन करने अथवा अंतर्मुखी होने के कारण घुलने मिलने में संकोच करना अलग–अलग व्यक्तित्व हैं जिनको विकार नहीं कहा जा सकता है। इसी आधार पर मनोवैज्ञानिकों द्वारा व्यक्तित्व विलक्षणता एवं अभिव्यंजना पर किये गये कुछ विश्लेशणों का सार संक्षेप अर्थात् 5 प्रकार के व्यक्तित्व निम्नवत वर्णित हैं –

1. **स्पश्टवादिता *Openness*–** इस प्रकार की विशेशता से परिपूर्ण व्यक्ति हमेशा जोखिम लेने के लिये तैयार होते हैं, जीवन में उत्सुक रहते हैं, नवाचार एवं नये अनुभवों को ग्रहण करने हेतु हमेशा तैयार रहते हैं। इसके विपरीत का व्यक्तित्व जो स्पश्टवादिता का न्यून निर्देशांक है वाले व्यक्ति स्थिरता बनाये रखने में निपुण होते हैं तथा लोगों से अपना परिचय बढ़ाते रहते हैं।
2. **न्याय सजगता *Conscientiousness*–** इस प्रकार की विशेशता से परिपूर्ण व्यक्ति हमेशा कार्य को अंजाम देने में संपूर्ण क्षमता झोंक देते हैं, संगठन क्षमता बढ़ाते रहते हैं और लक्ष्य केंद्रित होते हैं। इसके विपरीत का व्यक्तित्व जो न्याय सजगता का न्यून निर्देशांक है वे सहज होते हैं, कार्यकुशल होते हैं, कार्य में बहुत अधिक केंद्रित नहीं होते हैं किंतु परिस्थितियों के दबाव में कार्य अच्छा करते हैं।
3. **बहिर्मुखी *Extroversion*–** इस प्रकार की विशेशता से परिपूर्ण व्यक्ति हमेशा ऊर्जा से भरे पूरे होते हैं तथा समाज में अपनी पैठ बनाकर रखते हैं। इसके विपरीत का व्यक्तित्व जो बहिर्मुखी का न्यून निर्देशांक है वे अंतर्मुखी और एकांत प्रिय होते हैं तथा सृजनात्मक कार्यों में अधिक रूचि रखते हैं।
4. **सहमति प्रियता *Agreeableness*–** इस प्रकार की विशेशता से परिपूर्ण व्यक्ति हमेशा मित्रता भाव से भरे रहते हैं, दूसरे को सहयोग प्रदान करते रहते हैं तथा सामाजिक प्रतिभा (*high social and emotional intelligence*) से परिपूर्ण होते हैं। इसके विपरीत का व्यक्तित्व जो सहमति प्रियता का न्यून निर्देशांक है वे कर्मशीलता,

बुद्धिमत्ता और विश्लेशण क्षमता के आधार पर लोकप्रियता प्राप्त करते हैं।

5. **मनोविक्षुब्धता** ***Neuroticism***– इस प्रकार के लक्षणों वाले व्यक्ति हमेशा नकारात्मक मनोभावनाओं से कार्य करते रहते हैं। ऐसे व्यक्ति जीवन में उद्‌देश्य प्राप्ति हेतु प्रेरित नहीं हो पाते हैं। इसके विपरीत का व्यक्तित्व जो मनोविक्षुब्धता का न्यून निर्देशांक है वे भावनाओं से प्रेरित नहीं होते हैं, भावनाओं से उद्वेलित नहीं होते हैं और हमेशा आत्मविश्वास से परिपूर्ण होकर उद्‌देश्य की प्राप्ति के लिये सजग रहते हैं।

हार्टफुलनेस एंड मेडिटेशन–ध्यान द्वारा तनावमुक्ति *Stress relief through heartfulness and meditation*

विभिन्न देशों में **ध्यान** (***मेडिटेशन***) द्वारा तनाव मुक्ति का अलग–अलग तरीका है। "**योग** " अध्याय 10 में "**ध्यान** " का वर्णन है। अब हम ध्यान द्वारा तनाव मुक्त होने के प्रारंभिक अभ्यास की चर्चा करते हैं –

आराम से बैठ जायें.... बहुत ही हल्के से आँखें बंद कर लें....पैरों की उंगलियों को घुमाते हुए महसूस करें कि वे ढीली और तनावमुक्त हो रही हैं...., धीरे–धीरे टखनों और पंजों को ढीला छोड़ दें...., महसूस करें..... धरती से ऊर्जा ऊपर जा रही है..... पंजों से ऊपर घुटनों की ओर....., जांघों को ढीला छोड़ दें..... कूल्हे... पेट... और कमर को एकदम ढीला छोड़ दें..... पीठ को ढीला छोड़ दें.... फिर छाती... कंधों को ढीला छोड़ दें.... । इसी तरह धीरे–धीरे बाहों.. कोहनी से नीचे.. हथेली तक की सारी मांसपेशियां..... उंगलियों के पोरों तक..... बिल्कुल ढीले होकर.... आराम के एहसास में डूबते.... जायें। धीरे–धीरे गर्दन की मांसपेशियों.... जबड़ा..... मुंह..... नाक..... आँख..... कान..... चेहरे की मांसपेशियां..... माथे से नीचे सिर के ऊपर तक... सब ढीला छोड़ दें। महसूस करें.... पूरा शरीर हल्का होकर आराम के सुखद एहसास में डूबा हुआ है..... । महसूस करें आपका हृदय प्रेममय और प्रकाशमय हो रहा है...., निश्चल और शांत भाव से बैठे रहें, और धीरे–धीरे अपने में तल्लीन हो जायें...., तनाव मुक्ति का एहसास होता है......।

42

भारतीय मानसिक स्वास्थ्य देखभाल अधिनियम – 2017

Indian Mental Health Act – 2017

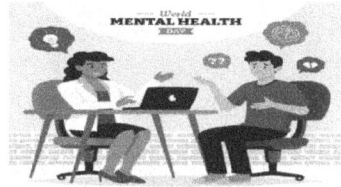

इस अध्याय में हम सीखेंगे कुछ बातें – *Learning Objectives*

- भारत के संविधान में मानसिक स्वास्थ्य अधिनियम की आवश्यकता क्यों
- भारत के मानसिक रोगियों के संरक्षण हेतु अधिनियम – 2017 के महत्वपूर्ण लक्ष्य
- सहानुभूति (*sympathy*) एवं सहअनुभूति (*empathy*) के साथ मानसिक रोगियों का पुनर्वासन

हर 30–40 में से एक व्यक्ति मानसिक रोग से पीड़ित है जो समाज में स्पश्ट रूप से परिलक्षित नहीं होता है। प्रायः सभी समाजों में मानसिक रोगी बहुत अधिक प्रताड़ित रहे हैं। अतः उनके मानव–अधिकारों को सुरक्षित रखने हेतु भारत के संविधान में अधिनियम लाया गया। केंद्र सरकार द्वारा, मानसिक स्वास्थ्य अधिनियम 1987 को अधिक्रमित कर (हटाकर) संशोधित अधिनियम वर्श 2018 से लागू

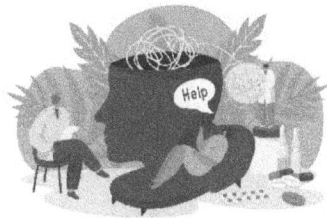

हुआ। अधिनियम में मानसिक रोगियों का उपचार तथा उनके अधिकारों की सुरक्षा महत्वपूर्ण है। अधिनियम में किसी व्यक्ति के मानसिक रोग का निर्धारण राश्ट्रीय एवं अंतर्राश्ट्रीय चिकित्सा मानकों के अनुसार ही किया जायेगा।

अधिनियम 2018 के मुख्य लक्ष्य–

1. आत्महत्या का प्रयास करने वाले व्यक्ति को मानसिक रूप से बीमार माना जायेगा तथा भारतीय दंड संहिता की धारा 309 के अधीन न ही उसका अदालती परीक्षण किया जायेगा और न ही उसे दंडित किया जायेगा। सरकार आत्महत्या की कोशिश करने वाले व्यक्ति की देखभाल, इलाज और पुनर्वासन (*rehabilitation*) की व्यवस्था करेगी
2. इस अधिनियम के तहत अंतर्राश्ट्रीय समझौतों के अनुसार भारत सरकार दिव्यांगों के अधिकारों की सुरक्षा करेगी
3. मानसिक रोगियों की चिकित्सा हेतु समर्पित संस्थायें एवं चिकित्सक, नियमावली अनुसार निर्णय ले सकेंगे
4. मानसिक रोगियों के उपचार एवं स्वास्थ्य बीमा में लिंग, जाति, वर्ण, रोगों आदि का भेदभाव नहीं किया जायेगा
5. मानसिक स्वास्थ्य पर्यवेक्षण परिशद (*Mental Health Review Board*) की देखरेख में ही मानसिक स्वास्थ्य प्रतिश्ठान स्थापित किये जायेंगे
6. विद्युत तरंग (*electroconvulsive*) उपचार में एनेस्थीसिया (*anasthesia*) देना प्रतिबंधित होगा। बाल–मानसिक रोगियों को *इलेक्ट्रोकनवल्सिव* उपचार देना पूर्णतया प्रतिबंधित होगा
7. मानसिक रोगी को समाज का लांछन नहीं माना जायेगा
8. मानसिक रोगियों से दुर्व्यवहार गैर कानूनी होगा तथा पुलिस थाना प्रभारी अपने क्षेत्र के मानसिक रोगियों को संरक्षण में ले सकेगें।

43

दुर्घटनाएं एवं चोटें – इनसे बचाव एवं रोकथाम

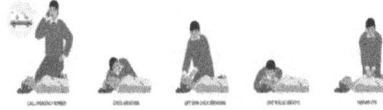

Accidents and Injury – its Prevention and Minimization, First Aid and Basic Life Support

इस अध्याय में हम सीखेंगे कुछ बातें – *Learning Objectives*

- विभिन्न दुर्घटनाओं द्वारा शारीरिक–मानसिक क्षति
- दुर्घटना के कारण – ट्रैफिक, हिंसा, ड्रग लत, डूबना, जलना, कुत्ते एवं सांप जैसे जानवरों द्वारा काटना आदि
- प्रदूशित एवं असयंमित भोजन द्वारा विशाक्तता (*food poisioning*)
- सूर्य विकिरण, रेडियो एक्टिव कार्सीनोजेन तथा वोलाटाइल इनहेलेन्ट्स से होने वाले असाध्य रोग
- सामाजिक बिलगाव से उपजने वाले एकाकीपन के कारण आत्महत्या
- विभिन्न दुर्घटनाओं से सुरक्षा के उपाय – अनुशासन एवं नियमों का पालन

समाचार पत्रों एवं सोशल मीडिया में दुर्घटनाओं की रिपोर्ट पढ़ने में आ ही जाती है। ट्रैफिक, अग्नि, डूबने तथा औद्योगिक स्थलों की दुर्घटनाएं प्रायः असावधानी से होती हैं। दुर्घटना किसी भी व्यक्ति अथवा समूह की, किसी भी स्थान जैसे कि सड़क, खेत खलिहान, फैक्ट्री, गोदाम, खेल के

मैदान अथवा कार्य स्थल पर हो सकती है। ऐसी दुर्घटना जिसमें पांच से अधिक व्यक्ति गंभीर चोटिल हों तो आपदा (*disaster*) कहते हैं – इसके प्रबंधन के लिये भारतवर्श में केंद्रीय एवं प्रदेश स्तर पर सरकार द्वारा *डिजास्टर मैनेजमेंट टीम* बनायी गयी है जो ऐसी आकस्मिकताओं में सर्वत्र एवं सदैव द्रुतगति से कार्यरत रहती है। ऐसी आपदाओं में मुख्य रूप से – पहाड़ सरकना, बाढ़, सुनामी, नाव पलटना, पुल टूटना या गिरना, अग्नि कांड, विशैली गैस रिसाव, विकिरण उत्सर्जन, बस का खड्ड में गिरना, आंतकी हमला, रेल, हवाई जहाज एवं अन्य यातायात की दुर्घटना और चोटें, इमारत गिरना आदि अनेक आपदायें हैं जिनमें सरकारी स्तर पर प्रबंध हैं – बड़ी–बड़ी लिफ्ट, हैलीकॉप्टर, डिंगी बोट, गोताखोर, अग्नि शमन कर्मी आदि की मदद से फंसे लोगों को निकालना (*safe retrieval*), मौके पर उनकी जान बचाना (*on spot basic life support and cardio pulmonary resuscitation*) और उचित अस्पतालों में इलाज के लिये भेजना (*load and transfer to hospital for definitive care*)। नागरिकों को ये सेवायें उनके मूल अधिकार की तरह ही उन्हें प्राप्त होनी चाहिए। खराब सड़क, आधारभूत संसाधनों की त्रुटिपूर्ण सरंचना एवं रखरखाव (*faulty road design and signage, structural and design defects*), सड़क, घर एवं कार्य स्थल पर असावधान व्यवहार से दुर्घटना में शारीरिक चोट लगती है। सड़क या ट्रैफिक दुर्घटनाओं से सर्वाधिक चोटें लगती हैं एवं चोटों से ही असामयिक मृत्यु होती हैं – विश्व में एक मिलियन अर्थात् प्रति वर्श 10 लाख लोग मृत्यु के भागी होते हैं और लगभग 80 से 90 लाख लोग सड़क दुर्घटनाओं से चोटिल होते हैं। इसके बाद छोटे बच्चों का ऊंचाई से गिरना, वृद्ध जन का चलते हुए गिरना, अग्नि कांड, डूबना, एयर लाइन एवं रेल दुर्घटना, फैक्ट्री, खेत खलिहान एवं खेल मैदान में दुर्घटनाएं और चोटें लगती हैं। चोटों और दुर्घटनाओं की ही श्रेणी में पले हुए जानवर अथवा आवारा और जंगली जानवर द्वारा भी काट लेने पर शरीर क्षतिग्रस्त होता है और कभी–कभी इससे मृत्यु भी हो जाती है। अग्नि कांड की सर्वाधिक दुर्घटनाएं घर के चौके में, इसके बाद कार्य स्थल, गोदामों एवं औद्योगिक स्थल पर होती हैं। दुर्घटनाओं की इसी श्रृंखला में विश सेवन कर लेना

अथवा दिया जाना भी सम्मिलित है। नागरिक हिंसा (*civil violence*), आत्महत्या भी दुर्घटनाएं हैं। युद्ध स्थल चोटों (*warfare injury*) का वर्णन **अध्याय 1** में है।

विभिन्न दुर्घटनाओं का विवरण निम्नवत है–

1. **सड़क दुर्घटनाएं *Road Traffic Accidents*–** सड़क दुर्घटनाओं के 3 घटक हैं। **पहला व्यक्ति या हम (*Host*)** खुद ही प्रयोजक हैं अर्थात् हम ही चोटिल होते हैं और हम ही चोट और दुर्घटना से बचाव कर सकते हैं। सड़क पर ट्रैफिक–नियमों का पालन न करने पर छोटी–मोटी चोटों से लेकर बड़ी दुर्घटना और आकस्मिक निधन तक हो सकता है। वाहन सीट बेल्ट एवं हेलमेट लगाना, चाइल्ड सीट पर बच्चे को बैठाना, सड़क क्रासिंग में ध्यान देना, सही

लेन पर चलना, गाड़ी के शीशे की सफाई एवं लाइट पर पूरा ध्यान रखना, वाहन मिरर (*mirror*) को देख–देखकर गाड़ी चलाना, एल्कोहाल, ड्रग्ज अथवा नींद की गोली के वशीभूत होकर सड़क पर न जाना, बीमारी जैसे मिर्गी, शुगर की कमी, रतौंधी, नींद न आना आदि की अवस्था में सड़क पर न जायें तो हम दुर्घटना से बच सकते हैं। वाहन चलाते समय नींद आना जो प्रायः रात 2 और 5 बजे के बीच सर्वाधिक होता है, सड़क दुर्घटना का बहुत बड़ा कारण है, जिसे आसानी से हराया जा सकता है। सड़क पर पैदल चलने के भी नियम होते हैं। कुछ लोग *सेफ्टी माइंडेड* होते हैं – हर काम ध्यान से संभलकर करते हैं, लेकिन कुछ लोग *'चलता है'* कहकर बिना बात के जोखिम लिया करते हैं। कुछ अधिक पैसे खर्चकर सीट बेल्ट, हेलमेट, एयर बैग, ब्रेक सिस्टम, वाहन के टायर का समय से बदलाव आदि हमारे जीवन के ऐसे व्यवहार हैं जिनसे जानें बचती हैं। माता–पिता, समाज, स्कूलों में, घर के बड़ों द्वारा लगातार बच्चों को सड़क एवं यातायात की ऊपर लिखी बातों को सिखाते रहना चाहिये। **दूसरा** अर्थात् **साधन (*Agent*)** अर्थात् सुरक्षित वाहन जिसमें दुर्घटना होने पर

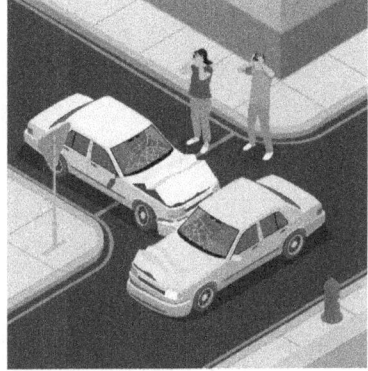

भी उसमें बैठा व्यक्ति (होस्ट) चोटिल न हो। वाहन में ऐसा लोहा लगा हो या सीट हो जो यात्री को बचा ले। वाहन में सुरक्षा के समस्त उपकरण जैसे ब्रेक, सीट बेल्ट, टायर, शीशा, *कोलेप्सिबल स्टेयरिंग* (*collapsable steering*), ऐसा मिरर जिसमें *ब्लाइंड स्पॉट* न हो आदि नई–नई तकनीकियां और डिजाइन वाहनों में विकसित किये जाते हैं। हाल ही में ड्राइवर रहित – अर्थात् सेंसर से चलने वाले वाहन बनाये जा रहे हैं – देखना है कि क्या सड़क दुर्घटनाएं ऐसे नई तकनीकी वाहनों से कम होंगी। एक कारण एक्सप्रेस–वे पर देखा जा रहा है, वाहनों के टायर का गर्माना और फटना है। हाई–वे पर लंबा चलते समय टायर अच्छा होना चाहिये और हवा कम भरनी चाहिये और टायर में नाइट्रोजन गैस भरने की सलाह दी जाती है। **तीसरा** अर्थात् **पर्यावरण** (*Enviornment or outer world*) सड़क दुर्घटना में महत्वपूर्ण है। अक्सर लोग कहते हैं कि मेरी तो कोई गलती नहीं थी – एकदम से जानवर आ गया, गड्ढा आ गया, अंधेरा छा गया, किसी ने पत्थर फेंका, सामने उल्टी तरफ से गाड़ी आ गयी, एकदम से कोई सामने आ गया, दूसरी लेन पर जाती गाड़ी ने यकायक मोड़ लिया, पीछे से गाड़ी ने मार दिया – **मेरा कोई बस नहीं था, मैं भ्रमित हो गया, इसमें मेरी कोई गलती नहीं है.....!** सड़क दुर्घटनाएं इन कारणों से होती तो हैं! परंतु सड़क दुर्घटनाओं का सर्वेक्षण करने वाले कहते हैं कि इनपर भी आपका नियंत्रण है। क्योंकि आप ही प्रायोजक या होस्ट हैं, यदि आप सजग हैं और तेजी से रिस्पॉन्स लेते हैं, ऐसी गाड़ी में बैठे हैं जिसमें सुरक्षा के यंत्र लगे हैं, गाड़ी की रफ्तार बहुत अधिक नहीं है तो ऊपर लिखी घटनाओं पर आप अपने विवेक से नियंत्रण पा सकते हैं, अपने आप को बचा सकते हैं। यदि होस्ट और एजेंट फुर्तीला, कुशल और मजबूत हो तो खराब वातावरण में भी दुर्घटना से बचा जा सकता है। सुरक्षित सड़क, पगडंडी, यातायात एवं सुरक्षा चिह्न बनाना सरकार की जिम्मेदारी है। मौसम और समय देखकर सड़क या नदी में उतरना हमारी जिम्मेदारी है।

2. **डूबना *Drowning*–** डुबकी, तैरने एवं डूबने (*immersion, swimming & submersion*) से *ड्राउनिंग* हो सकती है। *इमर्शन* पानी की ऊपरी सतह में डुबकी के साथ तैरने की स्थिति है। किन्तु

सबमर्शन पानी की निचली सतह में **गोताखोरी** (***diving or scooba diving***) है। आमतौर पर तैराकी (*swimming*) करते समय कभी–कभी श्वसन अभाव अथवा बेहोशी से भी डूब सकते हैं। ताजे पानी (नदी, झील, पूल) में डूबने से *90%* मामलों में आकस्मिक निधन सुनायी पड़ता है लेकिन समुद्र में

डूबने से *10%* तक ही आकस्मिक निधन होता है। औद्योगिक दुर्घटना में विभिन्न तरल द्रवों में डूबने से भी आकस्मिक निधन हो जाते हैं। न्यूजीलैंड में नदी को पार करते समय बहुत से लोगों की मृत्यु हो जाती है, जिसे ***"न्यूजीलैण्ड डेथ – न्यूजीलैण्ड मृत्यु"*** के नाम से जाना जाता है। वैसे तो 30 मिलीलीटर पानी में भी चेहरे को डुबोते ही मृत्यु होते देखी गयी है। शर्मनाक कार्य करने वाले लोगों को अपमानित करने का प्रसिद्ध हिन्दी मुहावरा है **"चुल्लू भर पानी में डूब मरना"**, खैर यह तो प्रहसन है। नल अथवा बाल्टी से नहाते समय डूबने के उदाहरण हैं। ड्रग्ज व्यसन के वशीभूत होकर पानी इत्यादि द्रवों के सेवन से डूबकर मृत्यु होना, विज्ञान द्वारा प्रमाणित है। चिकित्सा विज्ञान के प्रमाणित तथ्यों के अनुसार यदि पानी की बहुत थोड़ी मात्रा भी फेफड़ों में उतर आती है तो ड्राउनिंग से कुछ ही घंटों में मृत्यु हो सकती है। अपने ही शरीर के द्रव (*one's own body fluid*) में डूबकर भी मृत्यु होने की घटनायें देखी गयी हैं। विशैली गैसों के वाश्पीकरण से भी मृत्यु होती है। अलग–अलग तरह से डूबने का विवरण निम्नवत है, यथा –

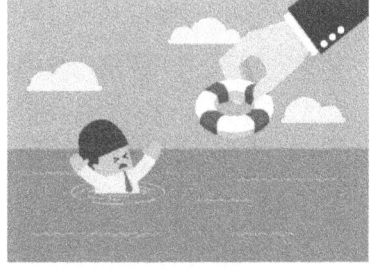

i. **डूबने के करीब होना** ***Near drowning***– जैसे कि पानी में डूबते–डूबते बच जाना;

ii. **सूखी डुबकी** ***Dry drowning***– जैसे कि पानी में पूरी तरह से डूबकर अचेतन हो जाने के बाद भी, बच जाने की वजह है! पानी पेट में पहुंच कर भी फेफड़ों में नहीं पहुंच पाता है और व्यक्ति की श्वसन क्षमता बनी रहती है। जैसे कि नहाते समय प्रायः बच्चों द्वारा पानी निगल लेने पर भी उल्टे–पल्टे करके या आगे की ओर पूरा झुकाकर

पीठ पर थपकी मारकर श्वांस नली का पानी निकाला जाता है। खाते–पीते समय श्वांस नली में एक बूंद भी चली जाये तो ठसका या धांस आने से यही प्रतिक्रिया होती है;

iii. **ताजा पानी में डूबना** ***Fresh water drowning***– अधिकतर लोग ताजे पानी में ही तैरते हैं। आकस्मिक निधन की 90% घटनायें ताजे पानी में डूबने से होती हैं, कारण कि पूरी तरह से डूबने के बाद अचेतन व्यक्ति के फेफड़े में पानी पहुंच जाने से, पानी रक्त प्रवाह में मिल जाता है जिससे रक्त का द्रवीकरण (*hemodilution*) हो जाता है। रक्त की पीएच वैल्यू (*pH value*–रक्त में अम्लता बढ़ना) कम हो जाने से मृत्यु हो जाती है। इसे ***द्वितीय अवस्था डूबना*** (***secondary drowning***) भी कहते हैं। *रक्त द्रवीकरण रूक जाने पर रक्त की पीएच वैल्यू सामान्य हो जाती है और प्राण रक्षा हो जाती है;*

iv. **लवण जल में डूबना** ***Salt water drowning***– समुद्र के पानी में लवण होने पर भी समुद्र जल में डूबने से मृत्यु के कम उदाहरण हैं, कारण कि सामान्य समुद्र के **एक** लीटर पानी में **35** ग्राम नमक होता है। इजरायल और जॉर्डन के बीच में मृत समुद्र (*dead sea*), तथा कोलकाता के बीधानगर जिले के लवण जल में 40% तक लवण होता है, जिसके कारण से लवण झील, लवणनदी, लवण समुद्र में अधिक संख्या में निधन होता है। लवण झील, लवण समुद्र के लवण में दलदलापन, चिपचिपाहट होती है, जिसके कारण से डूबे हुए व्यक्ति के रक्त संचार में भी दलदलापन, चिपचिपाहट (*high viscosity*) आ जाने से रक्त संचार धीमा होने पर हृदय गति मद्धिम होने लगती है तथा धीरे–धीरे व्यक्ति की मृत्यु हो सकती है।

3. **जलना** ***Burning*– बर्निंग** में आमतौर पर ऊपर की त्वचा (*skin*) ही जल पाती है, किन्तु कभी–कभी ऊपर की त्वचा के साथ–साथ त्वचा के नीचे के ऊतक (*tissue*) भी जल जाते हैं। प्रायः लोग गर्म द्रवों की ऊश्मा, शीत, विद्युत (*electricity*), रसायन (*chemical*), घर्शण (*friction*) एवं सूर्य विकरण (*radiation*) आदि से जल जाते हैं। घरेलू कामकाज

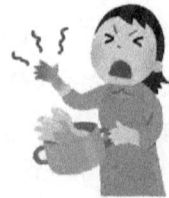

में आग से जलने के उदाहरण हैं जैसे कि महिलायें भोजन पकाते समय कपड़े में आग लगने पर लपट से जल जाती हैं। ट्रैफिक दुर्घटना में रगड़ एवं घर्शण के कारण जलने के उदाहरण मिलते हैं। भारतवर्श में बर्निंग दुर्घटना अधिकांश अर्थात् 95% में एक हादसा होती है जैसे पटाखों से जलना, 3% में आत्मघात (*suicidal*) एवं 2% नरसंहार (*homicidal*) से होती है। दुर्घटना से होने वाली बर्निंग में 95% घरेलू महिलायें होती हैं जो प्रायः घर की रसोई में जल जाती हैं। भारतवर्श में बर्निंग और इससे मरने वालों की संख्या 90% तक कम की जा सकती है यदि सिर्फ रसोई घर पर ही ध्यान दिया जाये। चंडीगढ़ शहर के वास्तुविद एवं शिल्पकार *ला कुरवाइजर* ने हर घर के रसोई में *स्लैब* बनवा दिया। जमीन पर दीपक और चूल्हा, मिट्टी के तेल का प्रेशर स्टोव आदि प्रतिबंधित कर दिये गये, सभी को गैस का चूल्हा मिला तो यहां पर महिलाओं का जलना नगण्य हो गया। साड़ी का पल्लू, दुपट्टा, लुंगी आदि आग पकड़ लेती है और फ्लेम बर्न होता है। सूती कपड़े और धोती पर लगी आग की लपट में बहुत अधिक गर्मी होती है अपेक्षाकृत नायलॉन कपड़े के। गर्म पानी, चाय, तेल, शीरे आदि से जलने को **स्कैल्ड** (**scalding**) कहते हैं। हर दशा में जली हुयी सतह पर पास में रखा ठंडा पानी डालना चाहिये। शिक्षा के आभाव में अविकसित एवं विकासशील देशों में बर्निंग की अधिक घटनायें हैं जबकि विकसित देशों में बर्निंग की कम घटनायें हैं।

बर्निंग डिग्री–

i. **प्रथम डिग्री *First Degree*–** ऊपरी सतह पर जलना (*superficial burning*) प्रथम डिग्री बर्निंग कही जाती है। इसमें अधिक जलन महसूस होती है। इसमें फफोले भी पड़ जाते हैं, फफोलों में पंचर करके पानी निकालकर उसी की खाल से ड्रेसिंग कर देने से कुछ ही दिनों में पुरानी त्वचा छूट जाने तथा नयी त्वचा आने से प्रथम डिग्री बर्न ठीक हो जाते हैं।

ii. **द्वितीय डिग्री *Second Degree*–** त्वचा की निचली सतह तक ऊश्मा पहुंचने पर त्वचा का ऊपरी हिस्सा सूजकर मोटा हो जाता है और लाल–पीले धब्बे बन जाते हैं। त्वचा की ऊपरी सतह पर फफोले पड़

जाते हैं, कभी–कभी फफोलों के फूट जाने से घाव हो जाता है जिनमें पीड़ा होती है। इसे ठीक होने में 8–10 सप्ताह लग जाते हैं।

iii. **तृतीय डिग्री** ***Third Degree–*** त्वचा की बहुत निचली सतह तक ऊश्मा पहुंचने पर त्वचा के नीचे की सभी सतहें जल जाती हैं (*full thickness skin burn*) और उनमें घाव हो जाता है। बर्निंग के ऐसे मामलों में जले हुए स्थान पर दर्द भी नहीं होता है और जला हुआ भाग मोटा और कड़ा हो जाता है, जो प्राकृतिक रूप से ठीक नहीं हो पाता है और इसका उपचार करना पड़ता है।

iv. **चौथी डिग्री** ***Fourth Degree***– जब अत्यधिक ऊश्मा त्वचा की नीचे की सभी सतहों को पार कर जाये तथा मांसपेशी (मसल्स), स्नायु (टेन्डंस) एवं अस्थि तक चोट तथा घाव हो जाये तो यह **गंभीर बर्निंग** होती है। इस बर्निंग में घाव काले हो जाते हैं और जला हुआ भाग नश्ट हो जाता है। **उपचार**– सतही बर्निंग मलहम लगाने एवं दर्द–नाशक औशधि से ठीक हो जाती है किन्तु **तृतीय एवं चतुर्थ डिग्री बर्निंग** के गंभीर रोगियों का उपचार **प्रदाह उपचार केंद्र** (*burn treatment centre*) में होता है। गंभीर रोगियों के उपचार में घाव को प्रतिदिन साफ किया जाता है, मरीजों को नहलाते भी हैं, स्वच्छ जल से घाव धोते हैं और एंटीसेप्टिक मलहम से पट्टी की जाती है अथवा खुला भी रखा जाता है। जली हुयी खाल से घाव नहीं भरता अतः सर्जरी करके पुरानी त्वचा को हटा दिया जाता है। शरीर के अन्य स्थान से त्वचा लेकर **त्वचा प्रत्यारोपित** (***autologous skin-grafting***) की जाती है। त्वचा बैंक एवं स्टेम सेल से त्वचा तैयार कर प्रत्यारोपित करने के प्रयत्न जारी हैं।

अच्छी चिकित्सा के बाद भी जले हुए स्थान पर कड़ापन, सुन्नपन, स्कार (*scar*) सफेद त्वचा आदि रह जाती है जिसकी प्लास्टिक सर्जरी करानी पड़ती है। जली त्वचा की तकलीफ का मनोवैज्ञानिक एहसास कुरेदता रहता है। औद्योगिक स्थलों में अग्नि धुएं (*smoke*) की गर्मी से एवं विशैली गैस जैसे *कार्बन मोनोऑक्साइड* आदि से फेफड़े भी जल जाते हैं और शरीर की बाहरी त्वचा के अतिरिक्त फेफड़ों में स्थायी घाव (*interstitial lung disease*) हो जाते हैं।

4. कुत्ते द्वारा काटना एवं सर्पदंश –

i. डॉग बाइट *Dog Bite*– कुत्ते द्वारा काटा जाना प्रायः चर्चा का विशय रहता है। कौन से प्रजाति के कुत्ते **काटने** अथवा **न काटने** वाले होते हैं के बारे में हम सबको जानना चाहिये। कुत्ते अनायास आक्रमण कर देते हैं या छेड़खानी करने पर काटते हैं। सड़क पर कुत्तों से सावधान रहना एवं मालिकों द्वारा कुत्ते को खुला न छोड़ना सामाजिक सुरक्षा के

नियमों में माना जाता है। अधिकतर डॉग बाइट गंभीर नहीं होती। पंजे और नाखून की खरोच और खाल पर सीधे दांत का दाग अलग–अलग चोटें हैं। चोट के स्थान को बहते पानी से धो दें ताकि ऊपर लगी लार निकल जाये। कपड़े के ऊपर से काटा घाव कम गंभीर होता है क्योंकि अधिकांश लार कपड़े पर लगी रह जाती है। **डॉग बाइट** में गंभीर संक्रमण से आकस्मिक निधन हो सकता है। समाज में धारणा है कि पागल कुत्ते के काट लेने पर ***रैबीज*** (***rabies***) हो जाता है। रैबीज संक्रमित कुत्ते (*rabid dog*) ही पागल कुत्ते होते हैं। ***रैबिड डॉग*** अथवा *रैबीज संक्रमित जानवर* द्वारा काटने से ***रैबीज संक्रमण*** होता है। रैबिड डॉग के मुंह से निरंतर लार गिरती रहती है, सीधी लकड़ी की तरह उनकी पूंछ सीधी होती है एवं वे पानी से बहुत डरते हैं। रैबीज संक्रमित मनुश्य भी पानी से डरने लगते हैं। अतः इसको ***हाइड्रोफोबिया*** (***hydrophobia***) भी कहते हैं। ***रैबीज–रोगी*** को तीव्र बुखार, उत्तेजना, स्मृति घटना, आक्रामक प्रवृत्ति आदि लक्षण होते हैं, मरीज को लकवा (*paralysis*) भी मार सकता है तथा उसका निधन भी हो सकता है। *रैबीज संक्रमण* में कॉफी पाउडर, मिट्टी, गऊ–गोबर के लेप द्वारा घरेलू उपचार चिकित्सा विज्ञान द्वारा स्वीकृत नहीं है। आज से लगभग 70 वर्श पूर्व कुत्ते के काटने पर रोगी के पेट में **एंटी रैबीज वैक्सीन** (*anti-rabies vaccine*) के 14 शॉट् (इंजेक्शन) लगाये जाते थे और इलाज न करने पर मरीज का निधन 2 सप्ताह के अंदर हो जाता था। आजकल कुत्ते के काटने पर एंटी रैबीज वैक्सीन के 4–5

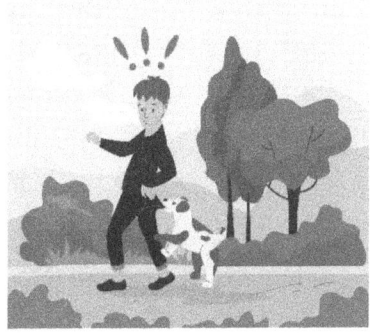

शॉट् देकर रोगी के संक्रमित होने की रोकथाम (*prevention*) कर दी जाती है, जो *प्रथम, तृतीय, सातवें, चौदहवें* एवं *अठ्ठाईसवें* दिवस पर लगायी जाती है। पालतू कुत्तों को वैक्सीन लगवाना आपकी सुरक्षा है किंतु सामाजिक व्यवहार के अनुसार अन्य कुत्तों को भी एंटी रैबीज वैक्सीन लग जाने से समाज की सुरक्षा बनी रहती है। कुत्ते के काटने से त्वचा पर चोट लगने, मुख, आंख, नाक के म्यूकस के साथ कुत्ते का लार मिल जाने पर घाव को बहते पानी में धोकर एवं रैबीज वैक्सीन एवं टीकाकरण (*immunoglobulin*) द्वारा उपचार किया जाता है। अंतर्राश्ट्रीय आंकड़ों के अनुसार ***रैबिड डॉग*** के काटने से विश्व में 55 हजार लोगों की प्रतिवर्श मृत्यु होती है। कुत्ते के काटने से अन्य खतरनाक संक्रमण भी होते हैं। चर्चा निम्नवत है – *कैप्नोसाइटोफैगा* (*Capnocytophaga*), एमआरएसए (*MRSA*– एंटीबायटिक प्रतिरोधी–रोग), *कैनीमॉरसस* (*Canimorsus*), *बैक्टीरीमिया* (*Bacteremia*–रक्तप्रवाह में बैक्टीरिया बना रहना), *बर्गेलाजूहेलकम* (*Bergeyella-Zoohelcum*), *टिटनेस* (*Tetanus*), *पाश्चूरेला* (*Pasteurella*) आदि। कुत्ते प्रायः बच्चों एवं वृद्धों पर ही ज्यादा आक्रमण करते हैं। बहुत से देशों में अलग–अलग कुत्तों जैसे जर्मन शेफर्ड (*German Shepherd*), डॉबरमैन (*Doberman*), चाऊ–चाऊ (*Chow-chows*) आदि के पालन हेतु अलग–अलग कानून बने हैं। प्रायः कुत्तों के आक्रमण को रोकने के लिये "*कुत्ते से सावधान*" जैसे बोर्ड लगाना तथा कुत्तों के लिये बाड़ा बनाना (*dog house*) जैसी आवश्यक सुरक्षा करनी चाहिए। कुत्ते अपने क्षेत्र संबधी मालिकाना हक को समझते हैं, अपने क्षेत्र के निवासियों एवं जानवरों को अच्छी तरह से पहचानते हैं तथा नये आगंतुकों के प्रवेश से अपने क्षेत्र की रक्षा करते हैं। हिंदी में कहावत है "***काटे चाटे स्वान के दुहूं भांति विपरीत***" अर्थात् कुत्ते से दुश्मनी और दोस्ती दोनों ही खतरनाक है।

ii. **सर्पदंश *Snake Bite***– विशैले अथवा किसी भी प्रकार के सर्प द्वारा काटे जाने अथवा फुफकारने को ही ***सर्पदंश*** कहा जाता है। यद्यपि सर्पों की बहुत सी प्रजातियां विशहीन (*devoid of venom*) होती हैं, विश

फुफकारने अथवा विश उगलने वाले सर्प प्रजातियों में क्रेट्स (*Kraits*), कोबरा (*Cobra*), मंबा (*Mambas*), वाइपर (*Viper*), जलसर्प (*Sea Snake*) आदि प्रमुख हैं। अंटार्कटिका को छोड़कर प्रायः पूरे विश्व के सभी स्थानों में विशैले सर्प पाये जाते हैं। आम तौर पर बहुत से जानवरों के समान ही सर्प

द्वारा काटे जाने पर उसके दांतों अथवा खांगों (*fangs*) के निशान स्पश्ट रूप से दिखते हैं तथा सर्प के ग्लैंड से निकला हुआ विश *सर्प–खांगों* से बने हुए घाव के रास्ते से ही रक्तप्रवाह के साथ मिल जाता है, जिससे मानव अथवा जानवरों की पाचन, श्वसन, रक्त संचार, कंकाल आदि प्रणालियां रोगग्रस्त हो जाती हैं। सर्पदंश की अनुभूति जहर की सुईं लगने (*envenomation*) की तरह होती है। सर्पदंश वाले स्थान पर एक घंटे के अंदर–अंदर लालिमा, सूजन और गंभीर पीड़ा का एहसास होता है, उल्टी, धूमिल दृश्टि, पलकों का गिरना, हांथ–पैर कंपन और कमजोरी, पसीना, मंद ह्रदय गति, ह्रदय दौड़ने की आवाज (*racing heart or tachycardia*) के लक्षण दिखायी पड़ने लगते हैं। तेजी से रक्त बहाव, बेहोशी, गुर्दे की निश्क्रियता, एलर्जी (*allergy*) होने लगती है तथा सर्पदंश वाले स्थान पर हुए घाव के आसपास के ऊतक (टीशू) भी मरने लगते हैं। तीव्र श्वसन, अल्प रक्तचाप (*hypotension*) की वजह से भी बेहोशी आने लगती है, सिर चकराने (*vertigo*) लगता है। **सर्पदंश** वयस्कों की अपेक्षा बच्चों को गंभीर रूप से प्रभावित करता है। सर्पदंश की घटनायें सर्प–शिकार अथवा खेतों और खुले–संकरे स्थानों पर नंगे हांथ–पैरों पर सांप द्वारा काटने से होती है। जैसे कि जंगल में लकड़ी काटते समय अथवा भवन–निर्माण के समय भी **सर्पदंश** हो सकता है। संकरे एवं खुले स्थानों पर दस्ताना, मोजा पहनकर सर्पदंश से बच सकते हैं। विभिन्न प्रजाति के सर्पों के विश में असमानतायें भी होती हैं। जैसे कि उश्णकटिबंधीय एवं उप–उश्णकटिबंधीय (*tropical & sub–tropical*) आदि विभिन्न क्षेत्रों में रहने वाले उसी प्रजाति के सर्पों में भी अलग–अलग प्रकृति का विश होता है। ***एंटीवेनॉम–***

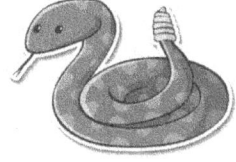

एंटीवेनॉम को *एंटीसीरम* (*antiserum*) एवं *एंटीवेनॉम–इम्यूनोग्लोब्यूलिन* (*antivenom-immunoglobulin*) भी कहते हैं। विशेश प्रजाति के सर्प के एंटीवेनॉम को विकसित करना खर्चीला है और समय अधिक लगता है – संकट के समय दूर–सुदूर स्थानों पर इसकी उपलब्धता सुनिश्चित कर पाना व्यवहारिक नहीं हो पाता है।

एंटीवेनॉम एक प्रकार का प्रतिपिंड अथवा प्रतिरक्षी पिंड (*antibody*) है जिसका प्रयोग क्षेत्र विशेश के सर्पों के विश प्रभाव को निश्क्रिय करने के लिये किया जाता है। सर्पदंश के बाद शरीर में फैल रहे विश प्रभाव को निश्क्रिय करने हेतु ही विशेशज्ञ चिकित्सकों द्वारा ही एंटीवेनॉम दिया जाता है – गलत एंटीवेनॉम हानिकारक हो सकता है। एंटीवेनॉम के साईड इफेक्ट्स (*side effects*) होते हैं – जैसे कि श्वसन–कमी (*shortness of breath*), गंभीर एलर्जिक प्रतिक्रिया (*anaphylaxis*) इत्यादि। एंटीवेनॉम बनाने के लिये संबन्धित प्रजाति के सर्प के विश को एकत्रित करके, उस एकत्रित विश की बहुत थोड़ी मात्रा किसी दूसरे जानवर में इंजेक्शन द्वारा लगाये जाने के बाद उस जानवर के रक्त में बनने वाली ***एंटीबॉडी–फ्लूड*** को एकत्रित कर इसका शोधन (*purification*) करके एंटीवेनॉम अथवा प्रतिविश का निर्माण होता है। यह एंटीबॉडी संबन्धित क्षेत्र के संबन्धित प्रजाति के सर्प के विश पर ही प्रभावी हो सकता है। जब कभी ***एंटीवेनॉम*** कारगर नहीं होता है तो इसके शोध की प्रक्रिया बार–बार दोहरानी पड़ती है जिससे एंटीवेनॉम का विकास खर्चीला हो जाता है। व्यवहारिक रूप से कुछ उपचार उपलब्ध हो जाये इसके लिये सामान्य तौर से पाये जाने वाले सर्पों के विश का एक प्रतिरक्षी बहुपिंड टीका (*polyvalent antibody vaccine*) बनाया गया है। इसके अतिरिक्त एंटीवेनॉम के विभिन्न रूपांतरण (*versions*) मिलते हैं, जो मकड़ी, मछली, बिच्छू तथा सामान्य सर्प दंश के विश को निश्क्रिय करने हेतु प्रयोग में लाये जाते हैं। एंटीवेनॉम फ्रिज में सरंक्षित (*preserve*) न किया जाये तो वह नश्ट हो जाता है, फिर भी इसे फ्रिज में लंबे समय तक प्रिजर्व नहीं किया जा सकता है। आज के समय में ***एंटीवेनॉम*** बैक्टीरिया एवं जीवाणुओं से विकसित हो रहे हैं जो लक्षित औशधियों (*targeted drugs*) की तरह

प्रयोग में लाये जा रहे हैं। फर्स्ट एंटीवेनॉम वर्श 1950 में यूएसए (*USA*) द्वारा कोरल सर्प (*Coral Snake*) से विकसित हुआ था जो वर्श 2009 में एक्सपायर (*expire*) हो गया। अब यूएसए (*USA*) के पैटर्न पर ही बहुत से विकसित देश बहुउद्देश्यीय प्रतिविश (*polyvalent-antivenom*) बना रहे हैं, जो विभिन्न प्रजाति के **सर्प–विश** के उपचार में प्रभावशाली हैं। संयुक्त राज्य अमेरिका (यूएसए) द्वारा *पिट–वाईपर* (*Pit-viper*), *रैटिल स्नेक* (*Rattle-snake*), *कॉपर हेड* (*Copperhead*) एवं *वॉटर मुकैसिन* (*Water-moccasin*) से बहुत ही प्रभावशाली पॉलीवेलेंट एंटीवेनॉम विकसित की गयी है जो **सर्प–विशों** पर प्रभावशाली है। सर्पदंश के घाव का प्राथमिक उपचार साबुन और बहते पानी से साफ कर **सर्पदंश** वाले स्थान को स्थिर रखकर किया जाता है। सर्पदंश के बाद जहर को चूसते हुए खींचना, घाव को चाकू से काटना अथवा रक्तबंध (*tourniquet*) इत्यादि प्रकार से उपचार चिकित्सा विज्ञान में सफल नहीं माने गये हैं।

5. **विशाक्तीकरण *Poisioning*–** शरीर में विश फैलना ही शरीर का विशाक्तीकरण है – संक्रमण से कहीं अधिक तीव्र गति से विश द्वारा शरीर क्षतिग्रस्त होता है (*protracted illness*)। शरीर में विभिन्न कारकों से विश फैल सकता है, अर्थात् शरीर के विशाक्तीकरण के बहुत से कारक हो सकते हैं, यथा –

i. **सर्पदंश** – *Envenomation by snake* के समान ही बिच्छू अथवा अन्य विशैले जानवरों द्वारा काटने अथवा डंक मारने से जहर की सुईं लगने (*envenomation*) जैसा महसूस होता है। इसका इलाज प्रतिविश (*antivenom*) देने, डंक निकाल देने और कुछ सामान्य औशधियों से हो जाता है। बिच्छु के काटने पर *प्रेजोसिन* नामक दवा दी जाती है, जिसका आविश्कार तेंलगाना के डॉक्टर बावस्कर ने किया था।

ii. **भोज्य पदार्थ विशाक्तीकरण *Food Poisioning*–** खराब संरक्षित भोज्य पदार्थ (*preserved food*), बासी–त्रिबासी (*stale food*), पहले से कटा सलाद–फल आदि के खाने से विशाक्तीकरण हो सकता है। इसमें तीव्र उल्टी, दस्त शरीर में पानी एवं इलेक्ट्रोलाइट की कमी हो जाती है। समय से इलाज न मिले तो मृत्यु हो सकती है। देशी

शराब की भट्टी में *मिथाइल एल्कोहॉल* अथवा *हूच* अथवा विशैली शराब बन जाने पर और उसके उपभोग से मृत्यु हो जाती है।

iii. **वाश्पशील पदार्थों *Volatile Substance*–** घर, बाजार, कलकारखानों में वाश्पशील पदार्थों (*volatile substance*) जैसे कि नेल पॉलिश, वुड पेंट, पेस्टीसाइड्स (*pesticides*) के कारखानों में वाश्पीकरण से पर्यावरण विशाक्त होता है जिसके दुश्प्रभाव का नुकसान अनेक लोगों को हो सकता है।

iv. **उत्सर्जन *Radiation*–** उद्योग स्थलों पर *यूरेनियम, थोरियम* जैसे विकिरण उत्सर्जी पदार्थों के उत्सर्जन (*radiation*), स्वास्थ्य एवं विश परीक्षण प्रयोगशाला आदि स्थानों में विभिन्न रसायनों की प्रतिक्रियाओं, विशैली गैस के वाश्पीकरण आदि के संपर्क से विशाक्तीकरण हो सकता है।

6. **कार्य स्थल/औद्योगिक स्थल की दुर्घटनाएं *Workplace and Industrial Accidents*–** सड़क और यातायात की दुर्घटनाओं के अतिरिक्त आवश्यक है कि जिन स्थानों पर लोग काम करते हैं वे सुरक्षित हों और हम यह समझें कि किस कार्य स्थल पर क्या कार्य विधि है, क्या नियम और अनुशासन है ताकि कार्य करते समय सुरक्षित रहें। खेल के मैदान की चोटें भी इसी श्रेणी में आती हैं। कार्यस्थलों, औद्योगिक स्थलों पर गिरने, सीढ़ी से गिरने, भारी बोझ को पीठ, कंधे, सिर पर चढ़ाने, ढोने, उतारने में संतुलन बिगड़ जाने, भारी मशीनों एवं उपकरणों से चोटें, हांथ–पैरों की उंगलियों का कट जाना, भारी वोल्ट की विद्युत की चपेट में आना (*electrocution*), वेल्डिंग की चिंगारियों से आंख में तथा अन्य अंग में चोट, खान–खदानों में मिट्टी धसकने से, पानी भरने से, अग्नि कांड की दुर्घटना से कामगरों को चोट लग सकती है और आपदा भी हो सकती है। इसीलिये नियमावली में ''गुड प्रैक्टिस'' – (*good working practice, good construction practice, good manufacturing practice*) आदि डाले गये हैं। बड़े ठेकेदारों को इन नियमों का पालन प्रतिबद्धता से करना पड़ता है। जैसे हेलमेट पहनना, मोजे, मोटे जूते या

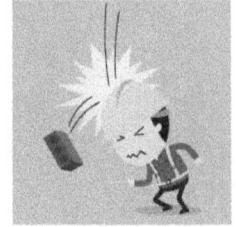

गम बूट पहनना, हांथों में दस्ताने, फ्लोरोसेंट कपड़े आदि अनेक ऐसे तरीके हैं जिनसे कार्य एवं औद्योगिक स्थलों पर दुर्घटनाएं कम होती हैं। समय–समय पर सुरक्षा उपकरणों का रख–रखाव एवं नियमों के पालन के पालन की संपरीक्षा (*audit*) एवं संवीक्षण (*scrutiny*) की जाती है।

रासायनिक पदार्थों के उत्पादन, पैकिंग संबन्धी औद्योगिक स्थलों पर आमजन प्रवेश निशिद्ध (*prohibited*) होना उचित है तथा कारीगरों की ड्रेस, जूते–मोजे, दस्ताने, सिर की टोपी, मास्क, लंच, छुट्टी इत्यादि निर्धारित होनी ही चाहिये, कारण कि इन रासायनिक पदार्थों के बिखरे होने एवं वाश्पीकरण से शरीर को क्षति पहुंचती है। इन पदार्थों का रखरखाव की व्यवस्था मानक अनुसार होनी चाहिये – इनके गिरने पर अथवा इनके चपेट में आने पर इनके उपचार हेतु एंटी टॉक्सिक दवा भी कार्य स्थल पर उपलब्ध होनी चाहिये। कैमिकल एवं विशैले पदार्थों से संबंधित उद्योग धंधों में कर्मियों के स्वास्थ्य लाभ हेतु कुछ दीर्घ अवधि का अवकाश निर्धारित होना चाहिये।

उद्योग स्थलों, स्वास्थ्य परीक्षण प्रयोगशालाओं इत्यादि में विकिरण उत्सर्जी पदार्थों यथा यूरेनियम, थोरियम आदि स्थानों पर उत्सर्जी किरणों (*radio-active rays*) के दुश्प्रभाव के कारण इन स्थलों पर आमजन प्रवेश प्रतिबंधित होता है। इन पदार्थों के नुकसान ऊपर बताये जा चुके हैं।

उद्योग स्थलों की गंभीर त्रासदी *Some Major Industrial Disasters*– पिछले लगभग 50–60 वर्शों में महत्वाकांक्षी उद्योग स्थलों की त्रासदी के दुश्परिणाम हमारी संतति भोग रही है। इनमें से कुछ घटनाओं पर हम चर्चा करते हैं, यथा –

भोपाल गैस त्रासदी *Bhopal Gas Tragedy* – 02.12.1984 घटना के दिन घरों में सोते हुए लोग रात्रि में एकाएक जाग उठे उनकी आंखों में असहनीय दर्द, वे फेफड़ों में जलन से बेहाल और बेचैन थे। एकाएक खबर फैली, भोपाल स्थित यूनियन कार्बाईड उद्योग स्थल पर पेस्टीसाईड प्लांट से मनुश्य की नासमझी के कारण *आईसोसाइनाईन गैस* (*Isocyanine Gas*) एवं अन्य रासायन लीक कर जाने से उसकी चपेट में लगभग 5 लाख लोग आ गये हैं और 5 हजार से लेकर 16 हजार लोगों की तत्काल मृत्यु हो गयी है। आज भी इस त्रासदी से न जाने कितने लोग श्वांस एवं फेफड़ों के गंभीर रोगी हैं।

डीप वॉटर होराईजन ऑयल स्पिल, गल्फ ऑफ मैक्सिको ***Deep Water Horizon Oil Spill Gulf of Mexico*** **– 20.04.2010** त्रासदी भरी यह दुर्घटना तब हुयी जब एकाएक गल्फ के अंदर ऑयल–रिग प्लेटफार्म फट गया (*oil-rig platform blast*) जिससे 11 कारीगरों की तत्काल मृत्यु तथा 17 लोग दुर्घटना की चपेट में आ गये। आंकड़ों के अनुसार प्रतिदिन लगभग 1.5 लाख बैरल (लगभग 1.5 करोड़ लीटर) तेल लीक करता हुआ मैक्सिको की खाड़ी (*Gulf of Mexico*) में गिर रहा था। अकेले दुर्घटना वाले दिन विशैले तेल के फैलने से लगभग साढ़े तीन हजार लोगों के लीवर और गुर्दे निश्क्रिय हो गये। दूशित पर्यावरण से आज भी लोग त्रासदी भरी दुर्घटना के शिकार बने हुए हैं।

चेर्नोबिल मेल्टडाउन, यूक्रेन ***Chernobyl Meltdown, Ukraine*** **– 26.04.1986** इस न्यूक्लियर पावर प्लांट के *भट्टी न. 4* (*reactor no.4*) का एकाएक विस्फोट ***हीरोशिमा*** और ***नागासाकीएटमबॉम दुर्घटना*** से कहीं ज्यादा गंभीर था जिसने बेलोरूस, रूस एवं यूक्रेन के 3.5 लाख लोगों को बेघर कर दिया और वे दूसरे शहरों में परेशान हाल में काफी दिनों तक भटकते रहे। दुर्घटना निपटने में 5 लाख लोग गंभीर रोगों के शिकार हो गये और बहुत से लोगों का आकस्मिक निधन भी हो गया। अब तक इस नाभकीय उत्सर्जन (*nuclear radiation*) की दुर्घटना के कारण आकस्मिक मृत्यु के विश्वसनीय आंकड़ें अनुमानित नहीं हो सके हैं, आज भी आकस्मिक निधन और नवजात विकलांगता के दर्द भरे किस्से पत्रकारों, लेखकों एवं पेंटरों की विशयवस्तु बनी हुयी है। ***पोस्टर चाईल्ड*** में विकलांग बच्चों के दर्दभरे चित्र उकेरे जा रहे हैं।

फुकुशिमा दाईची–मेल्टडाउन, जापान ***Fukushima-daiichi Meltdown, Japan*** **– 11.03.2011** न्यूक्लियर पावर प्लांट में सुरक्षा नियमों की अवहेलना (*violation of safety rules*) से इस दुर्घटना में 600 लोगों का आकस्मिक निधन हो गया एवं 1 लाख लोग बेघर हो गये। 10 वर्शों से जापान में 9–रिक्टर–स्केल के भूकंप (*earthquake*) और सुनामी (*tsunami*) की तबाही से लोग उबर भी नहीं पाये थे कि इस परमाणु आपदा का पहाड़ टूटते ही चारों तरफ त्रासदी फैल गयी। एक लाख से अधिक लोग बेघर और विस्थापित हो गये और वर्तमान में तो

फुकुशिमा भुतहा शहर (*ghost town*) बन चुका है। इस त्रासदी की वजह से विस्थापित हुए लोगों का आज भी पुनर्वासन (*rehabilitation*) नहीं हो सका है। 30 किमी के दायरे तक के आवास खाली कर दिये गये हैं, 371 स्क्वॉयर किलोमीटर का दायरा खतरनाक जोन घोशित हो चुका है, रैडिएशन को ठंडा करने के लिये हैलीकॉप्टर से पानी बरसाया जाता रहा है तथा अरबों डालर के खर्च के बाद भी यह स्थान घोस्ट टाऊन ही बना हुआ है।

भूमण्डीलय ऊश्मीकरण *Global Warming*– पिछले 5–6 शताब्दियों से ग्लोबल वार्मिंग से पर्यावरण प्रदूशण, कोविड–19, कोविड–19 के वैरिएंट जैसे ओ–माईक्रॉन तथा ओ–माईक्रॉन के सबवैरिएंट (*subvarient*) जैसे भयावह संक्रमण से मानव समाज त्रस्त होकर त्राहि–त्राहि कर रहा है। *राश्ट्रकवि राम धारी सिंह दिनकर* इसी स्थिति का आंकलन करते हुए अपनी काव्य रचना में लिखते हैं – कि दुनिया में लगातार बिना युद्ध के युद्ध चल रहा है और इसमें दुनिया की लगातार तबाही होती जा रही है।

हमने खुद को यूं बसा लिया, वैज्ञानिकता की बाहों में।
अवरोध खड़े कर दिये बड़े, हर एक दूजे की राहों में।
धरती माता का दोहन तो कर लिया, गगन की बारी है।
ये बिना शस्त्र का युद्ध है, जो महाभारत से भी भारी है !

बड़े–बड़े भारी उद्योगों की स्थापना, उनका संचालन, *वोलाटाइल सब्सटेंस* वाश्पीकरण, *रेडियोएक्टिव* पदार्थ उत्सर्जन, *पॉलीयूरेथीन* (*polyurethane*) जैसी सामग्रियों का अधाधुंध प्रयोग, तंबाकू, एल्कोहॉल, ड्रग (गांजा, भांग, चरस, अफीम, आदि) व्यसन, न्यूक्लियर टेस्टिंग (*nuclear testing*), एटमबॉम, हाईड्रोजन बॉम, रासायनिक एवं जैविक अस्त्र–शस्त्र, आदि की होड़ से **ग्रीनहाउस गैस प्रभाव** (*greenhouse gas effect*) हो रहा है, जिसमें *कार्बनडाईऑक्साइड, कार्बनमोनोऑक्साइड* एवं विभिन्न विशैली गैसें पर्यावरण के खुलेपन में उमस (*suffocation*) को बढ़ा रही हैं। श्वसन, हृदय रोग, डायबिटीज, मधुमेह, उच्च रक्तचाप, हाईपरटेंशन, टीबी, कैंसर जैसे संक्रामक रोगों का तहलका बढ़ रहा है और समाज में लगातार स्वास्थ्य की गिरावट आती जा रही है। अवसाद, साइकोसिस, न्यूरोसिस, सीजोफ्रेनिया जैसे मानसिक रोगों की वजह से

लोग परेशान हैं। पर्यावरण ऊश्मीकरण से ग्लेशियर गल–गल कर पीछे हट रहे हैं, समुद्र तल की ऊंचाई बढ़ रही है, शाक–सब्जी, फल, फूल, अन्न आदि की पैदावार रासायनिक उर्वरकों से प्रदूशित हो रही हैं, जंगल कट रहे हैं, पशु–पक्षी सहित पूरे पर्यावरण के साथ पूरा भूमंडल और मानव समाज मानो ***ब्लैक होल* (*black hole*)** में समा जायेगा। आईंस्टीन जैसे वैज्ञानिकों की भविश्यवाणी *"I do not know the consequences of the 3rd World war but if there will be 4th world war man will fight with stones"* अर्थात् भावी विश्व युद्ध में दुनिया का अस्तित्व समाप्त हो जायेगा,

7. **आत्महत्या *Suicide*–** सुसाइड लैटिन शब्द *suicidium, sui caedere* से बना है जिसका अर्थ "***स्वयं को जानबूझ कर मारना – self murder or cutting***" है। आमतौर पर निराशा के चलते आत्महत्या की घटना सुनने में आती है। जीवन–प्रेरणा (*motivation*) के कम होने से अवसाद (डिप्रेशन), साइकोसिस, द्विधुरीय व्यक्तित्व विकार (*bipolar personality disorder*), न्यूरोसिस, ड्रग व्यसन आदि की वजह से भी आत्महत्या की घटना आये दिन सुनने में आ जाती है। समाज से बिलगाव और एकाकीपन (*alienation*) हो जाने पर व्यक्ति स्वयं में ही घुटता हुआ बाध्य होकर आत्महत्या कर लेता है। प्रसिद्ध समाजशास्त्री इमाइल दुर्खीम (*Emile Durkheim*) द्वारा लिखित "*आत्महत्या* (*suicide*)" नामक पुस्तक में आत्महत्या के सामाजिक सिद्धांत की विवेचना निम्नवत की गयी है, यथा –

i. **अहमवादी आत्महत्या *Egoistic Suicide*–** परिवार और समाज में अपने अस्तित्व को नगण्य एवं शून्य मानकर समाज से अलग–थलग हो जाने (*negating self existence and getting alienated*) एवं सामाजिक मेलजोल समाप्त कर लेने पर एकाकीपन का आवेग (*impulse of loneliness and feeling of isolation*) ही प्रायः व्यक्ति की आत्महत्या में परिणित (*leads individual to suicide*) हो जाती है। एकाकीपन के आवेग में अवसाद से घनीभूत मर्मान्तिक पीड़ा और कुंठा ही व्यक्ति को मजबूर कर देती है एकाएक आत्महत्या

करने के लिये। ऐसी कुंठा में की जाने वाली आत्महत्या *अहमवादी आत्महत्या* कही जा सकती है।

ii. **परार्थवादी आत्महत्या *Altruistic Suicide*–** जब कोई व्यक्ति, सामाजिक हित से स्वयं को जरूरत से ज्यादा संबद्ध कर ले तो सामाजिक लक्ष्य को पूर्ण न कर पाने की कुंठा के वशीभूत होकर आत्महत्या करना –परार्थवादी आत्महत्या कही जा सकती है। इस प्रकार से जहां ***आलट्रूइस्टिक*** आत्महत्या, सामाजिक एकीकरण (*social integration*) के सुदृढ़ न हो पाने से प्रेरित होती है, वहीं ***इगोइस्टिक*** आत्महत्या स्वयं की महत्वाकांक्षा के अपूर्ण रह जाने से संपोशित होती है। जैसे कि डेनमार्क के सैनिकों द्वारा वृद्धावस्था एवं रोग के कारण की जाने वाली आत्महत्या स्वार्थवादी आत्महत्या का उदाहरण है, लेकिन भारतीय स्वतंत्रता संग्राम में भगत सिंह, चंद्रशेखर आजाद, सुभाश चंद्र बोस जैसे शहीद स्वतंत्रता संग्राम सेनानियों का स्वेच्छा बलिदान, परार्थवादी आत्महत्या का उदाहरण माना जा सकता है।

iii. **असंबद्धिता आत्महत्या *Anomic Suicide*–** व्यक्ति इस प्रकार की आत्महत्या के लिये तब बाध्य हो जाता है जब उसका समाज के साथ संतुलन बिगड़ जाता है और वह समाज से पूर्व की तरह संवाद रखने में अपने को असक्षम पाता है। उदाहरण के लिये दिवालिया होने पर अथवा एकाएक लॉटरी लग जाने पर संबन्धित व्यक्ति का समाज के साथ संतुलन बिगड़ जाने के कारण वह आत्महत्या करने के लिये मजबूर हो जाता है।

iv. **अतिनियतिवादी आत्महत्या *Fatalistic suicide*–** प्रायः समाज में निरंकुश नियमो (*autocratic rule*) के चलते वर्गभेद (*class disparity*) की स्थिति उत्पन्न होने लगती है। जैसे कि गरीब–अमीर, नौकर–मालिक, गुलाम–राजा, निर्धन–पूंजीपति आदि प्रकार के वर्ग भेद के कारण पेट पालने, परिवार पालने एवं शिक्षा–दीक्षा प्राप्त करने की मजबूरी एवं शोशण को ही कमजोर व्यक्ति अपनी नियति, विडंबना अथवा विधि का विधान समझने लगता है, मान बैठता है कि वह सर्वहारा है और वह अपने कुल और समाज को प्रतिशठा दिलाने में स्वयं को असक्षम पाता है।

टॉमस ज्वाइनर (***Thomas Joiner***) एवं **ओ'कॉनर** (*O'Connor*)

जैसे मनोवैज्ञानिकों ने दुर्खीम के **आत्महत्या** के **सिद्धांत** को *बायलॉजिकल, मनोवैज्ञानिक* एवं तात्कालिक उत्पन्न आवेग के विपरीत माना है। इन मनोवैज्ञानिकों के अनुसार व्यक्ति सामाजिक दायित्व के बोझ की पीड़ा और निराशा तथा स्वयं के व्यवसाय एवं लक्ष्य में अरूचि पनपने के कारण ही **आत्महत्या** करने हेतु मजबूर हो जाता है। इन मनोवैज्ञानिकों ने आत्महत्या को अनुवांशिकी कारणों से भी उत्पन्न माना है। किंतु ज्वाइनर एवं ओ'कॉनर के तर्क सटीक और संपुश्ट नहीं हैं। दुर्खीम के मनोवैज्ञानिक विश्लेशण का तार्किक खंडन पूर्णतया अव्यवहारिक है। आत्महत्या तो दुनिया की सबसे बड़ी दुर्घटना के रूप में सामने आयी है जिसका सामाजिक और मनोवैज्ञानिक विश्लेशण दुर्खीम ने तार्किक तुला पर किया है और उसका यह विश्लेशण अकाट्य और अनिंद्य है। आज भी विकासशील एवं विकसित देशों में आत्महत्या के दुर्घटना की सांख्यिकी (*statistics*) निरंतर बढ़ रही है। **आत्महत्या** जैसी घटना का विश्लेशण और समाधान तो प्रस्तुत किया जा रहा है फिर भी युवा पीढ़ी में आत्महत्या की भावना निरंतर प्रबल हो रही है............, युवा ***ड्रग्ज व्यसन*** में अपने जीवन के साथ खिलवाड़ करते हुए अपने अस्तित्व को मिटा रहे हैं......., भावी संतति दुर्घटनाओं के कुचक्र में किंकर्तव्यविमूढ़ है........, अहिंसा, सृश्टि की रक्षा एवं प्राणियों का कल्याण ही एकमात्र दायित्व एवं धर्म है – *Nonviolence, protection and preservation of this creation is the highest good and the greatest creed.*

8. **गिरने से चोट *Fall Injury*–** लोग 2 प्रकार से गिरते हैं। बच्चे प्रायः बिस्तर, सोफे, जीने या छत से गिर पड़ते हैं। मजदूर छत या जीने से गिरते हैं (*fall from height*)। **वृद्धजन** चलते–चलते असंतुलित हो जाने के कारण गिर जाते हैं, जैसे जमीन का समतल न होना या चिकने फर्श और टॉयलेट में फिसल जाना (*surface fall*)। छत एवं जीनों पर सुरक्षित दीवार न होने, बोझ उठाते समय संभल कर न चलने, ऊपर से नीचे अथवा सतह पर फिसल कर गिर जाने आदि से छोटी–मोटी अथवा बड़ी चोट लग सकती हैं। वृद्धजनों को पैंट और पाजामा बैठकर पहनना चाहिये, नाड़े की जगह इलास्टिक होना चाहिये, टॉयलेट का फर्श सदैव सूखा रहना चाहिये, टॉयलेट में रोशनी रहे, फर्श चिकना न हो, बेड से बिना रूकावट टॉयलेट तक सीधा जा सकें एवं

टॉयलेट सीट से उठने के लिये मजबूत हैंडिल का सहारा उपलब्ध होना चाहिये।

9. **आपसी लड़ाई *Civil Violence*–** में हिंसक उपकरणों (चाकू, बंदूक, बम –*stab wound, gun shot and blast injuries*) द्वारा वार करने पर (*assault*) गंभीर चोट लग सकती है। नागरिक सुरक्षा के उपायों द्वारा सद्भाव बनाकर ऐसी हिंसा को नियंत्रित किया जाता है। **राई को पहाड़ बनाकर** सड़क पर झगड़ा (*road rage*) करने से माहौल खराब हो जाता है, अनुशासन बिगड़ जाता है और ट्रैफिक कंट्रोल अनियंत्रित होने से बड़ी दुर्घटना हो सकती है। इससे बचना चाहिये। झगड़ा और झगड़े से हिंसा दोनो तरफ दम्भ भरे रहने (*ego on both sides*) से होती है – यदि एक पार्टी नम पड़ जाये तो आपसी लड़ाई, हिंसा एवं छोटे–मोटे सड़क पर हिंसा से बचा जा सकता है। आपसी सौहार्द्रता बढ़ती रहे, हिंसा का माहौल उत्पन्न न हो – मानव सुरक्षा के समस्त प्रयोजन चुस्त–दुरूस्त बनें के लिए ही व्यक्ति और समाज की सक्रियता और प्रतिबद्धता सृजित होना आवश्यक है।

10. **युद्ध स्थल की चोटें *Warfare Injuries*–** युद्ध स्थल में विभिन्न प्रकार की शारीरिक और मानसिक चोटें लगती हैं। बंदूक, रायफल, पिस्टल, गोले, हथगोले, ग्रेनेड, मॉर्टर, माइन ब्लास्ट, गिरना, मिट्टी और बर्फ में दबना, अतिशीत स्थान जैसे शियाचिन आदि में गैंगरीन, माइन में दबना, यातनायें, विशाक्तीकरण, न्यूक्लियर विस्फोट में उत्सर्जन, हवाई हमले आदि से एक या अनेक सैनिक आहत हो सकते हैं। '*युद्ध स्थल की चोटें*'– सेना के मेडिकल कोर में बृहद विशय की तरह पढ़ाया जाता है (**अध्याय 1**)।

44

घर में रखने वाले जरूरी उपकरण एवं
औशधियां
कब और कैसे आप स्वयं अपना इलाज
करें?

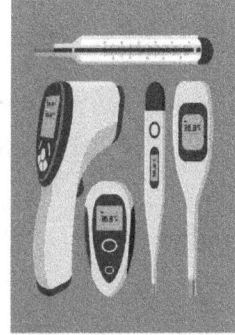

*Necessary Medical equipments or gadgets and
medicines to be kept at home
When & how to treat your own self*
इस अध्याय में हम सीखेंगे कुछ बातें – *Learning Objectives*

- घर पर रखे जाने वाले आवश्यक मेडिकल उपकरणों की उपयोगिता
  – बुखार, रक्तचाप, मधुमेह, शरीर वजन आदि का मापन

- दिन–प्रतिदिन में होने वाली बीमारी – बुखार, दस्त, पेचिस, कब्ज,
  सर्दी–जुकाम, एलर्जी, खांसी, छींक, पेट दर्द, छोटी–मोटी चोट,
  फुड़िया–फुंसी, गैस, अपच आदि का सुलभ औशधियों द्वारा इलाज

बड़ी आसानी से कह दिया जाता है कि अपना इलाज स्वयं न करें,
किंतु क्या यह संभव है? चलते–फिरते छोटी–मोटी चोट लग जाने, मोच
आ जाने अथवा खांसी, सर्दी, जुकाम, पेचिश आदि छोटी–मोटी बीमारियों
को प्रकृति द्वारा स्वयं ठीक होने देना ही *सेल्फ हीलिंग* (*self healing*) है
और इलाज की यही उत्तम विधि है। किन्तु सेल्फ हीलिंग तभी हो सकेगी

जब परहेज और संयम का पालन किया जाये। रोजमर्रा की बीमारियों जैसे कि बुखार, रक्तचाप, डायबिटीज आदि नापने के लिये तथा खांसी, जुकाम, हल्के दस्त, कब्जियत, गैस, अपच, हांथ–पैरों के दर्द, कमजोरी, छोटी–मोटी फुड़िया–फुंसी आदि के इलाज के लिये घरों में कुछ औशधियां रखना आवश्यक है। क्या अपने अधूरे ज्ञान से स्वयं का, घर के बच्चों अथवा अन्य सदस्यों, पड़ोसियों, सहकर्मियों का इलाज करना उचित है? क्या संविधान इसकी इजाजत देता है? मान

लीजिये कि हमने रोजमर्रा की बुखार की पैरासीटामॉल या एस्प्रिन की गोली किसी को दी और उसे एस्प्रिन से होने वाली समस्या यानि पेट से खून आने लगा तो क्या मैं ऐसे खतरे में फंस जाऊंगा जिससे मुझे ग्लानि होगी? इस समस्या का एक सीधा–सादा यही उत्तर है – देश के दवा नियामक (*drug regulators*) ने तय किया है कि कुछ दवाएं जो ओटीसी (*OTC – over the counter*) कहलाती हैं अर्थात् इस श्रेणी की दवाओं के लिये वैधानिक रूप से किसी डॉक्टरी ज्ञान की आवश्यकता नहीं है। इसी प्रकार से इन दवाओं को किसी भी दुकान से बेचा जा सकता है और इन्हें बेचने के लिये *फार्मेसी लाइसेंस* की आवश्यकता नहीं है। घरों में रखे जाने वाले आवश्यक मेडिकल उपकरणों की चर्चा निम्नवत है –

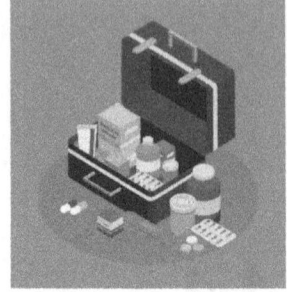

1. **थर्मामीटर *Thermometer***– बहुत अर्से से हमारे परिवारों में बुखार नापने में *थर्मामीटर* प्रयोग होता आया है। शरीर का तापमान *डिग्री फारेनहाइट* या *डिग्री सेंटीग्रेट* में नापा जाता है। शरीर का तापमान 98–99 *डिग्री फारेनहाइट* तक हो तो इसे सामान्य कहा जाता है और इसी को *कोर टेम्प्रेचर* भी कहते हैं। कोर तापमान को नापने के लिये लगभग 1 मिनट या 60 सेकण्ड तक थर्मामीटर के सेंसर को जीभ के नीचे, मुख में, बगल में, गुदा में, जांघ

में या कान के अंदर चिपकाकर रखना होता है। मुख में रखने से पहले देख लें उस समय ठंडा पानी या गर्म चीज न खायी–पी हो। प्रायः

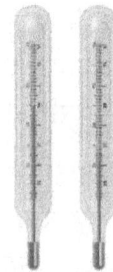

बगल व जांघ का तापमान मुख, गुदा और कान की गुहा से 1 डिग्री कम होता है। महिलाओं में मासिक के मध्यकाल में ओव्यूलेशन के समय 100^0F तक बुखार रहता है। तेज धूप की वजह से या फिर कभी–कभी ऐसे भी बुखार चढ़ जाता है। अक्सर बुखार का आभास होने पर तापमान नॉर्मल या सामान्य निकलता है। कभी–कभी डायग्नोसिस बनाने के लिये डॉक्टर दिन में 3–4 बार तापमान नाप कर चार्ट बनाने को कहते हैं। कुछ बीमारियों में शाम को ज्वर चढ़ता है, जैसे – टीबी, मलेरिया–टायफॉइड में रूक–रूक कर ज्वर चढ़ता है और कुछ रोगों में तेज ज्वर हो जाता है। अब तो थर्मामीटर की टेक्नोलॉजी भी देखते–देखते बदल गयी है। पहले कांच के कैपलरी में पारा (*mercury*) भरा होता था, जिसको धोकर हांथ से झटक–झटक कर मुंह में लगाते थे, फिर डिजीटल आ गया, पर अब तो ऐसा थर्मामीटर आ गया जो शरीर से छुआना नहीं पड़ता और दूर से ही माथे या हांथ पर इंफ्रारेड किरणों से तापमान नाप लेते हैं।

2. **रक्तचाप मशीन *BP Instrument*–** पहले पारे वाले रक्तचाप यंत्र आते थे जो थोड़े भारी होते थे और जो सबसे सटीक बीपी मापते हैं। हालांकि गिर कर टूटने से इनकी नली से पारा बिखरने के भय से इन पर थोड़ी रोक लगा दी गयी है। इसके बाद घड़ी वाली एंड्रॉयड मशीन आ गयी। ऊपरी हांथ में कफ (*cuff*) बांध उसे 200 *mm* तक फुलाकर, कोहनी के सामने आला/स्टेथोस्कोप रखकर धमनी की धड़कन का आरोह–अवरोह को सुनते हुए रक्तचाप मापा जाता है। अब इलेक्ट्रिक/डिजिटल बीपी मशीनें उपलब्ध हो गयी हैं जिनमें आले की जगह धमनी पर सेंसर लगा होता है। ये मशीनें ₹ 2000/– तक मिल जाती हैं। कहते हैं कि 40 वर्श से अधिक आयु में लगभग 30% लोगों को बढ़ा बीपी या हाईपरटेंशन हो जाता है जिसमें हल्का सिर दर्द, घबराहट, बैचेनी, थकान आदि के लक्षण रहते हैं। रक्तचाप मशीन से मरीज की मॉनिटरिंग आसानी से हो जाती है। बढ़े रक्तचाप की समय रहते पहचान एवं इलाज पक्षाघात एवं अन्य रोगों से बचाता है।

3. **पल्स ऑक्सीमीटर *Pulse Oxymeter*–** यह सर्वविदित है कि ऑक्सीजन प्राणवायु है, सांस में ली गयी हवा की ऑक्सीजन फेफड़ों से छनकर रक्त में आ जाती है, जिसका आंकलन इस छोटे–से उपकरण

के आविश्कार से संभव होने लगा है। घर में रखने वाले विभिन्न डॉक्टरी उपकरणों में *पल्स ऑक्सीमीटर* अभी कुछ सालों से अत्यंत उपयोगी उपकरण माना जाता है। इसमें ऐसा *सेंसर* या *ट्रांसड्यूसर* लगा होता है जो खाल के नीचे ऑक्सीजन की मात्रा का आंकलन करता है। यह हमारे शरीर के श्वसन तंत्र (*respiratory system*) एवं परिसंचरण तंत्र (*circulatory system*) के कार्यविधि को बता देती है। यदि *ऑक्सीजन* की कमी से व्यक्ति की हालत गंभीर हो रही हो तो उसका आंकलन इसी उपकरण से हो जाता है। इसे मरीज के शरीर के आखिरी छोर हांथ–पैरों की उंगलियों पर लगाया जाता है, खाल के संपर्क में आने के बाद हमारे फेफड़े से रक्त में पहुंचने वाले *ऑक्सीजन* का प्रतिशत इस मशीन द्वारा नप जाता है। अचानक बेहोश व्यक्ति एवं श्वांस रोगियों के लिये यह उपयोगी यंत्र है।

4. **ग्लूकोमीटर *Glucometer*–** मधुमेह या डायबिटीज 30–40 वर्श से ऊपर की उम्र में आजकल सामान्य हो गया है। यह मशीन जो ₹ 1500/– तक मूल्य की होती है तथा इसके साथ की ₹ 20–30 की *स्ट्रिप* से रक्त में ग्लूकोज की मात्रा आसानी से नापी जा सकती है। कहते हैं कि नित्य और कभी–कभी एक दिन में कई बार ग्लूकोज मापने से ही व्यक्ति विशेश खान–पान नियंत्रण एवं औशधि को समय से लेने का संयम बरतने लगता है। मेडिकल टेक्नोलॉजी के विकास के साथ बहुत से रोगों के निरंतर परीक्षण के उपकरण भी विकसित हुए हैं। जैसे कि लगातार ब्लड ग्लूकोज मापने का यंत्र बांह में चिपका देते हैं जो रोगी के मोबाइल पर रीडिंग देता रहता है – इसे *continuous glucose monitoring device* कहते हैं।

उपरोक्त के अलावा हमारे घर में लंबाई नापने का फीता, वजन नापने की मशीन, चोट और मोच सेकने वाले पैड, पेट दर्द के लिये गर्म पानी (*hot water*) की बोतल, नेति क्रिया का लोटा, वाश्प लेने का यंत्र (*steam maker*) तथा इस प्रकार के बहुत से उपकरण जो प्रचलित हैं की आवश्यकता रोजमर्रे के जीवन में नहीं पड़ती है। अतएव स्वास्थ्य संबन्धी समस्या होने पर अन्य उपकरणों की खरीद चिकित्सक के परामर्श से किया जाना उचित होगा। घर में जब वृद्धजन या गंभीर रोगी हों तो अनेक उपकरण जैसे ऑक्सीजन देने वाले यंत्र, पलंग आदि रखने पड़

सकते हैं।

घर में रखी जाने वाली कुछ दवाएं– यूं तो हर घर में कुछ दवाएं रहती ही हैं, और जरूरत के मुताबिक कुछ विशेश दवाएं भी रहती हैं। यहाँ पर दवाओं का ब्रांड नाम लिखना आवश्यक हो रहा है क्योंकि रोजमर्रा की दवाएं जैसे – विक्स, अमृताजंन, अमृतधारा, पुदीनहरा, बच्चों की घुट्टी, मोच आदि पर लगाने के तमाम मलहम, आम खुजली की दवाएं, चोट साफ करने के डिटॉल, सेवलॉन, आयोडीन जैसे बीटाडीन सॉल्यूशन और बुखार की पैरासीटामॉल आम दवाएं हैं। बहुत से घरों में इनको एक स्थान पर ***किट*** (***Kit***) बनाकर रखने की अच्छी प्रथा है। इसमें कॉटन गॉज, पट्टी, कुछ एंटीसेप्टिक्स जैसे स्प्रिट, डिटॉल, सेवलॉन आदि भी साथ में रख लेते हैं और परिवार का एक व्यक्ति उसका इंचार्ज बन छोटे–मोटे उपचार करने में दक्ष हो जाता है। यह तो घर–घर की कहानी है और इस पुस्तक में इसका विस्तार मैं यहां नहीं करूंगा लेकिन, नीचे लिखी 4 दवाएं हैं और यदि घर में 40 वर्श का व्यक्ति हार्ट पेशेंट हो तो ये दवायें अवश्य रखें। यदि थोड़ी भी शंका हो कि हार्ट अटैक या ब्रेन अटैक/स्ट्रोक हो रहा है, जैसे – अचानक पक्षाघात या लकवा, सीने में दर्द, बायें हांथ–कंधे या जबड़े में दर्द, अचानक सांस फूलना तो निम्न में से 1–1 गोली अपने डॉक्टर से पूछकर अवश्य दे दें। डॉक्टर प्रायः यही दवा बतायेंगे और बाजार दौड़ाकर दवा मंगाने का समय बच जायेगाः

1. एस्प्रिन *Aspirin–Ecosprin or Disprin* 300 *mg*
   धमनी में रक्त जमाव रोकना
2. क्लॉपिडॉग्रेल *Clopidogrel* 300 *mg*
   धमनी में रक्त जमाव रोकना
3. एटॉरवास्टेटिन *Atorvastatin* 8 *mg*
   रक्त कोलेस्ट्रॉल घटाना
4. सॉर्बीट्रेट *Sorbitrate* 5 *mg*
   हृदय की रक्त धमनी को फैलाकर रक्त बहाव बढ़ाना

कुछ वर्शों पहले पेट पतला, दस्त होने पर *एंट्रोक्वीनाल, मैक्साफार्म* जैसी दवाएं होती थीं, अब *मैट्रोजिल* या *फ्लेजिल* और *सिप्रोफ्लाक्सासिन* या *नारफ्लाक्सासिन* जैसी दवाएं लोग अपने विवेक से ले लेते हैं साथ में नमक, नींबू, चीनी का घोल या *ओआरएस* या *इलेक्ट्रॉल*

का घोल बनाकर पीने से शरीर में पानी और इलेक्ट्रोलाइट की कमी को पूरा किया जाना आवश्यक होता है। ओरआरएस घोल का प्रयोग बच्चों के डायरिया में विशेशकर लाभप्रद होता है। इसी प्रकार से श्वांस या एस्थमा के रोगी हैं प्रायः नेबुलाइजर एवं सांस के पफ का प्रयोग करते हैं।
आंख में गड़ने या सूखने पर *आर्टीफिशियल टीयर्स रिफ्रेश* जैसी आंख की ड्रॉप डाल लेना भी गलत नहीं है। आंख में यदि कुछ चला जाये तो निकालने की कोशिश नहीं करनी चाहिये, यदि आप दक्ष न हों। एक पतला से रूई का पैड लगाकर पट्टी बांध लें।

नीचे तालिका में कुछ दवाओं के नाम और **कैटेगरी** (*category*) दी जा रही है। इन दवाओं को घर में स्टॉक करने की आवश्यकता नहीं है। यदि आप इन दवाओं के संज्ञान में रहेंगे तो डॉक्टर से बात करने में मदद मिलेगी –

SNo	Category	Name
1.	*NSAID– non Steroidal Anti Inflammatory Drug*	*Paracetamol, Diclofenac*
2.	*Antibiotics or Antimicrobial or Antibacterial*	*Ciprofloxacin, Norfloxacin, Azithromycin, Ornidazole, Cefexime*
3.	*GIT–Gastro Intestinal Tract*	*Ondensetron, Omeprazole, Pantoprazole, Domperidone, Antacids, Digestive enzymes*
4.	*Cough Remedies*	*Bromhexin, Dextromethorphane, Guaphenesin,*
5.	*Anti Allergic*	*Levocetrizine, Montelukast, Betamethasome*
6.	*CNS–Central Nervous System*	*Lorazepan, Alprazolam*
7.	*Eye Drops*	*Moxifloxcin, Dexamethasone*
8.	*CVS–Cardio Vascular System*	*Atenolol, Amlodipine*
9.	*Urogenital*	*Flavoxate, Alkalizers, Fluconazole, Norfloxacin, Ampicillin*

एक होशियार व्यक्ति जिसने डॉक्टरों के संपर्क में रहकर पार्श्विक

अथवा समानांतर ज्ञान (*lateral or parallel knowledge*) हासिल कर लिया हो जैसे जिसके घर में कोई डॉक्टर हो, डॉक्टर की पत्नी या मां, एक ऐसा व्यक्ति जिसने बहुत से लोगों को इलाज कराया हो या वह डॉक्टरों के सानिध्य में रहा हो, कहते हैं कि **आधा डॉक्टर** हो जाता है और देखा जाये तो वास्तविकता में वह अपने संबन्धियों के बहुत से छुटपुट इलाज कर ले जाता है। यहां पर इसको उचित और अनुचित ठहराने का प्रयास, मैं नहीं कर रहा हूं। अब तो मेडिकल साइंस ने बहुत सारे ऐसे तरीकों और मापदंडों का इजाद कर दिया है जिनको विशेशज्ञ चिकित्सक भी लोगों को सीखने को कहते हैं। डायलिसिस के मरीज घर पर ही खून साफ कर लेते हैं – सेल्फ डायलिसिस। कुछ उदाहरण के तौर पर शरीर का तापमान, ब्लड प्रेशर, ब्लड शुगर, बच्चे का वजन, टीकाकरण का रिकॉर्ड, यदि घर में डायबिटीज और डायलिसिस वाले मरीज हैं तो देखभाल करने वाले व्यक्ति को बहुत सारी चीजें डॉक्टर खुद ही सिखा देते हैं। उदाहरण के तौर पर भोजन पचाने की दिक्कतों, डायबिटीज, हाई बीपी, हृदय रोग आदि में डॉक्टर कुछ आम दैनिक परहेज, संयम, साधारण एक्सरसाइज, एहतियात (*precaution*) आदि बता देते हैं जिनको मरीज आसानी से कर सकता है और घरवाले इस संबंध में उसकी देखरेख भी कर सकते हैं। इमरजेंसी के दक्ष प्रबंधन हेतु तो हर नागरिक को बीएलएस (*BLS–Basic life support*) ट्रेनिंग लेकर आपात प्रबंधन का तौर तरीका सीख लेना चाहिये, ताकि आपात संकट में फंसे अथवा गंभीर पीड़ा से परेशान रोगी की जीवन रक्षा की जा सके। बीएलएस ट्रेनी सांस का रास्ता साफ करने, हृदय की मालिश करने (*CPR*), रक्तस्राव को रोकने, टूटी हड्डियों को फौरी आराम देने के लिये खपच्ची (*splint*) लगाने, मरीज को स्ट्रेचर पर लादने, पट्टी बांधने आदि के प्रबंधन में दक्ष होते हैं। अब यह ट्रेनिंग हर देश में सर्वत्र एक व्यापक मुहिम (*mass campaign*) बन चुकी है जिससे समाज में होने वाली घरेलू दुर्घटनाओं (*domestic accidents*), औद्योगिक दुर्घटनाओं (*work-place accidents*), सड़क दुर्घटनाओं (*road accidents*) एवं सुनसान जगह की दुर्घटनाओं (*wilderness accidents*) के समय बगल खड़े लोगों (*bystander*) से भी आसानी से मदद मिल जाती है।

45

ट्रीएज– चिकित्सा प्राथमिकता

Triage – Treatment Priority

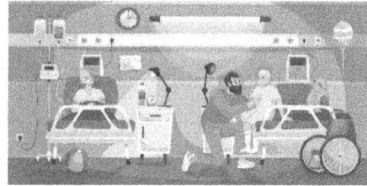

इस अध्याय में हम सीखेंगे कुछ बातें – *Learning Objectives*

- क्लीनिक अथवा अस्पताल ओपीडी में एक साथ आये हुए विभिन्न रोगियों की रोग गंभीरता के आधार पर चिकित्सा सेवा देना
- उपचार में न्याय देने का महत्व

जब किसी प्रकार की दुर्घटना, हिंसा अथवा प्राकृतिक आपदा के कारण असहनीय एवं गंभीर पीड़ा वाले मरीज अस्पताल की इमरजेंसी विभाग में एक साथ बहुत अधिक संख्या में पहुंच जायें तो ऐसे मरीजों का ***प्राथमिकता के आधार पर इलाज*** करना ही ***ट्रीएज*** (***Triage***) है। संकट एवं आपदा के कारण गंभीर पीड़ा वाले मरीजों की असहनीय पीड़ा में अस्पताल द्वारा प्राथमिकता देकर परीक्षण और इलाज (*attend*) करना पड़ता है। **ट्रीएज** –यह उपचार विधि संकटकालीन मरीजों की सुव्यवस्थित एवं न्यायोचित उपचार प्रणाली कही जाती है। नैपोलियन बोनापार्ट के समय युद्ध मैदान के कैंप अस्पताल में घायल सैनिकों की प्राथकिता आधार पर देख–रेख की जाती थी। तभी से *ट्रीएज* शब्द का प्रचलन हुआ।

यह माना गया है कि इमरजेंसी में औशधियों, रसद सामग्री एवं सेवाओं

की मांग हमेशा आपूर्ति से अधिक होती है (*demand exceeds supply*)। इमरजेंसी में अस्पताल और चिकित्सा कर्मी जिला मुख्यालयों से सुदूर क्षेत्र में टेंट आदि द्वारा ***कैंपिंग*** (**camping**) करते हैं तथा आपात स्थितियों का निरीक्षण करते रहते हैं। ***ट्रीएज*** अब इमरजेंसी एवं ओपीडी में प्रचलित होती जा रही है जहां रोग गंभीरता एवं उपलब्ध संसाधन अनुसार उपचार होता है। सेवारत डॉक्टरों द्वारा मरीजों की देखरेख उपयोगितावाद के सिद्धांत अनुसार की जाती है।

बाढ़, सूखा, लैण्ड स्लाइड, भूकंप, महामारी, जैसी प्राकृतिक आपदा, आतंकवाद, युद्ध, गंभीर अग्नि अथवा ट्रैफिक दुर्घटना, हृदय रोग (कार्डियोवसक्यूलर डिजीज, हार्ट अटैक, हार्ट फेलियर), ब्रेन अटैक, गंभीर दमा (*acute asthama*), सांस फूलना, पेट में दर्द, रक्तस्राव, तेज ज्वर, मिर्गी, बेहोशी, विशाक्तीकरण के गंभीरता की चपेट में आये हुए लोगों के उपचार में ***ट्रीएज*** ही कारगर है। गंभीर चोट के समय ***ट्रीएज–*** चिकित्सकों को प्राथमिकता पर उपचार की अनुमति देता है, जैसे कि

(i) किस रोगी का तत्काल उपचार हो?,

(ii) कौन रोगी प्रतीक्षा करे?,

(iii) किस रोगी का उपलब्ध सीमित संसाधनों में उपचार किया जाये? ट्रीएज में उपचार प्राथमिकता

टनुसार ***रोगियों को टैग किया जाता है–***

i. **काला टैग *Black Tag*–** ऐसे गंभीर आघात से पीड़ित रोगी जिनकी मृत्यु कुछ घंटों या कुछ दिनों में हो सकती है अथवा जिनके जीवन को बचाने में ***उपचार का बड़ा सा बड़ा प्रयोजन भी सफल न सिद्ध हो***, को "***काला टैग*** " दिया जाता है। जैसे कि हृदय गति रूकना (*cardiac arrest*), सेप्टिक सदमा (*septic shock*), ब्रेन स्ट्रोक, युद्ध अथवा प्राकृतिक आपदा में पेट में बम फटना एवं मस्तिष्क फट जाना आदि। ऐसे में दर्द निवारक तथा पीड़ा प्रशामक (*pain killer and palliative*) औशधि जैसे कि मॉरफीन (*morphine*) आदि इंजेक्शन लगाया जाता है। ऐसे गंभीर रोगी जिनका उपचार असंभव हो उन्हें मॉरफीन जैसी दर्द निवारक दवा, ऑक्सीजन, घाव की पट्टी, मेडिको लीगल अथवा चिकित्सा कानून, अंतिम इच्छा के अभिलेख आदि जैसी

औपचारिकताओं के साथ जीवन के अन्तिम क्षणों में सम्मान सहित विदाई दे दी जाती है।

ii. **लाल टैग *Red Tag*–** एकाएक अचेत हो जाने (*unconscious*), अव–चेतन हो जाने (*subconscious*) अथवा चेतनता खो जाने (*loosing consciousness*), हार्ट अटैक, तीव्र रक्तस्राव, श्वसन अवरोध के समय आपातकालीन परिस्थिति (*emergency*) में आये हुए रोगी की सघन देखभाल (*intensive care*) करते हुए ***इमरजेंसी औशधि*** एवं ***सर्जरी*** द्वारा रोगी की रक्षा कर ली जाती है। ऐसे रोगियों को प्रतीक्षा की कतार में नहीं रखते हैं। श्वसन अवरोध में तुरंत ट्रेकिया में ट्यूब डाल ऑक्सीजन देना, हृदय गति पुनः प्रेरित कर (*cardioversion*) नसों में द्रव चढ़ाने की प्रक्रिया तुरंत की जाती है।

iii. **पीला टैग *Yellow Tag*–** इस टैग में चलते–फिरते, बातचीत करते, चीखते–चिल्लाते रोगियों को रखते हैं। पेट अथवा सीने का तीव्र दर्द, तीव्र ज्वर, सर्पदंश, विशाक्तीकरण, चेस्ट, कूल्हे, कमर के अस्थि फ्रैक्चर अथवा *डिस्लोकेशन*, खून बहने के कारण इन रोगियों को बार–बार ***ट्रीएज*** करना आवश्यक होता है।

iv. **हरा टैग एरिया *Green Tag Area*–** चलता–फिरता मरीज जिसके सिर, पेट, सीने में दर्द हो, बुखार, उल्टी आदि हो, हड्डी टूटी हो, मोच (*sprain*), ऊतक (टिशू) की मामूली चोट हो, सिर की आशंकित चोट, आशंकित हार्ट अटैक आदि की वजह से अस्पताल आये रोगियों का उपचार ग्रीन एरिया में रखते हैं – यदि 24 घंटे में मरीज ठीक हो गया तो घर भेज देते हैं अन्यथा फिर से ट्रीएज करते हैं।

v. **सफेद टैग *White Tag*–** इस श्रेणी के रोगियों को बहुत ही छोटी–मोटी मामूली चोट लगी हो, मौसमी ज्वर, तेज खांसी–जुकाम, सिर, सीने, पेट आदि में दर्द हो प्राथमिक उपचार करके घर भेज दिया जाता है। इमरजेंसी में आये ऐसे मरीजों को प्राथमिक उपचार यथा उचित सलाह देकर आवश्यकतानुसार ओपीडी में आने के लिये कहा जाता है।

इस प्रकार से ट्रीएज उपचार विधि रोगी की चिकित्सा सेवा में न्याय वितरण (*distributive-justice*) का सिद्धांत है (**अध्याय 6**)। ट्रीएज में

गंभीर रोगी के उपचार में *अंतिम आगत प्रथम सेवा* (*last come first serve basis*) के सिद्धांत पर न्याय वितरण किया जाता है। हो सकता है! गंभीर रोगी – कतार के अंत में अस्पताल पहुंचे, किंतु उपचार के सभी प्रयोजनों द्वारा उसके जीवन की रक्षा किया जाना चिकित्सक और अस्पताल का ***शीर्श दायित्व*** है..........।

सामाजिक एवं संगठनात्मक ट्रीएज– सामाजिक प्रतिश्ठा–सोपानों जैसे मालिक, नियोक्ता, राजनेता, व्यक्तिगत संबंधों तथा पारिवारिक संबंधों से जुड़े हुए अभिजन, संभ्रान्तजन प्रायः चिकित्सकों से स्वयं की चोटों एवं लक्षणों के तत्काल उपचार और समाधान की अपेक्षा करते हैं और भूल जाते हैं कि चिकित्सक गंभीर रोगियों के उपचार में लगे हुए हैं। अब समाज में ट्रीएज की वैचारिक समृद्धता गतिशील हो रही है। अस्पतालों में संभ्रान्तजनों हेतु पृथक व्यवस्था बनायी जा रही है, जिसके अंतर्गत लाल टैग रोगी का उपचार करते हुए विशिश्ट जनों का उपचार त्वरित गति से किया जाता है। इस हेतु अस्पतालों में राजनेताओं एवं विश्व विश्रुत संभ्रान्तजनों के उपचार हेतु प्रोटोकॉल का प्रयोजन किया गया है।

Societal and Organizational Triage *- The societal hierarchy like owners, employers, politicians, personal relationships, and family members expect doctors to attend them immediately on priority, despite their devotion in providing secvices to the patient. Triage philosophy these days provides the sanction of organizational triage and accordingly has provided fast track service corridor for fulfilling such demanding obligations without disturbing the triage in red tag. There are specific hospital protocols for handling the medical emergency of statesmen and laureates.*

46

सौन्दर्य एवं बल की महत्वाकांक्षा

Quest for Excellence

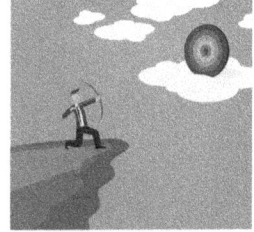

इस अध्याय में हम सीखेंगे कुछ बातें – *Learning Objectives*

- हाईट बढ़ाने, खिलाड़ियों द्वारा ताकत एवं ऊर्जा बढ़ाने की हार्मोन थिरैपी, चेहरे, गले की झुर्री, मस्सा हटाने, गंजेपन में सिर पर बाल उगाने की कॉस्मेटिक सर्जरी तथा उदर–कमर पर लटके हुए मांस को कम करने की एब्डोमिनोप्लास्टी
- प्रकृति प्रदत्त सौंदर्य का अनावश्यक चिकित्सीय प्रयोजनों द्वारा बदलाव करने के दुश्परिणाम

याद आ रही हैं कुछ पंक्तियां, गौर फरमाईयेगा –
पंख जो होते तो मैं उड़ जाती रे....
दूर से देखा मौसम हंसी था......
रसिया ओ जालिमा, तुझे दिल का दाग दिखलाती रे

आमतौर पर व्यक्ति 5–6 फुट के बीच में लंबा होता है, कहीं–कहीं 5 फुट से कम और 6 फुट से अधिक लंबे लोग भी होते हैं। **चेहरे का रूप रंग** *सांवला, लाल, गोरा, काला,* **नाक** इत्यादि बहुत सुंदर और हल्की सी तिरछी हो सकती है, मोटे और दुबले–पतले लोग भी मिलते हैं। अधिक खूबसूरत और अधिक ताकतवर होने के लिये पार्लर जाकर श्रृंगार कराना, जिम जाना आम व्यवहार है। किंतु कुछ लोग बहुत अधिक सुंदर और बलशाली दिखने के लिये क्लीनिक में ***थिरैपी*** कराते हैं। आम व्यक्ति की

इस महत्वाकांक्षा को "***quest for excellence*– क्वेस्ट फॉर एक्सेलेंस**" भी कह सकते हैं। जैसे कि –

हार्मोन थिरैपी *Hormone Therapy*– शरीर की विभिन्न ग्रंथियों (*gland*) से **स्रावित रसायन** (*secretion*) ही ***हार्मोन*** हैं जो रक्त प्रवाह में संचरित होकर कोशिकाओं और अंगों को आवश्यक शक्ति देते हैं। **इस थिरैपी में** अतिरिक्त हार्मोन ***देना*** (***adding***) जैसे ग्रोथ हार्मोन से लंबाई बढ़ाना; अधिक हार्मोन को ***रोकना*** (***blocking***) जैसे लड़कियों के चेहरे पर बाल निकलने को रोकने हेतु हार्मोन रोकना; स्रावित–हार्मोन **हटाना** (***removing***) जैसे औशधि, इंजेक्शन अथवा सर्जरी द्वारा शरीर में अतिरिक्त स्रावित हार्मोन हटाकर उसे **नियमित** (***regulate***) करते हुए स्वास्थ्य–पुनर्गठन करना।

सुघट्य शल्य क्रिया *Plastic Surgery* चार तरह की होती है–**अंग मरम्मत एवं संरक्षण** (*restoration of body organs*); **अंग पुनर्गठन एवं सुधार** (*reconstruction & reformation of body organs*); **अंग–प्रत्यारोपण** (*organ transplantation*); **प्रसाधन शल्य क्रिया** (*cosmetic surgery*) – प्रायः बहुत से लोग अपने सौंदर्य को कृत्रिम उपाय द्वारा बढ़ाने हेतु शल्य क्रिया द्वारा बार–बार प्रसाधन करवाते हैं। ऐसा प्रसाधन शरीर के लिये हानिकारक हो सकता है। इनमें व्यय भी खूब होता है।

प्रायः हम प्रकृति प्रदत्त शारीरिक लक्षणों को हटाकर अधिक सुंदर दिखने एवं अपने सामर्थ्य को बढ़ाने की कोशिश में क्लीनिक जाकर अनावश्यक थिरैपी करा लेते हैं जिसके दुश्परिणाम भी हमें भोगने पड़ सकते हैं। अब हम चर्चा करते हैं इसी प्रकार की थिरैपी की –

1. **हाईट बढ़ाना *Increasing Height***– एक अंजान व्यक्ति हमारे चिकित्सक मित्र की क्लीनिक में अपने 15 वर्श के बच्चे को लेकर आते हैं, "डॉक्टर साहब, मेरे पुत्र की लंबाई केवल 5 फुट है.......", **मित्र चिकित्सक** मुस्कुराते हैं... "क्या चाहते हैं?! , ... " सर, इसकी लंबाई 5 फुट 6 इंच तो हो ही जाये..., सुना है कुछ हार्मोन आते हैं..., **मित्र चिकित्सक** "देखिये ऐसा उपचार उचित नहीं होगा..., "आपके पुत्र की हाईट 3 से 6 इंच तक स्वतः ही बढ़ सकती है, वैसे भी शरीर की

हाईट 20 वर्श की उम्र तक बढ़ती है.... हार्मोन इंजेक्शन लगाना... ठीक नहीं! हाँ, पर्चे में लिखे टेस्ट जरूर करवा लीजिये।'' यदि थायरॉयड की अति–सक्रियता अथवा निश्क्रियता निकली तो उपयुक्त इलाज करेंगे...., लेकिन इसे थायरॉयड रोग होने की उम्मीद कम है.... **बच्चों को ग्रोथ हार्मोन देना उचित नहीं.....,** ऐसे उपचार से शरीर पर विभिन्न विकारों के लक्षण आने लगते हैं,

2. **शारीरिक सामर्थ्य वृद्धि** ***Physical Strength Enhancement*****–** खेल प्रतियोगिताओं में उत्कृश्ट प्रदर्शन हेतु खिलाड़ियों द्वारा शारीरिक बल–वृद्धि हेतु हार्मोन इन्जेक्शन जैसे कि पुरूश गुण उत्पन्न करने वाले *एनाबॉलिक स्टीरायड, टेस्टोस्टेरोन* (*anabolic steroid, testosterone*), *एंड्रोस्टीनिडायोन* (*androstenedione*) हार्मोन अथवा मानव वृद्धि हार्मोन (*human growth hormone*), रक्त बढ़ाने हेतु *एरिथ्रोप्वायटिन* (*erythropoietin*) हार्मोन, शरीर–द्रव कम करने के लिये *डिउरेटिक्स* (*diuretics*), *कार्नीटीन* (*carnitine*) जैसे *सप्लीमेंट्स* (*supplements*), उत्तेजक पदार्थ (*stimulants*) की थिरैपी से प्रतियोगिता में एक–दो बार जीत एवं पदक हासिल कर सकते हैं। हार्मोन थिरैपी कराने से स्त्रियों में भारी–भारी स्तन, बढ़ी हुयी भग–योनि, स्त्रियों में गंजापन, अनियमित माहवारी, पुरूशों में सिकुड़े हुए फोते, प्रोस्टेट वृद्धि, लीवर रोग, खराब कोलेस्ट्राल *LDL* वृद्धि, अच्छे केलोस्ट्राल *HDL* कमी, बढ़ा हुआ बीपी, हृदय रोग, हेपाटाइटिस (*hepatitis*), अर्थरायटिस, डायबिटीज, दृश्टि–रोग, तंत्रिका–तंत्र कमजोरी, घबराहट, अनिद्रा, अवसाद, वजन हानि आदि खिलाड़ी को वृद्धावस्था में पीड़ा देते हैं। स्पोर्टस में इनका प्रयोग पूर्णतः वर्जित है। बहुत से क्रीड़ा संगठनों द्वारा खिलाड़ियों के मूत्र, पसीना, लार, रक्त, बाल, नाखून नमूनों के डोप टेस्ट में यदि हार्मोन थिरैपी के कारण

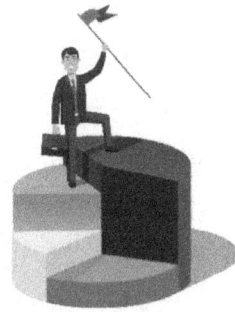

उत्तेजना वर्धक तत्व पाये जाते हैं तो खिलाड़ियों को अयोग्य घोशित कर दिया जाता है,

3. **सिर पर बालों का प्रत्यारोपरण *Hair Transplantation*–** शहरों के फैशनपरस्त युवा *ब्यूटी पार्लर* जाते हैं और गंजे होने पर सिर पर तथा कभी–कभी भौं, पलक, दाढ़ी, सीने तथा गुप्त अंगों पर बाल प्रत्यारोपरण कराते हैं। गझिन बालों वाले स्थान अर्थात् **दाता स्थल** (***donor site***) से केश–रोम–कूप (*hair follicle*) सहित बाल निकालकर गंजे स्थान पर एक–एक बाल प्रत्यारोपित किया जाता है। **केश प्रत्यारोपण** और **त्वचा निरोपण** (*skin grafting*) अलग–अलग तरह से होता है। केश प्रत्यारोपण में **दाता स्थल** का अधिचर्म (*epidermis*) एवं अंतरत्वचा (*dermis*) भी लिया जाता है किन्तु ***स्किन ग्राफ्टिंग*** में त्वचा की पूरी पट्टी (*strip*) एकसाथ ली जाती है। **दुश्प्रभाव**– दाता (*donor site*) एवं प्रत्यारोपण स्थल पर वायरस, बैक्टीरिया का संक्रमण तथा छोटे–छोटे रोंयें निकलने से ***शॉक लॉस*** (**shock loss**) होने पर **पुनः गंजापन आ जाता** है,

4. **चेहरा पुनर्सज्जीकरण *Face-Lifting/Rhytidectomy*–** उम्र बढ़ने के साथ चेहरे एवं गर्दन पर झुर्रियां आ जाती हैं, गर्दन, गाल आदि से मांस लटकने लग जाते हैं, ठट्ठा मारकर हंसी करने तथा जबड़ा खुलने–फैलने में सुंदरता गायब होने लगती है। ***कॉस्मेटिक सर्जरी*** द्वारा चेहरे की झुर्रियां हटाकर उसे सुंदर बनाना ***फेस–लिफ्टिंग*** कही जाती है। इस सर्जरी में चेहरे के दोनों गालों की त्वचा–फ्लैप (*skin-flap*) को हटाकर, मांसल भाग के ऊतकों (*tissues*) एवं गालों में जमी हुयी वसा को निकालकर, रिक्त स्थान को नये ऊतकों से भर दिया जाता है तथा स्किन फ्लैप खींचकर पुनः सिल दिया जाता (*tuck-up*) है। इस सर्जरी में गले की झुर्रियां हटाकर ***नेक लिफ्टिंग*** (*neck lifting*) भी की जाती है, जिसे ***प्लेटिस्माप्लास्टी*** (*platysmaplasty*) भी कहते हैं। फेस लिफ्टिंग में चेहरे पर मस्से (*mole*–मोल), पुरानी चोटों एवं दागों को भी निकाल देते हैं तथा चेहरे की सुन्दर सिलवटों (*fine creases*) की रक्षा कर ली जाती है। **दुश्प्रभाव** – इस सर्जरी में तंत्रिकाओं

(*nerves*) पर लगी चोटों से संवेदना समाप्त हो सकती है, घाव पर संक्रमण हो सकते हैं, सर्जरी के बाद खून जमने के कारण (*due to blood clotting*) कभी–कभी ***हेमाटोमा*** (*hematoma*) भी हो जाता है। अच्छे भोजन, चेहरे की मालिश एवं खुश मिजाजी से चेहरे की झुर्रियां कम करके इस थिरैपी से बचा जा सकता है,

5. **उदर–प्लास्टिक सर्जरी *Abdominoplasty***– इस सर्जरी को ***टमी टक*** (***tummy tuck***) भी कहते हैं। इस सर्जरी में उदर के मध्य एवं निचले हिस्से की अतिरिक्त त्वचा एवं वसा (फैट) को हटाकर उदर–मांसलता (*abdominal muscles*) में कसाव ला देते हैं। **दुश्प्रभाव**– पेट दोबारा भी लटक सकता है। महिलाएं प्रेग्नेंसी और प्रसव के समय यदि पेट की एक्सरसाइज करें तो पेट नहीं लटकता है। लगातार कम कार्बोहाइड्रेट वाला भोजन, पेट को कम करने वाले व्यायाम एवं योग जैसे कपालभाती, उड्डियान, पद्मासन, वज्रासन आदि से पेट नहीं लटकता है,

6. **वेजाइनोप्लास्टी *Vaginoplasty***– संतान उत्पत्ति के बाद योनि ढीली हो जाने पर, रति क्रिया सुख के आभाव में प्रायः स्त्रियां योनि चिकित्सा खोजती हैं। योनि–प्रवेश–द्वार पर कसाव करने की सर्जरी ही ***वेजाइनोप्लास्टी*** है। इसे योनि पुनर्यौवनीकरण (*vaginal rejuvenation surgery*) भी कहते हैं। वेजाइनोप्लास्टी में भग ऊतकों (*tissues*) को कम करना, भग की दीवारों के ऊतकों को हटाकर उसे सुदृढ़ करना, योनि के ऊपर के बाल वाले भाग तथा गुदा के बीच के क्षेत्र से अतिरिक्त ऊतकों को हटाना आदि शामिल है। **दुश्प्रभाव**– कभी–कभी सर्जरी बाद योनि में सूजन, दर्द, रक्तस्राव, संक्रमण, नसों में खून के थक्कों का जमना, *वेजाइकोवैजिनल अथवा मूत्राशय–योनि फिस्टुला* जैसी समस्या हो सकती है। **बचाव**– ड्रग्ज दुरूपयोग, डायबिटीज, बीपी कंट्रोल एवं मूलबंध, उड्डियान बंध तथा जालंधर बंध जैसी यौगिक एक्सरसाइज (*Kegel exercise*) से लाभ होता है। ब्लड, हार्मोन एवं मेटाबोलिक टेस्ट कराकर संबंधित अन्य विकारों का इलाज कराना चाहिए,

7. **स्तन वृद्धि सर्जरी *Breast Augmentation*–** स्त्री प्रजनन हार्मोन, स्तन माप, आकार एवं उठाव ही स्त्री–सौन्दर्य को बढ़ाकर रखना प्राकृतिक सजगता है। स्तन माप, आकार आदि बहुत छोटा होने की वजह से स्त्रियों में हीन भावना आ जाती है। स्तन आकार, माप एवं उठाव ठीक कराने हेतु आमतौर पर ***कॉस्मेटिक सर्जरी*** प्रचलित है। ब्रेस्ट का आकार घटाने एवं बढ़ाने के ऑपरेशन हैं जिसे ***ऑगमेंटेशन एंड रिडक्शन मैमोप्लास्टी*** (*augmentation & reduction mammoplasty*) कहते हैं। बाजार में उपलब्ध ***ब्रेस्ट इम्लान्ट*** (***breast implant***) एवं ***फैट–ग्राफ्ट*** (***fat-graft***) तथा अन्य तकनीकी द्वारा स्तन–वृद्धि सर्जरी की जाती है। **दुश्प्रभाव**– वसा गलना (*fat necrosis*), आस–पास के अस्थियों में कैल्शियम जमाव (*calcification*) तथा ***स्कैलोरोटिक नॉड्यूल*** (*sclerotic nodules*) जैसे रोग हो जाते हैं,

8. **शिश्न वृद्धि शल्य क्रिया *Penis Enlargement Surgery*–** किसी भी पुरूश का शिश्न लंबा, छोटा, मोटा, पतला आदि हो सकता है। कोई जरूरी नहीं है कि बड़े अथवा मोटे शिश्न वाले पुरूश अपने स्त्री सहभागी को अधिक सुख दे सकें। तनाव के बाद लिंग 5–7 इंच तक बढ़कर मोटा और कड़ा हो जाने से प्रायः महिला सहभागी को सुख नहीं मिलता है। किन्तु लघु लिंग तनाव के बाद 2.75 इंच होने पर महिला सहभागी को इच्छित सुख मिलता है। शि न वृद्धि सर्जरी बाजार में उपलब्ध ***सिलकॉन इम्प्लान्ट*** (***silicone implants***), आस–पास के मांसल भाग की ***वसा से कोशिका–स्थानान्तरण*** करते` हुए मांसल भाग की ***त्वचा ग्राफ्ट*** कर दी जाती है। शिश्न के ऊपर अथवा शिश्न के बगल में चीरा (*incision*) लगाकर सामग्री को शिश्न के अंदर ***शैफ्ट*** (***shaft***–शिश्न की चमड़ी में लाल कड़ा भाग) के ऊपर लगा दिया जाता है, कुछ माह में वांछित माप में शिश्न परिवर्तित हो जाता है। कभी–कभी सर्जरी में शिश्न के लिगामेंट (*ligament*) को दो भागों में बांट दिया जाता है, जिससे शिश्न नीचे लटक जाता है किन्तु इसकी वास्तविक नाप नहीं बढ़ती है। **दुश्प्रभाव (साइड इफेक्ट्स)** –

शिश्न तनाव के समय दर्द, घाव उभरना तथा मैथुन अनुभूति की शून्यता आदि।

हम सबकी समझ और बूझ को और अधिक समृद्धशाली बनाने के लिये ***क्वेस्ट फॉर एक्सीलेंस*** का यह अध्याय प्रस्तुत है आप सबके अनुशीलन के लिये। दूसरों से प्रतियोगिता करते हुए या फिर अपनी महत्वाकांक्षा को साकार करने के उद्देश्य से हम अच्छे खासे शरीर को औशधियों और सर्जरी के उपायों द्वारा कभी–कभी बिगाड़ लेते हैं या फिर शरीर के प्रकृति प्रदत्त सौन्दर्य को विकृत कर लेते हैं। हमारा परामर्श *क्वेस्ट फॉर एक्सीलेंस* सिर्फ उन्हीं के लिये है जिनको अपने जन्मजात लांछन को ठीक करके सौन्दर्य बोध वाले जीवन को जीना है। जैसे कि होंठ कटे–फटे हों या फिर चेहरे पर बड़े लच्छन या दाग हों, जलने की वजह से खाल सिकुड़ गयी हो, शरीर में जगह–जगह दाग हों या फिर जन्मजात अथवा दुर्घटना के कारण हांथ–पैरों में विकलांगता हो तो क्वेस्ट फॉर एक्सीलेंस की थिरैपी को समझबूझ कर शारीरिक विकृतियों को अवश्य ठीक करा लें। इस प्रकार से क्वेस्ट फॉर एक्सीलेंस में निहित है मानव कल्याण का जो संदेश उसे समझने की क्षमता विकसित करना जरूरी है।

मुझे याद आ रही हैं एक गीत की कुछ पंक्तियां –

"दिल को देखो चेहरा न देखो, दिल सच्चा और चेहरा झूठा....."

निर्णय आपके हांथों में है! चेहरे की बनावट को ठीक करेंगे या फिर प्रकृति द्वारा दिये जीवन को संयम से जीते हुए मानवता के विकास में एक कदम आगे बढ़ेंगे...

47

वृद्धावस्था की तैयारी – स्वस्थ वृद्ध अवस्था

Preparation for old Age – Healthy old age

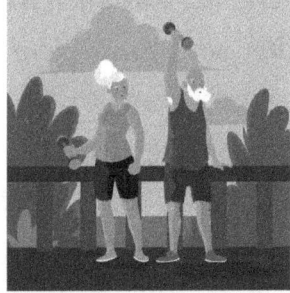

इस अध्याय में हम सीखेंगे कुछ बातें – *Learning Objectives*

- प्रकृति के साथ सहचर्य बनाकर वृद्ध होते हुए भी कैसे कर्मयोगी रहें
- 70 वर्श के बाद भी वृद्धावस्था में शारीरिक गतिशीलता एवं स्मृति को कैसे संरक्षित करें
- वृद्धावस्था में क्या दुर्घटनाएं होती हैं – इनसे कैसे बचें? वृद्ध होते समय क्या संसाधन जुटायें?
- वृद्धावस्था में स्वस्थ रहकर आकस्मिक निधन से कैसे बचें
- वृद्धावस्था में प्रणायाम–योग, परहेज एवं संतुलित भोजन करते हुए परिवारजनों के साथ खुश रहना

कहावत है ''***no wise man ever wished to be younger***– *बुद्धिमान व्यक्ति शायद ही युवा होने की कामना करते हों* '' जन्म के साथ

आयु का बढ़ना और धीरे–धीरे उम्रदार होते हुए वृद्ध होना सहज और स्वाभाविक है। धीरे–धीरे आयु बढ़ती रहती है लेकिन असंयमित जीवन को सुधारने में हम कोई रूचि नहीं लेते हैं। अर्थात् संयम में प्रवृत्त होने के स्थान पर हम रोगजनक व्यवहार के मार्ग पर ही गतिशील रहते हैं। वृद्धावस्था और मृत्यु का भय, असंयम से ही पनपता है। असंयम से ही वृद्धावस्था में ***दुःख*** और ***अवसाद*** (*sadness & depression*) घुल जाता है, मनोदैहिक (*psychosomatic*) पीड़ा घनीभूत होने लगती है। समझदार व्यक्ति कहते हैं *"सुख और आनंद की खोज में..... हम कहीं नहीं भटकेंगे...."* क्योंकि मैं जानता हूं कि खुशहाल कैसे रहूँ...? उम्र बढ़ने के साथ परिवार के परिवेश में ही खुशहाल रहना सीखना और समझना पड़ता है।

किसी भी व्यक्ति की आयु अलग–अलग पैमानों पर समझी जा सकती है जैसे कि **कालक्रम** (***chronology***) बीतने पर 70 वर्श के व्यक्ति की **जैविक आयु** (***biological age***) 55 वर्श दिखे तो वृद्ध व्यक्ति को युवा होना कह सकते हैं। ऐसे व्यक्ति की मानसिक आयु (*mental age*), सामाजिक आयु (*social age*) एवं क्रियात्मक आयु (*functional age*) आदि जैविक आयु की तरह कम दिखेगी और व्यक्ति भी अधिक सक्रिय (*active*) रहेगा। यदि हम स्वस्थ जीवन शैली जीने का अभ्यास करते हैं, समाज के लोगों के साथ अच्छे रिश्ते बनाते हैं और कुछ न कुछ नया करने की इच्छा रखते हैं तो हमारी *क्रॉनोलॉजिकल* आयु अधिक हो सकती है किन्तु जैविक, सामाजिक एवं फंक्शनल आयु वास्तविकता से कम दिखेगी। आयु–बढ़ने का विश्लेशण **4 सिद्धांतों** पर किया गया है, यथा –

i. **प्राकृतिक चयन *Natural Selection–*** प्रजनन शक्ति (*reproductive power*) के न्यून होते ही आयु बढ़ने लगती है,

ii. **कोशिका काल–क्रम *Cellular Clock*–** शरीर की कोशिका का विभाजन कम होने पर, डीएनए (*DNA*) क्रमांक नश्ट होने से उम्र बढ़ती है,

iii. **सूत्र कणिका *Mitochondrial*** – कोशिका पिंडों (*tiny bodies*) की ऊर्जा कम होने पर उम्र बढ़ती है,

iv. **मुक्त मूलांक *Free Radical*–** बहुत अधिक भोजन करना, भोजन

और ऊर्जा को न पचा पाने पर शरीर में अस्थिर ऑक्सीजन अणुओं की संख्या बढ़ने पर उम्र बढ़ती है। हार्मोन विकार एवं तनाव (*hormone disorders & stress*) बढ़ जाने पर भी उम्र बढ़ती है।

वृद्धावस्था में खुश होकर कैसे जियें– जापान के ओकीनावा में लोग 125–130 वर्श तक जीते हैं, अमेरिका के नॉन लेटिनो (*non latino*), अफ्रीकन–अमेरिकन 70 वर्श से अधिक नहीं जीते हैं, अमेरिका एवं ब्रिटेन के मूल निवासी 80–85 वर्श तक जीते हैं, प्राचीन भारत में सामान्यतः लोग 100–150 वर्श तक जीते थे, हम अपनी विद्या भूल गये और वर्तमान में हम 55–60 वर्श तक ही जी पाते हैं। इस अध्याय में हम स्वस्थ वृद्धावस्था पर चर्चा करेंगे ताकि हमारे आकस्मिक निधन से परिवार और समाज के उन्नति की गति न रूके...... हम चलते रहेंगे स्वस्थ होकर ताकि हमारा समाज उन्नति के शिखर को छू सके......... कुछ लोग कहते हैं कि वृद्धावस्था रोग का पिटारा है (*old age is a morbid situation*) परंतु नये शोधों के अनुसार यदि सदाचार, व्यायाम एवं कर्मठता से उम्र बढ़े तो बड़े काम की होती है। वृद्धावस्था अभिशाप नहीं है।

वृद्धावस्था में कुशाग्रता बढ़ती है। *WHO* ने वृद्ध होने की परिभाशा अब 65 वर्श कर दी है। वृद्धावस्था –**3 प्रकार की उम्र सीमा** में बंट सकती है, जैसे कि –

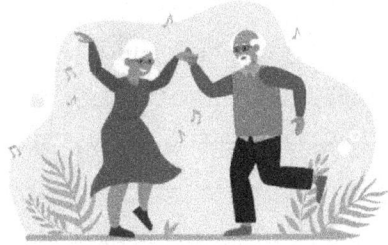

(i) **युवा–वृद्ध**– 65–74 वर्श,

(ii) **वृद्ध–वृद्ध**– 75–84 वर्श,

(iii) **वृद्धतम–वृद्ध**– 85 वर्श एवं अधिक।

शिक्षा एवं आर्थिक संसाधन का सदुपयोग ही वृद्धावस्था को स्वस्थ बना सकता है......., जरूरत है समझदारी की और आसपास के लोगों से अच्छा व्यवहार बनाने की.......। वृद्धावस्था में असंयम करते रहने से जीवन कश्टप्रद हो जाता है और आकस्मिक निधन हो सकता है, इसके कई कारण हैं, जैसे कि ***ड्रग्ज*** (अल्कोहाल, तंबाकू, कैनीबस, अफीम आदि) के दुरूपयोग से मस्तिश्क का वजन 5%–10% तक घट जाता है, स्मरण,

वाचन (*memory & speech*) तथा बौद्धिक क्षमता (*cognitive power*) घटने लगती है। धीरे–धीरे **मनोभ्रंश एवं अपस्मार रोग** (*dementia*) हो जाता है। वृद्धावस्था में असंयमित आहार, अमर्यादित जीवन शैली एवं ड्रग्ज दुरूपयोग से मस्तिश्क के *न्यूरोट्रांसमीटर* (*chemical messenger*– रासायनिक दूत) की सूचना प्रसार क्षमता घटने लगती है, मस्तिश्क की **अनुकूलन क्षमता** (*adaptation power*) कम हो जाती है और स्मरण शक्ति भी घटने लगती है। मस्तिश्क सक्रियता की जानकारी *न्यूरो–इमेजिंग* (*neuro-imaging*) रिपोर्ट से प्राप्त होती है। रोग–प्रतिरक्षा प्रणाली (*immune system*) भी कमजोर हो जाती है। जैसे कि महिलाओं के अस्थियों का क्षय, कद कम होना, कमर झुक जाना (*osteoporosis*), पुरूशों में मांसलता घटने (*lack of lean tissue mass*) से कमजोरी आना आदि। असमय ही मोतिया बिंदु (*cataract*), काला मोतिया (*glaucoma*) जैसे दृश्टि हानि (*vision loss*), घ्राण–शक्ति एवं स्वाद ग्रंथि की क्षीणता (*smell & taste loss*), पैर एवं पीठ की स्पर्श संवेदना (*tactile sensation*) का कम होना, फेफड़े की श्वसन क्षमता कम होना आदि। मोटापा, मधुमेह, रक्तचाप तथा थायरॉयड जैसे मेटाबोलिक डिसआर्डर के रोग असमय ही होने लगते हैं। विटामिन एवं मिनरल की कमी से अनेक रोग हो सकते हैं। हृदय रक्तवाहिका एवं मस्तिश्क रोग (*cardiovascular and neurovascular disease*) भी दस्तक देने लगते हैं। प्रायः लोग 60–65 वर्श की आयु के बाद रतिक्रिया क्षमता अथवा प्रजनन क्षमता (*sexuality or reproductive activities*) कम होने को वृद्धावस्था से जोड़ने लगते हैं जबकि रतिक्रिया क्षमता घटना सहज प्राकृतिक घटनाक्रम है। वास्तविकता में वृद्धावस्था में रिप्रोडक्टिव क्षमता तो घट जाती है किन्तु हमारी सृजन क्षमता कम नहीं होती है। वृद्धावस्था में स्वास्थ्य खराब हो जाने पर अथवा एकसाथ कई रोग पाल लेने पर जीवन की तमाम खुशियां मानो समाप्त होने लगती हैं। वृद्धावस्था में जीने के लिये पर्याप्त पैसा या बैंक बैलेंस न होने पर, मकान न होने पर परिवारिक सद्भाव में असमंजस आने लगता है। वृद्धावस्था में मन और हृदय में बैठी कुंठाएं उभरने लगती हैं जिनके वशीभूत होकर परेशानियां जब तब उत्पन्न होती

रहती हैं – **अकेलेपन का एहसास** गहराने लगता है, अवसाद की अभिव्यक्ति शून्य हो जाती है। अकेलेपन में वृद्धजन घुटते रहते हैं। चिंता और व्यग्रता से अवसाद (डिप्रेशन) घनीभूत बना रहता है। कभी–कभी अस्वस्थ वृद्धावस्था आकस्मिक निधन का निमित्त बन जाती है।

जीर्ण रोगों से वृद्धावस्था में आकस्मिक निधन *Sudden Death in Old Age due to Chronic Diseases*– विश्व स्वास्थ्य संगठन (*WHO*) की सर्वे रिपोर्टों के अनुसार युवा–अवस्था में जीवन शैली रोगों के अनियंत्रित होने पर वृद्धावस्था कश्टप्रद हो जाती है तथा अस्वस्थ वृद्धावस्था में निम्नांकित कारणों से आकस्मिक निधन हो सकता है –

i. *कार्डियो वस्कुलर डिजीज,*

ii. मस्तिश्क रक्तवाहिका रोग (*cerebrovascular disease*),

iii. *क्रॉनिक ऑब्सट्रक्टिव पल्मनरी डिजीज* (*COPD*) तथा अन्य श्वसन रोग यथा *क्रॉनिक ब्रोंकाइटिस* से वातस्फीत (*emphysema*), दमा आदि। इसके अतिरिक्त फेफड़ों के संक्रामक रोग जैसे इन्फ्लूएंजा, **निमोनिया एवं टीबी** (*tuberculosis*),

iv. पुरूशों में फेफड़े, प्रॉस्टेट, आमाशय एवं गुदा कैंसर तथा स्त्रियों में स्तन, एवं गर्भाशय कैंसर,

v. **सेप्टीसीमिया** (*septicemia*)– वृद्धजन में यदि डायबिटीज, फेफड़ों में संक्रमण, गुर्दे में निश्क्रियता (*chronic kidney disease*) हो तो कभी–कभी एकदम से **सेप्टीसीमिया** हो जाता है जो आकस्मिक मृत्यु का कारण होता है,

vi. अपस्मार (*dementia*) – अल्जाइमर रोग (*Alzheimer's disease*),

vii. गुर्दे के रोग (*renal disease*),

viii. गठिया (अर्थराइटिस), ऑस्टियोपोरोसिस एवं ऑस्टियोपीनिया की गंभीर स्थिति में वृद्धजनों का घर अथवा सड़क पर दुर्घटना होने से आकस्मिक निधन होना, चलते हुए प्रायः शौचालय में फिसलने पर हल्की चोट से ही कूल्हे की हड्डी या अन्य हड्डी टूटने से,

ix. ड्रग्ज (एल्कोहाल, तंबाकू, कैनीबस–गांजा, अफीम आदि) दुरूपयोग से वृद्धावस्था में मेटाबॉलिक सिंड्रोम, हृदय एवं श्वसन रोग का होना

x. जीने की आतुरता *eagerness to live* – रोग न होने पर भी

अवसाद या अकेलेपन से वशीभूत होकर वृद्धावस्था में जीने की आतुरता से बिलगाव मोहभंग की वह स्थिति है जो निधन में परिणित हो जाती है..............

वृद्धावस्था में जीर्ण रोगों से कैसे बचें *How to get over chronic diseases in old age*–

1. **पोशाहार एवं वजन *Nutrition and Weight*–** कुछ वृद्धजन मिठाई एवं गरिश्ठ भोजन के शौकीन होते हैं। चीनी, चिकनाई, नमक आदि प्रतिबंधित करना (*calorie and salt restriction*), अपितु कुछ तत्व जैसे कि विटामिन *C*, विटामिन *E*, बीटा कैरोटिन (*beta-carotene*) एवं विभिन्न ***एंटी ऑक्सीडेंट*** वृद्धजनों के शरीर में अस्थिर ऑक्सीजन अणु (*free radicals*) को निश्क्रिय (*neutralize*) करते रहते हैं और इम्यून सिस्टम को मजबूत बनाते हैं, जिससे मोटापा नहीं होता और वृद्धजन स्वस्थ बने रहते हैं,
2. **मस्तिश्क क्रियाशीलता को बढ़ाते रहना *Enhancing Mental Activity*–** वृद्धावस्था में बौद्धिक यांत्रिकता (*cognitive mechanics*) कम हो जाती है किन्तु बौद्धिक व्यवहारिकता (*cognitive pragmatics*) बढ़ायी जा सकती है। वृद्धावस्था में काल्पनिक तर्क शक्ति (*abstract reasoning*) प्रायः कम हो जाती है किन्तु तथ्य आधारित ठोस तार्किकता (*crystallised-intelligence*) बढ़ायी जा सकती है। वृद्धावस्था में गति की कमी आने पर 6 महीने के एरोबिक व्यायाम अथवा नृत्य–उछल कूद संबन्धी व्यायाम करने से गतिशीलता बढ़ जाती है। वृद्ध लोग परचून की दुकान से बहुत सी सामग्रियां खरीदना (*shopping list*) भूल जाते हैं किन्तु वे कार चलाना इत्यादि नहीं भूलते हैं। इसी प्रकार से उनकी निहित स्मृति (*implicit memory*) घट जाती है किन्तु स्पश्ट स्मृति

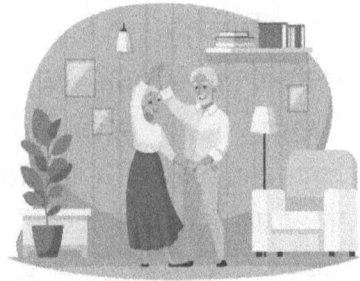

(*explicit memory*) बढ़ायी जा सकती है। वृद्धावस्था आने पर स्रोत स्मृति (*source memory*) घट जाती है किन्तु भावी स्मृति (*prospective memory*) बढ़ाकर रखने से वृद्धावस्था में सृजनात्मक कार्य करते हुए उम्रदार स्वस्थ आयु जी सकते हैं। वृद्धावस्था में घटना–प्रधान स्मृति (*episodic memory*) घट सकती है लेकिन वृद्धजन भाशा ज्ञान, भौगोलिक ज्ञान जैसी सिमेंटिक मेमोरी (*semantic memory*) को बच्चों को शिक्षित करके बढ़ा सकते हैं और वे समाज में गतिशील बने रह सकते हैं। वृद्धजन व्यवसाय के कौशल एवं ज्ञान को बांटकर सामाजिक सद्भाव के साथ सृजनात्मक जीवन जी सकते हैं। उदाहरण के लिये *हेलेन स्मॉल* (*Helen Small*) द्वारा 92 वर्श की अवस्था में डालाज के टेक्साज विश्वविद्यालय (*UT–Dallas*) से मनोविज्ञान में स्नातकोत्तर डिग्री की शोध परियोजना पूरे विश्वविद्यालय में सराही गयी। इसी प्रकार से वृद्धतम–वृद्ध अवस्था में भी *पैबलो कासल्स* (*Pablo Casalas*) गिटार बजाकर, बिस्मिलाह खां शहनाई बजाकर, बिरजू महाराज कथक का नित्य प्रति लंबा अभ्यास करते थे और उन्होंने वृद्धावस्था में भी सम्मोहक एवं उत्कृश्ट प्रस्तुतियां दी हैं। इस प्रकार से 70 वर्श से ऊपर 100–110 वर्शों तक भी बहुत से वृद्धजन आस्था और उम्मीद के साथ स्वस्थ जीवन जीते देखे जा सकते हैं।

3. **व्यायाम द्वारा वृद्धावस्था में स्वस्थ रहना *Healthy Old Age and Exercise*–** नित्य व्यायाम वृद्धावस्था में स्वस्थ रहने का महत्वपूर्ण फॉर्मूला है। वृद्धावस्था में व्यायाम करने पर वास्तविक क्रोनोलाजिकल आयु अधिक होने पर भी जैविक आयु (बायोलॉजिकल एज) घटी हुयी दिखे तो यही पहचान है निरोगी काया की।

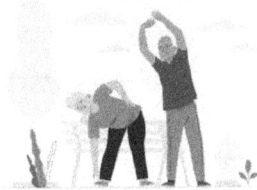

लंबी आयु के रहस्य *Secrets of Long Life*– अधिकांश देशों में बहुत से लोगों का निधन 50–60 की आयु में होना सामान्य घटना है, जबकि किन्हीं–किन्हीं देशों में सामान्य व्यक्ति की औसत आयु 80 वर्श और इससे

अधिक होती है। वर्श 2005 में *नैशनल जॉगरफिक मैगजीन* (*National Geographic Magazine*) में *डैन ब्यूटनर* (*Dan Buettner*) ने "*The secrets of long life*" लेख में विश्व के ऐसे 5 स्थानों/देशों की चर्चा की है जहां पर सामान्य व्यक्ति भी 100 वर्श अथवा 100 वर्श से अधिक उम्र तक शारीरिक गतिशीलता एवं मानसिक सक्रियता के साथ समाज में खुशहाली का जीवन जीता है। अधिकतम आयु वाले ये 5 स्थान "**ब्लू–जोन–*Blue Zone***" कहे जाते हैं –

ओकीनावा *Okinawa* जापान, सरदिनिया *Sardinia* इटली, लोमा लिंडा *Loma Linda,* कैलीफोर्निया, द निकोया पेनिनसुला *The Nicoya Peninsula* कोस्टारिका, इकारिया *Ikaria,* ग्रीस।

इन पांचों ब्लूजोन की समीक्षा करके हमने पावर@9– "*Power@9* अर्थात् **नौ–गुणों से ऊर्जा–सम्पन्न" करने का मूल मंत्र बनाया है**। इन 9 मंत्रों के आदर्श लक्ष्य (*motto*) निम्नवत हैं –

i. **प्राकृतिक रूप से गतिमान रहें** (***Move Naturally***)– जिम में कसरत शरीर को स्वस्थ नहीं बना सकता है (*do not pump iron*), ***मैराथन*** दौड़ने की जरूरत नहीं, चलते–फिरते रहें, बागवानी से स्वस्थ रहें,

ii. **लक्ष्य** (***Purpose***)– जापान के ***ओकीनावा*** में "***Ikigai–इकीगाई***" , ***निकोया*** में "***Plan De Vida–प्लान डि विदा***" ही जीवन–लक्ष्य है अर्थात् वे सूर्य उगने से लेकर अस्त होने तक कार्य करते रहने का संदेश देते हैं..., जीवन को लक्ष्य और प्लान के साथ जियें.....,

iii. **विनम्रता रखें** (***Down Shift***)– ***ओकीनावा*** में पूर्वजों का स्मरण, ***कैलीफोर्निया*** में रोज धर्म के अनुसार पूजा, ***इकारिया*** में थकावट के बाद झपकी, ***सरदिनिया*** में थकावट के बाद खुशहाली के साथ जीने एवं तनाव मुक्त रहकर रोगों से मुक्त रहने के मार्ग पर चलने की सीख देते हैं....,

iv. **80% का नियम** (***80% Rules***)– ***ओकीनावा*** में ***कन्फ्यूशस*** (***Confucius***) मंत्र "**हर्रा हाची बू** (***harra hachi bu***)" बोल कर भोजन करना, छोटी प्लेट में थोड़ा भोजन परोसना, दिन में 80% तक ही पेट भरना, शाम होने पर थोड़ा खाना, चबा–चबाकर धीरे–धीरे

खाना, मोटापा न बढ़ने देना, ***ब्लूजोन का दस्तूर है*** । ***भारतीय संस्कृति*** में भी निर्देश है "**अति सर्वत्र वर्जयेत**" अर्थात् व्यक्ति ***अधिक भोजन से परहेज*** करके ही स्वस्थ और चिरायु हो सकता है। भारतीय आहार प्रणाली में ऋत भुख, हित भुख एवं मित भुख के संबल को ही स्वस्थ और दीर्घायु रहने का आधार माना गया है (**अध्याय 22**)। ***कठोप्निशद में संस्कृत का भोजन मंत्र–***

"ॐ सहनाववतु, सहनौभुनक्तु।
सह वीर्यं करवावहै, तेजस्विनावधीतमस्तु,
मा विद्विशावहै, ॐ शान्तिः शान्तिः शान्तिः।।"

अर्थ– सामाजिक प्राणियों की रक्षा करते हुए साथ–साथ भोजन करने में **दैहिक, दैविक, भौतिक बाधायें अपने आप दूर हो जाती हैं.... यही है जीवन का लक्ष्य...** ।

v. **वनस्पति सामग्री का सेवन *Plant Slant*–** ब्लूजोन में बीन्स, फावा बीन्स, काली मसूर, महीने में अधिकतम 5 बार पोर्क/सुअर का मांस खाकर **शतायु होकर** स्वस्थ रहना जीवन शैली है,

vi. **मदिरा सेवन *Wine Drinks*–** कैलीफोर्निया के *एडवेन्टिस्ट* ईसाईयों को छोड़कर अन्य 4 क्षेत्रों में प्रतिदिन अधिकतम 2 पेग तक स्थानीय निर्मित मदिरा सेवन शतायु होने का रहस्य है, पांचो क्षेत्रों में तंबाकू तथा ड्रग (कैनीबस, अफीम, कोकीन) व्यसन से दूर रहना ही जीवन शैली है,

vii. **आस्था का पालन *Belong!*–** आस्था एवं विश्वास जीवन प्रवाह में गति और लय का संचार करते हैं......., निश्ठा अनुसार पूजा एवं समाज में सेवा सुश्रूसा से शतायु बना जा सकता है, आस्थाहीनता से रोग पनपते हैं, अतः आस्था एवं विश्वास के साथ जियें,

viii. **प्रियजनों को पहले *Loved once First*–** पत्नी, बच्चे, मां–बाप, भाई–बहन, नातेदार–रिश्तेदार एवं इश्ट मित्रों को हमेशा प्राथमिकता दें, जन्मभूमि तथा समाज की सेवा करते रहें, अपने बुजुर्ग मां–बाप को अपने निकट रखकर नवजात एवं शिशुओं की रक्षा करें........., वृद्धावस्था स्वस्थ और आनंदायी होगी,

ix. **अपनी जनजाति के साथ औचित्य निर्वाह *Justice to Tribe*–** ***ओकीनावा*** के लोग 5 सदस्यों का ***माओइस*** (**moais**) नामक

छोटा–छोटा समूह बनाकर विभिन्न मुद्दों पर चर्चा करते हैं........, हास–परिहास के साथ अच्छी आदतों का निर्माण करते हैं....., स्वास्थ्यप्रद व्यवहार हेतु सजग रहकर जीवन लक्ष्य और जीवन में आनन्द लहर तरंगित करने का निरंतर संदेश देते हैं....... ।

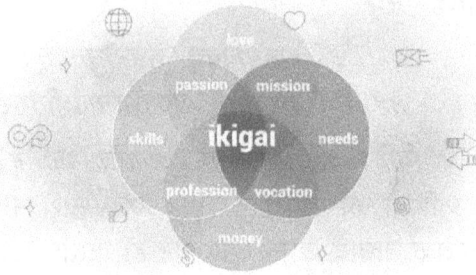

है। *श्री हेक्टर गार्शिया एवं श्री फ्रेनसेस मिरैल* (*Hector Garcia and Francesc Miralles*) ने **इकीगाई** पुस्तक में अधिक उम्र तक जीने का का रहस्य समझाया गया है..... जिसे वो निम्नलिखित समीकरण से समझाते हैं–

अपने काम के प्रति **झुकाव एवं लगाव**
love your work
↓
कार्य में **जुनून** *passion for work*
↓
कार्य में कुशलता *develop skill*
↓
कार्य–कुशलता ही **व्यवसाय** या **प्रोफेशन** *profession* है
↓
प्रोफेशन से ही **उचित भुगतान** *remuneration* है
↓
प्रोफेशन में ही उद्यम अर्थात् **वोकेशन** *vocation* है या अन्यत्र ढूंढ लें
↓

उद्यम ही **दुनिया की जरूरत** है
vocational occupation is the need of the world

हमारे बचपन में लोकोक्ति गाते थे, *"कोई काहू में मगन, कोई काहू में मगन, हम तो बा ही में मगन जाकि लागी है लगन"* अर्थात् लगन लगाकर उद्यमी बनिए। आपका प्रोफेशन, उससे मिला उचित भुगतान, एक प्रयोजित उद्यम अथवा वोकेशन ही समाज और दुनिया की जरूरत है। आपका भी यही **लक्ष्य** (***mission***) होना चाहिए और यही है *इकीगाई* का संदेश। यही मिशन आपको आनन्द देगा और इसी में आप अपनी ***इकीगाई की खोज*** जारी रख सकेंग। प्यार, सद्व्यवहार बांटते रहिये.., समाज से सम्मान और प्रतिश्ठा मिलेगी.., आप आनन्द की लहर में तरंगित रहेंगे... यही हमारी–आपकी ***इकीगाई*** है. "हम सब उस्ताद हैं" फिल्म में असद भोपाली के गीत को किशोर कुमार ने गाकर संदेश दिया है, इकीगाई का –

हो प्यार बांटते चलो, हे प्यार बांटते चलो!
हम सब हैं भाई–भाई....
प्यार है जिंदगी की निशानी,
यह बुजुर्गों का है कहना,
हमको मिलजुल के रहना,
एक ही सेज के तार हैं,
प्यार है जिंदगी की निशानी,
प्यार बांटते चलो.......

ओकीनावा में "**इछारिबा छोदे** (***ichariba chode***) अर्थात् अजनबी को भी बंधु मानना अथवा **यूईमारू** (***yuimaaru***) अर्थात् किसी भी कार्य को 4–5 लोगों के समूह में करना, एवं फ्रांसीसी कहावत (*joie de vivre*) अर्थात् जीवन सिर्फ आनंद और खुशहाली है.. ... इसी प्रवाह में गतिशील रहना **जीवन–लक्ष्य** और **स्वस्थ वृद्धावस्था** की तैयारी है......, जिसमें अवसाद..., डिप्रेशन..., साईकोसिस... आदि पनप नहीं पायेंगे....। *नीत्शे* (*Nietzsche*) ने जीवन में ***व्हाई*** (***why***) अर्थात् **क्यों** एवं **वाशिंगटन बर्नप**

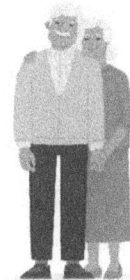

(***Washington Burnap***) ने जीवन में गतिशीलता और प्यार बांटना ही **जीवन–लक्ष्य** माना है जो ***इकीगाई*** भी है।

ब्लूजोन में **सक्रियता** (*activism and involvement with the flow of life*) ही **आनन्द** है किन्तु सक्रियता के साथ **नींद** भी आवश्यक है, नींद (*sleep*) से ***मेलाटॉनिन*** (*melatonin*) **हार्मोन** मिलता है जो शरीर और मस्तिश्क को सक्रिय रखता है। नींद की कमी से मस्तिश्क के *टीलोमियर* कोशिकाओं (*telomere–cell*) की आयु बढ़ती रहती है और हम जल्दी ही वृद्ध होने लगते हैं, शारीरिक–मानसिक रोग हो जाते हैं और आकस्मिक निधन हो सकता है। ***इकीगाई*** के 10 नियम भी बताये जाते हैं, यथा – (i) निरंतर सक्रियता (*never retire*), (ii) मंद व स्थिर गति, (iii) अधिक भोजन से परहेज, (iv) अच्छे मित्रों के समूह में रहना, (v) शरीर को अगले जन्मदिवस की कामना में मजबूत बनाना, रोज थोड़ा व्यायाम करना, स्वस्थ आहार लेना, अच्छा व्यवहार करना, (vi) हमेशा मुस्कुराना और तनाव से दूर रहना, (vii) प्रकृति के साथ जुड़ना और बनावटी जीवन से दूर रहना, (viii) पूर्वजों, प्रकृति और समाज के साथ खुशहाली बांटना और धन्यवाद देना, (ix) क्षणों में जीना......, संसार में कुछ भी शाश्वत (*eternal*) नहीं है, क्षणभंगुरता (*momentariness*) की सत्यता को जानना ही जीवन है, (x) यही ***इकीगाई*** है, इकीगाई ही जीवन का लक्ष्य है, यही जीवन का चरम आनन्द (*blissful life*) है।

पानी केरा बुदबुदा, अस मानस की जात
देखत ही छिप जायेगा ज्यों तारा परभात (कबीर)

द्वितीय विश्व युद्ध में एटम बॉम गिरने से जापान **आकस्मिक निधन के भय भरे माहौल में जूझ** रहा था, जीवन–प्रत्याशा (*life expectancy*) घट चुकी थी, फिर भी धीरे–धीरे इस देश की जीवन–प्रत्याशा सबसे अधिक हो गयी। ओकीनावा में व्यक्ति का कश्ट समाज का कश्ट है, व्यक्ति का *इकीगाई* समाज का *इकीगाई* है। इकीगाई ही लंबी उम्र का रहस्य है....., ओकीनावा का आहार **नियमित और स्टैंडर्ड** है। यहां के लोग फास्ट फूड नहीं खाते हैं, प्रतिदिन 18 प्रकार के व्यंजन खाते हैं, हफ्ते में 206 प्रकार के व्यंजन खाते हैं, प्रतिदिन फल और सब्जी की अधिकतम 5 सर्विंग (*5*

servings) लेते हैं, प्रतिदिन 7 प्रकार के फल खाते हैं, प्रतिदिन 15 प्रकार के प्राकृतिक *एंटीऑक्सीडेंट* खाते हैं, प्रतिदिन की शाक–सब्जी से 30% कैलोरी लेते हैं, चीनी, मिठाई, चॉकलेट जैसे पदार्थों से दूर रहते हैं, दिनभर में बहुत थोड़ा नमक खाते हैं, ओकीनावा में प्रति व्यक्ति कैलोरी–उपभोग 1,785 है, सप्ताह में 1–2 बार व्रत रखते हैं, काम करते–करते थक जाने के बाद जैस्मिन–फूल एवं ग्रीन–टी की चाय अथवा ब्लैक कॉफी पीते हैं और चाय–कॉफी में दूध इत्यादि नहीं डालते हैं, भोजन के पश्चात मीठा, कस्टर्ड, चॉकलेट, कोल्ड कॉफी जैसा डेजर्ट (*dessert*) नहीं लेते हैं, शरीर में केलोस्ट्रॉल नॉर्मल वैल्यू से भी कम होता है, शरीर में रक्त शर्करा नॉर्मल वैल्यू से भी कम होती है, शरीर पर मोटापा नहीं बढ़ता है, अपने आहार में ऊर्जा प्रतिबंध (*calorie restriction*) का पालन करते हैं, ताजे फल खाकर विटामिन सी के उपभोग से फ्लू से रक्षा करते हैं, फ्लोराइड के उपभोग से शरीर की हड्डियों को मजबूत रखते हैं, हमेशा जीवाणु संक्रमण से सुरक्षित रहते हैं, *मेटाबॉलिक डिस्ऑर्डर* की बीमारियों से बचाव हेतु वे ***इंसुलीन लाइक ग्रोथ फैक्टर आईजीएफ***–1 (*insulin like growth factor - IGF*–1) अर्थात् *ग्रोथ हार्मोन* (*growth harmone–GH*) जरूरत से अधिक नहीं बढ़ने देते हैं, वे *शिकुवासा* (*Shikuwasa*) नाम का फल खाते हैं जिससे उन्हें विटामिन *C, B1*, *बीटाकेरोटिन* एवं खनिज मिलते हैं। इस आहार से उन्हें डायबिटीज, रक्त वाहिका संकुचन, हार्ट फेलियर तथा कैंसर जैसे रोग नहीं होते हैं, उनकी रोगप्रतिरक्षा प्रणाली (इम्यून सिस्टम) मजबूत रहती है। वे प्रतिदिन कुछ व्यायाम अवश्य करते हैं जिसमें भारत का योग, चीन के क्वीगांग (*Qigong*) एवं ताईची (*Taichi*) का अभ्यास भी शामिल होता है। इन सभी से उनको गठिया, *आस्टियोअर्थराइटिस, ऑस्टियोपोरोसिस, ऑस्टोपीनिया एवं पार्किंसन* नामक रोग नहीं होते हैं। इस प्रकार से 100 वर्श से अधिक जीवन जीते हुए वे स्वस्थ वृद्धावस्था तथा मांसपेशियों की तन्यता (*flexibility of joints and muscles*) के साथ खुशहाली से भरपूर जीवन जीते हैं।

मानसिक संतुलन *Mental Equilibrium*– जापानी लोग क्षणभंगुरता में ही विश्वास रखते हैं और अपने देश और घरों के ढांचे सीमेंट और लोहे से बनाने के स्थान पर लकड़ी से बनाते हैं और कोई भी ढांचा गिरने पर उसे

तुरंत खड़ा कर लेते हैं और मानसिक संतुलन बनाये हुए इकीगाई को खोजते दीर्घायु होते हैं। विभिन्न आपदाओं के कारण वृद्धजनों के सामाजिक जीवन को अस्त–व्यस्त कर रही व्यथा, अवसाद जैसे मानसिक रोगों के उपचार के कुछ तरीके सामने आये जो निम्नवत हैं – सिग्मन फ्रॉयड (*Sigmund Freud*) द्वारा ***साइकोएनालिसिस*** (***psychoanlysis***) के सिद्धांत पर मनःरोग (*mental–neurological disease*) के उपचार हेतु, रोगी की **भूत–कालिक घटनाओं** (*past events*) पर आत्मपरीक्षण (*introspection*) की थिरैपी सुझायी गयी। किंतु कुछ मनोवैज्ञानिकों द्वारा फ्रॉयड की इस थिरैपी से रोगी व्यथा की अभिव्यक्ति की पीड़ा से उसके मानसिक स्वास्थ्य अधिक बिगड़ने की संभावना अनुमानित की गयी। द्वितीय विश्व युद्ध में स्वयं के परिवार–सदस्यों की मृत्यु की व्यथा से पीड़ित *विक्टर ई. फ्रैंकिल* (*Viktor E. Frankil*) ने उपरोक्त उपचार को नकारात्मक मानते हुए **लोगोथिरैपी** (***logotherapy***) द्वारा मानसिक उपचार का सकारात्मक मार्ग सुझाया, जिसमें रोगी को दिन–प्रतिदिन के कश्टों (*sufferings of everyday life*) में ही जीवन का उद्देश्य खोजने को महत्व दिया गया है। मशहूर बॉलीवुड गीतकार साहिर लुधियानवी का गीत दिन प्रतिदिन के कश्टों को भुलाकर स्वयं को उल्लासमय एवं प्रफफुल्लित रखने के भाव पर ही है –

मै जिंदगी का साथ निभाता चला गया,
हर फिक्र को धुएं में उड़ाता चला गया........
जो मिल गया उसी को मुकद्दर समझ लिया,
जो खो गया मैं उसको भुलाता चला गया........

लोगोथिरैपी बहुत कुछ ***ओकीनावा के इकीगाई*** से मिलती–जुलती है। वृद्धावस्था में स्वस्थ और दीर्घायु बनने की आस्था के मार्ग अनेक हैं....... और यदि वृद्धजन अमल करें तो उन्हें किसी प्रकार की व्यथा नहीं होगी।

वृद्धावस्था की तैयारी *Preparation for Old Age*– वृद्धावस्था तो आयेगी ही और साथ में लायेगी कुछ कमजोरियां, कुछ बीमारियां और शायद एक शिथिल जीवन जिसमें अकेलापन भी हो सकता है। अतः आने वाली वृद्धावस्था को पहले से ही सोच लें और अकेलेपन के एहसास से दूर रहने का बंदोबस्त कर लें। खान–पान, वातावरण, व्यायाम, आवास,

स्वस्थ वृद्ध अवस्था की तैयारी

रूपया पैसे की व्यवस्था रखें। खुशहाल रहें। कैल्शियम, प्रोटीन, विटामिन तथा प्राकृतिक शक्तिवर्धक आहार जुटा लिया करें। चलने–फिरने में पूरी सावधानी रखें – लेकिन चलें–फिरें खूब! मूर्खतापूर्ण अत्याधिक यातायात न करें। मित्रों का साथ पकड़कर रखें। दुर्जन को पहचानें। दूसरों में कमी न ढूंढें। अपने ऊपर खर्च करें – आपका संचित धन आप पर ही खर्च हो वह ही सर्वोच्चतम सदुपयोग है। अपनी सुविधाओं को जुटायें। शौचालय बड़ा हो, रोशनीदार हो। उसमें शौच एवं स्नान हेतु उठने–बैठने के लिये बड़े पटरे या स्टूल रखे हों, पकड़कर सहारे से उठने के लिए हैंडिल लगे हों, फिसलन न हो। शौचालय में सिटकनी न लगायें। शयन कक्ष में कैमरा लगने दें। अपने पास सहायक को बुलाने की घंटी का बटन रखें। गुस्सा न करें। धैर्य रखें। डरें नहीं। वृद्धजन का अपने ऊपर विश्वास उनके आस–पास के लोगों के विश्वास को बढ़ाता है। जो आपसे कुछ सीखना चाहे, कुछ मदद चाहे उसे सिखाने और मदद करने में संकोच न करें। व्यथित मानसिकता से जीने के बजाय खुले मन से जियें। घर में आने जाने वाले मेहमानों में रूचि लें, उनका स्वागत करें।

48

मृत्यु एक प्राकृतिक घटना......

Death a truth – the Selection in Nature

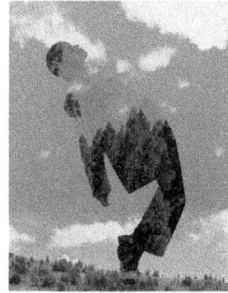

इस अध्याय में हम सीखेंगे कुछ बातें – *Learning Objectives*

- परिवारजनों, इश्टजनों और अपरिचितों की प्राकृतिक मृत्यु एवं आकस्मिक निधन में होने वाली पीड़ा का अंतर
- मरणासन्न व्यक्ति की अनुभूतियों का एहसास
- इश्टजन तथा परिचितों की मृत्यु के कारण होने वाले प्रोलॉग्ड ग्रीफ एवं डिसइन्फ्रेन्चाइज्ड ग्रीफ में अंतर
- दया मृत्यु एवं इच्छा–मृत्यु में अंतर समझना

मृत्यु का भय मनुश्य और पशु में एक जैसा ही होता है......., जीवन को सत्य मानकर और वास्तविकता से परे जाकर, हम अपनी इच्छाओं और कामनाओं की पूर्ति में ही लिप्त रहते हैं........ किन्तु कभी–कभी अपने इश्टजनों के मृत्यु की निकटता अथवा स्वयं की आसन्न मृत्यु के भय को एहसास कर हम व्यथित और उदास हो जाते हैं और जीवन को व्यर्थ कहते हुए अपने को ही लाचार पाते हैं। स्वजन की आसन्न मृत्यु परिणित

होते ही, कुछ घंटों अथवा कुछ दिनों तक होने वाली मर्मांतक व्यथा को ही "***श्मशान शोक***" कहते हैं.........। यदि डार्विन के विकासवादी सिद्धांत को मानें तो प्राकृतिक चयन (*natural selection*) में उपयोगिता और जरूरत की समाप्ति ही मृत्यु की सच्चाई है.........। अनुपयोगी स्वरूप को समाप्त कर देना ही प्रकृति का नियम है। प्रकृति में ऊर्जा संरक्षण के नियम के अनुसार ही घटनायें घटित होती हैं। प्रकृति अनुपयोगी को दूसरे रूप में परिवर्तित कर देती है। मृत्यु और मृत्यु के पश्चात मूल रूप का दूसरे स्वरूप में परिवर्तन ही ऊर्जा संरक्षण का नियम है। मृत्यु एक शाश्वत सत्य (*eternal truth*) है अर्थात् ***जो फरा है, वह झरेगा*** । *योगीराज कृश्ण* ने ***गीता*** में मृत्यु के पश्चात आत्मा द्वारा नये वस्त्र रूपी नवीन शरीर को धारण करना मानते हुए कहा है–

वासांसि जीर्णानि यथा विहाय, नवानि गृह्णाति नरोऽपराणि।
तथा शरीराणि विहाय जीर्णा, न्यन्यानि संयाति नवानि देही ।।2.22।।

मृत्यु के कारण *Causes of Death*– किसी भी व्यक्ति की मृत्यु किसी भी कारण से हो सकती है.........। इश्ट–मित्रों, नातेदार–रिश्तेदारों के मृत्यु की घटनाओं का सांस्कृतिक परिवेश अलग–अलग हो सकता है........। जैसे कि **सामयिक** अथवा **आकस्मिक निधन** के संबन्ध में अलग–अलग समाज की अलग–अलग धारणायें हो सकती हैं..........। मृत्यु के संभावित कारण अलग–अलग हो सकते हैं, जैसे कि – (i) गर्भपात द्वारा भ्रूण मृत्यु अथवा मृत नवजात, (ii) रोग के कारण नवजात अथवा मां की मृत्यु, (iii) किसी रोग, अग्नि कांड, दुर्घटना अथवा गिरने से शिशु, किशोर और युवा अवस्था में मृत्यु, (iv) 55 वर्श के बाद वृद्धावस्था शुरू होने के साथ शारीरिक क्षय एवं शारीरिक–मानसिक रोगों के कारण मृत्यु।

मृत्यु एक असमंजस *Death a Dilemma*– किसी के स्वजन, इश्ट–मित्र, नातेदार–रिश्तेदार अथवा अपने बच्चे, पत्नी, पति आदि की एकाएक मृत्यु हो जाने पर परिवार और समाज में उदासी का माहौल कभी–कभी बहुत सघन हो जाता है। किसी–किसी की मृत्यु हमें लंबे अर्से तक व्यथित करती रहती है जिसके परिणाम स्वरूप हमें अवसाद, डिप्रेशन एवं विभिन्न शारीरिक–मानसिक रोग भी हो सकते हैं। मृत्यु एक शाश्वत सत्य है किन्तु फिर भी हम इस शाश्वत सत्य को स्वीकार नहीं करते हैं।

किंतु जीवन के लक्ष्य पूरे न हो पाने पर अथवा इसकी पूर्ति में प्रमाद करने पर परिवेश में अधूरेपन के साथ अवसाद और उदासी सघन होती रहती है और हम समाज से कट जाते हैं। कभी–कभी मृत्यु की घटनाओं से हम दुःखों के अथाह सागर में डूब जाते हैं और धीरे–धीरे जीवन के सारे विकल्प (*alternatives*) छीजने (*exhausted*) लगते हैं, हम प्रायः किंकर्तव्यविमूढ़ (*baffled*) हो जाते हैं अर्थात् **क्या करें** अथवा **क्या न करें** के **असमंजस** (***dilemma***) में शोकाकुल हो जाते हैं। इस प्रकार से मृत्यु की सत्यता को स्वीकार करने अथवा अस्वीकार करने की ***ऊहापोह*** (***doubts & dilemma***) की विवेचना कुबलर रॉस (*Kubler Ross*) ने 5 अवस्थाओं में की है, यथा –

(i) इंकार एवं बिलगाव *Denial & Isolation*– किसी स्वजन अथवा इश्ट–मित्र की संभावित मृत्यु की सत्यता को **स्वीकार न करना**,

(ii) रोश *Anger*– किन्तु संभावित मृत्यु को स्वीकार कर लेने के बाद अपनी योग्यता, कौशल एवं अपने दायित्वों की अपूर्णता पर चिंता करते हुए चिकित्सक, स्वास्थ्य परिचरों एवं अन्य स्वजनों पर **रोश करना**,

(iii) सौदेबाजी/समझौता *Bargaining*– उपरोक्त 2 अवस्थाओं के धीरे–धीरे समाप्त होने पर चिकित्सकों, नजूमियों, ज्योतिशियों आदि से **सौदेबाजी** करना कि "किसी भी तरह से स्वयं की अथवा स्वजन की मृत्यु से रक्षा कर लें",

(iv) अवसाद *Depression*– मृत्यु की अवश्यसंभावी घटना से आश्वस्त (*sure*) हो जाने पर कि "अब जीवन बचने का कोई भी उपाय शेश नहीं है" से शोक–सागर में डूबकर **निराश होना** ही **अवसाद** है,

(v) अंगीकरण *Acceptance*– इस प्रकार से जब व्यक्ति स्वयं की अथवा स्वजन की मृत्यु की सत्यता स्वीकार कर ले तो यही **अंगीकरण** है। बहुत से मनोवैज्ञानिकों ने कुबलर रॉस द्वारा सन्निकट मृत्यु की इन 5 अवस्थाओं को प्रमाणिक नहीं माना है।

संताप *Grief*– संताप एक विशेश प्रकार की भावनात्मक स्थिति है जिसकी वजह से मृतक के नातेदार–रिश्तेदार, इश्ट–मित्र अपने प्रिय की मृत्यु को देखकर अथवा सुनकर एकाएक **स्तब्ध** एवं **सन्न** रह जाते हैं (*emotional numbness*), स्वजन की मृत्यु अविश्वसनीय

(*unbelievable*) होती है जिसे **वियोगात्मक व्यग्रता** (***separation anxiety***) भी कहते हैं। स्वजन की मृत्यु से निराशा (*despair*), विशाद (*sadness*), अकेलापन (*loneliness*) और किसी को **खोने का भाव गहरा जाता** है, जिसकी **अभिव्यक्ति विभिन्न आयामों एवं दिशाओं** में होती रहती है। मृतक के आश्रितों, स्वजनों एवं घर–परिवार में बेकरारी और चुभन की भावना सालती और कुरेदती रहती है। खोये हुए व्यक्ति को फिर से पाने का एहसास गहराता रहता है। हम खोये हुए व्यक्ति की याद में लगातार तल्लीन रहते हैं। उदासी की तरंगें क्षण प्रति क्षण आती–जाती रहती हैं। यही शोक अथवा संताप कभी–कभी **पश्चाताप अथवा मातम** में परिवर्तित हो जाता है जिसे **प्रोलॉंग्ड ग्रीफ** (***prolonged grief***) कहते हैं। *प्रोलॉंग्ड ग्रीफ* से जीवन–शैली में **2 प्रकार के प्रभाव** हो सकते हैं जैसे कि प्रियजन की मृत्यु पर अपने को उत्तरदायी मानना **नकारात्मक प्रभाव** है, किन्तु लंबी बीमारी भोगने के बाद वृद्धजन की मृत्यु, भारतीय स्वतंत्रता संग्राम में भगत सिंह, सुखदेव, चंद्रशेखर आजाद आदि की मृत्यु को **सकारात्मक प्रभाव** वाला *प्रोलॉंग्ड ग्रीफ* कहते हैं। द्वितीय प्रकार के प्रोलॉंग्ड ग्रीफ को कभी–कभी सामाजिक मान्यता न मिलने के कारण उसका समाधान कई–कई वर्शों तक नहीं होता है जिससे किसी–किसी पारिवारिक सदस्य की स्वस्थ जीवन शैली भी जर्जर और जीर्ण हो जाती है। इस प्रकार का ***प्रोलॉंग्ड ग्रीफ*** **वंचित दुःख** (***disenfranchised grief***) कहा जाता है जिसमें हम स्वजन की मृत्यु से अपने को ठगा–ठगा महसूस करते हैं।

मृत्यु की सांस्कृतिक विविधता– मृत्यु की अभिव्यक्ति किसी भी समाज अथवा देश के सांस्कृतिक परिवेश के अनुसार ही होती है। उदाहरण के लिये **मृत्यु घटना**– जैसे दफनाना अथवा दाह संस्कार, धार्मिक अथवा आध्यात्मिक क्रिया अथवा रोगी की मृत्यु में चिकित्सा कार्यों से जुड़े हुए लोग। **मृत्यु स्थान एवं तिथि**– जैसे घर, अस्पताल, युद्ध मैदान, सड़क, मृत्यु समय की स्मृतियां यथा शहीद दिवस, पुण्य तिथि, युद्धकाल, दुर्भिक्ष काल आदि। **मृत्यु संबन्धी कर्म और वस्तुएं**– जैसे शव संस्कार, शव–यात्रा से जुड़ी हुयी सामग्रियां यथा कपड़े, हांथ में बांधे जाने वाले बैंड, खुली अथवा बंद ताबूत। **मृत्यु संबन्धी चिह्न** – जैसे अस्थिकपाल, क्रॉस अस्थि आदि विभिन्न प्रकार के अंतिम संस्कार चिह्नों को सांस्कृतिक चिह्न कहा जा

सकता है। **शोक अभिव्यक्ति विधियां**– किसी भी समाज में मृत्यु की अभिव्यक्ति वहां के सांस्कृतिक परिवेश के अनुसार ही होती है। इस्लाम धर्म में मृत्यु की अभिव्यक्ति करते हुए गालिब लिखते हैं –

बर्क से करते हैं रौशन
शम्मा–ए–मातमखाना हम गालिब

मृत व्यक्तियों के साथ संबन्ध मानना अथवा न मानना अलग–अलग सामाजिक परिवेश के अनुसार भिन्न–भिन्न हो सकते हैं। जैसे कि जापान में मृत व्यक्तियों के साथ संबन्ध मानते हुए विभिन्न प्रकार की धार्मिक, आध्यात्मिक गतिविधियां करते हैं तो एरिजोना, यूएसए में मृत व्यक्ति को तत्काल भुला दिया जाता है। इजिप्ट में मृत व्यक्ति को बहुत–बहुत दिनों तक याद करते हुए शोक मनाया जाता है। बाली में शव–यात्रा निकालते तो हैं किन्तु वहां पर लोग मृतकों की शरीर को लिये हुए आपस में एक–दूसरे के साथ हंसी करते हुए आनंद की स्थिति में रहते हैं। इसाई धर्म में भी मृतकों के साथ कोई विशेश संबन्ध नहीं माना जाता है, मुसलमानों में एक अच्छी खासी अवधि तक शोक मनाने का रिवाज है। जैसे कि मुसलमानों में चालीसवां इत्यादि करने की मान्यता है। हिन्दुओं में मृतक की शरीर को नहला–धुलाकर घी–चंदन का लेप इत्यादि करके मृतक के शरीर का प्रसाधन किया जाता है, पति के सामने पत्नी की मृत्यु होने पर पति पत्नी की मांग के सिंदूर को उल्टा उतारता है, तीसरे दिन शुद्धि, दसवें दिन रसम पगड़ी, तथा तेरहवीं और सत्रहवीं के दिन सामाजिक भोज देकर संबन्धित परिवार का शुद्धिकरण एवं पुनः सामाजीकरण हो जाता है, हिन्दुओं में प्रत्येक वर्श क्वांर महीने के कृश्ण पक्ष में पित्रपक्ष माना जाता है जिसमें हिन्दूजन अपने पितरों की स्मृति में श्रद्धा के साथ तिल, पानी, जौ के आटे से बने हुए पिण्ड से तर्पण इत्यादि करते हैं, ब्राह्मणों को अन्न इत्यादि का सीधा दान दिया जाता है। हिन्दू एवं इस्लाम धर्म में विलाप (*lamentation*) को लोकाचार भी माना जाता है। बंगाल, बिहार, राजस्थान के असमाजिक जमींदारों की मृत्यु पर विलाप, स्यापा, रूदाली हेतु किराये पर महिलायें बुलायी जाती हैं।

दया मृत्यु/करूणा मृत्यु *Euthanasia*– रोग की अंतिम अवस्था (*terminal illness*) अथवा अत्यधिक वृद्धावस्था में गंभीर

शारीरिक–मानसिक पीड़ा में चिकित्सक द्वारा निर्धारित अवधि के अतंर्गत संबन्धित के मृत्यु की डायग्नोसिस (*diagnosis*) किये जाने पर मरणासन्न व्यक्ति को **करूणा अथवा दया मृत्यु देना** कुछ देशों में **वैध** (*legal*) परंतु अधिकांश देशों में **अवैध** (*illegal*) है। **जीवन जीने** (*liberty to life*) के **प्राकृतिक अधिकार** (*natural right*) के दृश्टिकोण से कुछ देशों में **करूणा अथवा दया मृत्यु अवैध** है। जैव–वैज्ञानिक दृश्टिकोण अथवा धार्मिक मान्यता अनुसार व्यक्ति के **निश्क्रिय और अनुपयोगी** हो जाने पर दया मृत्यु देना जीवन जीने के अधिकार अथवा **मानवाधिकार** के विपरीत नहीं है। दया मृत्यु ही ***यूथेनेसिया*** कही जाती है। **यूथेनेसिया** 2 प्रकार की है – (i) **निश्क्रिय दया मृत्यु** (***passive euthanasia***) – चिकित्सकों एवं परिवारजनों की राय पर मरणासन्न व्यक्ति के बहुत सारे प्रयोजन जैसे नसों में भोजन – प्रोटीन, वसा, ग्लूकोज, विटामिन, मिनरल, रक्त, ऑक्सीजन, वेंटीलेटर और हार्ट सपोर्ट देने वाले **जीवन रक्षक उपकरण** (*life support system*) हटा दिये जाते हैं। मरणासन्न व्यक्ति को मात्र प्रशामक दर्द निवारक (*palliative treatment and pain killers*) औशधि ही दी जाती है। उसे पूरे सम्मान के साथ अंतिम विदाई दे दी जाती है। (ii) **सक्रिय दया मृत्यु** (***active euthanasia***) – गंभीर पीड़ित मरणासन्न रोगी को परिवारजनों, चिकित्सक, मजिस्ट्रेट एवं समाजसेवी व्यक्ति के संयुक्त परामर्श पर ड्रग देकर पीड़ा–रहित मृत्यु दी जाती है। सक्रिय दया मृत्यु अथवा एक्टिव यूथेनेसिया के पूर्व डॉक्टर द्वारा रोगी की शारीरिक–मानसिक स्थिति का विश्लेशण किया जाता है। रोगी के **मस्तिश्क तंत्रिकाओं के निर्जीव** हो जाने पर **मस्तिश्क मृत्यु** (***brain death***) डायग्नोज हो जाने के बाद भी कभी–कभी रोगी के शरीर की मृत्यु नहीं होती है और हृदय स्पंदन एवं फेफड़ों द्वारा श्वसन चलता रहता है। मृत्यु की इसी अवस्था में अंग दान (*organ donation*) किया जाता है। **ब्रेन डेथ** के बाद रोगी के गतिशील शरीर को **वेजीटेटिव स्टेट अथवा प्लांटेशन स्टेट** (***vegetative state/plantation state***) कहते हैं तथा इस अवस्था में उसको नलिका द्वारा भोजन तथा वेंटीलेटर द्वारा श्वसन दिया जाता है।

भारत में निश्क्रिय दया मृत्यु (पैसिव यूथेनेसिया) विधिक– 42 साल तक

कोमा में रहीं ***अरूणा शानबुग*** की 18 मई 2015 को मृत्यु हो गयी। किन्तु जर्नलिस्ट पिंकी वीरानी द्वारा दाखिल **दया मृत्यु याचिका** सुप्रीम कोर्ट द्वारा 8 मार्च 2011 को **खारिज** कर दी गयी। अरूणा 1973 में मुंबई के किंग एडवर्ड मेमोरियल (के.ई.एम.) हॉस्पिटल में गुदा बलात्कार (एनस रेप) की शिकार हुई थीं। अरूणा शानबुग के.ई.एम. हॉस्पिटल, मुंबई में ड्यूटी के बाद 27 नवंबर 1973 को बेसमेंट में कपड़े बदलते समय छिपे बैठे किसी के द्वारा चेन से गले की नसें दबने से बेहोश होकर, ***वेजिटेटिव स्टेट*** में चली गईं, उनकी ***ब्रेन डेथ*** हो गयी....... हृदय एवं अन्य तंत्र चलते रहे। 40 वर्शों तक उन्हें भोजन और दवाई आहार नलिका द्वारा दिया जाता था – अस्पताल की परिचारिकाओं एवं डॉक्टरों की निरंतर देखभाल से उनका शरीर जिंदा रहा और अनेक मेडिकल रिपोर्ट पर भी उन्हें अदालत द्वारा दया मृत्यु की इजाजत नहीं मिली। एक एन.जी.ओ. (*NGO*) की वर्श 2005 में **वेजिटेटिव स्टेट** वाले मरीजों की **दया मृत्यु याचिका** पर सुप्रीम कोर्ट द्वारा 9 मार्च, 2018 को **निश्क्रिय दया मृत्यु** (*passive euthanasia*) की इजाजत दे दी गयी। ***वेजीटेटिव स्टेट*** वाले रोगियों से लाइफ सपोर्ट सिस्टम हटाकर, उनके ***लिविंग विल*** की पैरवी करते हुए इसे **मूल अधिकार** माना। सुप्रीम कोर्ट ने **वेजीटेटिव स्टेट** वाले रोगियों की सम्मानजनक मृत्यु को मौलिक अधिकार माना। अब भारतवर्श में दया मृत्यु वैधानिक अधिकार है।

करूणा मृत्यु एवं इच्छा मृत्यु

निश्क्रिय दया मृत्यु पर सुप्रीम कोर्ट निर्णय को भारत में धार्मिक–सामाजिक मान्यता मिली। किन्तु ***लिविंग विल आधारित*** निश्क्रिय दया मृत्यु को **इच्छा मृत्यु** नहीं माना गया। कारण कि **लिविंग विल आधारित** मृत्यु चिकित्सक और परिवारजनों की दया पर निर्भर है। व्यक्ति द्वारा स्वेच्छा से मृत्यु की तैयारी करना ही **इच्छा मृत्यु** है। जैन, बौद्ध, हिन्दू धर्म में इच्छा मृत्यु की बहुत सारी विधियां प्रचलित हैं तथा इच्छा मृत्यु को धार्मिक सामाजिक मान्यता भी प्राप्त है। जैसे कि **संथारा**, **सल्लेखना**, **समाधि–मृत्यु**, **सन्यास–मृत्यु**, **प्रायोपवेश** आदि इच्छा मृत्यु के नाम से जानी जाती है। **सल्लेखना** – सल्लेखना में स्वेच्छा मृत्यु की घोशणा करते हुए परिवार एवं समाज से रजामंदी लेना आवश्यक है जिसे किसी अनुभवी धार्मिक अथवा आध्यात्मिक गुरू के आधीन सीखना पड़ता है। रोग की

अंतिम अवस्था, वृद्धावस्था–दुर्बलता में समस्त दायित्वों से निवृत्त हो जाने पर इस प्रकार की इच्छा मृत्यु की घोशणा की जा सकती है। इच्छा मृत्यु में समाधि में जाने वाले व्यक्ति को विश अथवा हिंसात्मक उपकरण रखना वर्जित है तथा भोजन–पानी, फल–फूल आदि का सेवन बहुत धीरे–धीरे छोड़ना पड़ता है, कई–कई वर्शों तक अभ्यास चलता है। सफलता न मिलने पर संबन्धित व्यक्ति को इस प्रक्रिया से बाहर निकाल देते हैं तथा वह निन्दा का पात्र होता है। इच्छा मृत्यु में विभिन्न प्रकार के व्रत यथा ब्रह्मचर्य, अहिंसा, शौच, शुद्धता के साथ कठिन आचरण करने पड़ते हैं। लंबी अवधि में शरीर को दुर्बल करना पड़ता है। इच्छा मृत्यु एक तप है, जिसमें राग, द्वेश, मिथ्यादृश्टि, क्लेश, कर्म–बंधन आदि से दूर रहकर अनासक्त भाव से जीवन जीते हुए समाधि में मृत्यु को प्राप्त करना होता है। इच्छा मृत्यु आत्महत्या नहीं है। पूर्व में राजा परीक्षित, वीर दामोदर सावरकर, आचार्य विनोबा भावे, समर्थ गुरू रामदास आदि ने इस प्रकार की प्रक्रियाओं द्वारा इच्छा मृत्यु प्राप्त की है। महाभारत के युद्ध में लगभग 150 वर्शों तक जीवन जीने वाले वीर योद्धा भीश्म पितामह ने बाणों की शैय्या पर कई दिनों की प्रतीक्षा के बाद इच्छित तिथि एवं समय पर ही मृत्यु का वरण किया था।

मृत्यु भूत–प्रेत बाधा नहीं है, मृत्यु जादू और टोना नहीं है, मृत्यु खौफनाक साया नहीं है, मृत्यु क्रंदन नहीं है, स्वजन की मृत्यु पर अश्रु बहाना और विलाप करना क्रंदन नहीं है। साधुओं, आध्यात्मवादियों, सूफियों और मिस्टिक्स (*mystics*) के मत में मृत्यु प्रकृति के विशाल प्रांगण में जीवन की अद्भुत और अनन्त क्रीड़ा है। किसी भी जीव के धीरे–धीरे छीज जाने के बाद, जीवन–ज्योति अथवा चेतना शक्ति ब्रह्मांडीय ऊर्जा (*cosmic energy*) में विलीन होकर संरक्षित हो जाती है जहां से पुनः नये जीवन के उद्‌गम की अनंत संभावनायें धीरे–धीरे अभिव्यक्त होती रहती हैं। जीवन और मृत्यु एक ही सिक्के के दो पहलू हैं, एक ही नाटक के दो अंक हैं। स्वर्गीय कवि गोपालदास नीरज ने अपनी कविता में बहुत ही सरल शब्दों में मृत्यु का रेखाचित्र खींचते हुए कहा है –

ए भाई! जरा देख के चलो, आगे ही नहीं पीछे भी
दायें ही नहीं बायें भी, ऊपर ही नहीं नीचे भी, ए भाई!
तू जहां, आया है वो तेरा – घर नहीं, गाँव नहीं
गली नहीं, कूचा नहीं, रस्ता नहीं, बस्ती नहीं
दुनिया है और प्यारे, दुनिया एक सर्कस है
और इस सर्कस में – बड़े को भी, छोटे को भी
खरे को भी, खोटे को भी, मोटे को भी, पतले को भी
नीचे से ऊपर को, ऊपर से नीचे को आना–जाना पड़ता है।

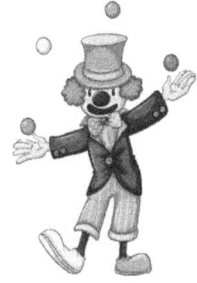

मृत्यु सभी को आनी है। मृत्यु एक शाश्वत सत्य है। बचपन और भरी जवानी में किसी की मृत्यु समाज और राश्ट्र की अपूर्णनीय क्षति है। लाइफ एक्सपेक्टेंसी प्रायः 60 वर्श तक ही है। सभी मनाते हैं कि बस अपने हांथ–पैर चलते हुए मृत्यु को प्राप्त करें। मृत्यु के पहले का आलम खटिया पर पड़े–पड़े न हों, दर्दनाक न हो – यह प्राण के प्रयाण का समय है – सब यही चाहते हैं कि ऐसा समय न्यूनतम हो – जुनून पाल के मृत्यु से लड़ना कितना सार्थक होता है – अनुत्तरित है। टी सी गोयल जी ने आईसीयू के एक मरीज की व्यथा को चित्रित करते हुए लिखा है –*नहीं चाहिये मुझे कृत्रिम भोजन, कृत्रिम श्वसन, कृत्रिम स्पदंन – मुझे चाहिये मृत्यु की शैया का परमानंद।*

49

दीर्घायु कैसे बनें – स्वास्थ्य एवं रोग समायोजन जीवनवर्श

How to Live Long & *QALY and DALY*

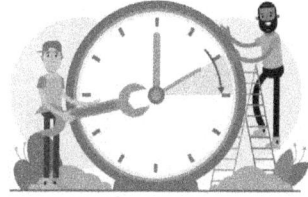

इस अध्याय में हम सीखेंगे कुछ बातें – *Learning Objectives*

- स्वास्थ्य की पूर्ण अवस्था कैसे प्राप्त करें
- पर्यावरण के साथ अस्तित्व बनाकर दीर्घायु कैसे बनें
- गुणवत्ता समायेजित जीवन वर्श (*QALY*) एवं रोग समायोजित जीवन वर्श (*DALY*) के अनुशासन द्वारा दीर्घायु कैसे बनें

अमर होना, अमृत की खोज, मृत्यु की पराजय और दीर्घायु होने की जिजीविशा मानव मात्र की प्रवृत्ति रही है। लेकिन व्यवहारिक तौर पर हम मृत्यु की केवल कुछ ही घटनाओं पर नियंत्रण पा सकते हैं। स्वास्थ्य–शिक्षा का ध्येय मृत्यु की घटनाओं को न्यूनतम कर जीवन को स्वस्थ एवं सुगम बनाना है। कुछ लोग बहुत लंबी आयु तक जीते हैं तो कुछ लोग छोटी आयु में ही दुनिया से विदा हो जाते हैं। एक प्रश्न हम सभी के दिमाग में आता ही है कि **दीर्घायु कैसे बना जा सकता है**? जीवन का कुछ वर्श शारीरिक–मानसिक रोगों अथवा विकलांगता के साथ बीतता है जिसपर नियंत्रण न करने अथवा संतुलित जीवन न जीने से आकस्मिक निधन हो जाता है। आकस्मिक मृत्यु की कुछ घटनाओं से बचने का साधन और मार्ग

हम खोज सकते हैं। रोगी या विकलांग होने पर जीवन को सुगम बनाने के अनेक जरिये हैं, लेकिन विकलांग होकर अथवा असक्षम रहकर भी हम कैसे सक्षम बनेंगे और लंबी आयु कैसे जियेंगे यह एक विज्ञान है जिसकी खोज हर एक को करना ही पड़ता है। आयुर्वेद आयु का विज्ञान है, अतएव आयुर्वेद के अनुशीलन से हम बुद्धि बल से धनी हो सकते हैं और दीर्घायु बनने के नये तरीके भी खोज सकते हैं, यदि हम प्रयास करें तो विकलांगता की पराकाश्ठा से बचा जा सकता है। यही लक्ष्य है इस पुस्तक को लिखने का............

आईये **दीर्घायु होने के सिद्धांतों** पर विश्लेशण करते हैं, यथा–

(i) **अनुवांशिकी**– कुछ वंशावलियों (*genealogy or lineage*) में माँ–बाप और पित्र–गणों के दीर्घायु होने के कारण परिवार का हर व्यक्ति दीर्घायु होता है। इसे **सुदृढ़ स्वास्थ्य की विरासत** (*legacy of sturdy and robust health*) कहते हैं। जिन वंशावलियों में सामान्य आयु 120–130 वर्श होती है, उनमें शायद ही किसी को बीपी, डायबिटीज जैसी बीमारियों के लक्षण मिलते हैं। जीव विज्ञान में इसे **असत आनुवंशिकी विभिन्नता–परिवर्तन** (***discontinuous genetic variation***) भी कहते हैं, जिनमें आनुवांशिकी परिवर्तन जल्दी–जल्दी नहीं होता है। जन्म लेने वाले **बहुरूपता–युक्त** व्यक्ति (***polymorphic person***) हर बार स्वयं को दो या अधिक रूपों में विभक्त करते हुए दीर्घायु होते हैं।

(ii) **पर्यावरण**– पृथ्वी के समस्त जीव–जंतुओं एवं पर्यावरण का अस्तित्व एक–दूसरे पर आश्रित है। सह–अस्तित्व की सहमति (*adaptation of coexistence and ecological balance*) और अहिंसक प्रवृत्ति से दीर्घायु बना जा सकता है। औद्योगिक क्रांति, बड़े–बड़े उद्योगों की स्थापना, राश्ट्रों के बीच युद्ध, विश्वयुद्धों में एटम बॉम, न्यूक्लियर बॉम, जैव अस्त्र प्रक्षेपण, विस्फोटक एवं रेडियोउत्सर्जी पदार्थ, सामुदायिक नियोजन द्वारा अत्यधिक शहरीकरण, मिट्टी क्षरण (*soil erosion*), ग्रीन हाउस इफेक्ट, भूमंडल ताप वृद्धि (*global warming*), समुद्र तल ऊंचाई वृद्धि आदि से पर्यावरण प्रदूशण बढ़ता है, रोग पनपते हैं जिससे शारीरिक–मानसिक स्वास्थ्य की क्षति होती है। मानव समाज की आयु निरंतर घटी। ट्रैफिक दुर्घटनाएं, युद्ध, अग्नि कांड, डूबना, कुत्ते सांप द्वारा

काटा जाना, ड्रग दुरूपयोग (तंबाकू, एल्कोहॉल, गांजा, भांग, चरस आदि), निश्क्रिय जीवन शैली, परिश्रम अभाव आदि आकस्मिक निधन के कारण बन रहे हैं।

(iii) **संयमित जीवन शैली**– 21 वीं शताब्दी का मानव–समाज पर्यावरण प्रदूशण एवं असंतुलन के कारण **पर्यावरण गरीबी जाल** (***environment poverty trap***) का शिकार है। अस्वस्थ भोज्य पदार्थों (चीनी, मैदा, चिकनाई से बना भोजन) एवं ड्रग्ज (तंबाकू, एल्कोहॅल, गांजा, भांग, चरस आदि) से परहेज एवं संयमित आहार, व्यवहार, उद्यम–व्यायाम आदि को चरितार्थ करना – दीर्घायु बनने की यात्रा है। इनका पालन न करने पर अथवा लगातार रोगजनक व्यवहार करते रहने पर मनुश्य की आयु घट जाती है और उसका आकस्मिक निधन हो जाता है।

(iv) **शिक्षा एवं आर्थिक विकास**– संयुक्त राश्ट्र विकास कार्यक्रम (*UNDP*) की रिपोर्ट–2010 अनुसार किसी भी राश्ट्र में व्यक्तियों के दीर्घायु होने की संभावना (*life expectancy*) उनकी साक्षरता, शिक्षा, आर्थिक विकास एवं जीवन गुणवत्ता (*QOL-quality of life*) पर आधारित है।

यूएनएडीपी–रिपोर्ट अनुसार "राश्ट्रीय आर्थिक विकास का मूल्यांकन **प्रति व्यक्ति आय** (*per capita income*), **सकल राश्ट्रीय आय** (*gross national income-GNI*), **व्यक्तियों की क्रय शक्ति समता** (*purchasing power parity-PPP*) आदि **सूचकांकों** (*indicators*) द्वारा ही किया जाता है"। इन *इनडीकेटर्स* के अनुसार राश्ट्रों को **चार स्तरों** पर विभाजित किया जा सकता है, जैसे कि – **अति उच्च, उच्च, मध्यम एवं न्यून स्तर वाले** राश्ट्र। **न्यून स्तर के इनडीकेटर्स वाले** राश्ट्रों में साक्षरता एवं शिक्षा का स्तर न्यून होता है जिसके कारण उनके सामाजिक जीवन में स्वास्थ्य का अभाव होता है तथा वहां पर आकस्मिक निधन की घटनायें आये दिन होती रहती हैं। लेकिन विश्व के ***5 ब्लू जोन्स*** (***blue zones***) देशों के कुछ समाजों में संयमित जीवन शैली होने के कारण, वहां के निवासी **100 वर्श से अधिक आयु** जीते हैं और *यूएनएडीपी* के **मानव विकास निर्देशांक** (*Human development index – HDI*) ग्राफ के **उच्चतम निर्देशांक** पर चिह्नित होते हैं, जैसे कि ***ओकीनावा, जापान***

आदि। किंतु जापान, कनाडा, यूरोप, ऑस्ट्रेलिया जैसे विकसित देशों के अन्य क्षेत्रों में व्यक्तियों के दीर्घायु होने की संभावना अपेक्षाकृत ब्लूजोन्स से कम है परंतु एचडीआई ग्राफ के **उच्च निर्देशांक** पर ही चिह्नित होते हैं। विकासशील एवं अविकसित देशों में शिक्षा अभाव होने से उन्हें एचडीआई ग्राफ के **मध्यम एवं न्यून निर्देशांक** पर चिह्नित किया जाता है (**अध्याय 47**)। स्वस्थ जीवन **गुणवत्तापूर्ण जीवन वर्श** है, तथा **संपूर्ण जीवन वर्श** = स्वस्थ जीवन + अस्वस्थ जीवन। अतः **पूर्ण स्वास्थ्य** = **कार्य क्षमता** (***functional efficiency***) + **चयापचय क्षमता** [**ऊर्जा संचयन – ऊर्जा विघटन** =(***metabolic efficiency***)] माना जाता है। चयापचय क्षमता अर्थात् मेटाबोलिक एफीशिएंसी की चर्चा मेटाबोलिक सिंड्रोम **अध्याय 23** में की गयी है विश्व स्वास्थ्य संगठन (*WHO*) ने स्वास्थ्य को परिभाषित करते हुए माना है **"किसी रोग अथवा दुर्बलता का अभाव मात्र ही स्वास्थ्य नहीं है, अपितु स्वास्थ्य शारीरिक, मानसिक एवं सामाजिक कल्याण की पूर्ण अवस्था है।"** (*Health is a state of complete physical, mental and social well being and not merely the absence of disease and infirmity*)। अतः व्यक्ति की दिनचर्या में **स्वास्थ्य–सलामती का मूल्यांकन** ही **गुणवत्तापूर्ण जीवन** (*quality of life–QOL*) का मूल्यांकन है जिसमें व्यक्ति के भावनात्मक, सामाजिक एवं शारीरिक पहलू भी सम्मिलित माने गये हैं। इस विश्लेशण के अनुसार व्यक्ति अथवा समाज द्वारा शारीरिक, मानसिक एवं सामाजिक चुनौतियों का पूरी क्षमता के साथ **समायोजन–योग्यता** ही स्वास्थ्य है। कुछ मनीशियों ने आध्यात्मिकता (*spiritualism*) को स्वास्थ्य की परिभाशा में जोड़ा है। चर–अचर, जड़–चेतन, स्थावर–जंगम के सह–अस्तित्व को अंतरंग कर अपनी प्रच्छन्न ऊर्जा (*potential energy*) का आत्मसाक्षात्कार ही आध्यात्मिकता है (*spiritualism is self realisation*)। किंतु व्यवहारिक तौर पर, व्यक्ति का **स्वास्थ्य संबन्धी गुणवत्ता पूर्ण जीवन** (***health related quality of life – HRQOL***) उसके रोग, विकलांगता एवं विकार के अनुसार समझा जा सकता है। यूएनओ एवं डब्ल्यूएचओ (*UNO & WHO*) में व्यक्ति के गुणवत्तापूर्ण जीवन का मूल्यांकन मानव विकास निर्देशांक (*HDI*) द्वारा किया जाता है और उनके

आर्थिक विकास का मूल्यांकन जीडीपी (*GDP*) द्वारा किया जाता है। यूएनओ की *HDI* रिपोर्ट के अनुसार 189 देशों में भारतवर्श का 131वां स्थान है। जानपदिक शास्त्र (*epidemiology*) में यही मूल्यांकन – **विकलांगता अथवा रोग समायोजित जीवन वर्श** (***DALY= disability adjusted life years***) है। वास्तविकता में किसी व्यक्ति के संपूर्ण जीवन वर्शों में उसकी अस्वस्थता अथवा विकलांगता के कारण उसके खोये हुए जीवन वर्शों (*YLL= years of life lost*) के मूल्यांकन का परिणाम ही उसके आसामयिक निधन की घटना मानी गयी है। इस दृश्टिकोण से जापान को जीवन जीने की संभावना का मानक माना गया है। विकलांगता अथवा रोग समायोजित जीवन वर्श =*DALY=YLL + YLD* ऐसी अवस्था है; जिसमें *YLL- years of life lost* तथा *YLD- years of life with disability* समायोजित मानी गयी है। इस प्रकार से स्वस्थ अवस्था = गुणवत्ता समायोजित जीवन वर्श अथवा *quality adjusted life years= QALY*; अर्थात् स्वास्थ्य पूर्णता का निर्देशांक = (1 one) *QALY* एवं मृत्यु का निर्देशांक = (0 zero) *QALY*।

इस प्रकार से यूएनडीपी (*UNDP*) की एचडीआई (*HDI*) रिपोर्ट अनुसार आर्थिक रूप से मजबूत विकसित राश्ट्रों में शिक्षा के कारण ही पर्यावरण का संरक्षण संभव है, जिसके कारण से वहां पर व्यक्ति दीर्घायु हैं किन्तु अविकसित एवं विकासशील राश्ट्रों में शिक्षा अभाव एवं आर्थिक संसाधनों की कमी के कारण व्यक्तियों का आकस्मिक निधन हो रहा है। अतः विकासशील अथवा अविकसित देशों में उचित एवं पूर्ण शिक्षा तथा अर्थ व्यवस्था में सुधार से ही पर्यावरण एवं स्वास्थ्य में संतुलन एवं परविर्तन हो सकता है, जिससे वहां की भावी पीढ़ियां दीर्घायु हो सकती हैं। मानव समाज में स्वस्थ जीवन के साथ दीर्घायु होने का वर्णन निम्नलिखित श्लोक में है – जैसे कि,

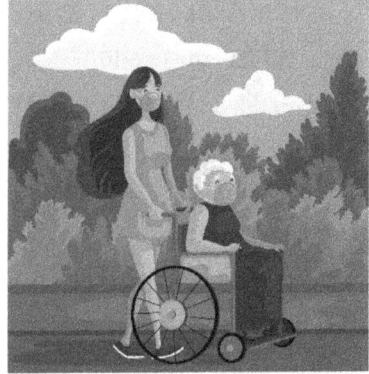

सर्वे भवन्तु सुखिनः, सर्वे सन्तु निरामया।
सर्वे भद्राणि पश्चयन्तु, मा कश्चित दुःखभाग भवेत।।
सभी लोग सुखी हों, सभी कश्ट रहित हों।
सबका कल्याण हो, किसी को दुःख न हो।।

"मेरे चर्खे का टूटे न तार चरखवा चालू रहे"

आशय है कि जीवन के हर तार में गति–लय–ताल झंकृत कर जीने वाला व्यक्ति कभी आकस्मिक निधन का भागी नहीं हो सकता है........ प्रारब्ध में क्या है! इसकी भविश्यवाणी नहीं की जा सकती है, कर्म करने वाले संयमी व्यक्ति ही अपने जीवन शैली से समाज में योगदान कर सकते हैं। अपनी संतति को दीर्घायु बनाने का संकल्प एक तप है और इस तप में हमें खुद संयम से जीते हुए अपने पर्यावरण को सुरक्षित करना होगा तथा राश्ट्र के आर्थिक विकास की गति को निरंतर बढ़ाना होगा परंतु यह गति संयम के अनुसार बढ़े तो समाज का चतुर्दिक विकास हो सकेगा। सर्वोदय तभी होगा जब समाज का हर व्यक्ति अंत्योदय के लिये दृढ़ संकल्प हो अर्थात् समाज के अंतिम व्यक्ति के विकास में ही निहित है समाज का बहुमुखी विकास।

50

स्वास्थ्य बीमा –
मेडीक्लेम में क्या–क्या देखें

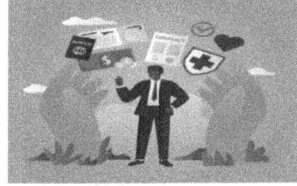

Health Insurance and Mediclaim

इस अध्याय में हम सीखेंगे कुछ बातें – *Learning Objectives*

- मेडीक्लेम बीमा द्वारा रोग उपचार खर्च का भुगतान
- भुगतान में थर्ड पार्टी एडमिनिस्ट्रेटर की भूमिका
- उपचार दावों के निपटारे में शिकायत निवारण अधिकारी की भूमिका एवं बीमा लोकपाल की निश्पक्षता

दुनिया के सभी देशों और परिवेशों में रोग और संक्रमण होते हैं, दवाओं एवं सामग्रियों की मंहगाई के साथ इलाज मंहगा हो जाता है। अनुमानित है कि प्रति परिवार की आय का लगभग 10% इलाज एवं मेडिकल प्रयोजनों पर खर्चा हो जाता है। इलाज के खर्चों में राहत देने हेतु सरकार और बहुत सी बैकिंग संस्थाओं द्वारा चिकित्सा प्रतिपूर्ति की जा रही है। जैसे कि बैंकिंग संस्थाओं द्वारा इलाज हेतु ***मेडीक्लेम बीमा*** द्वारा राहत देना। मेडीक्लेम बीमा "***लॉ ऑफ एवेरजिंग***" के सिद्धांत पर कार्य करता है। जैसे कि किसी बीमा धारक के उपचार–व्यय में सभी बीमा धारकों का ***प्रीमियम*** जुड़ा होता है।

मेडीक्लेम बीमा में मुख्यतः अस्पताल के खर्चे शामिल होते हैं, जैसे कि वार्ड का किराया, डॉक्टर अथवा सर्जन की फीस, दवायें, नर्सिंग चार्जेज, ऑपरेशन थिएटर तथा इंप्लांट चार्जेज आदि। अस्पताल में भर्ती होने से सामान्यतः 30 दिन पूर्व एवं 60 दिन बाद तक की दवाओं पर व्यय राशि की प्रतिपूर्ति बीमा कंपनी द्वारा ही की जाती है। अस्पताल से छुट्टी के 15 दिन के अंदर ही मेडिकल बीमें का क्लेम डालना होता है। अस्पताल में भर्ती होने पर बीमा कंपनी अथवा उसके *थर्ड पार्टी एडमिनिस्ट्रेटर* (*TPA*) को तत्काल लिखित सूचना दी जानी चाहिए। टीपीए द्वारा ही बीमा कंपनियों के क्लेम की जांच एवं उनका निबटारा किया जाता है। अस्पताल अथवा नर्सिंग होम में भर्ती होते समय निम्नलिखित सुविधाओं पर ध्यान देना चाहिए –

(i) न्यूनतम 15 पेशेंट बेड हों (10 लाख से कम आबादी के शहर में 10 बेड), 24 घंटे कुशल डॉक्टर तथा नर्सिंग स्टाफ उपलब्ध हों,

(ii) संक्रमण रहित सर्जरी योग्य ऑपरेशन थियेटर उपलब्ध हों,

(iii) अस्पताल का पंजीकरण स्थानीय अथॉरिटी में होना चाहिये तथा उसके दैनिक इलाज का रिकॉर्ड भी होना चाहिये।

मेडीक्लेम बीमा दावा– पहले मेडीक्लेम बीमा का दावा अस्पताल में 24 घंटा भर्ती रहने के बाद ही मिलता था किंतु **मेडिकल टेक्नोलॉजी** प्रचलित होने के बाद यह शर्त समाप्त हो गयी है, जैसे कि – *अप्पेंदेक्टोमी* (*appendectomy*–सर्जरी द्वारा एपेंडिक्स हटाना), आँख की सर्जरी, रेडियोथेरिपी, कीमोथेरिपी, कोरोनरी एंजियोग्राफी अथवा एंजियोप्लास्टी, फ्रैक्चर, लम्बर पंक्चर, फिशर, पाइल्स, प्रोस्टेट, फेमोरल हर्निया, हाइड्रोसील सर्जरी आदि। आयुर्वेदिक, यूनानी एवं होमियोपैथी अस्पताल के इलाज में भी मेडीक्लेम बीमा का दावा मिलता है। एंबुलेंस और फिजियोथिरैपी पर मेडीक्लेम बीमा राशि देय है। पूर्व से चली आ रही बीमारियों का अस्पताल में इलाज कराने पर मेडीक्लेम पॉलिसी प्रारंभ होने के 4 वर्श बाद ही खर्च देय है। रूई, पट्टी, सिरिंज जैसे डिस्पोसबल मेडिकल सामग्री पर व्यय मेडीक्लेम में देय नहीं है। मेडीक्लेम बीमा में कुछ रोगों के उपचार पर खर्चा नहीं दिया जाता है, जैसे कि – सामान्य दुर्बलता, दुर्घटना के कारण दांतों को हुई क्षति के अलावा दांतों के अन्य इलाज, गुप्त रोगों के इलाज एवं जानबूझकर स्वयं को पहुंचाई गयी चोट, प्रग्नेंसी से संबधित इलाज,

तंबाकू, एल्कोहॉल संबन्धी रोग, मोटापा घटाने व कॉस्मेटिक सर्जरी द्वारा इलाज आदि।

मेडीक्लेम पॉलिसी क्रय एवं सजगता – मेडीक्लेम पॉलिसी बीमा, **बीमा नियामक प्राधिकरण** (*insurance regulatory & development authority–IRDA*) नियमावली 2016 एवं 2017 के अंतर्गत जारी हुयी है, जिसके अनुसार प्रस्ताव–पत्र में पूर्व की बीमारियों को ईमानदारी से भरकर सभी कॉलम पूर्ण रूप से भरना चाहिये। कम प्रीमियम तथा अधिक नेटवर्क हॉस्पिटल का लालच देनेवाले बीमा एजेंट के भुलावे में आकर मेडीक्लेम बीमा नहीं लेना चाहिये – जैसे कि बिना सोचे समझे नई कंपनी में **मेडीक्लेम बीमा नवीनीकरण विकल्प** (***policy portability option***) स्वीकार करने पर पॉलिसी निरंतरता समाप्त हो जाती है, और उपचार दावों में नुकसान होता है। बीमा कंपनी द्वारा उपचार दावा समाधान का इतिहास, शर्तें एवं प्रतिश्ठा आंकलन के बाद ही बीमा लें। औशधि दावा पत्र अर्थात् क्लेम की छायाप्रति तथा उसकी रसीद संभाल कर रखना चाहिये ताकि किसी प्रकार का नुकसान न हो। बीमा कंपनी द्वारा दावे को अस्वीकृत करने अथवा दावे से कम भुगतान करने अथवा भुगतान में देरी करने पर; बीमा कंपनी के सीईओ अथवा शिकायत निवारण अधिकारी को स्पीड पोस्ट द्वारा शिकायत भेजी जा सकती है। 30 दिनों में उत्तर प्राप्त न होने अथवा उत्तर से संतुश्ट न होने पर बीमा लोकपाल में भी शिकायत दर्ज की जा सकती है। मेडीक्लेम के शिकायत की पैरवी में अधिवक्ता मान्य नहीं है, पैरवी स्वयं ही करनी पड़ती है। दर्ज शिकायतों पर माननीय बीमा लोकपाल द्वारा दिये हुए निर्णय का अनुपालन बीमा कंपनी द्वारा करना बाध्यकारी है।

बीमा लोकपाल कार्यालय का संचालन– मेडीक्लेम–बीमाधारक, पॉलिसी की छायाप्रति सहित बीमा लोकपाल कार्यालय को मोबाइल नंबर, मेल आईडी, पूर्ण पता के साथ सरल शब्दों में लिखित शिकायत, निःशुल्क दर्ज करा सकता है, जिसका निबटारा 90 दिनों में एक सुनवाई में हो जाता है। बीमा कंपनी को माननीय बीमा लोकपाल के निर्णय का अनुपालन 30 दिनों के भीतर सुनिश्चित करना होता है। उ.प्र. में बीमा लोकपाल कार्यालय :

बीमा लोकपाल कार्यालय,
जीवन भवन–फेज दो, छठा तल,नवल किशोर रोड, हजरतगंज, लखनऊ – 226001
फोन : (0522) 223 1310, 220 1188 Email: bimalokpallucknow@ecoi.co.in

51

सार संक्षेप

An overview

मानव शरीर (*human body*) और पर्यावरण (*ecosystem*) में निरंतर चल रही गतिविधियों एवं सांसारिक क्रिया कलापों के सूक्ष्म समन्वय के रूप में प्रस्तुत किया गया है इस पुस्तक का कलेवर....। सुधी पाठक अपने अनुभव, तर्क, ज्ञान, और विश्लेशण के अनुसार समाज में स्वस्थ और आदर्श जीवन शैली के बहुत से उदाहरण पुस्तक में खोज सकेंगे। इस छोटी सी पुस्तक के विभिन्न अध्यायों के उद्धरण पढ़ने और सुनने में कहीं न कहीं मिल ही जायेंगे। इस पुस्तक के किसी भी अध्याय को पढ़ना शुरू कीजिये तो हो सकता है आपकी सोच और दृश्टि को एक नयी दिशा मिल सकेगी। छोटी–बड़ी बीमारियों को लेकर हम कभी वैद्य–हकीम और कभी डॉक्टर के पास जाते हैं, कभी आकस्मिकता आने पर अस्पताल में भर्ती भी हो जाते हैं। सड़क और बसों में सैर करते हुए अधकचरी जानकारी वालों और फेरी वालों के नुस्खे अथवा दवा से इलाज कराके अधिकांश को कोई फायदा नहीं होता।

जगत में 3 व्याधियों का बोझ है, जो क्रमशः **संचारी रोग**, **गैर संचारी रोग** एवं **दुर्घटनाओं** (***Triple Burden*** *of communicable, non communicable diseases and injuries*) के रूप में आये दिन देखने में आते हैं; अध्याय 18 में इन्हीं 3 व्याधियों को समय से पहले मृत्यु

का संकेत कहा गया है। आचार, विचार और व्यवहार में शुचिता और संयम से रचा–बसा है इस पुस्तक का हर अध्याय............। स्वास्थ्यप्रद आचरण (*health seeking behaviour*) विशय पर लिखे **अध्याय 19** में रोगजनक व्यवहार (*illness breeding behaviour*) पर भी प्रकाश डाला गया है। इस अध्याय में ''**क्या करें, क्या न करें और क्या करना चाहिये**'' की चर्चा करते हुए असंयमित आहार, ड्रग्ज दुरूपयोग, सड़क पर वाहन तेज चलाने, त्रुटिपूर्ण विद्युत कनेक्शन, त्रुटिपूर्ण कुकिंग गैस फिटिंग, असुरक्षित यौन संबन्ध के दुश्परिणाम बताने के साथ–साथ नित्य मुंह, आंख, नाक, कान तथा गुप्त अंगों की सफाई एवं बीपी, डायबिटीज जैसे जीवन शैली रोगों को नियंत्रित करने हेतु आलस्य से दूर रहने के निर्देश दिये गये हैं। सुझाव दिया गया है कि मुनश्य शुचिता का पालन कर परिवार और समाज के लिये उपयोगी बन सकता है। डायबिटीज, बीपी, टीबी जैसे रोगों में परामर्श अनुसार दवाओं का प्रयोग न करने पर दुश्परिणाम आ सकते हैं।

कुछ अध्याय मेडिकल साइंस और लोक स्वास्थ्य (*public health*) पर आधारित हैं, जैसे कि पूरे विश्व का प्राचीन पारंपरिक चिकित्सा ज्ञान और मॉडर्न मेडिकल साइंस। किंतु मॉडर्न मेडिकल साइंस साक्ष्य सिद्ध चिकित्सा (*evidence based medicine*) पर आधारित है। यद्यपि ग्रीक, आयुर्वेद, सिद्धा, नैचुरोपैथी, एक्यूपंक्चर जैसी पारंपरिक चिकित्सा प्रणालियों के उपचार विभिन्न क्षेत्रों में कम या ज्यादा प्रचलित हैं, और इन्हीं के साथ मिथ्या चिकित्सा (*quackery*) भी अपना काम करती रहती है। संयुक्त राश्ट्र संघ (*UNO*) द्वारा अभी हाल में भारत में पारंपरिक चिकित्सा की विधाओं के शोध केंद्र खोलने की मान्यता दे दी गयी है। यूएनओ की इस घोशणा के अनुपालन में भारत सरकार द्वारा तेजी से कार्यवाही करते हुए जयपुर, राजस्थान एवं जामनगर, गुजरात में पारंपरिक चिकित्सा के शोध केंद्र संचालित हो चुके हैं और सरकारी मेडिकल कॉलेजों में भी आयुश (*AYUSH*) चिकित्सा प्रणाली लागू हो रही है। आज के दौर में मॉडर्न मेडिसिन में पारंपरिक चिकित्सीय ज्ञान को पूरक एवं वैकल्पिक चिकित्सा की तरह मान लिया गया है। स्वस्थ जीवन (*wellness*) में आयुश की चमत्कारी भूमिका है। इस पुस्तक के कुछ अध्याय रोगों की चर्चा पर आधारित हैं जैसे कि श्वसन रोग, हृदय रक्त वाहिका रोग,

रयूमैटिज्म–अर्थराइटिस अथवा गठिया, अनुवांशिक रोग, शरीर के विभिन्न अंगों का कैंसर, महिला जननांग रोग, स्तन कैंसर आदि।

अध्याय 33 कैंसर के कारण और उपचार पर आधारित है। मानव सभ्यता के शुरूआती दौर में ही कैंसर के बारे में लोग जानने लगे थे, उस समय कैंसर को अर्बुद (*tumour*) कहा जाता था। हेपोक्रेटीज अपने समय में कैंसर का इलाज गरम छड़ से दाग कर करते थे (*cauterisation by fire drill*), और पुराने समय में प्रायः सभी देशों में कैंसर उपचार की यही प्रथा प्रचलित थी। मॉडर्न मेडिकल साइंस के शोधों से जानकारी हासिल होती है कि सौम्य अर्बुद (*benign tumour*) कैंसर नहीं होते हैं, लेकिन समय से इसका इलाज न कराने पर सौम्य अर्बुद घातक अर्बुद (*malignant tumour*) में अपरूपांतरित (*metastasis*) हो जाते है। मॉडर्न मेडिकल साइंस के अनुसार लगभग 150 प्रकार के कैंसर अलग–अलग रूप में होते हैं। आज अनेक प्रकार के कैंसरों का इलाज संभव है। कैंसर के इलाज की बहुत सी विधियां भी हैं जिनमें कीमोथिरैपी, शल्य क्रिया, विकिरण उपचार, हार्मोन थिरैपी, लक्षित थिरैपी (*targeted therapy*) के अतिरिक्त इम्यूनोथिरैपी (*immuno therapy*) एवं जेनेटिक थिरैपी द्वारा भी कैंसर का उपचार हो रहा है। उपरोक्त के क्रम में ही अध्याय 35 में महिलाओं के "स्तन संबन्धी विकार एवं रोग" की चर्चा की गयी है, जिसमें महिलाओं के स्तन दर्द (*mastalgia*), स्तन गिल्टियों एवं इन समस्याओं के कारण स्तन में कोई रोग अथवा कैंसर न हो के दृश्टिगत महिलाओं द्वारा स्वयं के हांथों से स्तन जांच करने का सुझाव भी दिया गया है। महिलाओं के स्तन पर गिल्टी इत्यादि कभी–कभी दुर्दम अर्बुद अथवा कैंसर में अपरूपांतरित हो जाती हैं। इस संबन्ध में महिलाओं के स्तन कैंसर के आणविक प्रकार (*molecular sub-types*) की भी चर्चा की गयी है। स्तन कैंसर के बचाव हेतु कुछ महिलाओं को समय–समय पर मैमोग्राफी कराने का भी परामर्श दिया गया है तथा इस रोग के उपचार की तमाम विधियां भी बतायी गयी हैं। ये समस्त जानकारियां इन रोगों के निवारण और इनके उपयुक्त इलाज का तरीका बताती हैं।

महिलाओं के प्रजनन अंगों में बहुत सी परेशानियां एवं रोग हो सकते

हैं। ***अध्याय* 34** में ''महिला रोग'' का वर्णन किया गया है। इस अध्याय में डॉक्टरों की राय के मद्देनजर सुझाव दिया गया है कि महिलाओं के प्रजनन अंगों में बहुत से रोग हार्मोन परिवर्तन, साबुन–तेल–डाई–इत्र एलर्जी, चिंता, व्यग्रता, ओवरी सर्जरी, स्तनपान, चित्त अस्थिरता (*mood swings*) आदि कारणों से वेजेनाइटिस, वेजाइनल डिस्चार्ज, बहुकोशीय अंडाशय रोग (*PCOS*), चेहरे पर बाल उगना (*hirsutism*), मासिक धर्म पूर्व पीड़ा (PMS), मूत्र मार्ग संक्रमण, मूत्र की असंयमितता, बारंबारता, तात्कालिकता (*urinary incontinence, frequency and urgency*) आदि का निदान आहार संयम तथा समय पर चिकित्सक परामर्श के अनुसार किया जा सकता है। महिलाओं का गिरा स्वास्थ्य पूरे परिवार पर असर डालता है विशेशकर छोटे बच्चों पर। घर की महिला यदि खुश एवं स्वस्थ रहती है तो पूरा परिवार फलता फूलता है।

विकासशील एवं अविकसित देशों में पिछले कई शताब्दियों से जनसंख्या वृद्धि के कारण समाज में अनाज एवं अन्य शाक सब्जी एवं फलों के कम प्रयोग से बहुत से नवजात बच्चे एवं माताएं कुपोशण के कारण या तो रोगों से ग्रसित हो जाते हैं या आकस्मिक निधन का शिकार हो जाते हैं। परिवार नियोजन की अस्थायी एवं स्थायी गर्भ निरोधक विधियों, गर्भ निरोधक गोलियों (OCP) के महत्व पर परिवार नियोजन पर अध्याय 21 लिखा गया है। इस अध्याय में प्रजनन, मातृत्व, नवजात शिशु एवं किशोर स्वास्थ्य कार्यक्रम (*Reproductive Maternal Newborn Child plus Adolescent Health–RMNCH+A*) पर भी प्रकाश डाला गया है ताकि शिशुओं और माताओं का स्वास्थ्य सुरक्षित कर देश के नवनिर्माण में योगदान किया जा सके।

अध्याय 37 पुरूश अथवा स्त्री के दोशपूर्ण क्रोमोजोम के स्थानान्तरण अथवा जीन म्यूटेशन के कारण होने वाले अनुवांशिकी रोगों की चर्चा पर आधारित है। इस अध्याय में हेरिडेट्री रोग, जेनेटिक रोग एवं फैमिलियल रोग के संबन्ध में हुए मॉडर्न मेडिकल साइंस के शोध–साक्ष्यों के आधार पर इन रोगों को अलग–अलग प्रकृति का रोग समझाया गया है। प्रजनन की जैविक प्रक्रिया (***biological process of reproduction***) का वर्णन करते हुए, जीवधारी के **फीनोटाइप** (*phenotype*) एवं **जीनोटाइप**

(genotype) का लक्षण (trait) रेखांकित करते हुए प्रजनन में **अलिंग गुणसूत्र** (autosomes) एवं **लिंग गुणसूत्र** (sex chromosome) की भूमिका पर प्रकाश डाला गया है। इस अध्याय में भ्रूण स्थित जीवधारी के शिशु में जीन संप्रेशण के द्वारा ही जीवधारी के जैविक लक्षण निर्धारण में जीन और पर्यावरण के पारस्परिक प्रभाव से जेनेटिक रोगों की उत्पत्ति बतायी गयी है। एपीजेनेटिक्स (epigenetics) की चर्चा करते हुए पर्यावरण के प्रभाव से डीएनए उत्परिवर्तन (mutation) तथा क्रोमोजोम के पारस्परिक स्थानांतरण के कारण से होने वाले बहुत से जेनेटिक रोग बताये गये हैं।

वायरल संक्रमण जैसे *HPV* तथा *HIV–AIDS* से होने वाले रोगों का विवरण भी आवश्यक है। इसी प्रकार से **स्वप्रतिरक्षी रोग** (auto immune diseases) की भी जानकारी होनी चाहिये। इस पुस्तक में इन दोनों रोग समूहों पर कोई अलग अध्याय तो नहीं लिखा गया है किंतु श्वसन, हृदय, रक्त, मांसपेशी, अस्थि एवं अस्थि मज्जा आदि प्रणालियों के रोगों एवं कैंसर आदि अध्याय में इनकी चर्चा की गयी है। जैसे कि **एचआईवी** (human immuno deficiency virus) ह्यूमन इम्यूनो डेफिशियेंसी वायरस से होता है और एचआईवी से ही एड्स (acquired immuno deficiency syndrome) भी हो जाता है। एचआईवी/एड्स विशाणु संक्रमण (virus infection) से होता है। एचआईवी/एड्स रोग वायु संचरित संक्रमण (aerosol infections) नहीं हैं किंतु ये रोग रक्त जनित संक्रमण (blood borne infection) हैं। यौन संबन्ध के समय इपिथीलियल ऊतक (epithelial tissues) में दरार (breach) आ जाने पर रोगी के शरीर का संक्रमण स्वस्थ व्यक्ति में भी पहुंच जाता है। इसीलिये असुरक्षित यौन संबन्ध रोगजनक कहा जाता है। इसी प्रकार से **एचपीवी** (human papilloma virus infection) वायरस संक्रमण आमतौर से असुरक्षित यौन संबन्ध के कारण ही होता है और इस संक्रमण के हो जाने पर महिलाओं को गर्भाशय कैंसर (cervical cancer) की संभावना बढ़ जाती है। एचआईवी–एड्स में प्रतिरक्षा प्रणाली (immune system) कमजोर हो जाती है और रोगी विभिन्न प्रकार के बाहरी संक्रमणों से युद्ध नहीं कर पाते

हैं जिसके कारण अनेक रोग हो सकते हैं। इम्यून सिस्टम के निम्नवत कार्य हैं जैसे कि (i) बाह्य संक्रमणों से युद्ध करना (ii) पर्यावरण के संक्रमणों को पहचान कर युद्ध में उन्हें शक्तिहीन करना एवं (iii) कैंसर जैसी बीमारियों से शरीर में होने वाले परिवर्तन से उसकी रक्षा करना। किंतु **ऑटो इम्यून डिजीज** में इम्यून सिस्टम अपने ही शरीर की कोशिकाओं को पहचानना बंद कर देता है और अपने ही शरीर की कोशिकाओं पर आक्रमण करते हुए अपने ही शरीर की कोशिकाओं को नश्ट कर देता है। श्वसन, ह्रदय रक्त वाहिका एवं रयूमैटिजम आदि अध्यायों में बहुत से ऑटो इम्यून डिजीज बतायी गयी हैं जिनमें से कुछ का नाम निम्नवत है जैसे कि (i) **जोड़ों और मांसपेशियों में**–*सोरायटिक अर्थरायटिस* (*psoriatic arthritis*), *रयूमैटायड अर्थराइटिस* (*rheumatoid arthritis*), *जॉगरेन सिंड्रोम* (*Sjogren's syndrome*), *ल्यूपस* (*lupus*) (ii) **पाचन प्रणाली में**–*क्रोन्स रोग* (*Crohn's disease*), *सिलियैक रोग* (*Celiac disease*), व्रणात्मक वृहदांत्र प्रदाह यानि *अल्सरेटिव कोलायटिस* (*ulcerative colitis*), (iii) **अंतःस्रावी ग्रंथि प्रणाली में**– *ग्रेव्ज रोग* (*Graves' disease*), *हैशिमोतो अवटु प्रदाह यानि थायरायडिटिस* (*Hashimoto's thyroiditis*), (iv) **त्वचा में**–*डरमैटोमायोसिटिस* (*dermatomyositis*) *सोरायसिस* (*psoriasis*), (v) **तंत्रिका प्रणाली में**–*मल्टीपिल स्कैलरोसिस* (*multiple sclerosis*), **अन्य रोग**–*टाईप–1डायबिटीज,* पर्नीशस एनीमिया (*pernicious anemia*)। प्रायः ऑटो इम्यून डिजीज का कोई इलाज नहीं है किंतु खान, पान, प्राणायाम, संयम और नयी टार्गेटेड दवाओं द्वारा इन रोगों को नियंत्रित किया जा सकता है।

सौंदर्य एवं बल बढ़ाने की महत्वाकांक्षा (*quest for beauty and excellence*) में विभिन्न प्रकार की औशधियों का प्रयोग एवं सर्जरी कराने के निर्णय के संदर्भ में अध्याय 46 – विशय की व्यवहारिकता से रचा–बसा है। इस अध्याय में हाईट बढ़ाने, खिलाड़ियों द्वारा ताकत बढ़ाने की हार्मोन थिरैपी, चेहरे, गले की झुर्री, मस्सा हटाने, गंजेपन में सिर पर बाल लगवाने की कॉस्मेटिक सर्जरी, उदर–कमर पर लटके हुए मांस को कम करने की **एब्डोमिनोप्लास्टी** (*abdominoplasty*), योनि मांसपेशी

ढीली हो जाने पर, उसके कसाव हेतु **वेजाइनोप्लास्टी** (*vaginoplasty*) एवं **स्तन वृद्धि (*breast augmentation*) सर्जरी** का वर्णन करते हुए प्रकृति प्रदत्त सौंदर्य को छुपाने के हानिकारक परिणामों के विशय में भी बताया गया है।

कुछ अध्याय रोग प्रतिरोध क्षमता (इम्यून सिस्टम) को सुव्यवस्थित रखने पर आधारित हैं। इसी प्रकार से जठरांत्र वनस्पति (*GUT Flora*) तथा चयापचय (*metabolism*) को सुसंगठित रखने के भी स्पश्ट निर्देश हैं। मानसिक रोगों पर आधारित अध्याय का उद्देश्य सामान्य व्यक्ति के वैचारिक क्षमता को समृद्ध करना है ताकि व्यक्ति अपस्मार (*epilepsy/apnoea*) एवं विक्षिप्ति अथवा उन्माद (*dementia*) के कारण होने वाले मानसिक–शारीरिक रोगों की बीमारी की जानकारी हासिल कर व्यथा और अवसाद से अपनी रक्षा कर सके। गट फ्लोरा और मेटाबॉलिजम को सुव्यवस्थित करके शरीर के विविध प्रणालियों को सुदृढ़ और रोग रहित किया जाना ही इस पुस्तक का मूल कथ्य है और पुस्तक के मूल कथ्य को जन–जन तक पहुंचाना ही पुस्तक का लक्ष्य है। वस्तुतः ड्रग दुरूपयोग से परहेज जीवन में उपलब्धि हासिल करने का प्रथम सोपान है, और दुर्घटनाओं से बचकर खेल, क्रीड़ा, व्यायाम, स्वस्थ निद्रा (*sleep hygiene*), स्वाध्याय और मनोरंजन के द्वारा स्वयं का सर्वांगीण विकास करते हुए जीवन में स्थिरता और संयम अर्जित करना ही प्रकृति के ताल और लय से एकरूपता है। पुस्तक का अध्याय 49 ''दीर्घायु होकर कैसे जियें'' एक संकेत है, ''रोग हो जाने पर भी रोग का नियंत्रण ही, रोग का निदान और परिहार है।'' बाल्यावस्था में पोलियो, डिप्थीरिया, टिटनेस, हैजा, मलेरिया, टीबी जैसे जीवाणुओं अथवा विशाणुओं के संक्रमण से आकस्मिक निधन न हो, की जानकारी हेतु वैक्सीनेशन द्वारा रोग निवारण अर्थात् प्रिवेंटिव मेडिसिन का महत्व बताया गया है। बाल्यावस्था में जीवाणुओं एवं विशाणुओं के संक्रमण अथवा ऑटो इम्यून एवं जेनेटिक रोगों के कारण आकस्मिक निधन हो जाने से राश्ट्र की भावी धरोहर और संतति के नुकसान से राश्ट्र की अपूर्णनीय क्षति को पूर्ण कर पाना संभव नहीं है। भ्रूण में अथवा जन्म के बाद बालिका हत्या का पाप हर राश्ट्र को भोगना पड़ता है क्योंकि नारी शक्ति देश और समाज की अमूल्य धरोहर है। इस धरोहर को समाज के अंधविश्वासों में खो देना किसी भी तरह से उचित

नहीं ठहरता है। पुस्तक के तीन अध्याय क्रमशः 4, 17, 6 ''रोगी अधिकार'', ''साक्ष्य आधारित चिकित्सा (*evidence based medicine*)'' एवं ''मेडिकल एथिक्स'', जनसामान्य, रोगी एवं चिकित्सकों के लिये सामान्य दिशा निर्देश हैं कि वे कब, कहां, कैसे और किससे चिकित्सा प्राप्त करें। इसके अतिरिक्त **अध्याय 20** के दिशा निर्देशों के अनुसार ''मिथ्या चिकित्सा यानि क्वैकरी (*quackery*)'' को नजरअंदाज कर हम अपने को स्वस्थ रख सकते हैं, यही है पुस्तक का व्यवहारिक पक्ष जो आप सब को पसंद आयेगा। उपरोक्त चार अध्यायों का निचोड़ है कि चिकित्सक यदि रोगी का उपचार न कर सकें तो रोगी को किसी भी तरह से नुकसान न पहुंचायें। एक अन्य महत्वपूर्ण अध्याय 45 **''ट्रीएज''** है, जिसे आपको, रोगियों एवं चिकित्सकों को ध्यान देकर पढ़ना आवश्यक है। **अध्याय 4, 6 एवं 17** कसौटी हैं ट्रीएज की। *ट्रीएज* यानि *''चिकित्सा वितरण में न्याय के सिद्धांत''* के अनुपालन में चिकित्सक को रोगी की गंभीरता को मद्देनजर रखकर ही उसका उपचार करना चाहिये तथा रोगियों एवं तीमारदारों को चिकित्सक के इस दायित्व में उन्हें मदद करना ही सच्ची समाज सेवा है। पुस्तक के अध्याय 9 ''टेलीमेडिसिन'' में घर बैठे अपने द्वार पर ही अपने रोगों के परीक्षण और उपचार का सुविधापूर्ण तरीका सुझाया गया है। वास्तव में टेलीमेडिसिन मेडिकल टेक्नालॉजी के विकास की ऐसी महत्तम ऊंचाई है जिसमें कम्प्यूटर स्क्रीन के माध्यम से डॉक्टर अपने घर अथवा अपने क्लीनिक ऑफिस में बैठे–बैठे सुदूर रोगी के रोग की डायग्नोसिस और इलाज *मेडिकल टेक्नोलॉजी* से सफलतापूर्वक कर रहे हैं। टेलीमेडिसिन में एटीएम, टेलर, मोबाईल एप आदि से बीमारी के विशय में अनेक जानकारी मिल सकती है। इसी प्रकार स्थानीय एवं पारिवारिक चिकित्सक अपने मरीज के बारे में स्पेशलिस्ट डॉक्टरों से चर्चा कर सकते हैं। **अध्याय 14** में मेडिकल टेक्नोलॉजी की विशेशज्ञता का वर्णन कर आपकी सोच को नयी दिशा देने का प्रयास किया गया है। मेडिकल टेक्नोलॉजी में ऑटो इम्यून एवं जेनेटिक रोग तथा कैंसर जैसी बहुत सी दुसाध्य बीमारियों का अल्ट्रासाउंड अथवा सीटी स्कैन निर्देशित बायोप्सी द्वारा लक्षित जांच (*targeted testing*) और लक्षित उपचार हो जाता है। जैसे कि *फार्मेकोजिनॉमिक्स* में डायबिटीज जैसे जीवन शैली रोगों की जांच और इंसुलिन की आवश्यक पूर्ति, दमा रोगियों को स्मार्ट इन्हेलर,

सार संक्षेप

हाइपरटेंशन, डायबिटीज आदि में हेल्थ वियरेबिल्स तथा बहुत से रोगों में *पर्सनलाइज्ड मेडिसिन* द्वारा उपचार हो रहा है। डिप्रेशन, साइकोसिस, न्यूरोसिस, पार्किंसन, वृद्धावस्था अथवा दुर्घटना आदि के कारण लुप्त हो गयी स्मृति जैसे मानसिक रोगों का इलाज वायरलेस ब्रेन सेंसर द्वारा तथा वृद्धावस्था एवं जीवन दुरूहताओं को सहज सरल बनाने हेतु आर्टीफिशियल इंटेलीजेंस कारगर साबित हो रही है। आज सर्जरी में अल्ट्रासॉनिक हार्मोनिक सीलर, कॉग्यूलेशन तथा रोबोट द्वारा जटिल सर्जरी सरलता से एवं सूक्ष्मता से अभीश्ट हो रही है।

पुस्तक में रोग, रोग के कारण, रोग के निवारण (*prevention*) एवं रोग के उपचार (*treatment or cure*) की चर्चा करते हुए हमारी जीवन शैली से संबन्धित कुछ रोग बताये गये हैं। जैसे कि मोटापा, हाइपरटेंशन और डायबिटीज। आज जीवन शैली रोग पूरे समाज के अधिकतम जनसमुदाय में फैल रहे हैं। जीवन शैली रोगों के प्रसार के इस आयाम (*dimension*) को देखते हुए चिकित्सा विज्ञानी इसे एपेडेमिक यानि महामारी (*epidemic*) मानते हैं। इन रोगों से बचाव न करने पर राश्ट्र के मानव–संसाधन (*human resources*) की क्षति होती है तथा अधिकतम जनसमुदाय के इलाज में राश्ट्रीय संपत्ति को भी क्षति पहुंचती है। इन रोगों से संबन्धित **अध्याय 27** एवं **28** में सुधी पाठक पढ़ सकेंगे कि आलस्य भरी जीवन शैली (*sedentary life style*), परिश्रम और व्यायाम की कमी तथा अधिक चीनी, मिठाई, चिकनाई, कार्बोहाइड्रेट इत्यादि खाने से अथवा इनका मेटाबॉलिजम बिगड़ जाने एवं जरूरत से अधिक फास्ट फूड खाने अथवा ड्रग दुरूपयोग से शरीर में मोटापा, हाइपरटेंशन और डायबिटीज जैसे रोग अपना ठिया बना लेते हैं। मोटापा, हाइपरटेंशन, डायबिटीज और तनाव से श्वसन प्रणाली, हृदय एवं मस्तिश्क संबन्धी अनेक रोग हो जाते हैं। चिड़चिड़ेपन, हाइपरटेंशन और डायबिटीज से ही पनपते हैं – हार्ट अटैक, ब्रेन स्ट्रोक तथा हार्ट फेलियर जैसे गंभीर रोग। **अध्याय 30** में श्वसन प्रणाली के रूग्ण हो जाने पर ध्वस्त फेफड़ा (*collapsed lungs*), कॉर पल्मोनली (*cor pulmonale*) एवं कन्जेस्टिव हार्ट फेलियर जैसे दुसाध्य रोग हो जाने से हमें प्रायः असक्षमता और विकलांगता का जीवन जीना पड़ सकता है। इन रोगों के कारण पैरालिसिस, वाचन आघात (*aphasia*), शरीर अंगों का गति भंग दोश

(*ataxia*) आदि कुछ भी हो सकता है। अध्याय 36 में थायरॉयड रोग की चर्चा करते हुए बताया गया है कि अधिकतर यह रोग भोजन में आयोडीन की कमी से होता है। वैसे तो यह रोग सामान्य है किंतु सही समय पर इलाज न करने से यह रोग बृहद स्वरूप भी धारण कर सकता है। जैसे कि आज की बहुत सी बीमारियां बहुघटकीय (*multi factorial cause*) होती हैं। थायरॉयड के बहुत से विकार कभी–कभी जन्म से अनुवांशिक कारणों से भी होते हैं जिनका इलाज समय रहते करा लेना चाहिये नहीं तो रोग तो रोग ही है और यदि रोगी किसी एक रोग का समय से इलाज न कराये तो उसे उस एक रोग की वजह से बहुत से रोग हो सकते हैं। जैसे कि थायरॉयड कभी–कभी कैंसर में भी बदल जाता है।

हमारे आहार आचार विचार में संयम न होने के कारण ट्रैफिक एक्सीडेंट, अग्नि–दहन, बिजली के तार एवं कुकिंग गैस की त्रुटिपूर्ण फिटिंग, औद्योगिक स्थलों पर विकरण उत्सर्जी कार्सीनोजेनिक (*carcinogenic*) पदार्थों के फैले रहने, नंगे हांथ–पांव रहने पर खेतों खलिहानों में काम करने से सांप आदि विशैले जानवरों के काटे जाने की बड़ी–बड़ी दुर्घटनाएं हो जाती हैं और कभी–कभी पराबैंगनी किरणों के विकरण से जीन म्यूटेशन हो जाने से कैंसर एवं ऑटो इम्यून रोग हो जाते हैं। दुर्घटना से लगने वाली चोटों एवं होने वाले रोगों पर अध्याय 43 लिखा गया है। दुर्घटना से हमारे शरीर को होने वाली क्षति के अतिरिक्त गंभीर श्वसन रोगों, हृदय रोगों, महिला रोगों, महिला प्रजनन समस्याओं आदि के इलाज में होने वाले व्यय का वहन जनमानस द्वारा संभव नहीं हो पाता है। चिकित्सा व्यय के वहन में मितव्ययिता करने के लिये स्वास्थ्य बीमा पर अध्याय 50 लिखा गया है। मेडिक्लेम लेते समय क्या सावधानियां रखी जायें इस पर चर्चा की गयी है। मेडीक्लेम बीमा ***लॉ ऑफ एवेरजिंग*** पर कार्य करता है और कोई दुसाध्य रोग हो जाने पर – मेडीक्लेम पॉलिसी गुर है उपचार में हुए व्यय की प्रतिपूर्ति को पाने का।

जीवन शैली रोगों की चर्चा करते हुए अब हम आपका ध्यान आकर्शित करना चाहेंगे **अध्याय 26** एवं **अध्याय 38** में लिखे गये उदर एवं गुदा द्वार के कुछ रोगों की समस्या पर, जो हमारे दिन प्रतिदिन के जीवन से संबन्धित हैं। ये अध्याय संबन्धित हैं ''हाय–हाय ये कम्बख्त मेरा पेट.....'' और ''कब्जियत, दरार (*fissure*), बवासीर अथवा पाइल्स

(*haemorrhoids*) एवं भगंदर (*anal fistula*)'' से। उदर की कुछ आम समस्यायें जैसे कि लगातार डकार, बदबूदार वायु निकलना, पतले दस्त, कई बार मल त्याग की इच्छा, मल द्वार से आंव, खून आदि आंतों की संवेदनशीलता (*IBS*), एमिबियॉसिस, कोलाइटिस, कब्ज, स्प्लीन गठन विकार आदि से संबन्धित हो सकते हैं। उदर में उपरोक्त समस्यायें लगातार बनी रहें तो पेट फूलने (*stomach bloating*) की समस्या जब–तब होती रहती है। इसको नियंत्रित न करने पर आंतों में क्रोन्स (*Crohn's*) रोग, हिर्चस्प्रुंग (*Hirschsprung*) रोग, मनचाऊ सिंड्रोम (*Munchhauson syndrome*) जैसे रोग हो सकते हैं। इसके अतिरिक्त हमारे पेट के अधिक विकृत हो जाने पर गुदा द्वार में फिशर, पाइल्स, फिश्चुला (*fistula*) आदि रोग भी हो ही जाते हैं। हम इन रोगों से दूर रहने का प्रयास करते हैं किंतु हम यह नहीं जानते हैं कि हम ''**क्या खायें, क्या न खायें और क्या कभी–कभी खायें**''। आमतौर पर कम अवशेश वाले अथवा अवशेश रहित आहार (*low or non residual diet*) जैसे कि मैदा, फास्ट फूड, अधिक चीनी, चिकनाई वाला भोजन, कार्बोनेटेड ड्रिंक, चॉकलेट, कैफीन का रोजमर्रे में प्रयोग करने तथा ड्रग व्यसन करने से आंत और पेट में इस प्रकार की समस्यायें होने लगती हैं। कम अवशेश वाले अथवा अवशेश रहित आहार से आंतों में डायवर्टिक्यूलाइटिस (*diverticulitis*) हो जाती है। इसी से आंतों में आईबीएस की समस्या होने लगती है। यदि हम अपनी दिनचर्या में अधिक अवशेश वाले आहार (*residual diet*) का प्रयोग करें – जैसे कि आटे के चोकर सहित रोटी, रफेज वाले फल, सब्जी, दाल इत्यादि खाने लगें तो आंतों और पेट में डायवर्टिक्यूलाइटिस अथवा आईबीएस की समस्या नहीं होती है। हमारी आंत और पेट का गट फ्लोरा भी सुरक्षित और सुदृढ़ रहता है जिससे हमारी पाचन क्रिया सुव्यवस्थित रहती है। बहुत अधिक अवशेश वाले आहार (*high residual diet*) जैसे कि चना, चूनी आदि के अत्यधिक सेवन से भी कुछ लोगों को कब्जियत को समस्या हो सकती है। इस संबंध में अपने डॉक्टर से उचित परामर्श करना चाहिए। कभी–कभी छोटे बच्चे शाम को स्कूल से लौटने के बाद अथवा शाम को खेलने के बाद पांव में पीड़ा बताते हैं, कभी–कभी अधेड़ उम्र हो जाने पर लोग अपने पांव के

असहनीय पीड़ा का कश्ट बताते हैं और कभी–कभी बाल्यावस्था अथवा युवावस्था में संभल के काम न करने पर अस्थियों और मांसपेशियों में लगी चोट का ठीक से इलाज न कराने पर पांव में हमेशा दर्द बना रहता है। किसी भी उम्र में पांवों के इस दर्द के बहुत से और भी कारण हो सकते हैं जिसका ध्यान हम उस समय नहीं रखते हैं, मनचाहा आहार अथवा व्यवहार करते रहने से "पैरों में दर्द और सूजन, पैरों की शिराओं में रिसाव" पर अध्याय 39 लिखा गया है। यदि इस अध्याय को आप ध्यान से पढ़ेंगे तो आपको अथवा आपके परिवार में किसी भी बच्चे को इस प्रकार की समस्या आने पर भी आप घबराने और चिंतित होने के स्थान पर पांव के ऐसे दर्द का व्यवहारिक निदान पा सकते हैं। यह पुस्तक नवजात शिशु एवं बाल रोग के बारे में अधिक जानकारी नहीं देती।

अंत में दो अध्याय समाज के हर आयु वर्ग के जनसामान्य द्वारा अनुशीलन किये जाने योग्य है। **अध्याय 47** "स्वस्थ वृद्धावस्था" एवं **अध्याय 48** "मृत्यु" हमारे जीवन की महत्वपूर्ण घटनाएं एवं महत्वपूर्ण आयाम हैं, जिनको सुव्यवस्थित कर उत्साह और स्फूर्ति से जवीन जीना ही हम सबका लक्ष्य है। बाल्यावस्था एवं युवावस्था में स्वस्थ रहने पर ही वृद्धावस्था भी स्वस्थ होती है और लंबी आयु जीते हुए मनुश्य आकस्मिक निधन से स्वयं की रक्षा करते हुए सामाजिक विकास में महत्वपूर्ण योगदान करने में सक्षम होता है। स्वस्थ वृद्धावस्था का आधार प्रणायाम, योग, शारीरिक अभ्यास एवं पठन–पाठन है। इस संबन्ध में भारत के पारंपरिक चिकित्सा में पतंजलि का अश्टांग योग एवं स्वस्थ वृद्धावस्था के अध्याय में जापान के इकीगाई तथा पांच ब्लूजोन के 9 नियमों का वर्णन किया गया है जिनका अनुशीलन कर मनुश्य जन्म से लेकर वृद्धावस्था तक स्वस्थ रहने के साथ–साथ आकस्मिक निधन की संभावनाओं से ऊपर उठ सकता है और सामाजिक जीवन में पूर्ण सहभागिता करते हुए अपने उत्तरदायित्वों का निर्वहन कर सकता है। इसकी व्याख्या *भागवत गीता* के *अध्याय 6* श्लोक 17 में निम्नवत की गयी है –

युक्ताहारविहारस्य युक्तचेश्टस्य कर्मसु।
युक्तस्वप्नावबोधस्य योगो भवति दुःखहा।।

अर्थ : जो व्यक्ति युक्त (संयमित) आहार और विहार करने वाला है, कर्मों में यथायोग्य चेश्टा करने वाला है तथा आवश्यकता अनुसार शयन और

जागरण करता है, ऐसे योगी का 'योग' उसके समस्त दुःखों का नाश कर देता है। योगी संयमित आहार, विचार और व्यवहार का जीवन जीते हुए समाज में उदाहरण प्रस्तुत करता है।

अंत में हम आपसे कुछ निवेदित करने की अनुमति चाहेंगे जो किसी न किसी रूप में आपको हर जगह पढ़ने में आ जायेगा। मॉर्डन मेडिकल साइंस द्वारा वैक्सीन को प्रिवेंटिव मेडिसिन मानना पूर्णतया प्रमाणिक एवं साक्ष्य सिद्ध है किंतु आहार, विहार, संयम तथा प्राणायाम, योग आदि ऐसी प्रिवेंटिव मेडिसिन हैं जो हमें प्रसूति से मृत्यु तक स्वस्थ, बलवान और निर्भीक बनाती हैं........ इस संबन्ध में आप सुधी पाठकों को अधिकार है कि आप अपने जीवन शैली का निर्णय स्वयं ही सक्षमतापूर्वक ले सकें तो यह आप, आपके परिवारजनों एवं समाज के लिए उचित और लाभप्रद होगा.....।

सार संक्षेप में कह दूं कि इस पुस्तक में 50 अध्याय ऐसे लिखे हैं जो पाठकों को अवगत कराते हैं और उन्हें सुदृढ़ बनाते हैं अपने शरीर, अपने पर्यावरण, शरीर को स्वस्थ रखने में, बीमारियों को समझने में और यदि बीमारी हो जाये तो उसका उचित इलाज कराने में। यही है इस पुस्तक का उद्देश्य। जो व्यक्ति इस पुस्तक में लिखी बातों को समझ लेगा, हमारा विश्वास है कि वस्तुतः वह जब भी किसी चिकित्सक के पास जायेगा तो अनायास ही संतोशजनक इलाज कराने में सफल होगा और इलाज करने वाले डॉक्टर भी मन ही मन उसकी सराहना कर संतुश्ट होंगे।

www.ingramcontent.com/pod-product-compliance
Lightning Source LLC
Chambersburg PA
CBHW031456270326
41930CB00006B/121
* 9 7 8 1 9 5 7 4 5 6 2 4 9 *